国家内镜诊疗技术临床应用规范化培训系列教材

消化内镜诊疗技术

国家卫生和计划生育委员会医政医管局　指导
国家卫生计生委人才交流服务中心　组织编写

人民卫生出版社

图书在版编目（CIP）数据

消化内镜诊疗技术 / 国家卫生计生委人才交流服务中心组织编写 . —北京：人民卫生出版社，2015

国家内镜诊疗技术临床应用规范化培训系列教材

ISBN 978–7–117–20152–0

I.①消…　Ⅱ.①国…　Ⅲ.①消化系统疾病 – 内窥镜 – 诊疗 – 技术培训 – 教材　Ⅳ.①R57

中国版本图书馆 CIP 数据核字（2015）第 241852 号

人卫智网	www.ipmph.com	医学教育、学术、考试、健康，购书智慧智能综合服务平台
人卫官网	www.pmph.com	人卫官方资讯发布平台

国家内镜诊疗技术临床应用规范化培训系列教材

消化内镜诊疗技术

组织编写：国家卫生计生委人才交流服务中心
出版发行：人民卫生出版社（中继线 010-59780011）
地　　址：北京市朝阳区潘家园南里 19 号
邮　　编：100021
E - mail：pmph @ pmph.com
购书热线：010-59787592　010-59787584　010-65264830
印　　刷：三河市潮河印业有限公司
经　　销：新华书店
开　　本：850×1168　1/16　**印张**：34
字　　数：1006 千字
版　　次：2017 年 12 月第 1 版　2017 年 12 月第 1 版第 1 次印刷
标准书号：ISBN 978-7-117-20152-0/R·20153
定　　价：268.00 元

打击盗版举报电话：010-59787491　E-mail：WQ @ pmph.com
（凡属印装质量问题请与本社市场营销中心联系退换）

国家内镜诊疗技术临床应用规范化培训系列教材编委会

3

《消化内镜诊疗技术》编委会

总主编：张宗久

主　编：李兆申　张澍田

副主编：令狐恩强　郭学刚　任　旭　杨爱明　姜　泊

编　者（按姓氏笔画排序）：

于洪刚	武汉大学人民医院	教授
王　东	第二军医大学附属长海医院	副教授
王邦茂	天津医科大学总医院	教授
王凯旋	第二军医大学附属长海医院	副教授
王贵齐	中国医学科学院肿瘤医院	教授
王洛伟	第二军医大学附属长海医院	副教授
戈之铮	上海交通大学附属仁济医院	教授
令狐恩强	中国人民解放军总医院	教授
年卫东	北京大学第一医院	教授
任　旭	黑龙江省医院	主任医师
刘　枫	第二军医大学附属长海医院	副教授
孙思予	中国医科大学附属盛京医院	教授
杜奕奇	第二军医大学附属长海医院	副教授
李　文	天津市人民医院	主任医师
李　汛	兰州大学第一医院	教授
李延青	山东大学齐鲁医院	教授
李兆申	第二军医大学附属长海医院	教授
吴仁陪	第二军医大学附属长海医院	副教授
邹多武	第二军医大学附属长海医院	教授
邹晓平	南京大学医学院附属鼓楼医院	教授
辛　磊	第二军医大学附属长海医院	博士
张筱凤	杭州市第一人民医院	主任医师

陈幼祥	南昌大学第一附属医院	教授
陈卫刚	石河子大学医学院	教授
林 寒	第二军医大学附属长海医院	博士
金震东	第二军医大学附属长海医院	教授
周平红	复旦大学附属中山医院	教授
宛新建	上海交通大学附属上海第一人民医院	教授
郝建宇	首都医科大学附属北京朝阳医院	教授
胡 冰	第二军医大学东方肝胆外科医院	教授
胡良皞	第二军医大学附属长海医院	副教授
柏 愚	第二军医大学附属长海医院	副教授
姜 泊	北京清华长庚医院	教授
姜慧卿	河北医科大学附属医院	教授
姚礼庆	复旦大学附属中山医院	教授
徐 灿	第二军医大学附属长海医院	副教授
郭 强	云南省第一人民医院	主任医师
唐秀芬	黑龙江省医院	主任医师
黄晓俊	兰州大学第二医院	教授
麻树人	沈阳军区总医院	主任医师
彭贵勇	第三军医大学西南医院	教授
韩树堂	江苏省中医院	教授
智发朝	南方医科大学南方医院	教授
湛先保	第二军医大学附属长海医院	副教授
廖 专	第二军医大学附属长海医院	副教授
冀 明	首都医科大学附属北京友谊医院	教授

秘　书：慎利亚　　　　　　国家卫生计生委人才交流服务中心

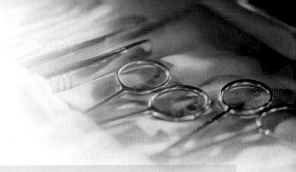

序　言

　　一直以来在临床诊疗领域存在三大重点问题:出血、疼痛、感染。随着诊疗技术和医学材料的发展,这些问题都陆续得到了很好地控制和解决,特别是以内镜为代表的微创诊疗技术的出现,有效地缓解了出血、疼痛和感染问题,为患者提供了微创、安全、有效的治疗手段。自20世纪改革开放以来,随着我国经济发展水平不断提高,内镜诊疗技术传入我国并得到了快速发展,现已成为我国医疗机构众多临床专业日常诊疗工作中不可或缺的重要技术手段,为保障人民群众身体健康和生命安全发挥了重要作用。

　　内镜诊疗技术涉及临床诸多专业领域,部分技术专业性很强,操作复杂,风险高、难度大。长期以来,各地在内镜诊疗技术临床应用水平、内镜医师培养等方面参差不齐,发展十分不平衡。有的医疗机构在自身条件和技术能力尚不满足的情况下,盲目开展新技术和复杂技术,忽视了技术的复杂性和高风险性,对患者的身体健康和生命安全带来隐患。

　　随着深化医药卫生体制改革工作不断深入,基本医疗保障制度不断健全,人民群众看病就医需求得到快速释放。内镜诊疗技术作为适宜医疗技术,城乡需求都比较大,应当在规范管理的前提下进行推广。国家卫生计生委十分重视以内镜技术为代表的微创诊疗技术管理工作,先后下发了《内镜诊疗技术临床应用管理暂行规定》以及普通外科、泌尿外科、妇科等10个专业13类内镜诊疗技术管理规范,初步建立起我国内镜诊疗技术临床应用准入管理制度。今后一段时期,要继续完善内镜技术临床应用管理机制,加强内镜诊疗技术质量管理与控制,健全医师内镜技术规范化培训体系,进一步推广适宜的内镜诊疗技术,促进学科持续、科学发展。

　　为做好内镜技术规范化培训工作,国家卫生计生委医政医管局委托国家卫计委人才交流服务中心组织专家,在借鉴西方发达国家内镜诊疗技术临床应用管理经验的基础上,结合我国实际,历时两年,攻坚克难,数易其稿,完成了内镜诊疗医师规范化培训系列教材编写工作。该教材凝聚了全国知名专家的智慧和心血,重点对四级内镜诊疗技术进行了详尽讲解,供医务人员在内镜诊疗技术临床管理和实践中使用。在此,谨向本书的出版表示热烈地祝贺,并向付出艰苦、细致、创造性劳动的各位医学专家和相关工作人员表示衷心地感谢!

　　小镜子里有大学问,微"镜界"里要有大视野。希望各位临床工作者能够从中受益,不断提高我国内镜诊疗技术临床应用水平,满足人民群众日益增长的医疗服务需求。

国家卫生和计划生育委员会医政医管局

2016年1月

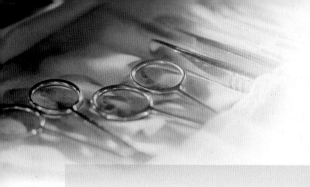

前　言

　　内镜诊疗技术是指医疗机构及其医务人员通过人体正常腔道或人工建立的通道,使用内镜器械在直视下或辅助设备支持下,对局部病灶进行观察、组织取材、止血、切除、引流、修补或重建通道等,以明确诊断、治愈疾病、缓解症状、改善功能等为目的的诊断、治疗措施。自 19 世纪第一台内镜问世以来,从最初的硬式内镜,到现在的电子内镜、胶囊内镜,内镜的发展已有 120 多年历史。中国内镜的发展从 20 世纪 50 年代起,我国一些大医院就陆续开展了硬性内镜(或半可屈式内镜)的检查。20 世纪 80 年代后,电子胃镜、逆行胰胆管造影技术(ERCP)、超声内镜(EUS)、小肠镜、胶囊内镜及内镜下介入治疗基本与国际接轨。

　　但是,消化内镜诊疗技术专业性很强,操作复杂,风险高、难度大,我国消化内镜诊疗技术在快速发展的同时,也存在一系列的问题。全国消化内镜医师总量不足,四级技术主要集中在三甲医院,各地消化内镜诊疗技术水平不均衡,这给消化内镜诊疗技术的临床应用和推广带来一定程度上的困难和安全隐患。

　　为了规范内镜技术的健康发展,加强对内镜诊疗技术的监督和管理,卫生部办公厅 2010 年下发《关于进一步规范内镜诊疗技术临床应用管理有关问题的通知》(卫办医政发〔2010〕72 号),开始加强内镜的规范化管理,明确各专业内镜诊疗技术管理规范由国家卫生计生委统一制订,各省卫生行政部门按照《医疗技术临床应用管理办法》有关规定组织临床应用管理,标志着我国开始对消化内镜施行分级管理,对消化内镜医师实行规范化培训。

　　为配合全国消化内镜医师规范化培训工作的开展,在国家卫生计生委医政医管局和国家卫生计生委人才交流中心的组织领导下,汇集全国消化内镜知名专家,编写本培训专用教材。本教材翔实讲解了目前国内外开展的全部消化内镜诊治技术,图文并茂,基本理论与临床前沿相结合,便于学员理解和掌握,也是全国消化内镜医师不可多得的使用工具书。

　　本教材的编写过程中,得到国家卫生计生委医政医管局和国家卫生计生委人才交流中心领导的大力支持,全体编者和国家卫生计生委消化内镜管理专家委员会全体委员为本教材的编写付出了辛勤的汗水和努力,编辑秘书王洛伟、慎利亚、朱春平、林寒为本教材的顺利完稿、定稿做了大量工作,在此一并表示感谢。

李兆申　张澍田

2017 年 11 月

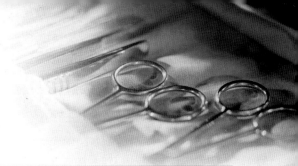

目　录

第三篇　消化内镜下介入治疗

第一篇

消化内镜基础

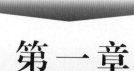

第一章
消化内镜发展史

内镜一词的英文为"endoscopy",起源于希腊语,系由词根"endo"(内部之意)与动词"skopein"(观察之意)组合而成,原意为窥视人体深部腔道的一种方法。自1868年第一台胃镜问世以来,消化内镜历经近一个半世纪的发展,对消化疾病诊疗产生了革命性影响,消化内镜学逐渐成长为一门新兴学科。展望未来,消化内镜仍然是充满活力、孕育突破的领域,有待我们不断探索和创新。

一、消化内镜发展的四个时期

根据消化内镜基本构造的发展,可将其历史划分为硬式内镜、半可屈式内镜、纤维内镜及电子内镜四个时期。

(一)硬式内镜

早在1805年,德国人Bozzine首先提出内镜的设想,他利用烛光做光源,通过内镜看到了直肠和子宫的内腔。1826年法国人Segales研制成功膀胱镜与食管镜。而后,1853年法国人Dèsormeaux利用由酒精和松节油混合液作为燃料的煤油灯为光源,观察尿道、膀胱、直肠和子宫等器官,Dèsormeaux灯的光亮度远比普通光强,为胃肠镜的研制创造了条件(图1-1-1)。

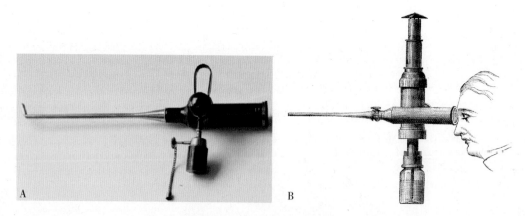

图 1-1-1 Dèsormeaux 内镜
A. 为实物;B. 为检查示意图

1. 上消化道内镜 1868年,德国人Kussmaul在江湖艺人吞剑术表演的启发下,制成第一台公认的食管胃镜(图1-1-2)。它是由一根头端装有软塞,粗1.3cm、长47cm的金属管组成,利用Dèsormeaux灯照明。但是由于硬性部太长,加上照明不足,因此无法清楚地观察胃腔。

1880年爱迪生发明电灯后,就出现了用电灯或小电珠作为光源的内镜。1876年Nitse首先在膀胱镜应用电热白金丝做光源,但因产生热量太大,需用流水灌注冷却,因而不实用。直至1902年Totlle将

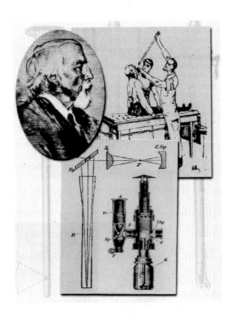

图 1-1-2 德国人 Kussmaul 受表演者吞剑的启发将金属管放入一表演者的胃内来观察胃腔,第一根食管胃镜就此问世

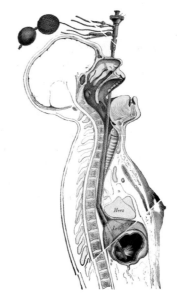

图 1-1-3 Mikulicz 胃镜检查示意图

小电珠应用于内镜后才基本上解决了内镜的照明问题。1881 年 Mikulicz 仔细研究了食管、胃的解剖特点,在胃镜中下 1/3 处做成 30° 的弯曲,虽然操作上仍很困难,但却使胃镜初步具有实用价值(图 1-1-3)。

在此后的 30~40 年中,虽然有各种新型胃镜相继出现,但都是利用透镜、棱镜、反光镜等做光学元件,以金属管为外壳而制成的硬式胃镜。要将这类硬性内镜插到管腔弯曲多变的上消化道中去,不仅操作上相当困难,而且给患者亦带来了极大的痛苦并造成黏膜损伤。加上小电珠或钨丝灯等外部反射光源照明度很低,因而有较多的盲区,所以,这些内镜的实用性就受到限制。

2. 下消化道内镜 1895 年 Kelly 改用电灯额镜反射光源,镜管延长至 35cm(图 1-1-4)。1899 年 Pennington 用二联球注入空气,研制了可使肠腔充气扩张的乙状结肠镜,能够更清晰地观察肠腔。1903 年 Strauss 研制成镜筒前有小电珠照明、带有空气装置的硬式直肠乙状结肠镜,即近代硬式直肠乙状结肠镜的原型,但由于使用的是金属硬管,不能插入深部结肠,其应用范围只限于距肛门 30cm 以下的直肠和乙状结肠。这种乙状结肠镜配有活检附件,迄今仍在应用。即使在纤维结肠镜、电子结肠镜日益普及的今天对直肠病变的诊断与治疗仍很有价值,尤其在基层医院和诊所。

(二) 半可屈式内镜

1932 年,光学师 Wolf 和内镜学者 Schindler 共同研制成功了一种半可屈式胃镜(semiflexible lens gastroscope),它是由近端的硬性部和远端的软管部组成。软管部内由许多 2~3cm 长的金属管连接而成,外面再用一层薄橡皮包覆,末端装有棱镜与橡皮头,软管部装有 26 块短焦距棱镜,这样在弯曲 30° 的情况下仍可将图像传送到目镜部分(图 1-1-5)。半可屈式胃镜的发明,在胃镜发展史上有重大的意义,因为它可观察到胃的大部分区域,患者也可取左侧

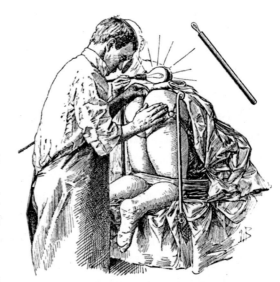

图 1-1-4 Kelly 发明的乙状结肠镜检查。如图可见将电灯放于受检者骶骨处,检查者使用额镜反射光源

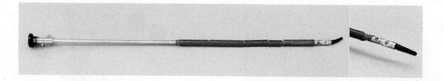

图 1-1-5 Wolf-Schindler 半可屈式胃镜,右侧为内镜前端特写,显示其附带的灯泡

位进行检查,使胃镜达到了较为实用的阶段。

以后许多学者又对半可屈式胃镜作了若干改进,并增加了种种附件,使其性能不断完善,如:Henning 和 Eder-Hufford 将 Schindler 胃镜硬性部进一步改细,增加目镜放大倍率,以利观察。1940 年 Kenamove 在半可屈式胃镜表面贴一直径为 3mm 的管道,以便通过活检钳进行活组织检查。1948 年,Benedic 将活检管道安装于胃镜内,使胃镜的性能进一步完善。1941 年 Taylor 在胃镜操作部装上了弯角装置,使末端可作"上"、"下"两个方向的弯曲,大大减少了观察盲区。关于内镜照相技术,远在 1898 年 Lange 等便将小型照相机安装于内镜末端部,但摄制的黑白照片质量很差。1939 年 Henning 首次成功地拍摄了胃内彩色照片。1950 年日本研制成功第一代胃内照相机(gastrocamera)(图 1-1-6),从而逐步代替了 Schindler 的半可屈式胃镜。

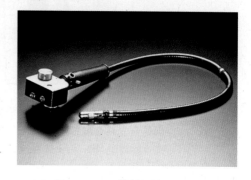

图 1-1-6 早期的胃内照相机

(三) 纤维内镜

1930 年 Lamn 首先采用玻璃纤维束来导光,但因未能解决漏光问题,因而没有建立起实用的纤维光学系统。直至 20 世纪 50 年代初期,荷兰 Van-Hell 等在纤维外面加一层被覆层来解决纤维丝之间的光绝缘获得成功。以后 Hopking 等研究了纤维丝之间的精密排列问题,为纤维光学奠定了实用的基础,并为纤维内镜的出现创造了条件。

1. 上消化道内镜 1957 年,Hirschowitz 和他的研究组制成了世界上第一个用于检查胃、十二指肠的光导纤维内镜原型并在美国胃镜学会上展示了自行研制的光导纤维内镜,后来 Hirschowitz 发表了一系列有关胃、十二指肠纤维内镜检查的文章,引领上消化道内镜开始进入纤维光学内镜的阶段(图 1-1-7)。日本在 1960 年初从美国引进纤维样品,1963 年开始生产纤维胃镜,1964 年在原胃内照相机上安装了纤维光束,制成了带有纤维内镜的胃内照相机。同年,又在纤维胃镜上加上了活检管道,1966 年又增加了纤维镜端部的弯曲机构,1967 年又采用了导光束外接强冷光源技术,终于使纤维内镜进入了较为完善的阶段。

2. 下消化道内镜 1963 年,日本 Oshiba 与 Watanale 生产了 Machida 初期的纤维结肠镜。同年美国 Overholt 研制的 ACMI 纤维结肠镜问世(图 1-1-8),西德 Wolf 等公司也制成了不同类型的可供临床应用的纤维结肠镜。但早期纤维结肠镜操作和插入很困难,使用受限。

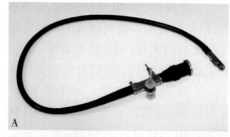

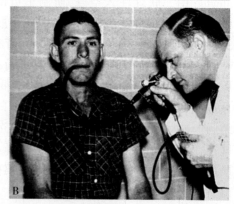

图 1-1-7
A. Hirschowitz 纤维胃镜;B. Hirschowitz 本人使用纤维胃镜检查患者

20 世纪 80 年代后,随着 CCD 技术发展,可将纤维内镜目镜图像传输至屏幕上观察,类似"电子内镜",但它并不改变纤维传输的基本特征,因而仍属纤维内镜,仅是观察图像的方式不同而已。

(四) 电子内镜

1983 年,美国 Welch-Allyn 公司应用电荷耦合器件(charge coupled device,CCD)代替了内镜的光导纤维导像术,宣告了电子内镜的诞生(图 1-1-9)。电子内镜的成像原理与传统的内镜截然不同,它通过安装在内镜顶端微型摄像机的 CCD 使光信号转变为电信号,经视频系统处理后转换为监视器上的图像。因此其显像失真性小、清晰度高,为诊断和治疗创造了良好条件,也为此后各种新技术的发展奠定了基础,被认为是消化内镜发展史上的又一里程碑。目前电子内镜已成为消化内镜的主流,更为智能化和多样化的成像技术是未来的发展趋势(图 1-1-10)。

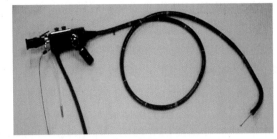

图 1-1-8 早期的 ACMI 纤维结肠镜

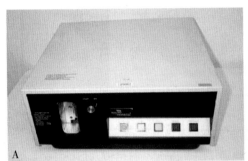
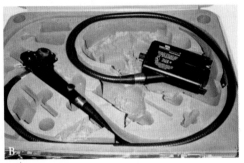

图 1-1-9 1983 年美国 Welch-Allyn 公司研发的世界上第一台电子胃镜系统

A. 主机;B. 胃镜

(五) 其他

传统意义的消化内镜均以光学成像作为诊疗基础,而超声内镜(endoscopic ultrasound,EUS)的诞生使内镜医师的视野超越了肉眼的限制、拓展到表层组织以下。1980 年,美国的 Di Magno 和 Green 最先报道使用电子线型超声胃镜进行动物实验获得成功。Olympus 公司生产的 GF-UM3 是最先应用于临床的成熟机型(图 1-1-11)。之后,随着超声探头的微型化使得超声内镜的临床应用变成现实。30

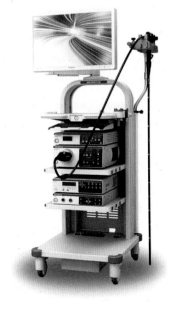
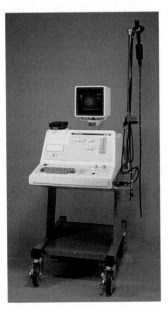

图 1-1-10 新一代电子内镜平台

图 1-1-11 早期超声内镜系统

年的迅速发展已使之成为一种成熟的内镜诊断技术,一系列EUS引导下的治疗技术也日渐丰富。

进入纤维内镜时代之后,消化内镜均以有线的方式为内镜诊疗提供光源、传输信息,这就不可避免的需要集成导光纤维和视频线的插入部,但插入部会导致受检者(非镇静时)的不适、增加操作难度。随着无线传输技术的进步,胶囊内镜应运而生,开启了消化内镜的无线时代,在消化内镜领域引起巨大反响。胶囊内镜这一创意诞生于1981年。当时以色列国防部工程师Iddan基于对导弹遥控摄像装置的专业背景,萌生了研制无线内镜的设想。此后,随着小型电荷耦合元件和小型发射器的相继问世,其创意逐渐接近现实。在1994年世界胃肠病大会上,Iddan结识了怀有相似创意的英国医生Swain,两人一拍即合,组织研发团队,在1999年研发出胶囊内镜原型,并于2001年投入临床使用。胶囊内镜突破了小肠这一消化内镜检查的"盲区",后续还衍生出食管胶囊内镜、胶囊胃镜、结肠胶囊内镜等产品(图1-1-12)。

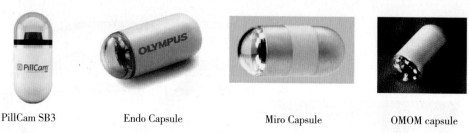

PillCam SB3   Endo Capsule   Miro Capsule   OMOM capsule

图1-1-12 目前上市的四种小肠胶囊内镜从左至右分别为以色列Given Imaging公司的PillCam SB3、日本Olympus公司的EndoCapsule、韩国IntroMedic的MiroCapsule、我国金山公司的OMOM胶囊内镜)

二、世界内镜学术组织

内镜技术的发展离不开学术组织的贡献,随着内镜技术在各国的普及,先后成立了内镜学会,并先后建立了地区性学术组织,如:欧洲消化内镜学会(ESGE)、泛美消化内镜学会(SIED)及亚太消化内镜学会(APSDE)。1962年在慕尼黑召开的世界胃肠病大会(WCOG)上,内镜学会正式成立,并制定了有关章程,成为独立的国际性学术组织,称为世界消化内镜学会(ISE)。1976年更名为OMED,现称WEO(World Endoscopy Organization),由上述三个区域性学会的成员国和(或)胃肠病学会的内镜分会组成。这些内镜学术组织对推动内镜技术的发展、相互交流经验起到了极大的作用。

三、中国消化内镜发展

从1950年代起,我国一些大医院就开展了硬性内镜或半可屈式内镜检查,但每家医院一年检查人数常少于50人次。1970年国内开始引进纤维内镜,消化内镜检查开始普及。近年来,我国消化内镜事业突飞猛进,以内镜下逆行胰胆管造影术(endoscopic retrograde cholangiopancreatography,ERCP)、EUS、内镜黏膜下剥离术(endoscopic submucosal dissection,ESD)为代表的高级内镜诊疗技术已接近或跻身世界先进水平。

我国自1966年开始研制纤维内镜。1973年上海医用光学仪器厂生产了第一台XW-I型纤维胃镜,实现了纤维内镜的国产化,为国内开展内镜检查添砖加瓦。之后,我国除生产纤维胃镜外,还制造十二指肠镜、结肠镜及腹腔镜。目前,国内澳华光电等企业研发的电子内镜系统已达国际先进水准,成本仅为进口内镜的一半。此外,由我国科研人员通过医工合作、自主研发的胶囊内镜系统异军突起。第二军医大学长海医院联合重庆金山科技公司开发具有自主知识产权的"OMOM胶囊内镜系统",实现了我国胶囊内镜零的突破,也是世界上第二个成功上市的胶囊内镜系统。通过调整拍摄频率、曝光度、改变患者体位等措施,将胶囊内镜的全小肠检查率从70%~80%提高到95%以上,达到国际领先水平,使小肠疾病的诊断率从10%提高到70%。此外,第二军医大学长海医院还联合安翰光电有限公司研制成功"胶囊内镜机器人系统",这一系统可在内镜医生控制下进行上消化道检查,初步临床研究表明其病变检出率与胃镜相似,应用前景广阔。

我国自 20 世纪 70 年代起在北京、上海、武汉等地先后成立了地区性的内镜学组,1984 年在上海举行的全国内镜学术会议上,决定成立全国内镜学组,1990 年在南京内镜学术会议上正式成立中华消化内镜学会(Chinese Society of Digestive Endoscopy,CSDE)正式成为中华医学会下属的一个独立学会,武汉协和医院的张锦坤教授担任学会首任主任委员。中华消化内镜学会成立后又相继成立了外科内镜学组、ERCP 学组、内镜清洗与消毒学组、EUS 学组、NOTES 学组、食管胃静脉曲张内镜治疗学组及小肠与胶囊内镜学组,在全国范围内建立消化内镜培训中心、定期举办消化内镜学术会议、与香港成功举办了多次国际消化内镜与胃肠病学术会议及中日消化内镜学术研讨会,统一及规范适合我国国情的诊断标准,制定了我国多部内镜相关共识意见及指南,有力地推动了我国消化内镜事业的发展,各省市亦先后成立了内镜分会。2000 年,我国正式加入亚太地区内镜学会及世界内镜学会,各项活动全面与国际接轨。2013 年 9 月,中华医学会消化内镜学分会与中华医学会消化病学分会、中华医学会肝病学分会和中华医学会外科学分会共同承办全球消化学界的盛会世界胃肠病大会(GASTRO 2013)。世界胃肠病大会是全球消化界最大盛事,每 4 年举办一次。本届大会是创办 55 年来首次在中国举办,也是我国迄今举办的最大规模的国际医学学术会议。来自 119 个国家的近万名代表参加本次盛会,涵盖消化、内镜、肝病、外科、护理等领域。

值得注意的是,我国消化内镜事业快速发展的同时,仍存在诸多问题,仍需大力加强投入。例如 2007 年中华消化内镜学会组织的全国 ERCP 调查表明,虽然我国近年来的 ERCP 技术发展迅速,但仍落后于发达国家。调查显示,我国大陆地区共有 470 家医院开展 ERCP 技术,估算 2006 年我国大陆地区 ERCP 总量为 63 787 例(接受 ERCP 检查率为 4.87 例/10 万人),而同期欧美国家为 70~100 例/10 万人。就 ERCP 指征而言,58.9% 为胆总管结石,7.6% 为胆管恶性狭窄,6.1% 为慢性胰腺炎,3.8% 为胰腺癌。各地的经济发展水平与 ERCP 技术的开展具有显著的相关性。2011 年另一项调查纳入 28 个省不同级别医院 169 家内镜室,共有 59 家(34.9%)年内镜诊疗例次 >5000 例次,开展胃镜、肠镜、小肠镜、EUS、胶囊内镜的比例分别为 100.0%、96.4%、10.7%、22.5%、20.7%。2013 年,在卫生部医政司的支持下,由卫生部人才交流服务中心和中华医学会消化内镜学分会联合开展全国消化内镜医师执业情况普查,以全面了解我国消化内镜医师人员现状和执业情况,促进消化内镜行业的规范发展,更好地开展卫生部四级消化内镜手术培训基地评审工作,建立消化内镜医师国家级数据库,为推动内镜专科医师的规范化培训、资格认证和准入工作做好准备。

(辛 磊 李兆申)

参考文献

1. 李兆申,金震东,邹多武. 胃肠道疾病内镜诊断与治疗学. 第 1 版. 北京:人民卫生出版社,2009.

2. Liao Z,Li ZS,Xu C. Reduction of capture rate in the stomach increases the complete examination rate of capsule endoscopy:a prospective randomized controlled trial. Gastrointest Endosc. 2009,69(3):418-425.

3. Liao Z,Li F,Li ZS. Right lateral position improves complete examination rate of capsule endoscope:a prospective randomized,controlled trial. Endoscopy. 2008,40(6):483-487.

4. Liao Z,Hu LH,Xin L,et al. ERCP service in China:results from a national survey. Gastrointest Endosc. 2013,77(1):39-46.

5. Zhang XL,Lu ZS,Tang P,et al. Current application situation of gastrointestinal endoscopy in China. World J Gastroenterol. 2013,19(19):2950-2955.

6. Liao Z,Duan XD,Xin L,et al. Feasibility and safety of magnetic-controlled capsule endoscopy system in examination of human stomach:a pilot study in healthy volunteers. J Interv Gastroenterol 2012,2(4):148-153.

7. Morgenthal CB,Richards WO,Dunkin BJ,et al.SAGES Flexible Endoscopy Committee. The role of the surgeon in the evolution of flexible endoscopy. Surg Endosc. 2007,21(6):838-853.

第二章
电子内镜的原理与构造

电子内镜由美国 Welch Allyn 公司于 1983 年首先发明并应用于临床,通过安装在内镜顶端的耦合固体件(charge couple device,CCD)将光能转变为电能,再经视频处理后将图像显示在电视监视器上。因此,电子内镜传导图像的机制与传统的内镜完全不同,通过视频处理尚可对图像进一系列加工处理并可通过各种方式将图像进行贮存和再生,电子内镜是消化内镜发展史的第三个里程碑。

一、电子内镜的基本原理

(一) CCD 的基本概念

作为电子内镜的基础,CCD 在受到不同强度的光信号照射后,光子刺激硅片产生相应量的电荷以电荷耦合的方式将光信号转变为电信号,并传送至视频处理器,从而完成图像的传送和再生。

CCD 的基本构造为对光敏感的硅片,此硅片又被绝缘物分隔成栅状的势阱,当不同强度的光信号照射到 CCD 后,光子刺激硅片可产生相应能量的电荷蓄积于势阱内,并以电荷耦合的方式将光信号转变为电信号,并传送到视频处理器从而完成图像的传送和再生(图 1-2-1)。因此有传导图像的角度也可将势阱看作使像素单位,势阱越小即像素越多图像传导越为精确。

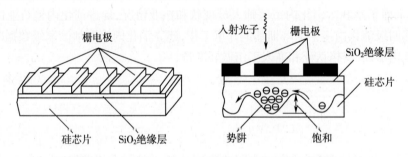

图 1-2-1　左:CCD 结构示意图;右:电荷的存储与转移

(二) 电子内镜彩色摄像的方式

CCD 仅能感受光信号的明暗强弱,只能得到黑白图像。为了获得彩色图像,必须在光学通路中放置色滤光片,大体上有以下两种方式:

1. 面顺次方式　将一块附有三种颜色滤光片的圆板放置于光源与导光纤维之间,为使此圆板旋转时,红、绿、蓝三种色光即顺次照射对像物体。CCD 摄像时所产生的红、绿、蓝三种色信号也顺次传送(有时间差异)并储存记忆进视频处理器。

2. 同时方式　在 CCD 受光面装置镶嵌式原色或补色滤光片,受白色光源照射的对象物体发出的信号作用到 CCD 时,由于镶嵌式滤光片的作用立即转化为色信号,传递并贮存记忆进视频处理器,红、绿、蓝三种色信号同时传送,在时间上无差异。面顺次方式的特点为红、绿、蓝三原色的各像素数与 CCD 的像素数相等,例如一般为 3 万,红、黄、蓝三原色的像素也分别为 3 万。同时方式的三原色或互补色的像素数则与镶嵌式色滤片的各对应色滤片的数量有关。电子内镜的解像度与像素的数量有关,像素越多解析度越好。因此若 CCD 的像素数量相同,面顺次方式的解像度优于同时方式。但面顺次方式的缺点为红、黄、蓝三种色信号的传送有时间上的差异,应此会产生图像模糊现象。

二、电子内镜系统的基本结构

电子内镜系统是由主机、监视器、冷光源加上各种用途的内镜及其附件而构成的一整套内镜平台(图 1-2-2)。

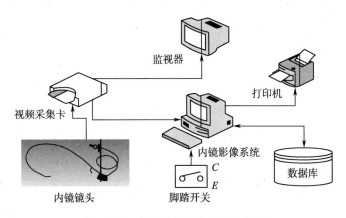

图 1-2-2　电子内镜系统硬件结构图

（一）主机

主机主要有两种功能:提供光源;将 CCD 提供的模拟信号转换为二进制数字信号,供图像的储存、显示或打印。目前常见的影像处理中心平台有 EVIS-LUCERA 电子内镜系统(Olympus)、EVIS-EXERA 电子内镜系统(Olympus)、V70 电子内镜系统(Olympus)、4400 电子内镜系统(Fujinon)、2200 电子内镜系统(Fujinon)、99 电子内镜系统(Fujinon)等。

（二）视频处理器

主要具有以下两种功能:①为红、黄、蓝面顺次方式电子内镜提供分裂彩色光源;②将电子内镜 CCD 提供的模拟信号转化为二进制代码信号,一旦转换后就可以将影像贮存在存储介质中或进行拷贝、打印等。需要时可将影像再生,与过去或将来的影像进行对比。此外,视频处理器尚可附有打印机,可将与患者及病情有关资料打印贮存。

（三）电子内镜

电子内镜主要由先端部、弯曲部、插入部、操作部、导光连接部、导光插入部等几部分组成(图 1-2-3、图 1-2-4)。除了不具有目镜外,电子内镜的其他机械结构及外形均与纤维内镜大致相似。

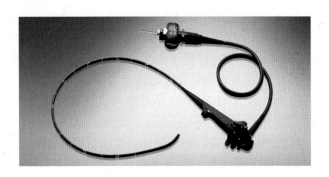

图 1-2-3　电子内镜(Olympus 公司 GIF-H260)

插入部包括两束导光纤维、两束视频信号线的CCD电缆、送气管、注水管、角度钮钢丝和活检管道。这些管道和导索的外面包以金属网样外衣,金属外衣的外层再加上一层聚酯外衣。

操作部包括活检阀、吸引钮、注气注水钮、角度钮及角度固定钮。操作部有若干个遥控开关和图像处理中心联系,每个控制开关的功能在图像处理中心选择。大部分目镜替代部分的操作部设置4个轻触式电子开关,其功能由具体软件而定,一般包括图像冻结、打印、放大及焦距转换。

电子处理部包括导光纤维束和视频信号线和电子内镜先端部的CCD相连,和导光纤维一起经插入部及操作部,由电子内镜电缆和光源及图像处理中心耦合。此外,送气、注水管也包括在其中。连接部和纤维内镜不同,电子内镜连接部除有光源插头、水瓶接口外、还有视频接头。

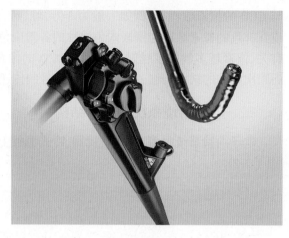

图1-2-4　电子内镜的先端部、弯曲部和操作部(Olympus公司GIF-HQ290):先端部包括CCD、钳道开口、送气送水喷嘴及导光窗。弯曲部转动角度钮弯曲部可向上、下、左、右方向弯曲,最大角度可达向上180°~210°、向下180°、向左160°、向右160°

送气送水系统及吸引活检与纤维内镜相同,电子内镜光源内亦装有电磁气泵和送气送水管道相通,内镜和光源接头处有吸引嘴和负压吸引器相接。

三、电子内镜的特点

(一) 两种摄像方式比较

顺次方式由于为黑白CCD较小,故制成的胃镜端部亦较细小,易于插入,图像分辨率亦高,缺点是被照物体移动度较大时,可引起套色不准;同步方式相反,无套色问题,但颜色再现能力差,分辨率亦低,但可应用纤维内镜之光源。

(二) 电子内镜图像的优点

从光信号转变为电信号后,图像分辨率提高,可观察到黏膜表面微细结构,有利于良、恶性病变的鉴别;由于可在监视器上成像,便于众人一起观察,有利于教学;画面可作色泽强调与病灶轮廓强调,还可作色调分析(色度计)、形态分析(距离、面积、三维图像、几何学特征等)及功能分析(血流计),电子图像无需用胶片贮存,可用计算机贮存并作远程传递。与纤维内镜相比,电子内镜的基本性能、清晰度和亮度等均有显著提高。操作者通过监视器的屏幕进行观察,必要时可按下固定按钮将图像冻结以便仔细观察,并根据图像特征作出正确判断,同时在图像监视器下进行治疗。

四、不同部位的电子内镜

(一) 电子胃镜

1. 普通型　插入部外径10mm左右,活检钳道孔径为2.8mm,有效工作长度为1000mm左右,弯曲部弯曲角度:向上180°~210°、向下90°、左右各90°~100°,视野角140°,景深3~100mm。

2. 超细型　插入部外径6~7mm左右,活检钳道孔径为2.0mm,其余类同普通型电子胃镜。该类内镜由于镜身细小,适合于老人、儿童及有食管狭窄的患者检查。

3. 鼻胃镜　其突出特点为外径纤细,可通过鼻腔插入。鼻胃镜视野角多为120°,上弯曲角度210°、下弯曲角度90°、左右弯曲角度100°、外径5.9mm,钳道内径2.0mm,有效长度1100mm。插入观察时患者基本无恶心反应,有利于仔细检查。鼻胃镜具备普通胃镜的诊断功能,观察时清晰度不亚于普通胃镜。鼻胃镜顶端曲率半径小,在胃角的翻转观察较普通胃镜容易得多,焦距亦更容易调整好。活检钳道仅2mm,活检钳相对细小。

4. 治疗型 常用于内镜手术。钳道较大(3.2mm),在插入附件的同时,能进行有效吸引。这类内镜多具有副送水功能(water jet),能够有效冲洗黏膜表层的黏液,在发生出血时,能够及时发现出血点、迅速止血。部分内镜还具有双钳道,在附件占一个钳道时,另一钳道可同时进行吸引;双弯曲功能和辅助喷水功能可提高手术操作的准确性,降低手术的风险

(二)十二指肠电子内镜

均为侧视式镜,以利观察乳头及作插管治疗之用,该类内镜均有抬钳钮,长度比胃镜长,为1.5m左右。通常活检钳道孔径为3.2mm,治疗性大孔道十二指肠内镜钳道孔径可达4.2mm。

(三)电子结肠镜

电子结肠镜均为前视式,其活检钳道较大(3.7mm)、较胃镜为粗(13mm),长度常在1.3米以上。部分结肠镜具有硬度可调节功能,易于调节插入管硬度,适应不同患者的消化道结构形态。近年来,注水结肠镜在欧美兴起,其结肠镜需副送水功能。

(辛 磊 王邦茂)

参考文献

1. 李益农,陆星华.消化内镜学.第2版.北京:科学出版社,2004.
2. 李兆申,金震东,邹多武.胃肠道疾病内镜诊断与治疗学.北京:人民卫生出版社,2009.
3. Leung FW,Leung JW,Siao-Salera RM,et al. The water method significantly enhances detection of diminutive lesions (adenoma and hyperplastic polyp combined) in the proximal colon in screening colonoscopy-data derived from two RCT in US veterans. J Interv Gastroenterol. 2011,1(2):48-52.
4. Schumacher B,Charton JP,Nordmann T,et al. Endoscopic submucosal dissection of early gastric neoplasia with a water jet-assisted knife:a Western, single-center experience. Gastrointest Endosc,2012,75(6):1166-1174.

第三章
超声内镜的原理及构造

超声内镜（ultrasonic endoscope，EUS）是在纤维内镜和电子内镜的基础上，在镜子的先端加装了超声探头，通过超声发生器驱动超声探头，应用超声技术在腔内进行扫描，从而通过超声扫描获得消化道管壁各层的组织学特征及周围邻近器官的超声影像，更多地应用于肿瘤、肿物、癌变的发现、分期、分型及浸润程度，使得内镜诊断和治疗的范围有了新的扩展。超声内镜自 1980 年 Dimagno 和 Green 首次应用于临床，近 20 年来，随着器械的进步，超声内镜目前已成为与 CT、MRI 同等重要的影像诊断工具。

一、超声内镜的原理

超声内镜所用的超声波类型为灰阶超声或多普勒超声。由于超声探头随内镜插入体腔接近病变，缩短了超声波的传导途径，降低声衰减，避免了体表超声探查时遇空气等干扰的缺陷，此时靶器官的图像与结构更为清晰。超声探头的扫描方式分为机械式单极振动扫描和电子线阵式扫描。从超声发生原理上分类，则分为机械式超声和电子线阵超声两种类型。

（一）机械式单极振动扫描

超声探头内仅有一个振动子，一般振动子质量较大，振动所产生的能量也大，超声波的穿透能力强。由于是单极振动，其超声波的发射角几乎为零，回射波的范围也小于 2mm。因而，其近点或远点的超声图像都非常清晰。单极振动子在马达的驱动下，以 667r/s 的转速环绕纵轴行 360° 全周扫描。此扫描方法适用于管道型空腔脏器检查。

（二）电子线阵扫描

超声探头内含有由多个电子元件所构成的多个振动子，这些振动子结构比较简单，质量较轻，振动所产生的能量小，穿透能力弱，探测距离相对较近。由于振动子呈线阵或凸阵排列，须由电子振动依次激活，然后聚焦，限制了其扫描范围。因只能进行单方向扫描更多应用于穿刺及超声内镜引导下的介入治疗中。

目前超声内镜所用的超声探头频率一般 5~30MHz。超声频率越高，分辨率越高，但衰减越明显，穿透力越弱（图 1-3-1）。

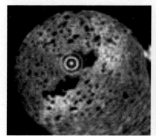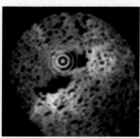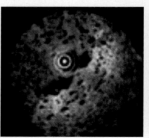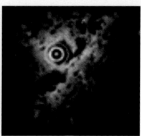

图 1-3-1　不同频率超声图像比较（左到右分别为 5MHz、7.5MHz、12MHz、20MHz）

二、超声内镜的构造

超声内镜是在纤维内镜和电子内镜的基础上,在内镜的先端加装了超声探头,通过超声发生器驱动超声探头,应用超声技术在腔内进行扫描。超声内镜检查系统包括超声内镜(超声微探头)、超声发生装置;超声电子内镜系统必须连接相关的电子内镜系统才能使用。

(一) 超声发生装置

超声发生装置又称超声内镜主机。早期的超声内镜主机与普通 B 超相似,具有体积大、功能少、操作键分散及需专人操作等不足。后期电子超声内镜主机体积显著缩小,而超声功能显著增多。目前,国内在超声内镜的研究方面还比较落后,而国外超声内镜的研究则比较成熟。日本的 Olympus 公司、Pentax 公司和 Fujinon 公司(图 1-3-2)已经研制出各种类型的超声内镜产品被广泛应用于临床。不同厂家生产的超声内镜主机不同。以目前国内常用的 Olympus 超声内镜(图 1-3-3)为例,主要有 EU-M2000 和 EU-C2000 等,以及近来用于临床的 EU-M1 和 SF75 超声内镜。由 Olympus 公司研发的超声内镜,结合了内镜与超声扫描的功能,使消化道表面的图像及消化道内黏膜下的超声扫描图像能够同时显示。Olympus 公司的 EU-C2000 是全球第一台能与内镜系统一起安装于同一台车上的穿刺活检专用的电子凸阵扫描超声主机。其简易的操作模式,可以在观察的同时进行活检穿刺,并且可以确定出最佳的穿刺位置。Fujinon 公司的全数字化超声内镜系统能够兼容环阵扫描超声内镜以及凸阵扫描超声内镜,频率为 12MHz、15MHz、20MHz,辐射扫描视场为 360°,探头直径为 2.6mm 或 2.2mm。可以对患者进行内镜下超声检查以及引导下的超声内镜细针穿刺术。彩色多普勒也第一次运用到了超声内镜检查中。

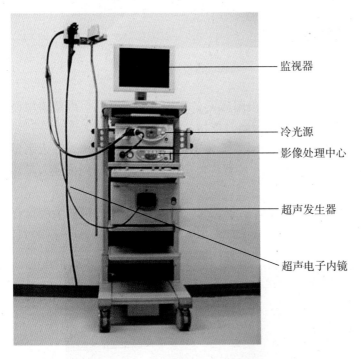

监视器

冷光源

影像处理中心

超声发生器

超声电子内镜

图 1-3-2 超声内镜检查系统构造

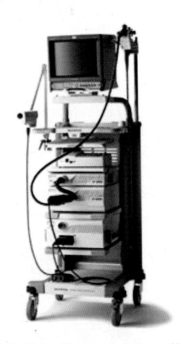

图 1-3-3 Olympus EndoEcho 系统

(二) 超声内镜

根据超声内镜的主要用途,分为诊断用超声内镜和穿刺或治疗用超声内镜。超声扫描方式前者多采用机械环形扫描,后者多采用扇形扫描方式。

1. 内镜操作部 纤维超声内镜的内镜操作部与常规内镜相似。电子超声内镜功能键相应集中。

Olympus GF-UM2000 超声内镜操作部的超声扫描驱动马达内置于内镜接头部,使新的超声内镜操作部形状与普通的 EVIS(Endoscopic Video image Information System)内镜几乎相同,明显轻量化(图 1-3-4)。

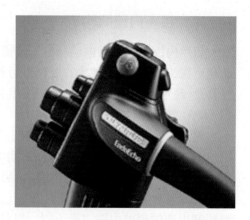

图 1-3-4　Olympus GF-UM2000 超声内镜操作部

2. 超声内镜探头　超声内镜所用的超声波类型为灰阶是腔内超声的一个组成部分,由于进入体内,因而超声探头甚小。常规的超声胃镜是将探头置于内镜端部,外有水囊,注入无气水后可直接探查,此类探头直径约 10mm(图 1-3-5)。另一类探头是从内镜活检钳道伸至靶器官,故直径仅 1.8~2.4mm,这种超声胃镜实际为超声探头(ultrasonicrobe probe,USP),USP 又称经内镜超声微探头(trans endoscopic miniature probe,TEMP),由于此类探头能进行诸如胆、胰管等小管道超声探查,故又称管腔内超声(intraductal ultrasonography,IDUS)(图 1-3-6)。

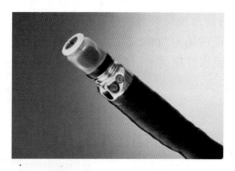

图 1-3-5　超声内镜探头

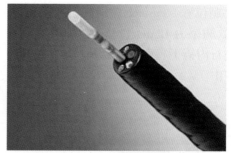

图 1-3-6　超声微探头

3. 超声内镜附属设备　超声内镜附属设备包括超声附属设备和内镜附属设备。内镜附属设备详见第十三章消化内镜辅助器械,在此仅介绍超声附属设备及器械。

(1) 超声内镜自动注水装置:为避免气体对超声波的影响,常需要在消化道内注水。注入水量根据被检器官及病灶而定。以往常需人工注水,现自动注水装置广泛应用,保证在短时间内注入足够无气水(图 1-3-7)。

(2) 超声内镜专用水囊:水囊在超声内镜使用前临时固定在探头外侧,在超声内镜插至被检查部位时自动或用注射器将水囊充盈(图 1-3-8)。水囊大致有两种类型,一是水囊前端部小,后端部大,多

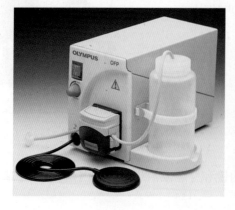

图 1-3-7　Olympus OFP 内镜送水泵

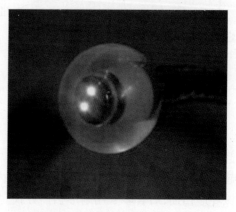

图 1-3-8　超声内镜专用水囊

用于超声胃镜及超声十二指肠镜;二是水囊前端部和后端部等大,多用于超声肠镜。超声内镜内部的送水管道有一个给水囊注水的孔;超声探头在马达的驱动下进行旋转,产生环行的超声波,可以进行360°扫描;马达安装在操作部的上方,通过内部的钢丝将旋转的纽力传送到超声探头处;从马达到超声探头的通道内充满了润滑油,起到减少摩擦和散热的作用。

(3) 其他:超声内镜穿刺针和其他辅助设备见第十三章消化内镜辅助器械。

三、超声内镜的类型

(一) 按检查部位

超声内镜按检查部位分为超声食管镜、超声胃镜、超声十二指肠镜、超声肠镜、超声膀胱镜、超声腹腔镜、超声阴道镜以及超声子宫镜等。食管检查通常用超声胃镜完成,但对于食管狭窄不能通过胃镜的患者,可选用带导丝的超声食管镜。

(二) 按扫描方式

超声内镜按扫描方式分为环形扫描超声内镜和扇形扫描超声内镜(图1-3-9、图1-3-10)。

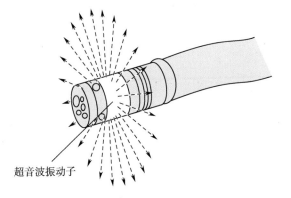

超音波振动子

图 1-3-9　环形扫描示意图

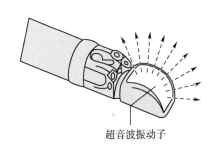

超音波振动子

图 1-3-10　扇形扫描示意图

Olympus GF-UE260-AL5 环形扫描超声内镜通过与 ALOKA 公司的彩色超声波诊断仪相接合,对组织的观察深度及图像分辨率大幅度提高,充分发挥了超声波在活体目标组织观察及诊断方面的威力(图1-3-11)。

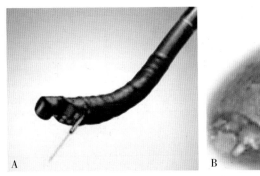

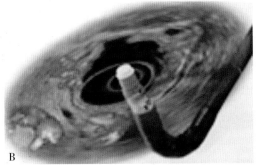

图 1-3-11　Olympus GF-UE260-AL5 环形扫描超声内镜

(三) 按探头运动方式

超声内镜按探头运动方式分为电子触发式超声内镜和机械旋转式超声内镜,前者应用更广泛。

(四) 按器械结构及原理

超声内镜按器械结构和原理可分为纤维超声内镜、电视或电子超声胃镜、多普勒超声内镜

（endoscopic colour doppler ultrasonography，ECDUS）。超声内镜具有超声多普勒功能者称之为多普勒超声内镜，ECDUS 是目前比较新而又实用的系统，其不仅具有 EUS 功能，还有彩色多普勒（color doppler，CD）的功能，即能够检测血流速度和血流量并能显示血流方向。

（邹晓平）

参考文献

1. 金震东 .EUS 在消化系疾病诊治中的应用进展 . 中国消化内镜，2008，2（9-10）：35-40.
2. 金震东，李兆申 . 消化超声内镜学 . 第 1 版 . 北京：科学出版社，2006.
3. ASGE Standards of Practice Committee，Gan SI，Rajan E，et al.Role of EUS.Gastrointest Endosc.2007，66（3）：425-434.

第四章

小肠镜的原理与构造

目前,广泛用于临床的小肠镜是指气囊辅助小肠镜(balloon-assisted enterosocopy,BAE),BAE 自发明之初至临床应用已十年余,主要用于检查可疑小肠疾病,揭开以往被认为的检查"盲区",为小肠疾病提供有效的诊断依据和作为干预工具应用临床,为手术提供病灶定位,避免患者不必要的手术操作。BAE 包括双气囊小肠镜(double-balloon enteroscopy,DBE)和单气囊小肠镜(single-balloon enteroscopy,SBE)。本章将分别介绍其原理与构造。

一、双气囊小肠镜的原理与构造

2001 年,日本学者山本博德(Yamamoto)在世界上率先报道了使用双气囊小肠镜进行全小肠检查。双气囊小肠镜是在原先的推进式小肠镜外加上一个顶端带气囊的外套管,同时也在小肠镜顶端加装一个气囊。由于有这两个气囊,顾名思义被称为双气囊小肠镜。其原理也与这两个气囊密不可分。众所周知,小肠可分为十二指肠、空肠和回肠三部分,展开来大约 5~7 米。而这 5~7 米的小肠依靠形成很多肠襻盘曲于长度远小于他的腹膜腔,使其固定于腹膜腔的便是小肠系膜,故后两者又合称为系膜小肠。系膜便成为小肠解剖结构上的最大特点之一。发明者 Yamamoto 正是基于系膜的一定限度的伸展及收缩功能,试图通过前端的两个气囊固定肠壁,然后拉直内镜和外套管,缩短镜身,从而达到收缩肠系膜,缩短小肠的目的。正如打开的骨扇合闭起来一样(图 1-4-1)。

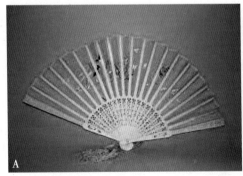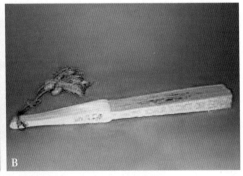

图 1-4-1 骨扇
A. 打开;B. 闭合

以经口进镜为例(图 1-4-2),进一步对其原理进行说明。从图可以看出,通过从 A 到 L 的不断的气囊充气、拉直镜身、放气、进镜等动作,使小肠逐渐缩短,至 M-N 时出现类似同心圆的结构,从而达到真正缩短小肠并完成全小肠检查的目的。此时,如果进行 X 光检查,可以看到小肠镜变为同心圆(图 1-4-3)。

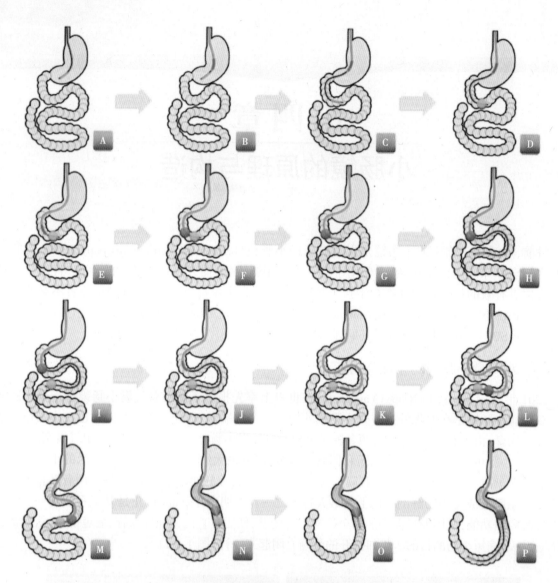

图 1-4-2　双气囊小肠镜经口进镜原理图

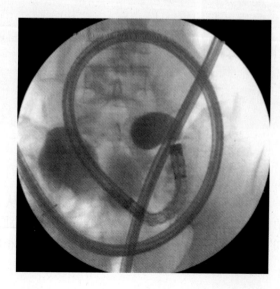

图 1-4-3　双气囊小肠镜缩短
镜身后 X 光下同心圆表现

　　双气囊小肠镜系统由四部分组成(图1-4-4):前端有气囊装置的专用内镜、安装于内镜上的气囊、安装于外套管上的气囊、用于充气及放气的气泵压力控制器。

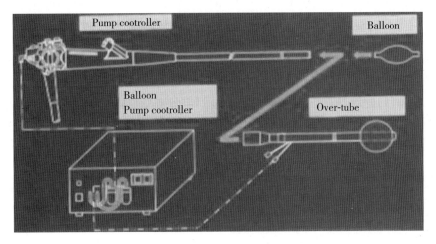

图 1-4-4　双气囊小肠镜四部分组成示意图

　　目前,临床使用的双气囊小肠镜主要有 EN-450P5 和 EN-450T5 型(图1-4-5),主要参数见表1-4-1。两种类型的内镜都各有特点,其中 EN-450P5 具有良好的插入性;而 EN-450T5 拥有更多的治疗用途,其前端均有一气孔以连接气囊,对气囊充气和放气(图1-4-6)。

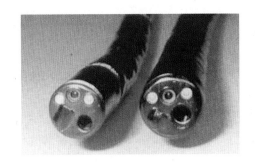

图 1-4-5　双气囊小肠镜 EN-450P5(左)和 EN-450T5(右)

表 1-4-1　EN-450P5 和 EN-450T5 型双气囊小肠镜的主要参数

类型	EN-450P5	EN-450T5	类型	EN-450P5	EN-450T5
观察长度(mm)	4~100	4~100	活检通道(mm)	2.2	2.8
视角范围	120°	140°	有效长度(mm)	2000	2000
镜身外径(mm)	8.5	9.4			

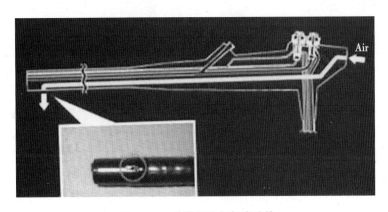

图 1-4-6　前端气孔与气囊连接

针对不同型号的内镜,有不同型号的外套管。TS-12140 适用于 EN-450P5 型内镜,外径 12.2mm,长 1450mm;TS-13140 适用于 EN-450T5 型内镜,外径 13.2mm,长 1450mm。外套管的内外两面为超滑薄膜,遇水后润滑性大大提高,可明显减少外套管与内镜间、外套管与小肠壁间的摩擦力,而使插镜顺利。如图 1-4-7 所示,外套管的远端有一个气囊,这个气囊的近端埋有金属环,以便在 X 线透视下清楚辨认气囊的位置。外套管的近端有 2 个导管连接端,白色者用以连接气泵和外套管气囊,来实施对外套管气囊的充气和放气;蓝色者通向外套管腔内,用以注水而提高外套管与内镜间的润滑性。

内镜通过外套管后,在内镜的前端气孔处与一个专用气囊(BS-1)相连接(图 1-4-8),气囊由乳胶制成,厚度约 0.1mm(如此设计是以最小压力安全地固定肠壁),安装气囊时有特殊装置,气囊的两端都要橡皮圈固定,这样镜身上的气囊就与内镜操作部顶端的通气管相通了,内镜操作部的通气管通过导管与气泵相连接,以此来实施对镜身前端气囊的充气和放气。

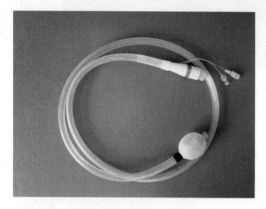
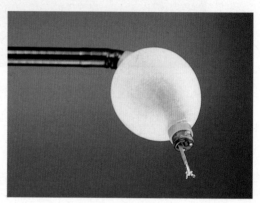

图 1-4-7　外套管气囊　　　　　　　　　图 1-4-8　内镜前端气囊

镜身前端气囊和外套管远端气囊的充气和放气、气囊内气量的控制是通过气泵及其控制器(图 1-4-9)来实现的。有两个连接导管分别将气泵和镜身气囊及外套管气囊相连接,通常透明导管与内镜操作部顶端的通气管相连接,来控制内镜前端的气囊;白色导管与外套管近端的白色导管连接端相连接,来控制外套管远端的气囊。

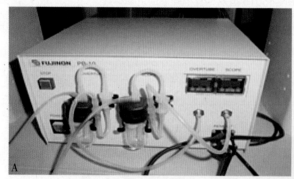
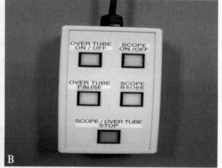

图 1-4-9　气泵(A)及其控制器(B)

气泵对两个气囊的充气和放气是通过控制器来操作完成的。控制器上有 4 个控制按钮,左边的绿色按钮(标有 OVER TUBE ON/OFF)和白色按钮(标有 OVER TUBE PAUSE)控制外套管的气囊;右边的绿色按钮(标有 SCOPE ON/OFF)和白色按钮(标有 SCOPE PAUSE)控制内镜前端的气囊。

当按压绿色按钮,指示灯亮时(充气 LED 亮),其控制的相应气囊处于充气状态;再次按压绿色按钮,指示灯熄灭时(放气 LED 灭),其控制的相应气囊处于放气状态。按压白色按钮,指示灯亮时,气泵处于暂停状态(既不注气,也不放气),使其控制的相应气囊维持于当时的状态;再次按压白色按钮,指示灯熄灭时,气泵又处于绿色按钮控制的状态(充气或放气)。

气泵上有两个气囊压力的数字显示器,以显示外套管气囊和镜身气囊的当时压力。对于人体而言,气囊压力控制在大约5.6kpa(42mmHg)时,既能确保气囊在最小压力状态固定于肠壁,又不会引起患者的疼痛和不适。

为确保安全,气泵设置了一个灵敏的报警装置,当内镜来回拉动将气囊压力升高超过设定值(8.2kpa)以上5kpa左右时,报警装置会自动报警;由于气泵可以感知气囊损坏或连接处漏气,这时也会报警;同时气泵还设计了过滤网,以防气囊损坏时体液反流。从而来确保临床使用的安全。

二、单气囊小肠镜的原理与构造

2006年,日本滋贺医科大学辻川(Tsujikawa T)与Olympus合作开发出单气囊小肠镜。其原理相似于双气囊小肠镜,只是保留了外套管先端的气囊,而没有内镜前端的气囊。那么其固定肠壁靠什么呢?下图的示意图(图1-4-10)说明了镜身缩短的原理,可以看出,内镜固定肠壁依靠前端弯曲一定角度。

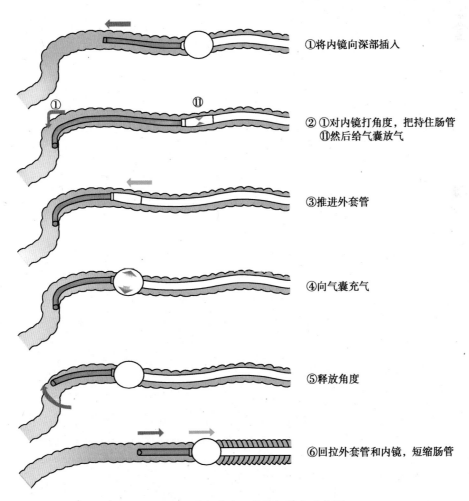

①将内镜向深部插入

②①对内镜打角度,把持住肠管
　⑪然后给气囊放气

③推进外套管

④向气囊充气

⑤释放角度

⑥回拉外套管和内镜,短缩肠管

图1-4-10　单气囊小肠镜缩短镜身示意图

单气囊小肠镜系统(图1-4-11)与双气囊小肠镜系统类似,包括内镜(SIF-Q260,Olympus)、外套管(ST-SB1,Olympus)以及气囊控制装置。SIF-Q260内镜的相关参数见表1-4-2,其中活检管道内径为2.8mm,多种专用内镜下配件可通过,如活检钳、注射针、电圈套器等,可行活检、止血以及息肉切除等治疗。外套管(图1-4-12)为高品质医用硅胶材质制成,硬度偏软,内壁亲水涂层,为一次性使

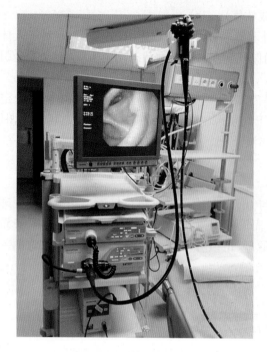

图 1-4-11　单气囊小肠镜

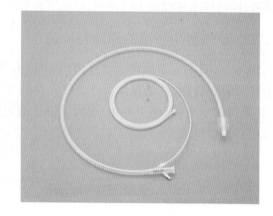

图 1-4-12　外套管（ST-SB1,Olympus）

用。气囊控制装置控制气囊,可以使气囊内压达到 5.4kpa,当气囊内压达到 8.24kpa 时会发报警,达到 10.84kpa,气囊自动放气。

表 1-4-2　SIF-Q260 单气囊小肠镜的主要参数

主要参数	具体数值	主要参数	具体数值
景深（mm）	5~100	有效长度（mm）	2000mm
视角范围	140°	内镜诊疗附件可见度	8 点钟方向
镜身外径（mm）	9.2mm	弯曲度角度范围	上下 180°,左右 160°
活检通道（mm）	2.8mm		

（智发朝　白　杨）

参考文献

1. 智发朝,山本博德.双气囊小肠镜学.北京:科学出版社,2008.

2. 智发朝.我国小肠疾病的研究现状.世界华人消化杂志,2003,11(5):499-501.

3. Yamamoto H,Sugano K.A new method of enteroscopy:the double-ballon method.Can J Gastroenterol,2003,17(4):273-274.

4. Yamamoto H,Yano T,Kita H,et al.New system of double-ballon enteroscopy for diagnosis and treatment of small intestinal disorders. Gastroenterology,2003,125(5):1556.

5. 智发朝,姜泊,潘德寿,等.全小肠直视检查的双囊电子小肠镜的初步临床应用.中华医学杂志,2003,83(20):1832-1833.

6. ZHI Fa-chao,YUE Hui,JIANG Bo,et al.Diagnostic value of double balloon enteroscopy for small-intestinal disease:Experience from China. Gastrointestinal Endoscopy,2007,66Sup(3):519-520.

7. 白杨,智发朝,刘思德,等.单气囊小肠镜的临床应用价值初步探讨.中华消化内镜杂志,2009,26(11):561-564.

第五章

胶囊内镜的原理与构造

胶囊内镜(capsule endoscopy,CE),全称为"智能胶囊消化道内镜系统",也称为"医用无线内镜系统"。

一、基本工作原理

CE 的工作原理,类似于一部微型照相机和一台微型发射器。患者像服药一样用水将智能胶囊吞下后,借助于重力和胃肠肌肉蠕动,沿着胃→十二指肠→空肠与回肠→结肠→直肠的方向运行,同时对经过的腔段连续摄像,并以数字信号传输图像给患者体外携带的图像记录仪进行存储记录,工作时间达 7 ± 1 小时,可拍摄 5 万多张照片,在智能胶囊吞服 8~72 小时后就会随粪便排出体外。医生通过影像工作站回放图像记录仪所记录的图像就可以了解患者整个消化道的情况,从而对病情做出诊断。

二、组件和种类

胶囊内镜由三个主要部分组成:智能胶囊、图像记录仪、影像工作站,另外还有手持无线监控仪作为选配件(图 1-5-1)。

胶囊内镜可以对胃肠道进行简便快捷,无创,连续的可视性检查。自 2001 年以来,以色列 Given Imaging 公司相继推出用于可视整个小肠的 PillCam SB CE、用于可视食管的 PillGam ESO CE 和用于可视结肠的 PillCam COLON CE。日本 Olympus 在 2005 年生产出 Endo Capsule CE。美国 SmartPill 公司在 2005 年推出 Smart Pill CE,主要用于测量消化道蠕动压力和 pH 值。韩国 IntroMedic 在 2005 年推出 MIRO CE。我国的重庆金山科技公司同样在 2005 年研制出 OMOM CE,并于 2007 年上市。

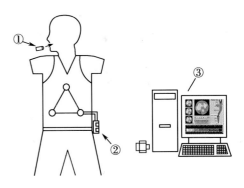

图 1-5-1 胶囊内镜系统组成
①智能胶囊;②图像记录仪;③影像工作站

三、结构

智能胶囊启动后由患者吞服进入消化道,用于拍摄及传输彩色图像信息,它将照相模块、电池和无线收发模块密封在一个胶囊形状的医用高分子材料外壳中,不会被人体消化,实现拍照,编码、调制并将所拍照片通过无线收发模块传输到图像记录仪等功能。典型的 CE 由 7 部分组成:外壳、LED 光源、光学镜头、图像传感器、图像处理器、电池、RF 模块(图 1-5-2)。电路系统包括传感器检测部件、信号处理部件和无线发射部件。

四、图像记录仪的结构和功能

图像记录仪用于接收、处理并储存胶囊传送的图像信息。它由收发信号的天线单元阵列、处理图

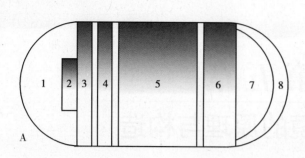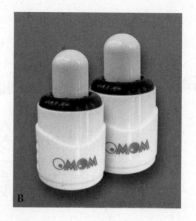

图 1-5-2 典型 CE 的组成部分

A. 智能胶囊:1.光学前盖 2.镜头 3.图像传感器 4.图像处理器 5.电池 6.图像发射器 7.天线 8.高分子材料外壳;B.胶囊实图

像信息的记录盒、储存图片数据的存储体、可充电锂电池组成;附件包括:充电器、记录仪背心、USB 线缆等。存储体、可充电锂电池封闭在记录盒中,共同构成图像记录仪的内部组成;记录盒、天线单元阵列构成图像记录仪的外部组成。使用时,隐藏于记录仪背心中的 14 个天线单元分布于人体腹部周围表面,接收智能胶囊传送的图像信息,记录盒将把所接收的图像信息记录在存储体中。

1. 组成 图像记录盒和天线单元阵列构成图像记录仪的外部组成。天线阵列包含 14 个天线单元,分别为天线单元 A01~ 天线单元 A13,天线单元 B01,它们按照一定规律分布在人体表面,实现与胶囊的可靠通信。天线阵列用于接收智能胶囊发送的图像信息,并对智能胶囊发送命令。天线单元阵列使用的正确与否直接影响信号的接收与发送。图像记录盒上有多个指示灯,并通过不同的端口分别与充电器、USB 线缆和天线阵列连接(图 1-5-3)。

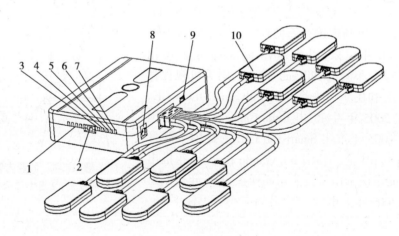

图 1-5-3 图像记录盒

图像记录仪内部主要由储存图片数据的存储体、可充电锂电池组成,封闭在图像记录盒中。存储体是一张存储量为 4GB 的 CF 卡;内置锂充电电池容量≥4800mAh。

2. 图像记录仪的附属设备

(1)记录仪背心:记录仪背心(图 1-5-4)穿戴于人体上,用来放置记录仪,固定天线阵列位置。天线阵列布置好后,患者只需将天线背心穿戴于上身,即可通过记录仪与胶囊通信。通过穿戴记录仪背心的方式固定记录仪及天线阵列,解决了国外产品天线固定在人体皮肤表面的不便,患者在检查中可以穿着背心自由行走活动,不影响其正常的生活。

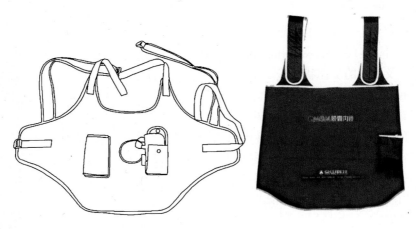

图 1-5-4 记录仪背心

（2）充电器：图像记录仪采用内置锂充电电池，需在每次使用之前或在使用过程中发现电量不足时及时进行充电。给图像记录仪充电，必须使用专用充电器。充电前，关闭图像记录仪电源，将充电器的电源输出端连接到图像记录仪的充电口，充电器的电源输入端连接到匹配的插座（输入范围：100~240VAC，47~63Hz）。此时充电指示灯（CHG）将变成绿色。当指示灯熄灭时，取下充电器，完成充电。充电大约需要 11 小时。

（3）USB 线缆：图像记录仪与影像工作站之间通过一根 USB 线缆连接。USB 线缆直接将图像记录仪存储的病例图片发送到影像工作站处理，解决了国外产品必须将记录仪中的可移动磁盘取出的不便。

3. 图像记录仪的功能　图像记录仪的主要功能如下：

（1）处于开启状态时，完成胶囊的初始化。

（2）接收胶囊图像数据。

（3）存储胶囊拍摄的图片。

（4）影像工作站借助图像记录仪完成对胶囊工作模式的控制与参数调整。

（5）连接胶囊与影像工作站进行图片的实时传输与下载。

五、影像工作站和应用软件

1. 影像工作站的组成　影像工作站由计算机、影像工作站软件、彩色打印机、加密设备、台车等组成。

2. 应用程序软件　产品出厂前已安装好操作系统及设备驱动程序，组装完成即可正常使用。影像工作站软件的特性：

（1）软件语言：包括简体中文、英文在内的多种语言。

（2）输出格式：BMP、JPEG、AVI 格式，HTML 报告单。

（3）显示帧频率：0.25~20fps。

（4）查看模式：1~20 幅。

（5）病灶标记：暂停播放，勾选可疑图片。

3. 影像工作站的功能　影像工作站主要实现以下功能：

（1）检查之前，录入患者信息，通过图像记录仪对胶囊进行参数设置和调校。

（2）检查期间，对胶囊内镜工作状态进行实时监视和胶囊运行参数控制。

（3）检查结束后，导入记录仪中图像数据进行浏览、筛选、诊断，填写及打印报告单。

六、手持无线监控仪

手持无线监控仪(图1-5-5)由无线收发模块、电池、显示器及主机等组成。用于医务人员在没有影像工作站的条件下,实现对记录仪和胶囊的控制,并可实时监控图像及胶囊的工作状态。

手持无线监控仪须与记录仪和胶囊配套才能完全正常工作。通过手持无线监控仪可以实现胶囊序列号、通道号的下载、读取,对图像记录仪进行时钟校正、读取等系统设置;可以控制胶囊的睡眠、唤醒、曝光量等参数,完成图像分析前的所有的系统设置工作,使医务人员能在没有影像工作站的情况下完成患者的病理图片的采集。

手持无线监控仪具有以下特点:精巧外观设计;简洁的信号状态指示;便携手持式设备;支持在线升级;实时图像显示,图像显示速率:≥1fps;现场控制胶囊运行参数;操作简单、显示直观;实时仪表时钟、电池电量、胶囊电池电量显示。

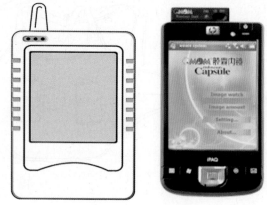

图1-5-5　手持无线监控仪

七、其他胶囊内镜

1. 食管胶囊　近年来的研究表明食管胶囊内镜(esophageal capsule endoscopy,ECE)在GERD及其并发症以及食管静脉曲张患者中的应用有较好的前景,此种检查无创、不需要麻醉且患者能够较好的耐受。首个主要用来检查食管病变的ECE于2004年8月通过认证,胶囊大小为11mm×26mm,主要由3个部分组成:①一个无线胶囊摄像装置,两端各有1个摄像头,每个摄像头拍照的速度为7帧/s,合计14帧/s,摄像头的摄像范围为140°,放大率为8倍,观察的距离为1~30mm,图像的质量和小肠胶囊相似;②感受器系统、记录仪和电池装置;③1台个人电脑和1个专用的工作软件,图像可以从记录仪中下载到电脑上进行观看。

2. 结肠胶囊　初步临床研究表明,在行结肠癌筛查时,结肠胶囊内镜可替代常规结肠镜检查,其具有无创性好、患者依从性高的优点。结肠胶囊内镜和小肠及食管胶囊内镜在某些方面是有区别的,如其大小为11mm×31mm,而小肠和食管胶囊内镜均为11mm×26mm;结肠胶囊内镜两端的摄像头视角要比食管胶囊内镜大21%,视野几乎比PillCam TM小肠胶囊内镜要大2倍。结肠胶囊内镜每秒共可拍摄4张图片(每个摄像头2帧/s)。

3. 胶囊胃镜　目前的胶囊内镜是依赖自身重力和胃肠道蠕动被动行进,随机拍摄消化道黏膜,无法对比小肠空间更大的胃腔进行全面、有效的拍摄和诊断,临床医师也无法对感兴趣区域进行反复观察,因此不适宜胃的内镜检查。

开发主动式的胃肠道多功能智能胶囊机器人是目前各国研究的热点。在主动控制方面,可通过内部驱动和外部驱动两种方式来实现。内部驱动有微型机器臂推进、螺旋桨驱动和电刺激消化道产生收缩等方式,但需要在有限的胶囊空间内置入动力装置和大容量电池,目前很难实现。外部驱动主要依靠体外磁场控制,由于具有安全可行的优点最有前景。以色列Given Imaging公司开发了手柄式磁极控制胶囊系统,但初步研究表明磁场强度弱、范围太小,不足以对抗胃肠蠕动而难以推广;日本Olympus公司研发的基于磁共振系统的胶囊机器人取得较好的效果,但由于成本高、操作复杂,胶囊必须借助于液体的浮力才能达到有效控制,难以在我国普及和开展。而我国安翰光电技术(武汉)有限公司已开发出胃的主动式巡航胶囊内镜并成功上市,得到了临床应用。

(廖　专)

参考文献

1. 李兆申,赵晓晏,王金山.OMOM 胶囊内镜.上海:上海科学技术出版社,2010.

2. Fisher LR,Hasler WL.New vision in video capsule endoscopy:current status and future directions.Nat Rev Gastroenterol Hepatol,2012,9(7):392-405.

3. Liao Z,Gao R,Xu C,et al.Sleeve string capsule endoscopy for real-time viewing of the esophagus:a pilot study(with video). Gastrointest Endosc,2009,70(2):201-209.

4. Eliakim R,Fireman Z,Gralnek IM,et al. Evaluation of the PillCam Colon capsule in the detection of colonic pathology: results of the first multicenter,prospective,comparative study.Endoscopy,2006,38:963-970.

5. Swain P,Toor A,Volke F,et al. Remote magnetic manipulation of a wireless capsule endoscope in the esophagus and stomach of humans(with videos). Gastrointest Endosc,2010,71(7):1290-1293.

6. Keller J,Fibbe C,Volke F,et al.Inspection of the human stomach using remote-controlled capsule endoscopy:a feasibility study in healthy volunteers(with videos).Gastrointest Endosc,2011,73(1):22-28.

7. Liao Z,Duan XD,Xin L,et al.Feasibility and safety of magnetic-controlled capsule endoscopy system in examination of human stomach:a pilot study in healthy volunteers.J Interv Gastroenterol,2012,2(4):155-160.

第六章
经口胆管镜的原理与构造

经口胆管镜(peroral choledochoscope)是指经口途径插入胆管内进行可视性检查或治疗的内镜。经口胆管镜由于镜身较细,并且到达十二指肠主乳头距离较远,走行曲折,进入胆管有角度,力度传导受限,所以胆管镜主要是通过十二指肠镜工作管道插入,也称为子母胆管镜。以大工作管道十二指肠镜作为母镜,插入胆管镜前一般需做 EST。胆管镜最早于 20 世纪 70 年代开始研发试用,初期为纤维光镜,外径较粗,操作困难,图像质量不佳。较早也有将上消化道纤维内镜(外径 8.8mm)直接插入胆管作为胆管镜应用的,但由于插镜成功率低,图像质量差等问题,亦未能在临床普及。2004 年,Olympus 公司研发的电子胆管镜应用于临床,大大提高了胆管镜清晰度,使子母胆管镜实现了从光学内镜到电子内镜的飞跃。2006 年,波士顿科学有限公司研发的 SpyGlass 胆管镜经美国 FDA 批准应用于临床,此镜设计上有创新,增加了胆管镜的功能,为胆管镜直视下内镜治疗带来了极大便利。

一、十二指肠镜(母镜)

插入胆管镜需要使用大口径工作管道的十二指肠镜作为母镜,如 Olympus TJF180、200、240 及260V 电子十二指肠镜。

二、胆管镜(子镜)

(一)光学胆管镜和电子胆管镜构造与原理

1. 光学胆管镜　光学胆管镜是通过多根光导纤维组成的纤维束导光和传导图像的,也称为纤维胆管镜。光学胆管镜系统由光源、胆管镜及附件三部分组成。从光源发出的强光经过导光束传导到内镜插入部前端,照亮内镜前方物体。前端物镜的另一束导像纤维传递物体的反射光线,从而获得目镜由外向内的胆管图像(图 1-6-1)。由于光量在单纤维端面及界面上反射的损失,传导到目镜的光线总要比入射光线弱,图像清晰度欠佳。在导光纤维有断点时图像质量更会明显下降。

纤维胆管镜应用初期,仅能操作者 1 人使用目镜观察,图像小,长时间操作容易引起视力疲劳,并且不利于 2 名术者内镜操作相互配合及教学。后来通过视频转换器(OTV-SC)来实现视频化,但图像的清晰度受视频转换器质量的影响,并会产生摩尔纹干扰现象,图像清晰度远不及电子胆管镜。

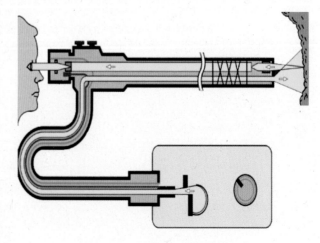

图 1-6-1　纤维胆管镜导像原理

2. 电子胆管镜　电子胆管镜是通过电荷耦合器（CCD）将光源的光信号变为电信号照亮内镜前端，并将内镜前端的图像传回显示器（图1-6-2）。光源的光信号变成电信号后图像分辨率提高，图像清晰，可观察到胆管黏膜表面细微结构。目前的电子胆管镜导光束与镜身合为一体，光束坏损后不能维修。

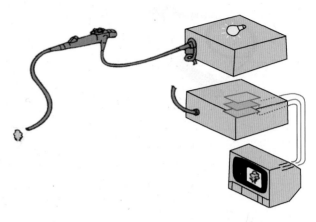

图 1-6-2　电子胆管镜成像原理

（二）常用胆管镜型号及特点

1. 日本 Olympus、Pentax 公司和德国等生产的几种常用的纤维或电子胆管镜型号及技术参数见表1-6-1和图1-6-3。操作时子镜通过母镜工作管道插入（图1-6-4），需要2名医生分别操作母镜和子镜。

表 1-6-1　胆管镜型号及主要参数

机种	先端部外径(mm)	工作管道(mm)	弯曲角度(上/下)	视野角(度)	种类
Olympus					
CHF-BP30	3.1	1.2	160/130	90	光学
CHF-BP260	2.6	0.5	70/70	90	电子
CHF-B260	3.4	1.2	70/70	90	电子
Pentax					
FCP-9P	3.0	1.2	90/90	90	光学
FCP-9N	3.1	1.2	160/100	90	光学
Polydiagnost	3.0	1.2×1.9	90/90	70	光学

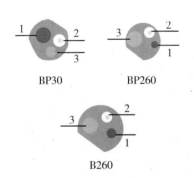

BP30　　BP260

B260

图 1-6-3　Olympus 胆管镜的前端部模式图

1. 工作管道；2. 导光束；3. 物镜

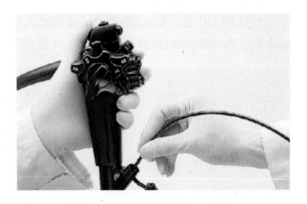

图 1-6-4　子镜通过母镜工作管道插入

CHF-BP260 镜身和工作管道细，不能活检，可用于胆胰管观察。CHF-B260 电子胆管镜（图1-6-5）配置活检钳，型号 FB-44U-1，直径 1mm，用于直视下活检。可应用 NBI，波长 415nm 可清楚显示黏膜表层微血管（50~200μm），波长 540nm 观察深部略粗的血管。Pentax 纤维胆管镜可使用自体荧光影像（AFI）。

2. SpyGlass 胆管镜可视化系统（波士顿科学生产）包括显示器、光源、推送导管（SpyScope）、光学导线，配置注水泵（流速 0~375ml/min）和活检钳（SpyBite）等。推送导管外径 3.3mm（10Fr），长 230cm，具有 4 个管道，包括 1.2mm 直径工作管道（可通过活检钳等器械），1.0mm 直径光学管道（用于装载光学导线），2 个 0.6mm 直径冲洗管道（在胆管镜操作部合为一个端口），用于注水冲洗胆管（图1-6-6）。

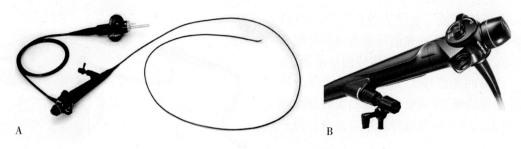

图 1-6-5 Olympus B260 型电子胆管镜

A. 全景图;B. 操作部

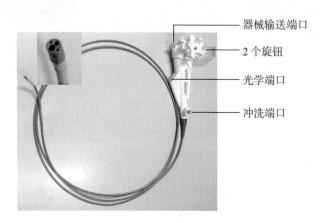

器械输送端口

2 个旋钮

光学端口

冲洗端口

图 1-6-6 推送导管 (SpyScope)

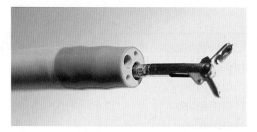

图 1-6-7 通过推进导管的 SpyBite 活检钳前端

活检钳工作长度 286mm,外径 1.0mm,钳口开度 4.1mm、角度 55 度(图 1-6-7)。光学导线工作长度 231cm,直径 0.77mm,6000 根光学像素,视野角 70°,可以灭菌后重复使用(图 1-6-8)。

SpyGlass 胆管镜直视系统是操作时将 SpyScope 操作部固定在十二指肠镜上(图 1-6-9),推送导管经十二指肠镜工作管道插入(沿导丝或直接插入胆管),前端可上下、左右 4 个方向弯曲至少 30°。通过注水泵注水冲洗胆管,保持视野清晰,由 1 名内镜医生进行操作。

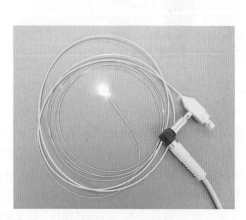

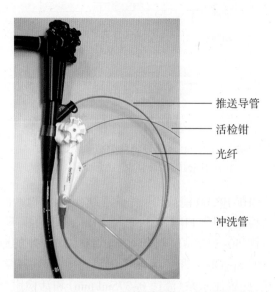

推送导管

活检钳

光纤

冲洗管

图 1-6-8 光学导线

图 1-6-9 SpyGlass 胆管镜装载在十二指肠镜上

（唐秀芬 任 旭）

参考文献

1. Urakami Y,Seifert E,Butke H,et al.Peroral direct cholangioscopy(PDCS)using routine straight-view endoscope：first report. Endoscopy. 1977,9(1)：27-30.

2. Kodama T,Tatsumi Y,Sato H,et al.Initial experience with a new peroral electronic pancreatoscope with an accessory channel.Gastrointest Endosc.2004 Jun,59(7)：895-900.

3. Itoi T,Sofuni A,Itokawa F,et al. Evaluation of peroral videocholangioscopy using narrow-band imaging for diagnosis of intraductal papillary neoplasm of the bile duct.Dig Endosc.2009 Jul,21 Suppl 1：S103-S107.

4. Itoi T,Neuhaus H,Chen YK,et al.Diagnostic value of image-enhanced video cholangiopancreatoscopy.Gastrointest Endosc Clin N Am.2009 Oct,19(4)：557-566.

5. Kalaitzakis E,Webster GJ,Oppong KW,et al. Diagnostic and therapeutic utility of single-operator peroral cholangioscopy for indeterminate biliary lesions and bile duct stones.Eur J Gastroenterol Hepatol.2012 Jun,24(6)：656-664.

6. Victor DW,Sherman S,Karakan T,et al.Current endoscopic approach to indeterminate biliary strictures.World J Gastroenterol.2012 Nov 21,18(43)：6197-6205.

7. Nishikawa T,Tsuyuguchi T,Sakai Y,et al.Comparison of the diagnostic accuracy of peroral video-cholangioscopic visual findings and cholangioscopy-guided forceps biopsy findings for indeterminate biliary lesions：a prospective study. Gastrointest Endosc.2013 Feb,77(2)：219-226.

第七章
经口胰管镜的原理与构造

一、概述

胰腺在腹腔内所处的位置较深,加上其解剖学和组织学方面的特点,使胰腺疾病的诊断历来都是消化系统疾病诊断的难点之一,并且常导致胰腺疾病的漏诊和误诊。为此,各国在临床上逐步采用内镜来诊断胰腺疾病,经口胰管镜检查术是其中重要的突破之一。

经口胰管镜就是利用超细纤维内镜通过十二指肠镜的操作孔插入胰管,直接观察胰管内的病变。它是一种直接和非侵入性的检查方法,对确定胰管病变的性质、慢性胰腺炎和胰腺癌的鉴别诊断特别是小胰癌早期诊断具有极大的参考价值。

1974 年 Katagi 和 Takekoshi 首先将经口胰管镜(peroral pancreatoscope,PPS)应用于临床,直接观察到胰管内的情况。随后 Rösch 等及 Nakamura 等相继应用胰管镜观察胰管。当时的胰管镜实质上就是胆道镜,口径较粗,术前必须行乳头括约肌切开术或仅应用于胰管扩张的特殊病例。而且由于设备及技术均较落后,胰管镜难以获得清晰的图像,且易损坏,缺乏活检及细胞刷检的操作孔,因此限制了它的临床应用。20 世纪 90 年代以后,随着技术和设备的不断改善,胰管镜口径越来越细,并能够进行活检、细胞刷检、甚至能进行镜下治疗。1994 年 Mizuno 等报道了带有形状记忆合金套管的胰管镜的临床应用。这种胰管镜由 Olympus Opatical 公司生产,将形状记忆合金装在胰管镜末端,增加了胰管镜的可操作性。日本的 Matsushita Electronics 公司和 Olympus Opatical 公司研制成功电子胰管镜。电子胰管镜的出现使胰管镜的分辨率更高、成像更加清晰,可早期发现细微的病变。镜身也更加耐用,不易损坏。最近美国的 BOSTON 科学公司研制成功 SpyGlass 镜,该内镜系统是一种新型的胆胰管子镜系统,可以提高 SPYglass 系统进行胰管活检,同时该系统的操作仅需一人,对子母镜操作是巨大的变革。

二、纤维胰管镜系统

胰管镜(子镜)一般选用超细纤维胰管镜,本身不带有成角系统及活检钳通道。外径为 0.75~0.8mm, 含 3000~6000 根石英纤维束。常用的有 PF-8P 型(Olympus Co.,Ltd.),AS-001 型(Fukuda Electronic Co.,Ltd.),MS-75L 型(M&M Co.,Ltd.)。其中 PF-8P 型是目前胰管镜的常用型号(图 1-7-1)。本机型由 3 000 根石英纤维组成,操作参数如表 1-7-1。这种类型的胰管镜管径细,可通过常规的 ERCP 导管进入乳头,勿须行 EST,适用于一般胰管病变的检查。还有一类带导管的超细胰管镜(ultrathin pancreatoscope with a catheter),常用的有 FS-B20SL 型(Clinical supply Co.,Ltd.),带有一个外径 1.67mm 套管。套管内有 0.55mm 的操作通道,末端装有一个可充气的气囊。该镜含 6000 根石英纤维束,视角为 70°,观察距离 2~30mm,工作长度 2100mm。这种胰管镜亦可直接插入乳头。其操作通道可注入造影剂、生理盐水,通过导丝。还可通过套管进行活检、细胞刷检等操作。但这些操作不能在直视下进行。末端气囊充气后,能使物镜居于胰管中央,便于观察。如进行镜下操作选用细

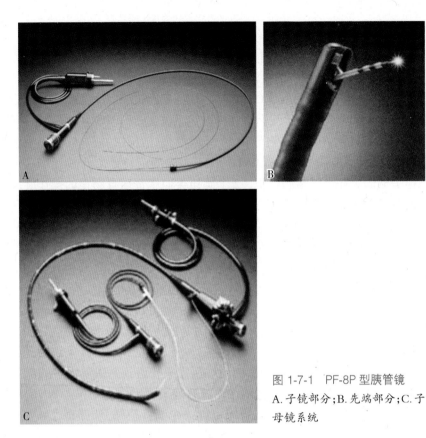

图 1-7-1 PF-8P 型胰管镜

A.子镜部分;B.先端部分;C.子母镜系统

表 1-7-1 PF-8P 型胰管镜操作参数

光学部	视野角	75°（直视）
	观察距离	1~50mm
先端部	外径	0.8mm
软性部	外径	0.8mm
有效长度		2100mm
全长		3517mm

胰管镜,常用的有 XCPF-3.3 型(Olympus Co.,Ltd.),直径 3.3mm,本身带有成角系统(angulation system)和活检钳通道。

三、电子胰管镜系统

早期最细的电子内镜直径为 5mm,对胰管来说仍偏粗,不能广泛应用。近来 Tadashi 等报道了一种新型 PEPS,该电子胰管镜由 Matsushita 公司和 Olympus 公司合作生产,外径 2.1mm,视野角 80°,观察距离 1~30mm,其尖端部分可进行双向调节(向上 120°、向下 120°),分辨率达 50 000 像素,无辅助通道;纤维胰管镜是 PF-8P 型,外径 0.8mm,视野角 75°,观察距离 1~50mm、其尖端不具成角功能,无辅助通道。当观察目标与内镜尖端距离较近时,电子镜和纤维镜所提供的图像清晰度和最小分辨率比较相近;当距离增大时,两者所提供的图像清晰度和最小分辨率的差异明显(在 2~30mm 的观察距离时电子镜始终具有良好的清晰度,最小分辨率仍为 0.07mm;当距离在 5mm 时,纤维镜的最小分辨率则为 0.2mm)。这种 PEPS 与 PPS 相比具有分辨率高、图像清晰、耐久性强、色调再现性好等优点。但是 PEPS 不能直视取活检及进行细胞刷检。

四、SPYglass 系统

SpyGlass 系统是在胆道子母镜的基础上开发出的一种胆胰管诊疗系统,相比于传统的胆道子母镜,其具有可单人操作、4 个方向调节、冲洗、活检等优点。

SpyGlass 系统也称 SpyGlass 直视系统(SpyGlass direct visualization system,SDVS),由主机系统和相关消耗性附件组成。主机系统类似于我们常用的内镜系统,包括主机、注水泵、摄像机、光源及显示器等组件(图 1-7-2)。消耗性附件包括传送导管、光纤摄像头、活检钳、液电碎石探头和光动力治疗组件等。传送导管由操作手柄和导管组成,操作手柄上有一个固定装置,2 个旋钮和 3 个操作孔道。固定装置用来将操作手柄固定在十二指肠镜上。2 个旋钮类似于普通胃肠镜的操作旋钮,分大小 2 个,可分别调节导管末端向上下左右的转动,几乎可 100% 的观察到 4 个象限。3 个操作孔道分别是活检孔道(兼可通过导丝、液电碎石探头等)、光纤摄像头孔道和注水孔道。导管部分长 230cm,直径 10F,内部有 4 条管道,分别是注水管道、活检管道和光纤摄像头管道,对应导管末端有 4 个孔道。注水管道 2 个(手柄上接注水冲洗的孔道只有 1 个),分别位于导管的两边,直径均为 0.6mm。活检管道直径 1.2mm,除用于活检外还可通过导丝引导传送导管前进,也可通过其他辅助检查及治疗装置(如液电碎石探头、光动力治疗组件等)并在必要时可接注射器作为手动冲洗及吸引装置。光纤摄像头管道直径 0.9mm,只能通过光纤摄像头。传送导管的主要功能是为其他检查和治疗器械提供进入胆胰管的通路,这种设计复杂的传导装置仅供一次性使用。与普通内镜不同的是 SpyGlass 系统的光源及摄像装置并不是固定在插入部的前端,而是通过传送导管的光纤摄像头孔道到达所要观察的部位。光纤摄像头的最前端为摄像头,其稍后方为光源,两者间用透明塑料隔开。摄像头的视野为 70° 角,含 6000 个像素点。光源的导光纤维和摄像头的图像传送纤维由同一个套管包绕,外部直径 0.77mm,共约 200 根光纤,总长度为 231cm,经过严格的消毒后光纤摄像头可重复使用大约 8~10 次。SpyGlass 系统专用的活检钳,总长度为 286cm,其外部直径为 1mm,末端钳子部分长 4.1mm,钳口张开后最大角度为 55°。使用过程同普通的活检钳,在临床前试验中,这种活检钳对目标部位的模拟活检成功率达 100%。这种活检钳仅能一次性使用。

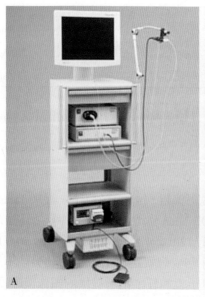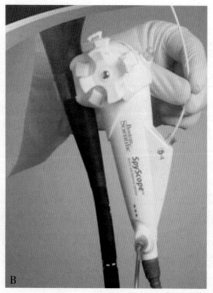

图 1-7-2　SPYglass 系统

A. 主机图;B. 操作手柄

(刘 枫　李兆申)

参考文献

1. Waxman I, Dillon T, Chmura K, et al.Feasibility of a novel system for intraductal balloon-anchored direct peroral cholangioscopy and endotherapy with an ultraslim endoscope.GastrointestEndosc. 2010,72(5):1052-1056.

2. Albert JG, Friedrich-Rust M, Elhendawy M, et al.Peroralcholangioscopy for diagnosis and therapy of biliary tract disease using an ultra-slim gastroscope.Endoscopy.2011,43(11):1004-1009.

3. Mizuno S, Nakajima M, Yasuda K, et al.Shape memory alloy catheter system for peroralpancreatoscopy using an ultrathin-caliber endoscope. Endoscopy,1994,26(8):676-680.

4. Kodama T, Sato H, Horri Y, et al.Pancreatoscopy for the next generation:development of the peroral electronic pancreatoscope system. GastrointestEndosc,1999,49(3 Pt 1):366-371.

5. Kahaleh M.Spyglass direct visualization system.Clin Endosc. 2012,45(3):316-318.

6. 李兆申,刘枫.胰管镜、胰管内超声在胰腺癌诊断中应用价值.中华肝胆胰外科杂志,2000,6(2):141-144.

7. 李兆申,许国铭.ERCP 基本技术与临床应用.第 1 版.山东:山东科技出版社,2001.

第八章
共聚焦内镜的原理与构造

共聚焦内镜技术（confocal laser endomicroscopy，CLE）是在共聚焦激光显微镜技术基础上发展而来。通过将共聚焦显微成像与内镜技术有机结合，共聚焦内镜可以对消化道黏膜进行活体组织学检查，获得实时动态虚拟成像，便于内镜医师根据组织学诊断早期发现病灶，提高活检阳性率，及时采取治疗措施。目前应用于临床的共聚焦内镜可分为整合式（endoscope-based CLE，eCLE）和微探头式（probe-based CLE，pCLE）两种类型。

一、成像原理

整合式和微探头式共聚焦内镜的具体成像方式虽有所差别，但都建立在共聚焦成像原理之上。共聚焦显微镜已经是一项成熟的技术，因成像时激光光源、探测器和被测物必须位于共轭位置，被称为共聚焦成像。发自激光器的激光束经过光源针孔及透镜入射到位于共焦点处的被测组织。被测组织中的荧光物质在激光的激发下发射出沿各个方向的荧光，只有在物镜焦平面上发出的荧光才能经原光路返回，通过检测针孔到达探测器成像。而由焦平面上方和下方反射的光信号则被聚焦在针孔的前方或后方某处，通过针孔被探测器接收到的光能量很少，远远低于焦点信号强度，故不能成像（图1-8-1）。这一共轭体系保证了每次的扫描仅能正确地采集到每一焦点内的信息而摒除了焦点外的信息，使成像的分辨率和系统信噪比大大提高。

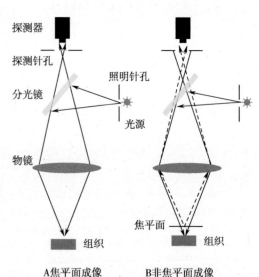

图 1-8-1 共聚焦成像原理示意图

在具体机制方面，整合式共聚焦内镜成像原理基本等同于传统台式共聚焦显微镜，水平面扫描主要依靠内镜头端的 XY 轴调节马达移动光纤，垂直方向扫描依靠 Z 轴调节马达改变深度，结构相对复杂，但实现了较高的侧向分辨率和扫描深度调节。微探头式共聚焦内镜的光纤束由约3万根光纤组成，通过 X-Y 方向两面棱镜的分别摆动，在光纤束表面呈蛇形进行逐点扫描，并入射到位于共焦点处的被测组织。被测组织中的荧光物质在激光的激发下发射出沿各个方向的荧光，反射荧光再经过光纤束、棱镜准确地聚焦到检测针孔处被探测器所接收。水平面扫描的实现主要依靠主机内部棱镜的摆动，使激光逐层扫描至固定的光纤束中，结构相对简单，但尚不具备垂直方向的扫描能力。

二、内镜构造

在整合式共聚焦内镜中,微型化的共聚焦显微镜被整合入电子内镜的头端,成为一条专用的共聚焦内镜。20世纪90年代末,微型化技术使得共聚焦激光显微镜体积逐渐缩小,并缩小到可以整合至内镜镜身内,实现了共聚焦激光显微镜技术从实验台到体内应用的过渡,2006年诞生了首台可应用于临床的共聚焦内镜。其组成主要包括:共聚焦显微内镜、共聚焦内镜的触摸屏显示器、普通内镜影像显示器、影像处理机、光学单元和共聚焦控制单元等。其中内镜镜身直径为12.8mm,其头端包含水/气体喷嘴、两个光导束、一个辅助喷水孔道和一个2.8mm的工作孔道(图1-8-2)。整合式共聚焦内镜的成像平面深度可通过手柄上的两个控制按钮调节,每次扫描的光学层面厚度为7μm,自黏膜表面至黏膜下的扫描深度可在0~250μm间调节,共聚焦图像的扫描速度为0.8帧/s(慢速,1024×1024像素)或1.6帧/s(快速,1024×512像素)。视野为475μm×475μm,侧向分辨率达到0.7μm。共聚焦图像与白光内镜图像可同时生成。其软件为基于Windows操作系统的成像系统,支持暂停、静态图像导出、回放、放大等功能。

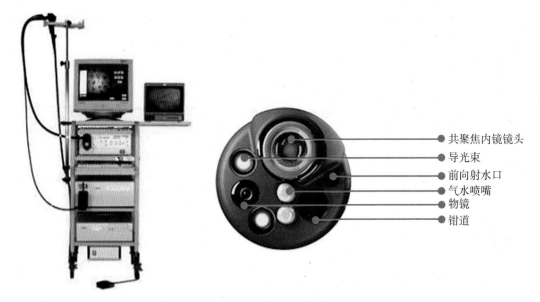

共聚焦内镜镜头
导光束
前向射水口
气水喷嘴
物镜
钳道

图 1-8-2 整合式共聚焦内镜组成及头端细节

微探头式共聚焦内镜通过插入内镜活检孔道进行成像,可与多种型号内镜配合使用,主要由共聚焦显微探头、共聚焦图像显示器、扫描控制单元、影像处理机等部分组成。应用于不同检查部位的探头直径大小各异,如应用于胃镜和结肠镜的探头直径约1.5~1.8mm,配套使用的内镜钳道直径大于2.8mm即可;用于胆道的探头直径0.3~0.65mm(图1-8-3)。微探头式共聚焦内镜的成像扫描速度较快,可达12帧/s,侧面分辨率2.5μm~5μm,直径越大者其侧向分辨率也越高,但扫描深度不能调节,通过选择不同探头可实现0~80μm内的黏膜层成像。配备的Makintosh电脑工作站可支持图像拼接、伪彩着色、视频编辑等处理功能。

三、对比剂

共聚焦内镜成像中需通过激光激发被测组织内的荧光对比剂,收集激发后的荧光信号形成图像。荧光成像增加了图像的信噪比,同时也需要组织中具有含特定荧光基团的对比剂。荧光对比剂可全身静脉应用或黏膜局部喷洒,也可两者联合应用。目前在人体组织内可用的荧光对比剂有荧光素钠(fluorescein)、盐酸吖啶黄(acriflavine)、四环素和甲酚紫(cresyl violet)等。其中以荧光素钠最为常用。

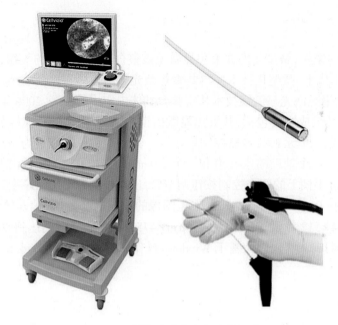

图 1-8-3 微探头式共聚焦内镜组成

1. 荧光素钠对比剂 荧光素钠在临床上最早用于眼底血管检查,是一种廉价、无致突变性的对比剂,常用浓度为 10%,静脉注射荧光素钠后 15 秒内即可显像,其作用时间可持续 30 分钟,在体内多数与血清白蛋白结合,未结合的游离分子可随血液逐渐分布至胃肠道上皮细胞、微血管及间质结缔组织,显示黏膜内的隐窝结构、上皮细胞,使固有层的结缔组织与微血管系统产生强烈对比(图 1-8-4、图 1-8-5)。但荧光素钠不能穿过细胞的类脂膜与细胞核中的酸性物质结合,故难以清楚地显示细胞核。杯状细胞内因含有大量黏液无法与荧光素钠结合,故在细胞内表现为大而黑的椭圆形不染区。静脉应用荧光素钠后最常见的不良反应为一过性轻微皮肤黄染,个别患者可出现短暂性的恶心、呕吐及荨麻疹等。严重的不良反应,如过敏性休克非常罕见。为预防过敏反应,推荐在检查前进行荧光素钠过敏试验。

2. 盐酸吖啶黄对比剂 盐酸吖啶黄既往曾被作为局部抗菌剂,可与细胞核和细胞质内的 DNA、RNA 等酸性物质结合后显色,清晰显示细胞核结构,对上皮内瘤变和肿瘤的检测非常有利(图 1-8-6)。

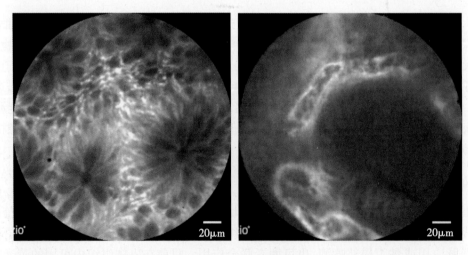

图 1-8-4 10% 荧光素钠染色(pCLE):荧光素钠成像范围从上皮表面深入至黏膜固有层,从而使固有层的结缔组织基质与黏膜内微血管系统产生对比。左图为正常结肠浅层表现,可见较多黑色不染色的杯状细胞。右图示腺体周围微血管

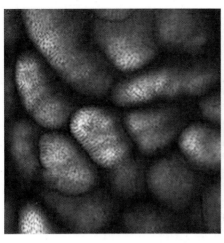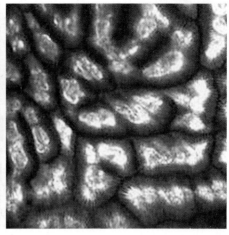

图 1-8-5 10% 荧光素钠染色（eCLE）；左图为正常胃窦浅层表现，右图示胃窦深层结缔组织内微血管

此外，胃肠道内的幽门螺杆菌、钩端螺旋体等微生物亦可吸收吖啶黄而显色。目前尚无严重不良反应报道，由于吖啶黄与核酸物质结合，其潜在的致突变性限制了其广泛应用。

3. 其他对比剂 甲紫酚为另一种局部应用的对比剂，属人工苯胺染料，在染色内镜中已有应用，可被肠化生细胞和瘤变细胞吸收着色。在共聚焦内镜中甲紫酚可增加细胞核显示效果，但成像效果不及吖啶黄。四环素为全身静脉使用，对肿瘤细胞具有良好的结合力，但其在共聚焦内镜下的激发光信号较弱。在科研中使用较多的 FITC、罗丹明等由于可能的人体毒性、标记步骤的烦琐等原因尚未得到应用，仍需研究新型的对比剂，尤其是针对特定分子的对比剂，已有研究显示共聚焦内镜可以显示活体肿瘤组织表皮生长因子受体（EGFR）、MG-7 等特异性抗体的不同表达。

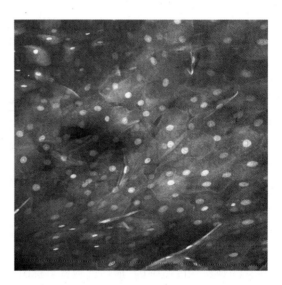

图 1-8-6 0.02% 吖啶黄染色盐酸；吖啶黄可使细胞核和细胞质染色，细胞边界显示为黑色

这提示共聚焦内镜可以体内进行肿瘤标志分子成像预测性诊断，有助于预测病变风险并提示靶向治疗。

（李延青）

参考文献

1. Jabbour JM，Saldua MA，Bixler JN，et al.Confocal endomicroscopy：instrumentation and medical applications.Ann Biomed Eng.2012，40：378-397.

2. Yan-Qing Li，Khek-Yu Ho，Cheng-Jun Zhou.Atlas of Gastrointestinal Endoscopy.World Scientific Publishing Company Incorporated.2012，4-12.

3. 李延青，何克裕. 共聚焦激光显微内镜图谱. 第 1 版，北京：中国医药科技出版社，2009.

4. Meining A.Confocal endomicroscopy.Gastrointest Endosc Clin N Am. 2009，19：629-635.

5. Wallace MB，Fockens P.Probe-based confocal laser endomicroscopy. Gastroenterology.2009，136：1509-1513.

6. M. Goetz，T. Toermer，M. Vieth，et al.Simultaneous confocal laser endomicroscopy and chromoendoscopy with topical cresyl violet.Gastrointest Endosc，2009，70：959-968.

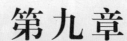

第九章
放大内镜的原理与构造

一、概述

放大内镜(magnifying endoscopy, ME)又称显微内镜,是近年来发展出的一项消化内镜新技术,可将内镜下的物像放大几十倍甚至上百倍,而普通的内镜放大倍数只有几倍,因而可用来观察黏膜的微小早期病变。从严格意义上来讲放大内镜并不属于单独一类内镜,是在其他消化道内镜的基础上加以改进而产生,从而有放大胃镜、放大结肠镜等。

随着内镜放大倍数的提高,分辨率也随之大大提高,同时结合色素染色在内镜诊断中的应用逐渐增多。透过放大内镜可以看到以前从未观察到的微小结构,对病变判断的准确率得以提高,从而诞生了所谓的"光学活检技术",即通过高分辨率断面图像直接判断病变性质而不必摘取组织做活检,与病理学诊断的符合率可达 80%~90%。

二、放大内镜的工作原理

放大内镜的结构和原理与普通内镜区别不大,关键之处在于其在物镜和内镜前端的电荷耦合元件之间,加装了不同倍数的放大镜头,同时像素更密集,分辨率可达到 0.1mm 的视觉效果。普通内镜在它的观察深度范围内,最贴近观察目标时所观察到的图像是它最大限度的放大图像。为了得到更大的观察图像而接近观察目标时,会出现观察图像变模糊。

(一) 放大内镜

通常采用的放大内镜其原理是焦点调节式的放大电子内镜,采用变焦方法,既能保持相当于普通内镜的远景观察,又能进行放大观察。摄像镜头的一部分可以移动,因此,即使超出通常观察的深度范围,它也有修正摄像镜头成像位置的功能,而不使图像模糊。在变焦时需将镜头贴近黏膜,与黏膜之间的距离必须控制在 2~3mm 之间,因为消化道的蠕动使操作非常不易,对操作者的手法要求相当高。近年来伴随着电子内镜技术的进步,放大内镜在机械性能、放大倍数及图像清晰度等方面均有了很大改进。开发出了附有变焦镜头的放大内镜,其软性镜身的外径与普通电子胃镜完全相同,应用同一根镜子即可以进行常规胃镜检查,发现病变后变焦即时进行放大观察,不需更换内镜,操作简便。

放大内镜通常可达到 70~140 倍的光学放大效果,接近显微镜的放大效果,可将分辨率较前提高60%~100%,可区分出 10~71μm 的微小变化,而肉眼的分辨率仅为 125~165μm。放大内镜适用于观察胃肠道黏膜的细微结构改变,可观察隐窝及腺管开口的改变,对胃肠黏膜上皮内瘤变和早期癌变的诊断价值尤高。

(二) 放大内镜联合染色技术

单纯的放大内镜观察效果并不理想,因此必须结合染色技术才能使病变显示更清晰。为使用方便,目前已经开发出多种简便实用的电子染色技术,而不需使用人工染料注射即可达到理想的效

参考文献

1. 胡晶晶,王新颖,耿焱,等.放大内镜下大肠黏膜腺管开口分型对早期大肠癌检出的意义.中华消化内镜杂志,2008,25(8):402-405.
2. 刘宇虎,陈桂权,钟东,等.NBI-ME内镜技术在结直肠早期肿瘤诊治中的价值.中国医学创新,2011,8(6):1-3.
3. 王寰,陈晓光,刘海峰.放大内镜联合智能电子分光技术诊断早期胃癌的临床研究.中华消化内镜杂志,2012,29(11):621-624.
4. 熊超亮,黄缘.放大内镜对早期消化系肿瘤及其癌前病变的诊断价值.世界华人消化杂志,2008,16(27):3086-3090.
5. Savarino E,Corbo M,Dulbecco P,et al.Narrow-band imaging with magnifying endoscopy is accurate for detecting gastric intestinal metaplasia.World J Gastroenterol,2013,19(17):2668-2675.
6. Norimura D,Isomoto H.Colorectal involvement of follicular lymphoma - findings with narrow band imaging and magnifying endoscopy. Endoscopy,2013,45 Suppl 2:E296-297.
7. Mochizuki Y,Saito Y,Kobori A,et al.Magnifying endoscopy with narrow-band imaging in the differential diagnosis of gastric adenoma and carcinoma and identification of a simple indicator.J Gastrointestin Liver Dis,2012,21(4):383-390.

第十章
染色内镜的原理与构造

一、窄带成像技术（narrow-band imaging，NBI）

（一）NBI 成像原理

NBI 成像原理是基于黏膜对光的反射和吸收，在内镜红/绿/蓝（red/green/blue，RGB）旋转滤光片和氙灯光源之间另有 415nm、540nm 两个滤光片，代替了传统白光内镜的宽带滤光器。通过这两个滤光片过滤掉氙灯光源所发出的宽带光谱，仅选择 415nm 和 540nm 的蓝绿色窄带光作为照明光，从而获得 NBI 图像（图 1-10-1）。光在黏膜中的穿透深度取决于其波长长短，波长越短，穿透深度越浅。研究表明，在可见光谱范围内血红蛋白对波长 415nm 和 540nm 的光吸收最强。因此，415nm 的蓝光被血红蛋白吸收后可以反映浅层黏膜的微血管结构。而在显示黏膜下层血管方面，比 415nm 波长更长的 540nm 入射光有着明显的优势。其中 415nm 光波生成的图像信号被分配到 B 和 G 通道，用茶色图像表示浅层血管，而 540nm 光波生成的图像信号被分配到 R 通道，用青色系列的图像表示黏膜下层血管（图 1-10-2）。

（二）NBI 关键技术

1. 滤光片技术　窄带干涉滤光片是窄带成像技术的核心部件，它利用电介质多层膜和金属膜的干涉作用，能从入射光中选取特定的波长，其半峰值带宽（峰值的 1/2）为 1~40nm。奥林巴斯公司的 CLV-260SL 系统中采用的是带宽为 30nm 的蓝、绿滤光片，当氙灯产生的白光照射到滤光片上时，它只允许中心波长分别为 390~445nm 及 530~550nm、带宽为 30nm 的蓝绿复合光通过，其他波长的光线全被截止。而常规白光电子内镜系统采用的是 RGB 广谱滤光片，允许 400~800nm 的 RGB 三色可见光通过。窄带成像系统不仅使蓝绿色光的带宽"窄化"，而且完全截止了红色光成分，其主要原因是红光照射到消化道黏膜表面或浅表血管及微血管会发生大量的漫反射，反射光被 CCD 所接收，明显降低图像的对比度和边界的清晰度。

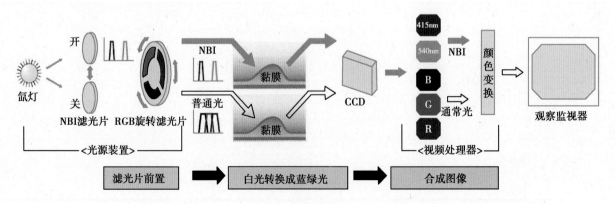

图 1-10-1　NBI 滤光片过滤掉红光，将白光转换成蓝绿色窄带光，避免了红光对于血管观察的干扰

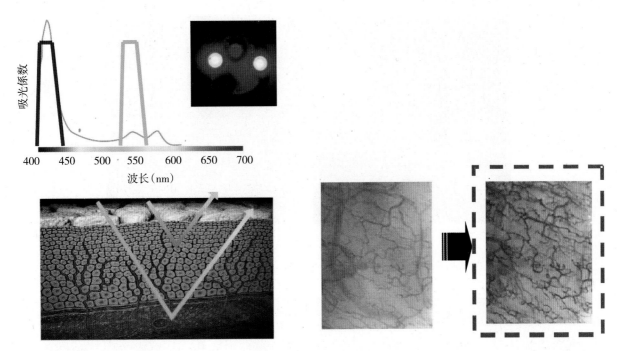

图 1-10-2　NBI 使用的窄带光光谱与血红蛋白的吸收峰相对应,有助于显示黏膜表面的血管结构。415nm 蓝光对应浅层血管(茶色);540nm 绿光对应深层血管(青色)

2. 放大内镜技术　尽管应用 NBI 观察消化道病变边界和微血管更加清晰,但是仅仅依靠普通的、不具备放大功能的电子胃肠镜观察腺管开口和微血管形态是不够的,它还需要联合放大内镜或具有高清晰分辨率 CCD 的内镜一起使用。放大内镜的结构和原理类似于显微镜,在物镜与 CCD 之间装有调节放大倍数的镜头。新型放大内镜为可变焦内镜,如奥林巴斯公司的 GIF-H260Z(光学放大 85 倍,结合电子放大 153 倍),CF-H260AZL/I(光学放大 70 倍,结合电子放大 126 倍),接近实体显微镜的放大倍数,可重点观察隐窝、腺管开口形态或黏膜表面的血管形态,对早期黏膜病变的诊断效果明显优于普通内镜。

3. HDTV(高清晰度视频)成像技术　HDTV 现已广泛应用于高清晰电子内镜系统中。该技术从图像或视频信号的采集、传输、接收处理及显示,全部实现了数字化,同时其信号的抗噪能力也大大加强。HDTV 成像技术拥有普通视频系统 2 倍以上的扫描线和平行像素,逼真的成像性能可以将毛细血管和细微的黏膜结构准确清晰地显示在屏幕上,从而增加检查效率,减少漏诊率。因此,要实现窄带成像系统的高清晰数字化,从信号采集开始到显示结束,所有装置或部件都必须与 HDTV 兼容,否则将难以实现真正的"高清"。

另外,值得一提的是,奥林巴斯电子内镜的图片处理系统如 CV-260SL 具有丰富的构造强调和色彩优化功能。构造强调有 A、B 两种模式,每个模式又分别具有八个优化等级。系统默认的模式是A1、A3 和 A5 模式,其他模式需要在使用前重新进行设定。A 模式可以通过使线状物体(血管、腺窝等)的宽度增加,更好地显示血管结构和表面结构;而 B 模式可使物体的边缘显示更加清晰(图 1-10-3)。色彩优化功能可以改变所获得的彩色图片中蓝绿色调所占的比例,模式 1、2 适用于食管及胃镜的检查,模式 3 适用于结肠镜检查(图 1-10-4)。

二、内镜智能分光比色技术(flexible spectral imaging color enhancement,FICE)

通过电子分光技术将 CCD 采集到的不同色彩元素进行分解、纯化,根据内镜主机预设置的参数,从白光显像的全部光谱信息中抽提出相应信息后进行图像再合成,可提供 400~700nm 间任意波长组合的图像处理模式(图 1-10-5),并能通过位于内镜操作部的按键快速切换。

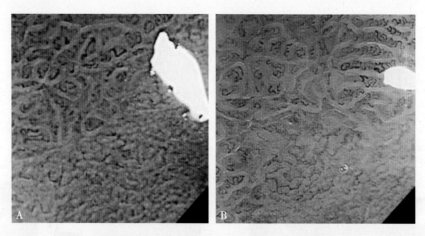

图 1-10-3 A、B 两种模式所拍摄图片比较

A. 模式有利于显示血管结构和表面结构;B. 模式使边缘显示更加清晰

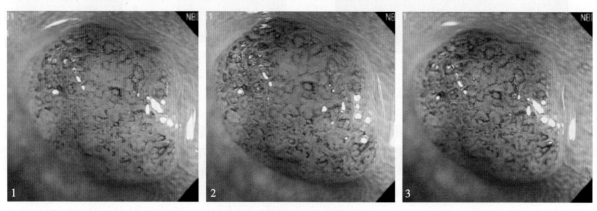

图 1-10-4 三种不同色彩优化模式的比较

模式 1 对蓝色的增强效果更好;模式 2 为折中模式;模式 3 对绿色的增强效果更好

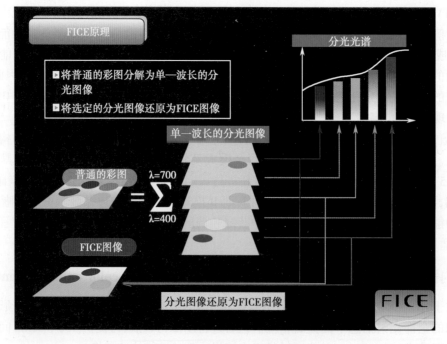

图 1-10-5 FICE 的工作原理

　　普通的白光技术不能清晰地呈现病灶或异常部位的黏膜微妙变化。然而,通过 FICE 技术,任意抽取反射光中不同波长的分光影像,选取分光光谱差异最大的波长成分影像,自由地重构出易于观察的影像。然而对于像素和画质的追求,最初版 FICE 存在的不够清晰的问题在全新内镜处理系统 EPX-4450HD 中得到了很好地解决。

　　改良后的 FICE 不仅提高了画质,对于远景图像的明亮度也得到了提高。新系统 EPX-4450HD 通过快门速度优先模式、自动调光功能等,提高了远景明亮度,更有利于早期肿瘤的筛查。FICE 通过提高颜色的对比度,对于黏膜表层的血管、表面构造的显示进行了强调,可更清楚地看到病灶的边界,从而明确病灶范围。FICE 结合高清放大内镜可清晰观察到腺管开口形态,有利于判断腺管分型,从而帮助医生制定治疗方案。为了尽快让 FICE 技术应用到临床诊疗中去,有 10 种波长可供任意抽取组合(图 1-10-6)。此外,FICE 具备的 5nm 单位任意波长的输入功能和预设功能,不仅能用于诊断,更能帮助细致的深入研究,潜能巨大。

No.	波长[nm]（增益值）			用途例				
	R[赤]	G[绿]	B[青]	食管	胃	指十二肠	小肠	大肠
★ 0	525（3）	495（4）	495（3）	○	○			○
★ 1	550（2）	500（4）	470（4）		○	○		
2	550（2）	500（2）	470（3）		○			
3	525（4）	495（3）	495（1）	○	○			
4	520（2）	500（2）	405（3）	○	○			○
5	560（4）	500（5）	475（3）		○			○
6	580（2）	520（2）	460（3）	○				
7	540（1）	490（5）	420（5）					○
8	540（2）	505（4）	420（5）					○
9	550（2）	500（2）	400（3）	○	○			

图 1-10-6　FICE 的 10 种波长组合

三、i-scan 技术

　　i-SCAN 功能是一个统称,其中包括表面增强(surface enhancement,SE)、对比增强(contrast enhancement,CE)和色调增强(tone enhancement,TE)等多种模式。而 TE 中还包括(P、V、B、E、G、C)各种智能染色等功能。传统的光学染色功能是利用滤光片,把全光谱的光线滤波为短波长光线,而血红蛋白可以吸收短波长光线,主要用于强调有微血管改变的一些病变。而 i-scan 的不同之处在于它是通过对白光图像进行后处理来实现光学染色功能。i-scan 从白光图像强调(SE、CE)和染色图像强调(TE)两个角度入手,发现肉眼不易发现的微小病变,并对病变进行细致观察。白光图像强调(SE、CE)是从电荷耦合元件(charge-coupled devices,CCD)成像的最小单位——"像素"的亮度方面进行处理,使微小平坦型没有颜色改变的病变暴露无遗,检查时并不改变消化道黏膜原始的色彩,适合用于消化道早期肿瘤的内镜筛查。染色图像强调(TE)是利用分光技术及像素颜色处理两方面进行强调。针对腺管开口与微血管等微细结构分别采用特定波长的光线强调。另外,针对不同部位黏膜的专用模式,除了采用特定波长光线强调微细结构外,主要是根据每个像素点色彩的变化,进行智能分析并确定病变与正常部位微细边界,使病变与正常部位反差对比更加强烈。以上几种模式可单独使用,也可组合在一起使用,给操作者提供更多有价值的诊断信息。

四、蓝激光影像技术(blue laser imaging,BLI)

LASEREO 系统的激光光源装置搭载了白光用和 BLI 用两种波长的激光。白光用的激光是通过对荧光体进行白光照射,使其受激励光激发而发光(发射波长的个体差为 440~460nm 范围内)。BLI 用的激光是通过高对比度信号来获取血管表面构造的信息(发射波长的个体差为 400~420nm 范围内)。通过调节两种激光的发光强度比,对于白光观察与窄带光观察分别给予适当的光照射,并结合图像处理,即可在 4 种观察模式(白光、BLI、BLI Bright、FICE)之间进行切换观察。

(张　尧　戈之铮)

第十一章
消化内镜检查的麻醉与监护

消化内镜技术的普及是近年来消化领域进展的一个重要方面。常规消化内镜诊疗术作为一种应激源对患者的生理和心理都会产生不同程度的影响,消除和减弱机体对这种不良应激源的反应是消化内镜麻醉镇静镇痛技术的目的和医学基础。从现代的应激观点来看,消化内镜技术不仅是一种躯体性应激源,而且是一种心理性应激源,已有研究表明,机体在应激反应时,下丘脑 - 垂体 - 肾上腺皮质功能增强和交感神经 - 肾上腺髓质兴奋过度。而这些神经及内分泌反应又导致一系列机体生理功能代谢的改变,如心率加快、血压升高、肌肉紧张、胃肠松弛、分解代谢加快、血浆中某些蛋白的浓度升高等,并且在情绪和心理上发生相应的改变。

随着社会的进步和医学科学技术的发展,人们对医疗操作舒适性和安全性的要求越来越高,在消化内镜检查和治疗中,镇痛镇静技术和消化内镜检查技术的结合应用形成了无痛苦消化内镜技术。无痛苦消化内镜技术是镇痛镇静技术和消化内镜技术的结合,具体是指通过镇静及麻醉药物等技术手段,使患者在接受消化内镜诊疗过程中,没有疼痛、腹胀、恶心等主观痛苦及不适感觉,从而提高患者对消化内镜的接受度,同时能使内镜医生更顺利地完成诊疗过程。无痛苦消化内镜技术具有安静、舒适、无痛苦、无记忆的特点。

从 1868 年第一台硬管式胃镜问世至今,消化内镜检查和治疗已有一百五十多年的发展历史。镇痛镇静技术和内镜诊疗技术的结合应用及理论形成则经历了五十余年的实践。1967 年,Lasing RR 等首先报道在胃镜检查前使用哌替啶镇痛,至今哌替啶仍被用于消化内镜诊疗术。进入 20 世纪 80 年代,有报道介绍咪达唑仑在消化内镜术中的镇静、诱导麻醉作用,并有资料证实咪达唑仑具有苏醒时间快、记忆缺失作用强、代谢快、半衰期短等优点,提高患者耐受能力,使胃镜检查变得更为轻松,从而使无痛苦胃镜检查术成为可能。20 世纪 90 年代,新型静脉麻药丙泊酚以其安全、短效的特点成为无痛消化内镜检查的基础用药,并开始在国外大力推广。美国麻醉学者报道,胃镜和结肠镜检查中有 98%~99% 的患者接受镇静,内镜下逆行胰胆管造影(endoscopic retrograde cholangiopancreatography,ERCP)和内镜超声检查术(endoscopic ultrasonography,EUS)同样普遍使用镇静手段。在英国、美国、法国、德国、瑞士、日本及香港,消化内镜检查常规使用麻醉镇静药,并有许多研究致力于完善药物应用问题。1991 年,日本神户大学附属医院将芬太尼应用于消化道内镜检查,发现其不仅能减轻患者的痛苦,还能有效降低心肌耗氧量,从而减少了心脏意外事件发生的可能。我国无痛苦消化内镜技术开展较晚,北京医科大学于 1997 年开始将咪达唑仑用于胃镜检查。2000 年,解放军第 454 医院报道使用丙泊酚实施胃镜检查取得满意效果。之后有大量关于丙泊酚应用于胃、肠镜诊疗的报道,均取得了肯定的结果。随后,国内进入了联合用药的阶段,咪达唑仑复合丙泊酚、芬太尼复合丙泊酚、瑞芬太尼复合丙泊酚、咪达唑仑复合芬太尼、丙泊酚复合氯胺酮等多种药物配伍方式在各地医院得到应用。此外,在药物输注方式上也有改进,为无痛苦消化道内镜技术提供了更加安全、易行的用药途径,为该项技术的推广应用提供了保障。

无痛苦消化内镜技术,根据镇静深度的不同主要包括:中度镇静、深度镇静和全麻。中度镇静指患者对指令和轻刺激仍有反应,且不需要辅助通气,一般来说,大多数内镜操作时患者处于中度镇静和止痛状态,又称"清醒镇静",在这种镇静程度下,患者对于言语及触觉刺激可以有自主反应,通气功能和心脏功能正常维持。深度镇静时患者难以唤醒,仅对较强的疼痛刺激有反应,常常需要适当的辅助通气以维持正常的血氧饱和度。而全麻下,患者意识丧失,疼痛刺激不能唤醒,由于自主呼吸受到抑制或药物诱导致使神经肌肉功能受到抑制,需要实施正压通气,心血管功能可能受到损害。一项美国大样本的回顾性研究显示,中度镇静即可为内镜检查提供良好的医师和患者满意度,且只有较低的不良反应发生率。另一项研究回顾了8年来意大利某医疗中心进行的17 999例内镜检查病例,指出深度镇静对内镜操作更为有效和安全。同时也有大量文献证实,深度镇静和全麻更适用于小肠镜的检查或ERCP、EUS等时间较长、刺激强度较大的检查或治疗。但对俯卧位患者和儿科患者,多数情况下仍须进行气管插管全麻。虽然镇静药、镇痛药对机体的呼吸和循环系统具有一定的抑制作用,但在掌握用药剂量、给药方法、保证供氧、配备必要急救设备、麻醉医师全程认真监护等保障下,麻醉镇静镇痛技术应用于消化内镜诊疗术是安全可行的。无痛苦消化内镜技术根据给药方式可分为静脉麻醉和吸入麻醉,下面主要介绍静脉麻醉。

一、实施条件

(一)消化内镜诊疗室设置要求

开展无痛苦内镜技术除常规消化内镜室的基本要求以外,还应具备以下条件:

1. 无痛苦消化内镜诊疗室面积不小于20~25m²。

2. 诊疗室内除应配置消化内镜基本诊疗设备外,应配置心电监护仪、麻醉机、供氧和吸引系统、心脏除颤仪、危救复苏器械(麻醉咽喉镜、气管内插管用具)和异丙酚、咪达唑仑等常用麻醉药物,以及阿托品、异丙肾上腺素、纳洛酮等常用急救药品。

3. 具有独立复苏室,面积不小于15m²,应配置心电监护仪、呼吸机、急救车、输液、吸氧、吸引及急救设备。

(二)人员配备

无痛苦消化内镜应由具有资质的麻醉专科医师负责镇静及麻醉操作,并由较高年资的内镜医师完成内镜操作。根据无痛苦消化内镜患者受检人数合理匹配适当麻醉医师人数,麻醉医师应相对固定,以保证镇静及麻醉过程中患者的安全。一般建议1个检查室至少应配置1名麻醉医师,1名麻醉护士,协助完成内镜诊疗过程中的操作、麻醉复苏及麻醉的记录工作。

二、适应证、禁忌证与并发症

(一)适应证

1. 凡临床上表现有消化道症状,诊断不能明确,有消化内镜诊疗适应证,因剧烈呕吐或其他原因难以完成常规胃镜检查者;对疼痛敏感、恐惧常规结肠镜检查的患者。因诊疗需要、并愿意接受无痛苦消化内镜诊疗的患者。

2. 操作时间较长、操作复杂的内镜诊疗技术,如ERCP、EUS、ESD和小肠镜等。

3. 伴有其他疾病而病情又非常必要行消化内镜检查者。如伴有高血压、轻度冠心病、陈旧性心肌梗死等。

4. 有癫痫病史者、小儿及精神病患者等不能合作者,但又迫切需要行消化内镜检查才能确诊者。

5. 一般情况良好,符合ASA(美国麻醉学会生理状况分级)Ⅰ级(正常健康人)或Ⅱ级(患有不影响活动的轻度系统疾病)患者。

6. 处于稳定状态的ASA Ⅲ级(患有影响其活动的中、重度系统疾病)或Ⅳ级(患有持续威胁生命的重度系统疾病)患者,可在密切监测下接受无痛苦内镜。

(二) 禁忌证

1. 有常规内镜操作的禁忌者。

2. ASA Ⅴ级患者(病情危重,生命难以维持24小时的濒死患者)。

3. 严重的心脏疾病,如严重心动过缓、病窦综合征等。

4. 气道不通畅及有呼吸道病变(张口障碍、颈项或下颌活动受限,急慢性呼吸道感染、慢性阻塞性肺疾病、睡眠呼吸暂停综合征等)。

5. 肝功能差(Child-Pugh C 级以上)、急性上消化道出血伴休克、严重贫血、胃流出道梗阻伴有胃内容物潴留。

6. 严重的神经系统疾病(患者有脑卒中、偏瘫、惊厥、癫痫等病史)。

7. 患有不利于急救时气管插管的疾病,如类风湿脊柱炎、下颌关节炎等。

8. 无监护人陪同者。

9. 有药物滥用史、年龄过高或过小、过度肥胖、排尿困难等患者。

10. 过敏体质者,特别是有镇静镇痛药物过敏史者及其他麻醉风险者。

11. 不愿接受内镜麻醉者。

(三) 并发症

主要并发症包括呼吸抑制、心肌缺血、心律失常、低血压、高血压和药物过敏等。增加并发症的危险因素包括年龄过大或过小、重要脏器功能不全、酒精或药物成瘾、食管插管困难等。

三、麻醉内镜的主要特点及常用药物

(一) 麻醉内镜的主要特点

1. 安全　实践证明,无痛苦消化内镜技术安全、有效,受到检者的普遍欢迎和支持。

2. 舒适　检查完毕后患者多在 1~5 分钟逐渐清醒,30 分钟内完全恢复正常,所有患者不会感到有插管或插管不适,对于检查中的一些情况,检查完后受检查者都已遗忘。

3. 适应证范围扩大　某些疾病由于做常规消化内镜检查时对受检者的生理病理影响,危险性增大,因而被视为禁忌证或相对禁忌证。但由于无痛苦消化内镜技术麻醉的出现,使受检查者处于浅睡状态,相应减少了机体的各种应激反应,从而降低了危险性,减少了并发症的发生,故适应证范围扩大,包括高血压、癫痫、儿童等。

(二) 麻醉常用药物

1. 镇静药的种类及其选择　消化内镜诊疗时所使用的主要镇静药是苯二氮䓬受体刺激类以及具有其类似作用的全身麻醉药。这些药物均可以降低被检者的意识水平,减轻反射、疼痛等。

苯二氮䓬类药剂,主要使用长时间作用型的地西泮(Cercine、Horizon 等)、中长时间持续型的氟硝西泮(Silece、Rohypnol 等)以及短时间作用型的咪达唑仑等。20 世纪 90 年代以来,开始使用具有与苯二氮䓬相似的作用、效果程度随注射量的大小而变化的新型静脉麻药丙泊酚,丙泊酚以其安全、短效的特点成为无痛消化内镜检查的基础用药。苯二氮䓬类镇静药中从很早之前一直使用的地西泮,其作用与其他药剂相比并不是很强烈,并且注射的控制也比较容易,因此被大量使用。另外,其作用也主要是抗不安、抑制兴奋,作为消化内镜操作的前期处理,是一种比较合适的药剂。但是,其最大的缺点是长时间的持续性,有时其作用在回家后仍然持续,而使消化内镜检查后的恢复性观察不容易。由于氟硝西泮及咪达唑仑缩短了持续性,因此越来越被广泛使用。这些作用时间比较短的两种苯二氮䓬,适合于全身麻醉的诱导等。另外,这两种药剂作为消化内镜操作的前期处理使用时,必须首先充分了解其不适合的情况,然后再使用。有时使用丙泊酚也不易控制,其使用更要求熟练。苯二氮䓬受体拮抗药——除草定——可以作为过量给予了短时间作用的咪达唑仑时的拮抗剂来使用;但是,咪达唑仑的半衰期为 2~6 小时,除草定的半衰期为 30 分钟至 1 小时,两者的半衰期不一致,因此无法完

全拮抗过剩的咪达唑仑。即使过量给予,症状暂时消失了,经过一定时间以后,苯二氮草的作用也可能再次出现。另外,半衰期较长的地西泮、氟硝西泮等,无法期待通过除草定来进行拮抗。因此,不能过于相信除草定的拮抗作用,重要的是从最初开始适量使用,以达到适当镇静的效果。尤其是短时间作用型,其控制很难,最好别让不熟练者使用。

另外,苯二氮草出现前所使用的非苯二氮草类抗不安药——安他乐,非麻醉镇痛药——镇痛新(喷他佐辛),非生物碱类麻醉药——哌替啶等,这些药物的主要用途是镇痛作用,而不是降低意识水平。但这些镇痛药,尤其是非生物碱类麻醉药,若与苯二氮草一起使用,则可以在某种程度上降低意识水平,起到抑制反射、疼痛的效果。因此,在美国有时也同时使用。这种同时并用的缺点是可能出现强烈的呼吸抑制现象,因此 ASGE 指导方针提醒同时并用时应特别注意。

2. 镇静药用药与并发症 镇静药的副作用除了过敏性休克之外,严重的副作用还有呼吸及循环异常。尤其呼吸抑制是其特征。过量用药后,除了呼吸抑制之外,还有发生心动过速、心律不齐、冠脉血流低下等危险。过量用药后有可能发生持续性的逆行性健忘症。根据金子等关于并发症的报告,1998~2002 年期间,在日本,上消化道内镜检查中有 62%、下消化管内镜检查中有 66% 使用了镇静药,前期处理时的并发症死亡例为 14 例,其中单纯由镇静药引起的为 6 例,与赛罗卡因等复合引起的 2 例,共计 8 例。由作为镇痛药使用的盐酸哌替啶引起的为 2 例。在日本这些镇静药、镇痛药所引起的死亡例很多。根据 Quine 等的报告,在 14 149 例上消化道内镜检查中,大多数使用了咪达唑仑,合并症的比例为 200:1,死亡数的比例为 2000:1。其中大多数是呼吸及循环障碍,而且大多数的病例没有进行监控。根据 Holm 等的叙述,引起氧饱和度下降的大部分原因是使用了镇静药,其次是呼吸系统异常、喉头痉挛、消化内镜太粗及操作者的操作等引起的。根据 ASGE 的指导方针,使用镇静药时的危险群体是具有呼吸及循环系统障碍的患者,以及肝功能障碍、代谢及神经功能障碍及病态肥胖者。因此,要对这些病例使用镇静药时必须特别慎重,尤其是必须绝对避免过量用药。其他各国镇静药的使用频度及使用量明显比我国的现状高,因此并发症发生的频度也相对高。

3. 常用镇静药

(1) 丙泊酚:丙泊酚又名异丙酚,是一种新型的快速短效的静脉麻醉药,苏醒迅速而完全,持续输注后无蓄积,是其他静脉麻醉药所无法比拟的。

[理化性质]

丙泊酚化学名称为 2、6 双异丙基苯酚,具有高脂溶性,室温下为油状,不溶于水。现多为乳剂,内含有 1% 丙泊酚,10% 大豆油,2.25% 甘油,1.2% 纯化卵磷脂。pH 为 7.0,稍有黏性,易于注射。室温下稳定,对光不敏感,使用前应振荡混匀,不能与其他药物静脉混合注射,如果需要,可用 5% 葡萄糖盐水溶液稀释。

[药物代谢动力学]

丙泊酚起效迅速,为短效麻醉药,在体内迅速分布、代谢及排泄,全身血药浓度很快下降。静脉诱导剂量 2mg/kg,达麻醉时血药浓度 2~5μg/ml,血药浓度小于 1.5μg/ml 则苏醒。半衰期为 2~4 分钟,清除半衰期 30~60 分钟。丙泊酚在肝内与葡萄糖醛酸和硫酸盐的作用,很快代谢为水溶性的化合物而经肾脏排泄,由于丙泊酚的清除率超过肝血流量,故认为有肝外代谢与肾外代谢。

[丙泊酚药效学]

1) 中枢神经系统:对中枢的作用主要是催眠、镇静与遗忘,但能达到短时间镇痛。苏醒后患者常有安宁感,也有报告麻醉后出现幻觉与角弓反张等不良反应。有抗惊厥作用,且为剂量依赖性的,也有认为此药可用于处理癫痫发作(但说明书认为其对癫痫患者可有惊厥的危险)。对肌阵挛现象较硫喷妥钠麻醉后多见,但较依托咪酯少。对颅内压正常与升高的患者,均可降低颅内压,这对颅内手术有利。对于急性脑缺血,具有脑保护作用,且可降低脑氧代谢率。能快速降低眼内压 30%~40%,可用于预防琥珀胆碱与气管内插管时眼内压升高。

2) 呼吸系统:主要出现有瞬间的呼吸急促,多不为人所知,然后是呼吸轻度抑制但持续时间很短,麻醉诱导后25%~30%患者出现呼吸暂停,若与阿片类药合用,呼吸暂停时间长达30秒以上。因此,内镜检查麻醉时,一定要备有人工呼吸用具。对喉反射有一定程度的抑制,有气管内插管引起的喉痉挛很少见。对慢性阻塞性支气管疾病患者,丙泊酚有支气管扩张的作用。

3) 心血管系统:诱导剂量丙泊酚对心血管系统有明显的抑制,使动脉压显著下降,这是由于外周血管扩张与直接心脏抑制的双重作用,且呈剂量与血药浓度依赖性。连续输注对血压的影响较诱导时单次静脉注射轻微。丙泊酚对心血管系统的抑制作用与年龄和注药速度有关,年龄越大,注药速度越快,以致越明显。

4) 肝肾功能:丙泊酚对肝肾功能无影响。

5) 过敏反应:丙泊酚乳剂不刺激组胺释放,但有报告指出丙泊酚可引起类过敏样反应,这种患者多有过敏反应史,因此对药物过敏反应的患者,慎用丙泊酚麻醉。

6) 抗呕吐作用:丙泊酚有明显的抗呕吐作用,一次静脉注射10mg可用于处理手术后呕吐,丙泊酚麻醉清醒后抗呕吐效果仍能继续数小时,对癌症化学药物治疗引起的反应性呕吐也有效。

7) 副作用和不良反应:最明显的副作用是呼吸抑制和循环抑制,并用阿片类药物时呼吸暂停时间延长,且可降低丙泊酚降低动脉压的作用。其他副作用如注射部位疼痛,肌阵挛。加用利多卡因20~40mg混合注射能预防疼痛。

(2) 芬太尼:

[药理作用]

临床上芬太尼镇痛强度为吗啡的75~125倍,哌替啶的550~1100倍,静注后立即生效,作用时间约30分钟。芬太尼有呼吸抑制作用,主要表现为频率减慢。芬太尼对心血管系统影响很轻,不抑制心肌收缩力,一般不影响血压,可以起心动过缓,对此作用可被阿托品对抗。芬太尼与阿片受体结合后可抑制来自喉部刺激。芬太尼有恶心呕吐作用,但没有释放组胺的作用。

[体内代谢过程]

芬太尼的脂溶性很强,故易于通过血-脑屏障而进入脑,也易于从脑重新分配到体内其他组织,尤其是肌肉和脂肪组织。芬太尼通过干扰视丘脑下部对疼痛刺激的传导而产生镇痛作用。单次注射的作用时间短暂,与其再分布有关,如反复多次注射,则可产生蓄积作用,其作用时间延长。

[不良反应]

快速静脉注射芬太尼可以起胸壁和腹壁肌肉僵硬而影响通气,可用肌松药或阿片受体拮抗药处理。由于其药代动力学特点,芬太尼反复注射或大剂量注射可在用药后3~4小时出现迟发性呼吸抑制,临床上应引起警惕。芬太尼可以起依赖性,但较吗啡和哌替啶轻。

(3) 依托咪酯:依托咪酯(乙咪酯)1964年合成,1972年应用于临床。依托咪酯是催眠性静脉麻醉药,对呼吸循环影响轻微,诱导与苏醒较快,相对安全,故临床应用较多,但近年来发现依托咪酯对肾上腺皮质功能的影响曾引起争议,所以有应用减少的趋势。

[药物代谢动力学]

1) 分布与清除:静脉注射后,很快进入脑和其他血流灌注丰富的器官,其次是肌肉,脂肪摄取较慢,注药后一分钟脑内浓度达到高峰,患者进入睡眠状态,然后很快从脑内向其他组织转移。

2) 代谢与排泄:此药的代谢过程是借助于各种酯酶的作用,在肝脏和血浆内迅速水解而失去作用,其主要代谢产物是羧酸,2%~3%以原型随尿排泄意外,85%的代谢产物随尿排泄,13%的代谢产物经胆系排泄。

[药效学]

1) 中枢神经系统:起效快,其起效时间与硫喷妥钠类似,患者可在一次臂-脑循环时间内迅速入睡。诱导期安静、舒适、平稳,无兴奋挣扎,且有遗忘现象,最小麻醉剂量约为0.25mg/kg,临床推荐剂量量为0.3mg/kg,7~14分钟自然苏醒。麻醉前静注阿片制剂,如芬太尼等可减少这种兴奋作用,而且自主呼吸不受影响。用药后脑血流量减少,颅内压降低,颅脑外科手术可选择此药,无其他副作用。

2) 心血管系统:此药对心血管功能影响非常小,麻醉中心血管系统无变化,这是此药的突出优点之一。静注 0.3mg/kg,可使动脉压轻度下降,末梢阻力减小,心排血量和心脏指数稍增加,心率略减慢,其最大效应在 3 分钟时。对冠状血管有轻度扩张作用,使其阻力减小,血流增加,心耗氧量降低,心肌收缩力无明显作用。

3) 呼吸系统:对呼吸系统无明显抑制作用,但使用较大剂量或注射过快时偶有呼吸暂停,个别长达 45 秒。麻醉诱导后咳嗽与呃逆并不常见,发生率较硫喷妥钠高,药效作用时间短,一般不影响麻醉过程,麻醉前给阿片类或安定类药物可减少并减轻这种并发症。

4) 肾上腺皮质功能:依托咪酯对肾上腺皮质功能有一定抑制,但是单次注射或短时间应用对肾上腺皮质功能并无明显影响。长时间给药如脑外伤患者降低颅内压,或神经外科手术中及手术后应用,由于依托咪酯对肾上腺功能的抑制,死亡率增加。

5) 不良反应:较多见的是注射部位的疼痛,发生率约 10%~65%(现在有了乳剂的依托咪酯),给药前注射芬太尼可使疼痛减少或减轻。麻醉诱导时,10%~65.5% 的患者在上肢部位出现肌阵挛,严重者类似抽搐,又是肌张力显著增强,术前给氟哌利多和芬太尼可减少其发生。麻醉后,恶心呕吐时有发生,甚至高达 30%~40%,加用芬太尼使其发生率增多,对于恶心呕吐倾向的患者,做好避免用依托咪酯。

6) 注意事项:依托咪酯可使促皮质激素效应消失,皮质激素释放量减少,因此对免疫抑制者,脓毒血症者和器官移植者应慎用或禁用。依托咪酯与下列药物间的相互作用,可诱发血压剧烈下降,应尽量不要配伍用:中枢性抗血压药物如可乐定、甲基多巴、萝芙木碱、利血平;利尿性抗高血压药;钙通道阻滞药等。与芬太尼配伍用时,可能出现不能自制的肌肉强直和阵挛,地西泮可减少其发生。给药后有时可发生恶心呕吐,麻醉前给东莨菪碱或阿托品是必要的,对误吸应以预防为主。

(4) 咪达唑仑:咪达唑仑具有抗焦虑、镇静、安眠、肌肉松弛、抗惊厥作用。药理作用特点为作用快,代谢灭活快,持续时间短。不良反应包括注射后会出现疼痛、触痛和血栓性静脉炎。个别患者可出现遗忘现象,少数可成瘾,麻醉诱导时少见呃逆、恶心、呕吐及咳嗽。注意事项:用作全麻诱导术后常有较长时间再睡眠现象,应注意保持患者气道通畅;本品不能用碱性注射液稀释或混合;长期静脉注射咪达唑仑,突然撤药可引起戒断综合征,推荐逐渐减少剂量;肌内或静脉注射咪达唑仑后至少 3 个小时不能离开医院或诊室,之后应有人伴随才能离开。至少 12 个小时内不得开车或操作机器等;慎用于体质衰弱者或慢性病、肺阻塞性疾病、慢性肾衰竭、肝功能损害或充血性心衰患者,若使用咪达唑仑应减小剂量并进行生命体征的监测。

4. 镇静药用药中的注意事项

(1) 如上所述,镇静药的用药对于呼吸及循环有动态发生严重合并症的危险性。因此,使用镇静药的病例必须通过手术中的心电监护仪进行血氧饱和度的测定。根据英国的指南,对于危险的病例,还建议确保呼吸道的通畅、吸氧等,这些疾病包括:呼吸及循环障碍、脑血管障碍、肝功能不全、黄疸、消化道出血、贫血休克患者、肥胖者等。根据 Holm 等的统计,通过手术中的吸氧,可以观察到氧饱和度得到了明显的改善。另一方面,根据 Rosenberg 等的报告,在手术中进行监测的 89 个病例中有 28 例观察到心电图上 ST 段压低,其中大部分伴有心动过速。其中 12 例已经接受了氧气吸入,但是未能观察到吸氧的治疗效果。而根据 Jurell 等的叙述,吸氧可以防止动脉血氧饱和度(SaO_2)的下降,从而可以防止心电图上出现异常。

综上所述,仅氧饱和度低下时,吸氧即可改善;而对于心动过速带来 ST 段压低的病例,即使追加吸氧,其观察结果也没有很快改善,因此具有呼吸及循环器障碍的病例,并不只是进行单纯吸氧,还必须避免在消化内镜检查时施加不必要的负荷。心电监护仪对于一般的氧饱和度检查来说很重要,对于呼吸及循环功能不全、高龄者、使用镇静药的病例很有效,SaO_2 低下时必须尽早开始吸氧,或必须中断检查。但是,对于心律不齐、ST 段低下的病例,有时还必须测定心电图。

（2）镇静剂和拮抗剂：主要使用的镇静剂特征及注意事项：患者要求或疼痛强烈时，根据需要可使用镇静、镇痛药。必须注意，镇静、镇痛药的共性是有严重的副作用：呼吸抑制、血压下降等以及舌根后坠导致的上呼吸道阻塞。对老年患者或身体功能低下的患者必须特别注意。另外，在检查中要切实对患者进行监测。使用药剂情况下，检查结束以后要确认患者在休息室是否已经清醒。对老年患者特别要注意用药后发生跌倒事故的可能性。作为镇静药的禁忌是急性闭角性青光眼、重症性肌无力、正在服用利托那韦（HIV 蛋白酶阻断剂）的患者。

5. 静脉麻醉的不同药物配伍在消化内镜检查术中的应用　理论上作用机制相同的药物联合使用产生相加作用，作用机制不同的药物联合应用产生协同作用。联合用药的目的就是利用药物之间的协同作用，最大限度的减少药物的副作用，减低医疗成本。近年来，丙泊酚、芬太尼、咪达唑仑、氯胺酮等常被用于无痛内镜术中。丙泊酚作为新型静脉麻醉药，以其起效迅速、维持时间短、持续输注后无蓄积、抗呕吐、毒性小等特点成为临床上备受推崇的静脉麻醉药。此外，丙泊酚还能够抑制平滑肌细胞磷酸二酯酶活性、拮抗多巴胺受体，使胃肠道平滑肌蠕动减弱，使内镜的置入、观察、活检以及微波高频烧灼等操作更易于进行，大大提高检查和治疗的成功率，减少并发症的发生。丙泊酚同时对呼吸、循环系统具有剂量依赖性的抑制作用，表现为呼吸频率减慢、潮气量减少、血压下降、心率减慢。单独使用丙泊酚需要较大剂量才能满足消化内镜诊疗操作，丙泊酚通常用量达 2.0~2.5mg/kg（甚至超过 3.0mg/kg），可严重影响患者呼吸、循环功能，增加麻醉风险。

咪达唑仑在海马区阻止信息从第一级记忆（短时性记忆）进入第二级记忆（长时性记忆），从而产生顺行性遗忘作用。咪达唑仑联合丙泊酚应用于胃镜检查，可使患者遗忘检查中的痛苦，协同抗焦虑作用，提高患者满意度。但患者在胃镜刺激咽部时易出现呛咳等体动反应影响操作。阿片类药物如芬太尼、瑞芬太尼能减弱伤害性刺激向皮质传入，对应激激素的分泌和血流动力学反应具有良好的调节作用。芬太尼与丙泊酚联合应用，胃镜插管刺激引起的咽喉部反应被有效抑制，循环稳定，且减少了丙泊酚注射引起的血管痛。瑞芬太尼是一种起效迅速、作用消退快、镇痛作用强的阿片受体激动药，与芬太尼比较具有起效更快、作用时间更短暂的特点，将其与丙泊酚联合用于无痛肠镜检查更为安全可行，优于芬太尼与丙泊酚联用方案。也有人主张使用阿芬太尼或雷米芬太尼，因为其安全指数更宽，苏醒时间更短，呼吸抑制作用更少，血流动力学更稳定。但这些新型阿片类药物通常价格昂贵，目前尚难以在大多数医院普遍开展应用。丙泊酚复合芬太尼、咪达唑仑用于胃镜检查术中，可明显减少丙泊酚用量，血流动力学平稳、胃镜插入阻力小、无呛咳、术后完全遗忘、患者及操作者满意度高，是一项较好的用药方法。也有研究认为氯胺酮与丙泊酚伍用可发挥两者的协同作用，氯胺酮可加强丙泊酚镇痛作用的不足，且抵消其对呼吸循环功能的抑制，而丙泊酚又能消除氯胺酮的梦幻等不良反应，检查术中的循环稳定、清醒时间、离院时间与单独使用丙泊酚均无显著性差异。

6. 静脉麻醉的不同输注方式在消化内镜诊疗操作术中的应用　手控推注静脉麻醉方式是临床采用的传统注射方法，无痛苦肠镜检查和治疗过程中，由于操作时间较长，通常在静脉麻醉药首剂静脉推注后视情况间断单次追加药物。给药瞬间峰浓度较高，易导致呼吸循环的抑制（如推注丙泊酚、芬太尼等）；而药物快速分布后又易出现麻醉深度不够，导致体动频繁，影响操作。所以短时间内反复追加药物可造成血药浓度波动大而不稳定，易出现药物蓄积和麻醉苏醒延迟，既浪费药物又增加并发症的发生。

微量泵持续静脉输注是应用静脉输液泵进行持续地静脉输注，能保持相对恒定的输注速度和血药浓度，血流动力学较稳定，对血压、心率等影响较手控推注小。但由于不同的术者操作刺激强度不同，不同的患者对疼痛耐受程度不同，采用相同输注速度给药往往造成部分患者镇痛不足出现不良体动反应、血压升高、心率增快，而部分患者用药过大出现呼吸抑制、血压下降、心率减慢、苏醒延迟等并发症。

靶控输注技术是依靠药代动力学研究基础与现代计算机技术相结合而形成的一种用药控制技术，通过调节目标和靶位（血浆或效应室）的药物浓度来控制或维持适当的麻醉深度，以满足临床麻醉的一种静脉给药方式。靶控输注技术结合丙泊酚的药代动力学特点使麻醉药用量和患者的生命体征更紧密地联系起来,体现个体化原则,提高麻醉可控性,使麻醉过程更加安全、有效。国内外已有大量文献报道丙泊酚靶控输注技术应用于胃镜和结肠镜检查和治疗术中,能够根据操作要求随时精确地调节麻醉深度,具有血流动力学稳定、对循环和呼吸影响小、术后苏醒快、麻醉用药量小、并发症少等优点,是一项较为成熟的技术。

患者自控镇痛输注技术即由麻醉医师事先设置微量输液泵的模式和参数,患者根据自身受到的疼痛刺激强度和对疼痛的耐受能力,自行按压电子泵给注射镇痛药物实现不同患者、不同时刻、不同疼痛强度的镇痛治疗。该技术使疼痛的可控性增加,实现药物最低有效浓度,患者成为对其疼痛和镇痛治疗的最知情者和执行者。以患者自控镇痛模式输注瑞芬太尼,可使患者在结肠镜检查过程中保持安静清醒,结合操作部位和强度以及自身对疼痛的耐受能力自行控制给药解除痛苦,满足患者对疼痛控制的生理和心理需要;药物应用个体化,最大限度地减少了瑞芬太尼的用量,降低了该药不良反应的发生,保持患者生命体征平稳;患者术中可与医师交流,主动配合医嘱调整体位,降低肠镜操作风险,更易被患者和检查者接受。是一项值得在临床推广应用的新技术。

四、无痛苦消化内镜麻醉的操作步骤及具体操作方法

(一) 无痛苦消化内镜麻醉的操作步骤

1. 术前准备及评估　常规进行病史了解、体格检查及必要的实验室检查;对有心脏疾病患者应常规进行心电图检查,必要时请心内科门诊评估;对合并有呼吸系统疾病患者应进行胸片检查,必要时行肺功能检查及呼吸科门诊就诊;心理辅导:向患者和家属详细交代消化内镜检查的目的、意义及注意事项,使患者消除顾虑;麻醉前患者准备:嘱患者检查当日禁食 8~12 小时,禁饮 4 小时,检查前排空膀胱,取除活动义齿。

2. 备好急救药品、急救车,包括气管插管及除颤仪。

3. 患者准备　检查麻醉知情同意书是否签字。核对患者姓名、性别、年龄、体重;复核病史,注意鉴别严重心肺肝脏疾患、药物过敏史、是否禁食禁饮、可能胃潴留及打鼾情况等高危因素;取除活动义齿,解开衣领、裤带,女性取下发夹及装饰物、解开胸衣。

4. 调整好患者体位。

5. 开通静脉通道,保持通畅,避免皮下渗漏。

6. 静脉麻醉前即予给氧,2~4L/min,让患者有一定的氧储备。

7. 给予镇静药物。

8. 应监测的项目包括　专职麻醉医师全程监测、氧合、通气、循环、体温。

9. 如果结肠检查需要改变患者体位或按压腹部时,要尽量轻柔,避免按压胃部,警惕胃肠反流。

10. 术毕必须确认患者生命体征平稳,才能转送恢复室。转送由麻醉医生和内镜医生共同护送,并与麻醉恢复室交班。

(二) 静脉麻醉的在消化内镜诊疗操作中运用的具体方法

在无痛苦消化内镜技术的静脉麻醉中,临床实践证实,以丙泊酚为基础的麻醉方案作为无痛苦内镜诊疗术是安全有效的,多种药物配伍方案均可获得满意效果。在实践操作中,可根据内镜中心配备的复苏设备、麻醉师的经验以及药物来源等进行灵活选择,既保证患者能够安全平稳地接受消化道内镜的检测和治疗,又不过度地增加患者的经济负担。下面分别就无痛苦胃镜检查、无痛苦肠镜检查、清醒镇痛肠镜检查、无痛苦胃肠镜检查及其他类型的无痛苦消化内镜技术的静脉麻醉以其常用的麻醉方案为例作简单介绍(药物组合以咪达唑仑,芬太尼,丙泊酚为例)。

1. 无痛苦胃镜诊疗操作　术前准备及评估同上。镇静药物给予方法,在充分给氧合监护下先缓慢注射咪达唑仑 0.01~0.02mg/kg,芬太尼 30~50μg。然后缓慢静注丙泊酚,首次剂量胃镜 2~3mg/kg,速度 2ml/10~20s,保持患者自主呼吸,待睫毛反射消失,全身肌肉松弛,继续静注丙泊酚 0.5~1ml/min 维

持麻醉,以保证患者无知觉和体动。观察 30 秒后开始检查。异丙酚最小用量 40mg,最大用量 160mg。检查完毕患者清醒后反应:多在 1~5 分钟逐渐清醒,30 分钟内完全恢复正常,所有患者均未感到有插管或插管不适。给药过程中应注意:给药速度及药物总量,给药太快,血压、心率、脉搏氧饱和度迅速下降;给药太慢,因药物代谢速度快,达不到应有的效果,若检查过程中出现咳嗽、躁动时须及时追加药物。若出现术中心率低于 50 次 / 分,静注阿托品,收缩压低于术前 20%,静注麻黄碱,血氧饱和度低于 90%,面罩辅助呼吸可迅速纠正,必要时行气管插管。由于要抑制呛咳、吞咽、呕吐等反射,胃镜要求的麻醉比肠镜要求更深,药量相对较多,对呼吸的影响更大。因各种原因需液体冲洗食管或胃,可能引发患者呛咳,增加患者反流误吸的危险,此时应增加麻醉的深度,必要时行气管插管,要提高全麻无痛性内镜的安全性应该由消化内镜、麻醉医师各行其责、共同努力。

2. 无痛苦结肠镜诊疗操作　术前准备及评估及用药同上。

3. 清醒镇痛肠镜检查　清醒镇痛肠镜诊疗操作步骤同上。患者自控镇痛(patient controlled analgesia,PCA)技术,给予镇静药物,在充分给氧合监护下先缓慢注射咪达唑仑 0.01~0.02mg/kg,芬太尼 30~50μg。静脉推注瑞芬太尼负荷剂量 6ml(0.8~1.0μg/kg)后保持患者自主呼吸,患者为清醒状态,轻到中度镇静状态,开始结肠镜检查,同时启动 PCA 泵以 8ml/h(0.015~0.02μg/kg^{-1}·min^{-1})速率持续输注,检查中如患者疼痛则自行按键给入 PCA 剂量 2ml(0.02~0.03μg/ kg),锁时 5 分钟。给药过程中应注意:给药速度及药物总量,给药太快,血压、心率、脉搏氧饱和度迅速下降;给药太慢,因药物代谢速度快,达不到应有的效果,若检查过程中出现咳嗽、躁动时须及时追加药物。若出现术中心率低于 50 次 / 分,静注阿托品,收缩压低于术前 20%,静注麻黄碱,血氧饱和度低于 90%,面罩辅助呼吸可迅速纠正,必要时行气管插管。PCA 技术用于结肠镜检查镇痛效果完善,安全性好,值得在临床推广应用。

4. 其他　以下消化内镜的诊疗操作术中镇静和镇痛处理必要时需气管插管确保安全、避免出现意外。

(1) 小肠镜的镇静和镇痛:术前准备及评估及用药同上。操作步骤同上。

(2) 内镜超声技术的镇静和镇痛:术前准备及评估及用药同上。操作步骤同上。镜头到达检查治疗部位后,在注入无气水作为超声介质前,适当抬高患者上身 15~30°,保持体位性引流。术中嘱操作者控制单次注水量,可以反复多次吸引,以减少反流误吸。在手术结束退镜时,镜下吸尽胃内、食管及口腔内的液体。同时,麻醉医师要反复吸尽口腔及咽部的分泌物,避免呛咳。整个操作结束前 5 分钟,停止麻醉药物输注。

(3) ERCP 诊疗术、POEM 术的镇静和镇痛:术前准备及评估及用药同上。操作步骤同上。

(4) 特殊人群的无痛苦消化内镜应用

① 老年患者:老年人由于全身生理功能降低,并可能夹杂多种疾病,对麻醉的承受能力降低。故为提高老年人麻醉的安全性,麻醉医师应对其生理及病理生理改变有较深入的了解。老年患者的中枢神经系统的神经元数量减少排列纷乱,各种感觉的阈值增高;心血管系统的结构与功能也发生衰老性退变;肺的气体交换功能降低;维持水电解质和酸碱平衡功能的能力降低,依赖肾脏排泄的药物清除率减慢,半衰期和药物作用延长。由于老年人药代、药效动力学改变及对药物的反应性增高,镇静药物的种类及剂量均应认真斟酌。国内一项研究对比 310 例行无痛苦胃镜的老年患者和 550 例行普通胃镜的老年患者,无痛苦胃镜组满意度高于对照,无痛苦胃镜组十二指肠擦伤及嗳逆发生率高于对照,而呕吐、咽喉疼痛、贲门黏膜撕裂、胃擦伤低于对照组。国内一项研究对比 146 例老年和 198 例青中年无痛苦上消化道内镜术,两组严重不良事件发生率无统计学差异,老年人消化内镜镇静咪达唑仑和异丙酚的用量显著低于青中年人,且镇静质量更好。笔者所在单位老年患者采用无痛苦内镜技术的最大年龄为 89 岁。

② 儿童:儿童的生理功能有别于成年人,加上由于检查时离开父母,对医院存在恐惧心理,可产生严重的抑郁、焦虑、夜梦及其他的心理创伤和行为改变。麻醉前应与患儿建立感情,并取得小儿的信任。同时应注意小儿的牙齿有无松动,扁桃腺有无肿大、心肺功能情况等。氯胺酮是儿童无痛苦消

化内镜常用镇静麻醉药物。其易溶于水,无刺激性,有良好的镇痛作用。不仅静注而且肌内注射也有效。肌注 3~4mg/kg,60~90 秒后入睡,便可开放静脉。10~15 分钟后可根据情况静脉给予 2~3mg/kg。应注意,氯胺酮可引起喉痉挛、呼吸暂停,应常规吸氧并加强监测。国外多项研究表明,异丙酚用于儿童消化内镜诊疗镇静安全有效。国内一项研究采用芬太尼联合异丙酚镇静法实施儿童无痛苦胃肠镜 296 例,麻醉效果满意,无严重并发症。笔者所在单位儿童患者采用无痛苦内镜技术的最小年龄为 2 岁。

③ 妊娠及哺乳期妇女:消化内镜操作对于妊娠妇女的安全性的研究较少,药物安全性数据多根据动物实验得出。胎儿对于母体缺氧及低血压尤其敏感,母体过度镇静导致低血压、低通气可造成胎儿缺氧,甚至导致胎儿死亡。苯二氮䓬类药物为 FDA 分级 D 级药物。早孕期(最初 3 个月)持续应用地西泮可导致胎儿腭裂,而早孕期后应用则可能导致神经行为障碍。因此,地西泮不应用于妊娠妇女的镇静。咪达唑仑也为 D 类药物,并无导致先天性异常的报道。当哌替啶镇静不能达到良好效果时,咪达唑仑是首选的苯二氮䓬类药物,但在妊娠初期 3 个月应尽量避免使用。

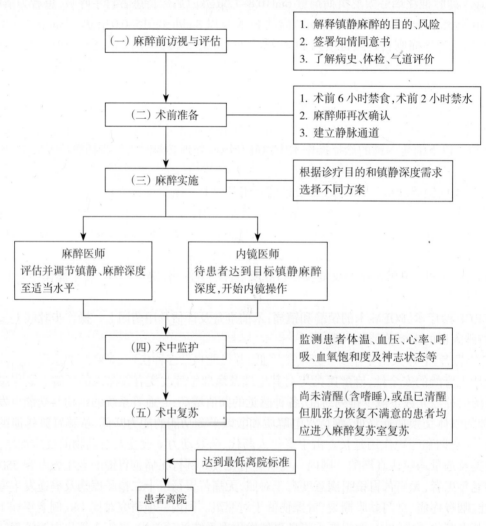

无痛苦消化内镜操作流程

五、无痛苦消化内镜技术麻醉的注意事项及术中监护

(一)无痛苦消化内镜技术麻醉的注意事项

1. 术前取出活动性义齿,行胃镜检查者口套一定要在注入异丙酚之前放入,并有专人扶住受检

者头部及口套,切忌脱落。行肠镜检查者变换体位时警惕胃肠道反流、误吸。

2. 术中应严密监测患者血压、脉搏、呼吸、心电图及脉搏血氧饱和度。

3. 严格按照镇静程度判断标准掌握进镜时机。若时机尚未成熟,插镜时患者可能仍有躁动或呕吐,此时再行加药会加大药物用量,从而增加药物毒性、副反应的可能性。

4. 应由熟练的内镜检医师进行操作,以缩短操作时间,减少药物用量。

5. 用药的注射速度须缓慢而均匀,否则易导致血压波动幅度过大。用药过程中容易导致患者注射部位疼痛及引发静脉炎,用药前后可静脉注射少许生理盐水或1%利多卡因溶液,可减轻上述不适。

6. 静脉用药时要严格执行无菌操作。

7. 静脉用药过程中出现下列以下情况需立即停药。

(1)心跳、呼吸骤停。

(2)发生过敏现象。

(3)心率逐渐减慢(心率<50次/分)。

(4)脉搏血氧饱和度明显下降。

(5)明显咳嗽咳痰,出现痰液堵塞。

(6)血压下降明显,比患者基础血压下降40%~50%,停药观察后恢复正常。

(二)无痛苦消化内镜麻醉的监护

1. 无痛苦消化内镜技术麻醉术中监护

无痛苦消化内镜诊疗技术术中监护内容包括:

(1)由专职麻醉医生监测。

(2)氧合,临床体征和血氧饱和度。

(3)通气、临床体征、呼吸频率。

(4)循环:持续监测心电图、血压、心率。

(5)体温。

内镜检查室和麻醉恢复室必备设备:

(1)充足的供氧和可用的吸引装置。

(2)明亮的光线。

(3)足够的电源插座。

(4)急救车。

(5)急救药物。

(6)麻醉机、监护仪、简易呼吸囊、面罩、气管插管及辅助用具。

(7)通信设备。

(8)除颤仪。

对于严重的呼吸及循环功能不全患者、以及可能因消化道出血等而容易引起血压下降的病例,通过自动血压计、心电监护仪进行有效监测。但是,使用时应根据疾病的严重程度、消化内镜侵袭的程度,由实施消化内镜检查的医生来判断是否适宜,并加以实施。其次,可用于消化内镜检查的专用监测仪器,除了氧饱和度、脉搏数之外,心电图也需动态监测。

2. 无痛苦消化内镜技术麻醉术后监护　使用镇静药的病例,必须进行观察,直到其完全清醒。一般来说,在生命体征正常化、意识水平正常化之前,仍存在上述危险,因此必须在恢复室对呼吸及循环状态进行监测。由于舌根下坠引起的呼吸困难较常见。即使这些生命体征正常化、意识水平得到改善,也残存有认识能力低下的可能性。根据美国消化内镜学会指导方针,从恢复区出来时必须有陪伴人员。尤其是高龄者,一个人回家很危险。

无痛消化内镜检查麻醉术后注意事项及处理:

将患者置于观察室由专人观察至少半小时,并密切监测血压、脉搏血氧饱和度及患者意识情况,直至患者各项指标恢复至术前水平,并达到以下标准方可离院。

(1) 血压恢复至术前或接近术前水平。

(2) 清醒如常,能正确应答。

(3) 无头晕目眩,无明显恶心,步态稳健,能独立行走。

(4) 有排尿排便能力。

向患者或患者的陪护人交待清楚术后注意事项,并将注意事项行书面医嘱。注意事项如下:

(1) 术后 3 小时内需有人陪护。

(2) 术后当天不能骑车、驾车,不能从事高空作业或操作重型机器,以防意外。

(3) 当天禁食辛辣食物,1~2 小时内忌饮含酒精的饮料。

关于汽车驾驶等危险的操作,检查当日必须禁止。对于作为消化内镜检查前期处理的催眠导入药用药后的交通事故,若未进行充分的知情同意,则可能判医疗方有过错,这样的案例也是有的。因此事先的说明,事后的确认等非常重要。关于使用了催眠导入药后直到完全清醒之前的日常生活上的危险行为,虽然没有案例,但是也必须充分进行说明,并且必须认识到若没有及时说明而发生事故后,可能与驾驶事故一样判医疗方过错。

六、无痛苦消化内镜麻醉的不良反应及处理

使用镇静药可以消除患者的痛苦、顺利地完成检查,但是另一方面用药时也要认识到有重大危险。无痛苦消化内镜诊疗中应严密观察,及时处理不良反应。

(一) 对所用药物的不良反应及其处理

过敏反应与处理

静脉用药为咪达唑仑及异丙酚,罕见有过敏反应者,但仍需严密观察、及时处理。

(二) 注射部位疼痛及其处理

不良反应:静脉推注异丙酚时,少数患者可有注射部位疼痛、灼热感、麻木、发冷等。①尽量选择前臂或肘前窝大静脉作为静脉注射部位;②在注射异丙酚前先静脉注射利多卡因 1~2mg,可减轻注射部位疼痛;③使用前将异丙酚稀释 1 倍后再注射。

(三) 心血管系统不良反应及其处理

不良反应:异丙酚对心血管循环系统有抑制作用,可引起血压下降和心率减慢。其患者虽有血压下降和心率减慢,但仍在正常范围,检查结束后能自选恢复至检查前水平。

咪唑安全对循环亦有抑制作用,但小剂量时抑制作用相对较少。将异丙酚与咪达唑仑联合应用,减少了两种药物的用量,且为稀释后注药,注射速度较慢。血压虽有不同程度的下降,但均为一过性,大多数患者的血压仍在正常范围,无需特殊处理,检查结束后迅速恢复至检查前水平。联合用药且对心率无明显影响。同时需严密监测血压、心率。有报道,预先用乳酸林格液扩容,能预防低血压的发生。

(四) 呼吸系统不良反应及其处理

异丙酚和咪达唑仑对呼吸亦有抑制作用,可使呼吸频率减慢,呼吸肌松弛,甚至呼吸暂停。极少数患者可出现咳嗽、打鼾、痰液阻塞气道、血氧饱和度明显下降。不良反应主要有以下两项。

1. 舌根后坠、打鼾　部分患者,特别是肥胖患者常因注药后全身肌肉松弛致舌根后坠,出现打鼾SPO_2进行性下降。此为最常见的不良事件,预防和处理不及时可导致严重后果。

处理:①立即停止注药;②使患者头向后仰,同时将下颌两侧用手向上向前托起;③用压舌板压住舌根或用舌钳拖出舌体;④加大给氧流量。经上述处理后,血氧饱和度一般能迅速恢复正常,并能顺利完成检查。如无改善,应立即退出胃镜,待患者恢复应答后再行胃镜检查。

2. 呼吸抑制、呼吸暂停　用药过程中因呼吸肌松弛可出现呼吸抑制或呼吸暂停。

处理:①立即停药;②使用相应拮抗剂,如氟巴泽尼(拮抗咪达唑仑)、纳洛酮(拮抗由阿片药所致的呼吸抑制);③施行面罩给氧,必要时行人工呼吸。

(五) 中枢神经系统反应及其处理

我们在应用异丙酚的过程中,亦观察到少数患者在静脉注射异丙酚及依托咪酯达一定剂量后出现肌阵挛和肢体不自主动,再增加剂量后,此现象即消失,未发现惊厥、角弓反张等现象。故在应用异丙酚前,应详细询问病史,用药后注意有无焦虑、烦躁、痛苦表情、眼球震颤和意识恢复延迟等现象。一旦发生这种情况,应避免过度刺激患者,给予小剂量的长效苯二氮䓬类药物(如地西泮 1~3mg 静注)。

(六) 消化系统不良反应及其处理

用药后少数患者可有恶心、呕吐、呃逆、肠痉挛等消化系统不良反应,一般无需处理可自行消失。笔者所在单位自 2002 年起开展无痛苦消化内镜技术,已完成无痛苦胃肠镜操作近 8 万例,取得了满意的效果,采用的方案为异丙酚复合芬太尼及咪达唑仑进行无痛胃镜检查,在此基础上近两年来部分病例也使用了依托咪酯,均未发生一例严重不良事件;分析云南省第一人民医院近 10 年患者的临床资料发现,无痛苦内镜技术的风险主要是药物对循环、呼吸系统的抑制,表现为血压、氧饱和度、心率均有下降,其发生率高,但大多为轻度的改变,无须特殊处理,即使是中度、甚至重度的改变,给予相应处理后,也可很快恢复。8 万例检查中有 1 例因舌后根下坠出现呼吸骤停,发现及时经气管插管等抢救后,迅速复苏而无后遗症。我们的体会是无痛苦胃镜技术适应证应严格掌握,但无痛苦肠镜技术应大力推广。患者自控镇痛输注技术以患者自控镇痛模式输注瑞芬太尼,可使患者在结肠镜检查过程中保持安静清醒,结合操作部位和强度以及自身对疼痛的耐受能力自行控制给药解除痛苦,满足患者对疼痛控制的生理和心理需要;药物应用个体化,最大限度地减少了瑞芬太尼的用量,降低了该药不良反应的发生,保持患者生命体征平稳;患者术中可与医师交流,主动配合医嘱调整体位,降低肠镜操作风险,更易被患者和检查者接受。是一项值得在临床推广应用的新技术。

使用镇静药的最大优点是可以消除患者的痛苦、顺利地完成检查,但是另一方面用药时也要认识到有重大危险。尤其重要的是,必须针对副作用及术后测控的必要性等,进行充分的知情同意,并且让患者充分认识到其利害关系。随着经济水平的提高,人们追求无痛化、舒适化医疗服务的倾向日益强烈,在静脉麻醉下实施消化道内镜诊疗已逐渐被民众所接受,并为消化科医生提高临床诊治水平提供了有益的帮助。临床实践证实,以丙泊酚为基础的麻醉方案作为无痛苦内镜诊疗技术是安全有效的,多种药物配伍方案均可获得满意效果。在实践操作中,可根据内镜中心配备的复苏设备、麻醉师的经验以及药物来源等进行灵活选择,既保证患者能够安全平稳地接受消化道内镜的检查和治疗,又不过度地增加患者的经济负担。同时,必须配备急救器械及药品,严密监测患者血压、心率、脉搏、血氧饱和度是提高无痛苦内镜诊疗技术的成功率和安全性的关键。随着静脉麻醉药和现代麻醉方案的发展而不断完善,无痛苦内镜诊疗技术将会日趋完善,实现更为可观的社会效益和经济效益。

(郭 强)

参考文献

1. Motammed F, Aminpour Y, Hashemlan H.Midazolam-ketamine combination moderate sedation in upper GI endoscopy.J Pediatr Gastmenterol Nutr, 2012, 54:422-426.

2. Goulson DT, Fragneto RY.Anesthesia for Gastrointestinal Endoscopic Procedures.Anesthesiol Clin, 2009, 27:71-85.

3. 郭强,李德亮,陈艳敏,等. 无痛胃肠镜检查和治疗术的临床应用研究. 实用医院临床.2004,1(1):45-48.

4. Aisenberg J, Brill JV, Ladabaum U.Sedation for gastrointestinal endoscopy:new practices, new economis.Am J Gastroenterol.2005, 100:996-1000.

5. 李益农,陆星华. 消化内镜学. 第 2 版. 北京:科学出版社,2004.

6. 郭强,梁志松,张杰,等. 消化内镜微创治疗的基本方法. 昆明:云南科技出版社,2008.

7. 郭强,万苹,王天朝,等. 消化内镜中心的基础管理. 昆明:云南科技出版社,2010.

8. Rex DK, Overley CA, Walker J.Registered nurse-adminlstemd propofol sedation for upper endoscopy and colonoscopy:why?

when? how? Rev Gastmenterol Disold, 2003, 3: 70-80.

9. Miqdady MI, Hayajneh WA, Abdellmdl R.Ketamine and mldazolam sedation for pediatric for Gastrointestinal endoscopy in the Arab world.World J Gastromterol.2011, 17: 3630-3635.

10. Cohen LB, Ladas SD, Vargo JJ.Sedation in digestive endospcopy: the Athens international position statements.Aliment Pharmacol Ther, 2010, 32: 425-442.

11. Trummel J.Sedation for gastrointestinal endoscopy: the chaging landscape.Curr Opin Anaesthesiol, 2007, 20: 359-364.

12. Mc Quaid KR, Laine L.A systematic review and meta-snalysis of randomized.contorlled trials of moderate sedation for routine endoecopic procedures.Gastrointest Endosc, 2008, 67: 910-923.

13. 徐萍, 何绍民, 黄重联. 异丙酚在内镜诊疗术中的应用. 中华消化内镜杂志, 2000, 17(6): 357.

14. Mccleane GJ.Factors that influence the induction dose of propofol.Anaesthesia, 1991, 46: 59-62.

15. Norton AC, Dundas CR.Induction agents for day-case anaethesia.A double-blind comparison of propofol and midazolam antagonised by flumazenil.Anaesthesia, 1990, 45: 198-203.

16. Gross JB, Bachenberg KL, Benunlof JL.Practice guide-lines for the pefioperative magement of patients with obstructive sleep apnea: a report by the American society of anethesiologists task force on perioperative management of patients with obstructive sleep apnea.Anesthesiology, 2006, 104: 1081-1093.quiz 1117-1118.

17. Aiscnberg J, Cohen LB, Piorkowski JD Jr.Propofol use under the direction of trained gastroenterologist: an analysis of the medicolegal implications.Am J Gastroenterol, 2007, 102: 707-713.

18. Frakes J T.Outpatient endoecopy.The case for the ambulatory surgery center.Gastrointest Endosc Clin N Am, 2002, 12: 215-227.

19. 岳伟, 张丽, 郭强. 无痛苦胃肠镜技术应用十年分析. 中华消化内镜杂志, 2013, 30(2): 97-99.

20. 王芬, 沈守荣, 欧阳文, 等. 老年人实施镇静性上消化道内镜术的特点. 中华老年医学杂志, 2007, 26(11): 813-815.

21. Van Beek EJ, Leroy PL.Safe and effective procedural sedation for gastrointestinal endoscopy in children. Journal of pediatric gastroenterology and nutrition.2012, 54(2): 171-185.

22. Cote CJ, Wilson S.Guidelines for monitoring and management of pediatric patients during and after sedation for diagnostic and therapeutic procedures: an update. Pediatrics.2006, 118(6): 2587-2602.

23. Qureshi WA, Rajan E, Adler DG, et al.ASGE Guideline: Guidelines for endoscopy in pregnant and lactating women. Gastrointestinal endoscopy. 2005, 61(3): 357-362.

第十二章
消化内镜常用辅助器械

第一节　光源与图像处理器

一、光源

光源是内镜照明的必要装置。内镜的光源主要采用冷光源,所谓冷光源,即不是内镜先端安置灯泡直接发出光亮,而是利用光源装置发出光亮通过光导纤维传输至内镜先端,这样内镜先端就不会发烫,损伤黏膜,因此可以说冷光源是间接发光。

内镜的光源装置的内部通常会安置两个灯泡,灯泡的类型可分为卤素灯型与氙气灯型两种。以 OLYMPUS 公司生产的内镜冷光源为例,CLK-4、V70、CV-150、CLE-165 等采用的都是卤素灯,而CLV-U40、CLV-260、CLV-290、CLV-290SL 等采用的是主灯氙气灯,副灯卤素灯。

卤素灯一般用于低端的内镜,如纤维内镜,低端电子内镜。氙气灯大多用于高端电子内镜,当然也可用于纤维内镜。卤素灯具有功率小、色温低、价格低等特点。氙气灯相比卤素灯具有功率大、色温高、价格高等特点。

冷光源装置除了能够发光以外,还因为其内置气泵,可以向内镜送气。由于人体消化道检查是空腹的,因此需要通过打气才能撑开消化道,使内镜医生能够观察消化道四周的管壁结构。

内镜冷光源的构造:

1. 卤素灯型冷光源的基本构造　以 OLYMPUS 的 CLK-4 型冷光源为例(图 1-12-1),简单介绍它的功能。

(1) 灯泡:一般为低电压、大电流式溴钨灯或卤素水银灯。功率在 150W 左右,色温较低为 3200K,因此发出的光偏黄,一般用于低端内镜。

(2) 散热装置:冷光源由于使用百瓦以上的高功率灯泡,因而产热较多。为避免这部分热量被辐射至内镜,烧坏导光束、灼伤消化道管壁,特设有两种散热装置:一种是灯芯后装有球形面反光罩,此种反光罩的表面交替涂有近 20 层的硫化锌和氧化镁膜层,它能滤去照明光线内产生热量的红外线。这样,灯泡辐射出的光均无红外线即成为冷光。光源内另一种散热装置是在灯泡旁装有冷却风扇,充分驱散冷光膜滤出的红外线产的热量。

(3) 送气装置:冷光源中的电磁泵向内镜输送一定压力的气体,气体的流量由冷光源面板上"Air"开关("HIGH"、"MID"、

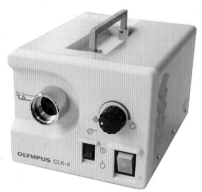

图 1-12-1　CLK-4 冷光源装置

"LOW"三级）控制,通常输出的气量胃镜约25cm³/s,肠镜大一些,一般在30cm³/s左右。

（4）内镜摄影自动控制系统:系统采用TTL逻辑电路来控制电子快门开与关,并根据物镜和被摄物的距离、反光量大小,来自动调节内镜摄影的曝光量,以保证取得满意的摄影效果,但现在国内医院很少用到采用胶卷拍摄,一般都采用数码图片。

（5）卤素灯型冷光源的面板构造:通过多年的技术进步,冷光源自动化程度与各种性能均有提高。外部面板上的构造也更趋美观、简便、易于操作。

2. 氙气灯型冷光源基本构造　氙气灯型冷光源与卤素灯冷光源相比,不仅灯泡光亮度增加了,而且色温提升至6000K左右,能获得日光型的照明效果。

（1）前面板:现以OLYMPUS最新型CLV-290与CLV-290SL型冷光源加以叙述图（图1-12-2）,它能用于Olympus EVIS290电子内镜系列,同时也能够用于纤维内镜系列。

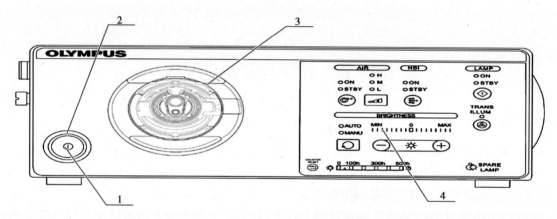

图 1-12-2　CLV-290/CLV-290SL 光源前面板

编号	名称	功能
1	电源开关	开启或关闭光源
2	电源指示灯	开启时光源亮起
3	内镜插口	将内镜插入此口,向内镜提供检查所需光和空气
4	控制面板图1-12-3~图1-12-5	见下页
5	送气	启动或停止向内镜先端送气
6	送气调节	控制向内镜送气量
7	观察模式 CLV-290	交替切换观察模式
8	观察模式 CLV-290SL	交替切换观察模式
9	观察模式选择 CLV-290SL	交替切换 NBI-AFI 观察模式
10	检查灯	开启光源照明,长按关闭
11	透光	增量内镜先端部光亮度 7 秒
12	亮度	调节亮度级别
13	亮度模式	选择自动或手动亮度调节
14	灯泡寿命重置	更换光源内部灯泡后按下此按钮 3 秒,灯泡寿命指示灯复位
15	送气指示灯	显示送气功能是否启动

编号	名称	功能
16	送气压力调节指示灯	设定气泵送气量
17	观察模式指示灯 CLV-290	显示光源启动 NBI 或普通光模式
18	观察模式指示灯 CLV-290SL	显示光源是否启动特殊光模式
19	观察模式选择指示灯 CLV-290SL	显示光源目前的观察模式
20	可用观察模式指示灯 CLV-290SL	显示配套内镜可提供的观察模式
21	灯泡的指示灯	显示灯泡是否亮起
22	透光指示灯	启动透光功能时,指示灯亮起
23	亮度指示灯	显示当前亮度级别
24	应急灯指示灯	使用应急灯时,指示灯亮起,如果应急灯损坏、断开或没有安装,指示灯闪烁
25	灯泡寿命指示灯	显示灯泡总工作时间
26	亮度模式指示灯	显示自动或手动亮度调节

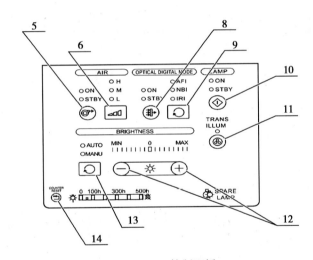

图 1-12-3　控制面板

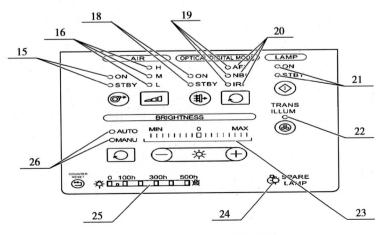

图 1-12-4　CLV-290SL 控制面板

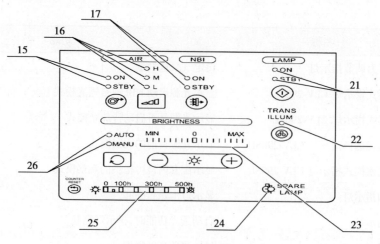

图 1-12-5 CLV-290 控制面板

(2) 光源背、侧面板:见图 1-12-6~ 图 1-12-8。

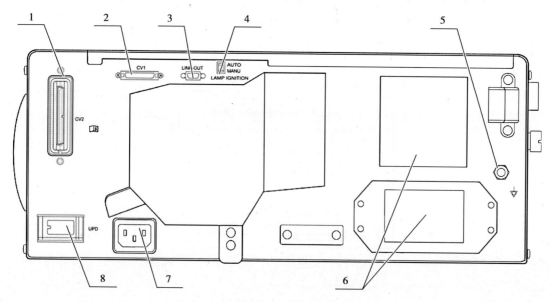

图 1-12-6 CLV-290/290SL 背面板

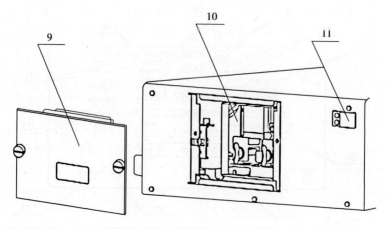

图 1-12-7 CLV-290/290SL 侧面板

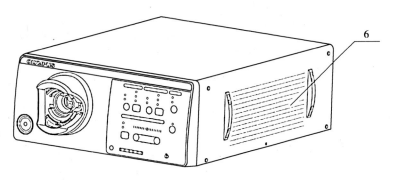

图 1-12-8 CLV-290/290SL 侧面板

编号	名称	功能
1	CV 端口 2	连接内镜电缆线
2	CV 端口 1	连接调光电缆
3	连接 - 输出端口	可连接 UPD-3
4	灯泡开启模式开关	按下此开关选择自动或手动开启灯泡
5	电势平衡端口	此端口连接到与光源连接的其他设备的电势平衡端口
6	通风孔	光源内的热气从此处排出,以冷却设备
7	交流电源插口	连接电源线
8	UPD 端口	连接 UPD 电缆
9	灯罩	更换灯泡时需取下灯罩
10	灯泡座	在此灯泡座中插入灯泡
11	水瓶挂钩	安装水瓶

二、内镜图像处理器

俗称主机,是将电子内镜获取的图像光学讯号转换成电子讯号,通过内部系统处理,如数模转化、检测、滤波、讯号放大等,最终通过监视器上还原出内镜图像。以 CV-290 为例作简要功能介绍:

1. 内镜图像处理器前面板 图 1-12-9。

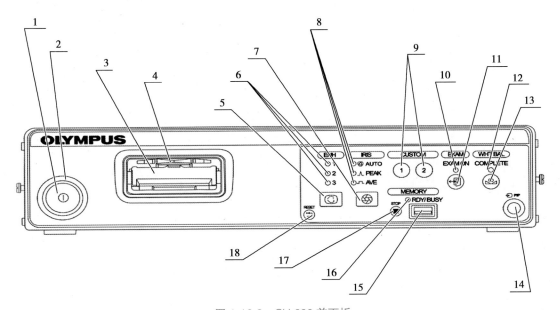

图 1-12-9 CV-290 前面板

编号	名称	说明
1	电源开关	按下此按钮,打开会关闭图像处理装置
2	电源指示器	打开图像处理装置时亮起
3	视频接头插口	电子内镜电缆或电子内镜连接在此插口上
4	锁定钮	按下此按钮,取下电子内镜视频接头
5	图像强调模式按钮	"图像强调"通过电子处理来观察内镜图像的轮廓和构造。按下此按钮改变强调模式
6	图像强调模式指示器	其中一个显示器亮起,指示选择的图像强调模式
7	测光模式按钮	按下此按钮,改变内镜图像的测光模式(亮度调节方法)可以选择"自动"、"峰值"或"平均"模式
8	测光模式指示灯	指示选择的测光模式
9	定制按钮	按下此按钮,启动分给此按钮的每个功能
10	检查指示灯	操作过程中亮起,操作结束时熄灭
11	检查按钮	结束检查时按下
12	完成指示灯	白平衡调节和 AFI 色彩平衡调节完成时,此灯亮起
13	白平衡按钮	按下实施白平衡调节和 AFI 色彩平衡调节
14	PIP 符合端口	可以通过此端口传输符合视频信号,与内镜图像同时显示输入的图像
15	便携式存储器插口	在此端口插入便携式存储器
16	存取指示灯	有效插入便携式存储器时亮绿色;对便携式存储器进行存取时亮橙色
17	存取停止按钮	按下此按钮,停止便携式存储器的存取程序。从便携式存储器插口上取下便携式存储器前务必按下此按钮
18	重置按钮	按住此按钮将操作过程中改变的设定变更为默认设定

2. 内镜图像处理器背面板　图 1-12-10。

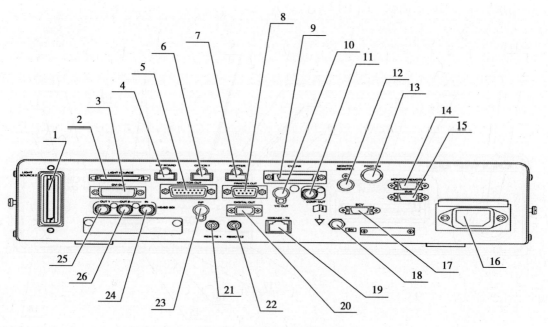

图 1-12-10　CV-290 背面板

编号	名称	说明
1	光源端口 2	连接光源,建立与光源的通讯
2	光源端口	连接光源,建立与光源的通讯
3	DVI 输出端口	连接适用于 DVI 的设备,如监视器,输出 DVI 视频信号
4	键盘端口	连接键盘
5	监视器端口	连接监视器(连接至 SDI 端口时除外)。输出 RGB 或 YPbPr 视频信号、Y/C 视频信号和复合视频信号,并且对于 RGB 视频信号,可以选择 HDTV 或 SDTV 信号
6	选项端口 1	连接视频打印机,建立与视频打印机的传输
7	转换接头端口	连接 CV 接口转换器,通过 CV 接口转换器与设备进行通讯
8	打印机输出端口	连接彩色视频打印机、录像机等
9	CV 连接端口	将本图像处理装置连接到 CV-190,建立与 CV-190 的传输
10	Y/C 输出端口	输出 Y/C 视频信号
11	复合输出端口	输出复合视频信号
12	监视器遥控端口 1	连接监视器,将监视器控制信号输出到监视器
13	脚踏开关端口	连接脚踏开关
14	监视器遥控端口 2	连接监视器,将监视器控制信号输出到监视器
15	EUS 端口	连接超声内镜图像处理装置(EU-ME1、EU-M2000),建立与超声内镜图像处理装置的通讯
16	交流电插口	连接到电源线,通过此插口输入交流电
17	选项端口 2	用于以后的系统扩展
18	电势平衡端口	此端口连接与本设备电势平衡端口,使设备电势相等
19	100BASE-TX 端口	连接服务器设备,建立与服务器设备的通讯
20	数字输出端口	连接奥林巴斯公司建议的数字录像机,使用 IEEE1394 电缆将数字视频信号输出到数字录像机
21	遥控端口 1	输出和输入 DVR 操作的同步信号
22	遥控端口 2	输出抓图和 DVR 操作的同步信号
23	PIP Y/C 端口	可以通过此接口传输 Y/C 视频信号,输入与内镜图像同时显示的图像
24	HD/SD SDI 输入端口	可以通过此接口 SDI 的内镜插入形状观测装置 UPD-3,输入 SDI 信号
25	HD/SD SDI 输出端口 1	连接适用于串行数字接口 SDI 的监视器,输出 SDI 信号
26	HD/SD SDI 输出端口 2	连接适用于串行数字接口 SDI 的监视器,输出 SDI 信号

三、内镜图像处理器功能键盘

以 Olympus 公司的内镜图像处理器 290 键盘 (图 1-12-11~ 图 1-12-13) 为例,作简要功能介绍。

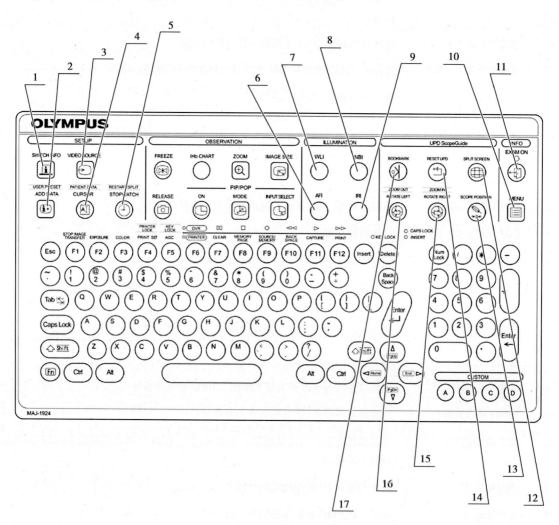

图 1-12-11　CV-290 键盘

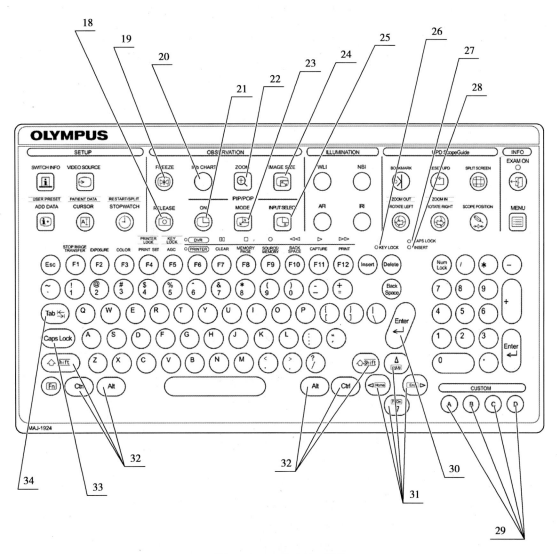

图 1-12-12 CV-290 键盘

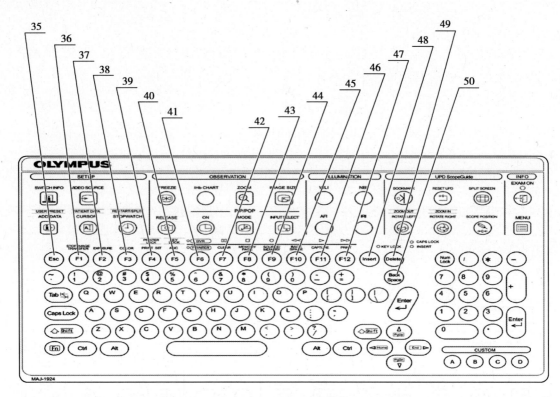

图 1-12-13　CV-290 键盘

编号	名称	说明
1	开关信息	显示分配给内镜遥控按钮、脚踏开关、键盘上的"定制"键合内镜图像画面中前面板上"定制"按钮的功能信息
2	添加数据	改变内镜图像画面中的清楚字符模式 同时按下 Shift,显示"用户选择"菜单,设置并调用内镜图像的观察条件
3	视频信号源	遥控改变监视器的信号源
4	光标	打开或关闭画面上的光标显示 同时按下 Shift,显示"患者选择"菜单,在监视器上输入或调用患者数据
5	秒表键	操作秒表功能
6	AFI	将滤光片模式从普通光变为 AFI 观察模式
7	WLI	将观察模式从特殊光变为普通光模式
8	NBI	将滤光片模式从普通光变为 NBI 观察模式
9	IRI	将滤光片模式从普通光变为 IRI 观察模式
10	菜单	显示菜单清单,设置图像处理装置的基本功能
11	检查	检查结束时按下
12	分屏	在 UPD 画面中改变分屏和单屏显示
13	内镜插入形状	在 UPD 画面中设置或显示内镜型号的启动插入形状
14	重置 UPD	恢复 UPD 默认设置
15	右旋	在 UPD 画面中向右旋转内镜模型或数字模型 同时按下 Shift 键,放大内镜插入形状的显示
16	左旋	在 UPD 画面中向左旋转内镜模型或数字模型 同时按下 Shift 键,缩小内镜插入形状的显示

续表

编号	名称	说明
17	书签	在 UPD 画面中设置标识,指示内镜先端的插入形状
18	释放	将图像保存在便携式存储器、视频打印机、图像归档系统或服务器上
19	冻结	冻结实时内镜图像,在此按下该键,返回实时图像
20	IHb 图标	冻结实时内镜图像,并用模拟色显示出 IHb 数值分布
21	PIP/POP 打开	启动 PIP 或 POP 显示模式,再次按下则关闭
22	缩放	分三级将图像进行电子放大
23	PIP/POP 模式	改变 PIP 或 POP 的显示模式
24	图像尺寸	改变监视器的图像面积尺寸
25	PIP/POP 信号源	选择 PIP 或 POP 模式中的信号来源
26	键盘锁定指示灯	键盘被锁定时,此灯亮起
27	大写模式指示灯	大写字符锁定时,此灯亮起
28	插入指示器	字符覆盖模式中亮起
29	定制 A、B、C、D	按下启动用户设定中分配给各键的功能
30	回车	完成输入,并进入下一文本框或画面
31	箭头	取消选择,或返回前一画面
32	Shift、ALT、Ctrl	与其他键一起执行指定功能
33	大写模式锁定	在大写字符输入模式和小写字符输入模式之间进行切换
34	Tab	进入下一个输入区域,或返回前一个输入区域
35	Esc	取消选择,返回前一页面
36	F1 停止图像传输	停止将图像传输到服务器
37	F2 曝光	显示"曝光设定"菜单
38	F3 色彩	显示"色彩设定"菜单,调节内镜图像色调
39	F4 打印设置	显示"打印机设定"菜单,设置打印机 同时按下 Shift,禁用视频打印机操作时的以下五个键的功能:＃按页面、捕捉、删除图像、打印、打印数量
40	F5 AGC	打开或关闭自动增益控制 AGC 同时按下 Shift,锁定键盘操作,禁止输入字符。锁定键盘操作时,指示灯亮起
41	F6 DVR/ 打印机遥控选择	选择要遥控的打印机或 DVR,对应指示灯亮起或通过键盘遥控启动视频打印机
42	F7 清除	删除视频打印机存储器中的图像或让 DVR 暂停
43	F8 存储器页面	遥控视频打印机时,切换视频打印机的存储器页面或让 DVR 停止
44	F9 输入源 / 存储器	在存储器图像与信号源图像之间进行画面显示切换或让 DVR 开始录像
45	F10 退格	移动一格捕捉到插入形状的图像或让 DVR 快退
46	F11 获取	获取视频打印机中的图像或让 DVR 回放
47	F12 打印	打印视频打印机中获取的图像或让 DVR 快进
48	插入	在字符插入模式与字符改写模式之间进行切换
49	删除	清除光标右侧字符
50	退格	清除光标左侧字符

（吴仁培）

第二节　常用内镜诊断、治疗器械

内镜诊断与治疗功能的发挥,主要依靠专用器械的发展与进步,本节仅介绍常用的器械,专用治疗器械将在有关治疗章节中叙述。

一、种类

(一) 常用器械

按功能分类介绍。

1. 诊断用　活组织检查器械(活检钳等),细胞学检查器械(细胞刷、细胞穿刺针等),ERCP 检查械(造影导管等)及胃镜检查用(灌洗管等)。

2. 治疗用　电热活检钳、电凝器、异物钳、圈套器、注射针、透明帽、黏膜剥离刀、止血夹、高频电刀、导丝、取石篮、碎石器及气囊导管。

(二) 专用器械

按使用功能分类介绍。

1. 扩张器　气囊扩张器、水囊扩张器、金属扩张器及塑料扩张器等。

2. 支架　食管及胆道支架(金属、塑料)。

3. 胃造瘘导管。

二、常用内镜诊断辅助器械

(一) 活组织检查器械

1. 原理　活组织检查器械中最常用的是活检钳,其为内镜诊断和治疗中重要的和最常用的附件之一。主要用于内镜下获取消化道黏膜组织,为诊断与治疗提供病理学依据。好的活检钳应是钳瓣开启度大、锋利耐用及耐高压消毒的,可防止交叉感染。

2. 构造　活检钳由头部、钳身与操纵手柄部组成。

(1) 头部:头部是由两个可张合的杯口状钳瓣构成。钳瓣形状是各活检钳发挥其各自功能的关键。尽管各家公司生产的活检钳种类、型号繁多,但是总体来看,大致可分为 9 种类型:①有孔标准型;②有孔带针型;③有孔椭面可旋转型;④有孔带针椭面型;⑤鳄口型;⑥V 字型;⑦V 字鳄口型;⑧单开型;⑨头端弯曲型。

活检钳的钳瓣一般是由不锈钢材料制成,有的公司还采用不锈钢镀金材料,使其瓣刃更锋利。钳瓣形状有其各自的功能特征。详见活检钳瓣形状与功能特征(表 1-12-1)。

表 1-12-1　活检钳瓣形状与功能特征

形状	功能特征	形状	功能特征
有孔标准型	能钳取更大的组织标本	V 字型	能更锋利地钳取较硬靶组织
有孔带针型	针有助于固定黏膜组织	V 字鳄口型	能更易钳取隆起形靶组织
有孔椭面可旋转型	能更准确地钳取靶组织	单开型	能有效地从切线面钳取靶组织
有孔带针椭面型	能减少对黏膜组织的损伤	头端弯曲型	适合对胃底部靶组织的活检
鳄口型	能钳取较硬靶组织		

(2) 钳身:活检钳鞘管一般是不锈钢丝螺纹管,为克服钢丝螺纹管间隙的组织黏液难彻底清洗干净的弱点,有公司生产出一种在钢丝螺纹管外再套一塑料管的新型号活检钳。这种活检钳还具备在

插入内镜钳道管时更顺滑的特点。

(3) 手柄:活检钳的手柄部都是塑料制的。有的塑料还耐高温可适合高温蒸汽消毒。如 Olympus 公司系列中手柄上有绿色示意标贴的活检钳就适合高温蒸汽消毒。

3. 使用要点

(1) 使用前的型号选择及预检:①型号选择:活检钳多达十几种,在内镜检查中要选好活检钳只能从以下两个方面选择:其一是根据内镜使用活检管道的内径来选择相应的尺寸的活检钳。在实际使用中还有一简便的识别方法:每一个 Olympus 内镜操作部的型号牌上,均标有不同的底色,其颜色表示本内镜的活检管道能接收手柄部颜色与其相同的活检钳。其二是根据被检组织的形态(如隆起形、平坦形)和器官(如食管腔、胃底部)来选择活检钳瓣的形状,其选择依据可参考表 1-12-1。由此可见,活检钳选用主要是从活检钳的外径和活检钳瓣的形状来最终确定活检钳的型号。②预检:使用前应确认活检钳已经过消毒处理,可安全使用。再确认待用的活检钳瓣能否顺滑开启。具体方法是将活检钳身盘曲成一大圈(圈的直径以 20mm 为宜),然后,在手柄部多次开、合,看活检钳瓣是否开、闭顺畅。最后确认活检钳瓣的闭合度,一个活检钳如闭合不紧密,在使用时就会发生所谓的“活检钳刀刃钝”的现象。检验活检钳瓣闭合度的具体方法是用活检钳夹住一张薄如信纸的纸张,手柄紧紧合上后,以薄纸掉不下为闭合度良好,反之为活检钳闭合不良。在确认以上两点预检无异常后,方可使用。否则,应更换新的活检钳。

(2) 术中注意点:①插入前,先关闭钳瓣,再递于术者,助手动作要轻巧,尽可能使用双手,避免活检钳弯曲成锐角。术者在插入活检钳时避免用力过猛,特别是通过内镜活检管道遇有阻滞感时放松内镜角度钮固定锁,尽量使内镜镜身处于自然伸直状态。②在抽出时,也要避免用力过猛,在发生钳瓣不能闭合时,力戒强行抽出,此时最好的办法是钳子与内镜同时退出。

4. 维护与保养

(1) 清洗消毒:活检后立刻放入流水中,先用小软刷洗净钳瓣内的残留组织碎片和血迹,再用海绵反复擦洗钳身和手柄;放入超声清洗机内,利用超声振动波充分荡涤活检钳螺纹管间隙中的碎屑,超声清洗机内的中性洗涤液稍稍加温,清洗的效果尤佳;消毒以活检钳说明书上推荐方法为准。消毒效果以高压蒸汽法最好。当然,不耐高温消毒的活检钳只能用浸泡或气体熏蒸的方法。消毒的具体步骤后面的章节详述。

(2) 保养:消毒后的活检钳尽量保持干燥,最佳的方法是放置在干净的密封袋内,即用即开。在放入密封袋前先在钳瓣关节处滴上少许的硅油,使之顺滑。储存于干净、干燥和室温环境下最适宜。

(二) 细胞学检查器械

1. 原理　在管腔严重狭窄或病灶比较局限时,可影响活检的阳性率,而在直视下细胞学检查可弥补上述的不足。所有的细胞学检查方法都应在内镜观察及活检后进行。细胞学检查中最常用器械是细胞刷,随着科技发展,不少厂家推出了形式多样、用途更广的细胞学检查器械,如 WILSON-COOK 公司的 BREB-1 食管带刺球囊细胞刷,可在内镜无法通过的狭窄食管腔内行细胞学检查。还有 HBAN-1-22 抽吸式胆道细胞学穿刺针更丰富了细胞学检查方法(图 1-12-14)。

2. 构造　细胞学检查器械最常用是细胞刷,细胞刷主要由头端部、外套管两个部分构成。

(1) 头端部:由尼龙短丝整齐编扎而成,具有一定硬度,用来刷取细胞以供组织学检查。胆、胰管细胞刷的头端部尼龙毛刷前还接有一段弹性导丝,这段弹性导丝既起到引导方向,又具有限制尼龙毛刷意外突破细小分支,起到保护管腔作用。

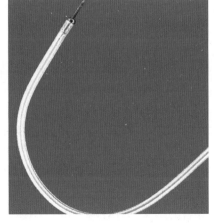

图 1-12-14　抽吸式胆道细胞学穿刺针

（2）外套管：胃肠道细胞刷是由金属螺丝管制成，具有一定硬度且可弯曲，但如弯曲成锐角则会造成金属套管的损伤。近年来有一种细胞刷在金属管外面加一塑料外套管，刷取细胞后可将尼龙毛刷收回到塑料管内，在不退出内镜的情况下单独将细胞刷抽出，这样既不会污染内镜又可多次多部位使用。胆、胰管细胞刷的外套管顶端部还有一个不透X线的金属标记，便于定位。WILSON-COOK 公司的 DLB-21-35 型胆道细胞刷外套管是双腔的，多出的一个管腔用于插 0.21 英寸导丝，引导插入方向（图 1-12-15）。

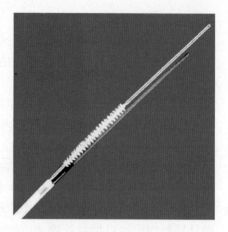

图 1-12-15　双腔胆道细胞刷

3. 使用要点

（1）使用前准备：细胞学检查术的器械准备主要是细胞刷的预检和载玻片准备。①细胞刷的预检：首先应选择与术中内镜钳道内径尺寸相符细胞刷，再检查细胞刷头部的毛刷是否完好，毛刷上如还存有未洗净的残留组织，应彻底清除。②载玻片：在作一般的细胞学检查时，载玻片应绝对干净；如作免疫组化检查，载玻片除了要求洁净，还需在表面涂有多聚赖氨酸液，以免组织细胞在后续的染色、脱水等步骤中脱落丢失。③盛载玻片的玻璃缸：大小能存放 6 张载玻片，其内盛放细胞固定液，固定液一般是 12% 中性缓冲福尔马林液。

（2）刷取细胞：胃镜检查时刷检一般放在活检之后；如刷取胆、胰管细胞时，刷检一般是放在胆、胰管造影之后，支架置入术之前。在细胞刷头部伸出内镜活检钳道时，术者将刷头平行地反复接触病灶表面，同时助手不断地转动手柄部，尽可能使毛刷四周都能刷取到细胞。其后刷头退至内镜活检钳道内，再随内镜一起推出体外。为避免细胞丢失及污染内镜活检钳道管壁，细胞刷不宜退得太多，如细胞刷有外套管，刷头只需退至外套管内，无需随内镜一起推出体外。

（3）涂片：退出体外的细胞刷立刻在备好的载玻片上反复涂抹，尽可能使细胞涂抹均匀。待涂片稍干后，放入装有固定液的玻璃瓶内。在玻璃瓶上标上患者姓名，连同申请单一起送检。

4. 细胞刷的清洗和消毒

（1）用后应立即用自来水冲洗刷子，用软布将小刷上的血迹、黏液洗净。

（2）整个细胞刷放在清洁的容器中用流水和中性清洁液冲洗干净。

（3）放入超声清洗机中洗涤。

（4）消毒方法有浸泡法和气体消毒法，切不可高压消毒。

（三）造影导管

1. 原理　造影导管是 ERCP 的基本器械之一，行 ERCP 时，当十二指肠镜插入至十二指肠降段，找到十二指肠主乳头时，造影导管从内镜的钳道口插入，由内镜头端部伸出，在内镜抬钳器的支撑下，直接进入乳头开口。在造影导管的另一端注入造影剂。造影剂通过造影导管这一"桥梁"直达胆、胰管腔。由于乳头开口的解剖形态变异较大，增加了 ERCP 的插管难度。为此，造影导管的先端部制成不同的形状。可见选准造影导管的型号，对于提高 ERCP 插管成功率是大有裨益的。

2. 构造　ERCP 造影导管主要是由插入管、接头部和内衬钢丝三部分组成。

（1）插入管：由聚四氟乙烯（Teflon）材料制成，其管腔直径为 1mm，工作长度为 1950mm。造影导管的管腔由原来的单腔到目前的双腔和三腔，可以满足内镜治疗的各种需求。插入管的先端部塑成有标准型、球型、锥型等具有各种功能特征形状（图 1-12-16）。

（2）接头部：通常有两个接口处。单腔导管只有一个注射器接口，供注射造影剂用，不能用于插入导丝，如需插入导丝，则需另接一个带封口塞连接器，否则造影剂会顺着导管外溢。双腔和三腔造影导管的接头部各有两个和三个接口处，造影剂与导丝各行其道，便于使用。

（3）内衬钢丝：一般较硬，由不锈钢制成，长度为 1100mm，插入导管中可增加导管的硬度便于插

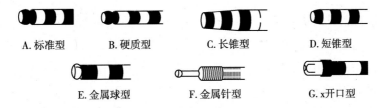

图 1-12-16　造影导管头端部形状

管,还可防止插管时导管折损。钢丝与封盖相连,在插管时封盖旋紧,防止造影剂的外溢,使用后可卸下清洗。

3. 种类与功能特征　造影导管主要是根据先端部的形状、管腔的数目来区分种类的。目前临床使用的造影导管有数十种,大致可归纳为以下几类,且各具有独特的功用(表 1-12-2)。根据造影导管的腔道,可分为单腔、双腔与三腔三种,其各自的功用(表 1-12-3)。

表 1-12-2　造影导管先端部形状与功用

形状	功用
标准型	适合插常见的乳头
长、短锥型	适合插狭窄或粘连的乳头
金属球形、针型	适合插较小的乳头或副乳头
硬质标准型	适合于注射黏滞度高造影剂
OLYMPUS 的 X-Press 系列头端部为"X"型开口,形状更尖锐	适合于插小乳头,且不损伤乳头,过导丝时"X"型开口能张开

表 1-12-3　造影导管的腔道与功用

种类	功用
单腔	适合于通常下的造影
双腔(一个腔插导丝,一个腔注射造影剂)	适用于插管困难,或胆、胰梗阻时;还能免除导丝被造影剂粘连
三腔(在双腔各通一根导丝时,还可通过第三腔注入造影剂,或再插一根导丝)	适用于同时置入两个支架前的插管造影

4. 使用要点

(1) 为避免 ERCP 术后患者继发感染,造影导管需经严格消毒灭菌,传递造影导管的术者和助手应注意无菌操作。

(2) 造影导管在插入前,术者或助手预先将先端部弯曲成型,拟插胆管时将造影导管向"11 点钟"方向弯曲。拟插胰管时将造影导管向"1 点钟"方向弯曲。

(3) 在插入导管时,动作轻巧,当造影导管伸出内镜头端有阻滞感时,放平内镜抬钳器即可。造影导管伸出后避免抬钳器过度上翘,以防止造影导管折损。

(4) 双、三腔导管应避免造影剂误入导丝腔道内。

5. 清洁保养

(1) 清洗方法:用后立即用流水冲尽管腔内残留的造影剂,冲洗时间至少长于 30 秒。

(2) 消毒方法:尽可能使用制造厂家推荐的方法和消毒剂消毒。在确保消毒效果的前提下,尽量使用最短的消毒时间和最低浓度的消毒剂,避免过度消毒对导管的不必要的损伤,以延长使用寿命。

(3) 存放方法:存放时导管应自然弯曲,否则会对插管增加困难。并注意消毒期限。

三、常用的内镜治疗器械

（一）异物钳

异物钳主要用在内镜下抓取出上消化道异物及断离后的息肉的取出。根据使用的内镜种类和管道内径的大小，以及异物的类型、形态、大小及其在消化道内附着的位置，来选择最合适型号的钳子（图1-12-17）。如抓取较大异物的鹅嘴型异物钳，抓取柔软物的鼠齿型异物钳，抓取尖锐异物的杯口覆盖充填物的异物钳，以及抓取形状复杂难以攫取异物的鳄口型和鼠齿型异物钳，三爪钳或五爪钳是抓取电切后息肉回收使用的。抓取团块及类圆形异物和EST术后套取胆石的取石网篮也是异物钳的一种。

（二）圈套器

由圈型钢丝、绝缘外套管及手柄组成。一般用于各种大小的有蒂息肉和直径大于0.5cm以上的无蒂息肉的摘除及黏膜下肿瘤的摘除，亦可用于黏膜大块活检（圈套活检），兼可用套取异物等，根据圈型钢丝张开的形态可分六角形、新月形和椭圆形（图1-12-18）。半月形的可用于较大的息肉摘除。带细刺的圈套器是为了减少息肉滑脱。临床使用时需根据息肉的大小和形态，分别选择最适宜的圈套器。

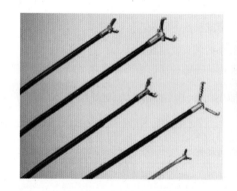

图1-12-17　各类异物钳

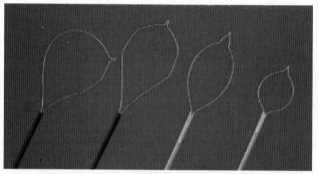

图1-12-18　各种形状的圈套器

（三）热活检钳

与普通活检钳相似，只是头端钳瓣钝化，一般较难咬切组织，钳身由绝缘套管组成，能通高频电凝灼息肉。适用于直径0.5cm以下的无蒂息肉摘除或作大块活组织检查，还可以作局部电凝止血。

（四）电凝器

主要适用于在电切手术后局部出血和出血性病变的凝固止血，还可灼除直径小于0.5cm的小息肉。根据头端形态分球型、长头型及带孔吸引型，后者金属球内有许多小孔，在出血时可吸去黏膜上的血液或注入液体作冲洗，使出血灶显露，电凝目标准确，特别是电凝头不易与组织粘连。

（五）注射针

用于消化性溃疡出血止血及黏膜内药物注射，也可用于黏膜下层标记与染色。它具有操作简便、价廉和携带方便的优点。止血效果确切，是内镜下止血最常用的器械。

（六）止血夹

适用于溃疡性出血及小动脉破裂出血。全套止血夹器械包括止血夹放置器和止血夹（图1-12-19）。止血夹放置器由把手、塑料套管、夹子钩组成。夹子钩前端有一小钩，尾端与一钢丝相连，钢丝穿过塑料套管，尾端与把手相连。止血夹由弹性不锈钢制成，夹子的两臂张开后距离12mm，臂长6mm，宽1.2mm。夹子的种类主要有两种，一种为MD-850，用于止血。另一种为MD-59，用于作标记。两种均可用于2.8mm管道的内镜。

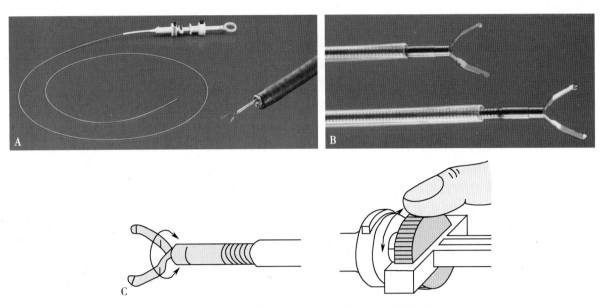

图 1-12-19 全套止血夹(A)钛夹(B)与安装器(C)

(七) 高频电刀

包括针状刀和弓型的乳头切开刀。用作十二指肠乳头括约肌切开术(EST)。其构造由电刀、插入管、接头部、把手和 A 导线构成。所谓电刀只是一根导电性能良好的金属丝,在其外面套有一高绝缘性的塑料导管,金属丝为单根,也有多股金属丝缠绕做成的,长度 5~30mm 不等,以 20~30mm 最常用。高频电刀有多种不同的形状,为适应不同情况下的乳头切开术(图 1-12-20A)。如前端塑料管长的,切割术中不易滑脱,用于乳头口较松的情况,前端塑料管短的切开刀适用于乳头开口较小不易插管的情况。如 Olympus 公司推出的"聪明刀(clever cut)",在切割钢丝的近端套一长约 0.5cm 的塑料管,以确保切割时钢丝刀与抬钳器绝缘,不易使刀断裂和损伤黏膜。

内镜下治疗消化道早期癌症的新技术逐步成熟,部分公司推出了内镜下消化道早期癌剥离电刀(图 1-12-20B),如 IT 刀,Dual Knife 刀等,它们在性能及使用上各有特点。

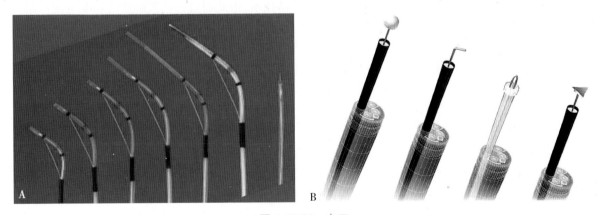

图 1-12-20 电刀

A.各类高频电乳头切开刀;B.消化道早癌剥离电刀

(八) 导丝

导丝是介入治疗必备的附件,通常由镍钛合金锻制。导丝头端有不同的形态,如蓝斑马 5169(前端为弯形),5168(前端为直形)。另外还有黄斑马超滑形,稍硬、但可盘曲,其直径为 0.47~0.91mm(0.018~0.035 英寸)多种规格,能与不同规格的造影导管相匹配。其工作长度为 260~450cm。

（九）取石篮

用于套取胆管结石，由网篮、插入导管、手柄组成（图1-12-21）。根据取石篮的外形，可分六角形、八角形及螺旋形，由硬线、软线制成两种。一般常用的取石篮张开后的宽度为2~3cm。工作长度为195~220cm，最大直径可达22mm。如FG-22Q为硬性金属线的，可以持久处于张开状态，在狭窄的管腔内也能保持张开状态。FG-23Q为软性金属线，可以提供最大的灵活性，以套住结石。

（十）碎石器

结构大致与取石篮相同，但网篮钢丝较粗，把手构造较复杂，主要用于大于1.0cm结石的挤碎和套取。此类大的结石用取石篮取石较困难，需借助碎石器先碎石后再取石。目前临床上使用的碎石器有三种类型：①绞盘式碎石器：由金属管插入部、塑料管插入部、网篮和手柄组成，可反复使用。②摇柄式碎石器：由一粗大的取石篮、金属套管和摇柄组成（图1-12-22）。③枪式把手碎石器：由网篮、外套管和枪式把手组成。

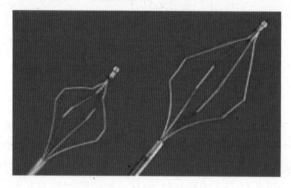

图1-12-21 取石篮

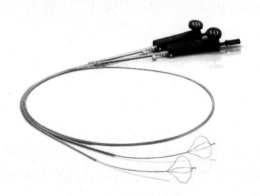

图1-12-22 摇柄式碎石器

第三节 高频电发生器

1923年德国爱尔博公司（ERBE）生产了第一台高频电刀以来，高频电技术应用于临床已90多年。其发展大致分为三个阶段，第一台装置使用火花发生器技术，借此通过钨丝接触产生切凝电流。第二代应用了高频电发生器技术，明显的改进电切电凝的控制。第三代是以晶体管技术的高频电，这种新技术设计的更紧凑合理，直到今天仍广泛使用。内镜手术对高频电技术要求较高，近代高频电技术可以通过系统驱动、微处理器控制装置予与解决，可提供更高的安全度。

一、高频电的基本物理原理

（一）电流的生物学效应

当电流通过人体组织时产生三种效应：电解效应、法拉第效应和热效应。

1. 电解效应　当低频或直流电流通过人体组织时，主要产生电解效应。电解即正离子流向负极（阴极）和负离子流向正极（阳极），被用于直流诱导药物传输（例如眼科学）。这种电解效应在高频外科手术中是不期望的，因为它会引起组织损伤。

2. 法拉第效应　当大约20KHz以下的高频电流流过人体组织时主要产生法拉第效应。在这个频率范围的电流会引起神经和肌肉细胞的刺激。在高频电外科手术中，法拉第效应是不期望的。

3. 热效应　当300KHz以上的高频电流流过人体组织时，电流产生热效应，热效应有三种应用方式：

（1）电切：高频电输出的切割波为一连续的正弦波，在单位面积上通有很高的电流密度，高频电流引起组织温度迅速升高，细胞内液转化为气体，产生蒸汽压，蒸汽压在组织内部升高引起细胞爆裂（即切割)。高频电切割技术有以下优点:减少流血,减少出血机会、防止感染、避免组织的机械损伤,适合内镜下的应用。

(2)电凝:电凝采用间断减幅正弦波,在电凝时,经过调制高频电流,引起组织温度逐渐升高,使细胞内外液蒸发从而导致组织收缩,并产生凝血效果。高频电止血方式已被常规地用于小血管出血的内镜手术中。在高频发生器中,还可发生电切与电凝的混合波,在通电时,既可作电切,又有电凝作用。通常是由不同比例的切割波和凝固波组成,也可采用间隙正弦波来达到上述目的。

(3)电灼:所谓高频电灼,是指作用电极与组织并不直接接触,中间约有1~10mm间隙。由于高频发生器输出电压较高,在高电压作用下,作用电极与组织表面空隙间的气体离子化而导电,形成火花,此时有极高的电流密度,使组织脱水炭化。电灼点组织破坏的深度较大。虽然单纯电灼在内镜介入治疗中应用较少,但在电切时,由于组织水分汽化,组织炭化,作用电极与组织间产生极大的电阻,因而通电电流亦随之下降;又由于高频电源输出有一定内阻,在电流下降时,可使输出电压增高,此时即可发生电灼。所以,在电切时,也有电灼作用存在。

(二)高频电的回路

只有形成回路才能产生电流。就电流来说,高频电刀可以是单极或双极。在单极技术中,电流从活动电极流经患者身体到达中性电极,再返回到高频发生器。"双极"则意味着两个电极合并在一个器械中。在这种情况下,电流经过两个电极尖端之间的组织,返回到发生器并不通过其他部分的患者身体。因此双极高频电手术刀比单极高频手术刀不仅本质上更安全,而且因为电流仅仅流过需要热量的指定地方,所以更精确些。随着微处理器控制系统的出现,单极高频电手术刀的安全性和精确性近些年已大幅度提高。最新的发展已经产生了双极电切技术。

二、单极高频技术

为了确保电流安全性,在单极高频电手术中,中性电极(接地电极)必须有较大的面积附着于患者,中性电极和作用电极的电缆必须被正确地连接到高频手术设备上。不管医生何时用电极接触组织,电路必须闭合且有电流通过。理论上讲,流经作用电极和中性电极的电流应该是相等的,然而这两个电极的接触面积完全不同。中性电极的接触面积比较大,电流密度(每单位面积电流强度)较低,因此不会损伤患者皮肤。相反,作用电极的接触面积比较小,电流密度较大。通过高电流密度和组织电阻抗的结合,作用电极能有选择地产生所需的局部热效应。单极切割与电凝示意图见图1-12-23。

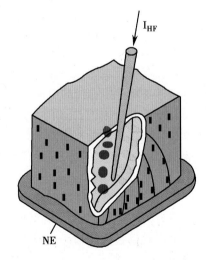

图1-12-23 单极电凝与切割

(一)单极切割

高频电刀的切割只在活动电极与组织之间的电压足够大以至于产生微电弧(活动电极与组织之间产生的火花)时才有可能发生。高频电流因此聚焦在组织上的某一点。组织上的某处在被电弧打击后会很快达到高温,并迅速汽化。当活动电极在组织上移动时,电弧只有在两者之间距离足够时才可能产生火花,这样就产生了切割。因此,电切的前提条件是电弧的产生。经验表明,为使电弧产生火花,在活动电极与组织之间的电压峰值至少为200V。当电压进一步增大时,火花强度成比例的提高。相应地,更高的火花强度会产生更强的凝血深度。从以上关系可知,可以通过改变两个不同变量(首先是高频电压,其次是火花强度)的值来影响切割质量。从上下文可以得出以下规律:较大的电压会产生较高的火花强度,更高的火花强度会产生更深的凝血区。

（二）单极凝血

高频电流产生的热量会使组织和血管变性收缩，从而产生凝血效果。而调制的高频电流在活动电极与组织接触点会产生更大的电流强度，并通过组织的阻抗生成大量热量。从表 1-12-4 中可以看出凝血的最佳温度是 70℃，超过了这一温度，组织就会变得干燥或炭化。

表 1-12-4　生物组织在受热时会发生如下变化

<40℃	无显著的细胞损伤
>40℃	根据作用时间，呈现为可恢复的细胞损伤
>49℃	不可恢复的细胞损伤
>70℃	凝血，胶原质变为葡萄糖，胶原组织收缩，产生止血效果
>100℃	组织干燥，细胞脱水。葡萄糖脱水后具有黏附性。凝血块脱水后收缩
>200℃	炭化

在高频电凝中，产生的热量取决于以下几个方面：①输出电压的大小和波形；②流过组织的电流强度；③组织的阻抗；④电极形状、大小和作用的持续时间。在进行单极电凝时会产生一些不期望的副作用。如果温度超过 70℃，含葡萄糖的凝血块炭化与附着的电极和组织的粘连，电极撤离组织后会发生再出血及电极作用降低、并发生污染。更高的温度会引起组织炭化，削弱组织的愈合，易发生穿孔。

在自动化系统中，可以预设一些特殊的凝血模式。另外，也能最优化强度设置使其最适于切割。在微处理器控制的单极电凝中有以下几种的电凝模式：软凝模式、带自动停止功能的软凝模式、强力电凝和喷射电凝（不接触组织）等。

三、双极技术

在双极高频是电流从一个电极开始流经组织返回到另外一个电极，电流仅仅在两极之间的组织区形成高的电流密度，用于产生所需的热量。因器械本身已有电流回路，所以也就不再需要中性电极。电流在患者身上存在的区域很小，更安全。

在双极技术中，必须遵守的一个基本原则是两个电极必须和正被凝固或切割的组织紧密接触，只有这样才能产生适当的电流，否则不会产生组织凝血和切割效果。双极取代单极已成为上升趋势，主要有下述几个原因：高频电流仅仅流过两电极之间的组织区，这增加了安全性和精确性，消除了在患者和导电体接触处发生意外烧伤的危险性。此外，双极电刀对手术中连接和内置于患者的其他电子装置（监护仪和起搏器）很少产生干扰。

（一）双极电切

电切的前提条件是电弧的产生，也是双极电切的基础。在这种情况下，火花产生于两个电极中的一个电极和组织之间。同样，所使用的有效电压范围（峰值）为 200~600V。这个电压范围的好处是它保护了容易被高压损坏的双极精密仪器的完整性。因此，这个电压范围延长了双极电切电极的使用寿命。

（二）双极电凝

像单极软凝一样，双极电凝使用低于 190V 的电压。无论双极还是单极技术，其电压控制系统和自动停止功能从原理上讲都是一样。

四、高频电发生器（以 ERBE VIO200D 为例）

1. 前面板（图 1-12-24）
2. 操作界面（图 1-12-25）
3. 后面板（图 1-12-26）
4. 操作顺序

（1）启动电源开关，机器进入自检，屏幕显示版本号。

（2）选择进入预先已存程序，准备进行手术。如有不详则按以下步骤检查设置。

（3）按单极模块选择键进入单极设置界面，分配脚踏，选择电切 / 电凝模式并设置参数。

（4）将单极连线及负极板连线插入对应插孔，负极板贴附情况良好时，负极板指示灯显示为绿色。

（5）确认设置，开始手术。

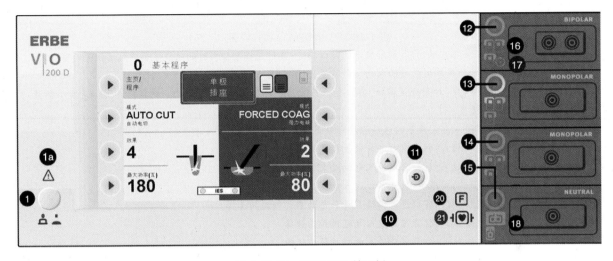

图 1-12-24　VIO200D 前面板

电源	（1）电源开关：用以开 / 关仪器。
调整按钮	（10）+/-
	这些按钮显示表示一个功能，比如，如示按钮用以选择效果。
	（11）回车
	表示确认某一设置，选项，保存设置。
聚焦（Focus）按钮	可根据要求任意组合仪器插座。如果按下插座旁的聚焦（Focus）按钮，插座功能和功能设置会在屏幕上显示。
	（12）双极插座的聚焦（Focus）按钮
	（13）单极插座的聚焦（Focus）按钮
	（14）多功能插座的聚焦（Focus）按钮
	（15）患者板插座的聚焦（Focus）按钮
	屏幕上显示患者板信息指示灯。
	（16）脚踏
	脚踏开关指示灯通过相关踏板符号的发亮指示出脚踏开关插座的分配。
	（17）自动启动
	自动启动功能作用时，自动启动指示灯发亮。
	（18）患者板单面或双面患者板连接时
	绿色表示：仪器可激活
	红色表示：患者板连接错误，仪器不可激活。

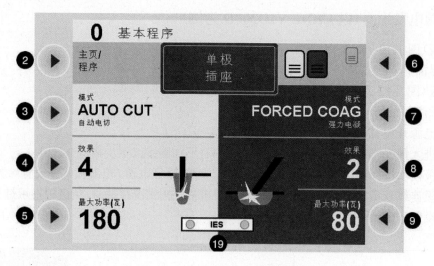

图 1-12-25 VIO200D 操作界面

选择按钮　选择按钮具有不同的功能,视所显示的窗口而定。某一选择按钮当时的功能显示在该按钮旁的窗口内。
上图中显示的是单极插座的电切 / 电凝设置,按钮具有如下功能:

(2) 目录 / 程序:打开目录窗口,窗口显示正激活程序的选配信息:电切 / 电凝模式,效果,某个插座
上的参数设置。

另外,也可进入分菜单下的选择程序和分菜单下的附加功能。

(3) 选择电切模式:打开窗口进行电切模式的选择。

(4) 选择电切效果:打开窗口进入电切效果的选择。

(5) 选择电切功率限值:打开窗口进入电切功率限值得选择。

(6) 插座选择:打开窗口进入脚踏开关和自动启动模式的选择。

(7) 选择电凝模式:打开窗口进入电凝模式的选择。

(8) 选择电凝效果:打开窗口进入电凝效果的选择。

(9) 选择电凝功率限值:打开窗口进入电凝功率限值的选择。

(19) 吸烟器符号。

如果该符号在电切或电凝模式下显示绿色,吸烟器在相应模式下自动启动。

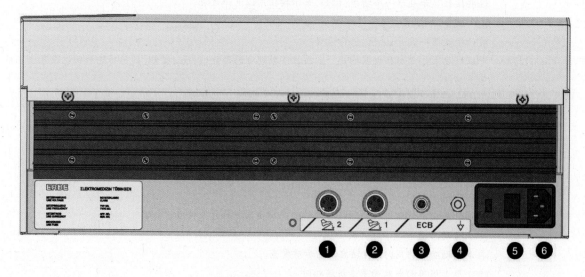

图 1-12-26 VIO200D 后面板

(1) 和(2)脚踏开关插座。(3) ECB(ERBE 通信总线)插座。(4) 电位均衡终端。(5) 电源保险丝。(6) 电源连接。

第四节 氩等离子凝固术

氩等离子凝固术(argon plasma coagulation,APC),是一种新型的非接触式电凝技术,其通过离子化气体(氩等离子束)将高频电能传送至组织。1994 年 Farin 和 Grund 首先应用。以证实该法可用于组织表面的电凝,达到理想凝血和消除病变组织的目的。随着技术的发展,在 APC300 基础上,2002 年升级版的 APC2 问世,并在随后的应用中组合成新的操作系统。这里我们先介绍 APC 的一些知识。

一、APC 技术用于凝固治疗

APC 设备由氩等离子凝固器、高频发生器和氩等离子凝固术电极等附件组成(图 1-12-27)。

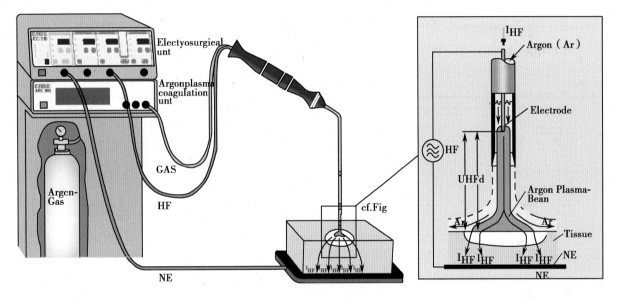

图 1-12-27 APC 发生器

APC 手控操作系统的氩气管内的高频电极与一台高频电发生器相接,当高频电压达到一定程度、高频电极与肌体组织之间的距离适当时,氩气流中将产生导电的氩等离子束,从而使高频电流能够在电极与组织之间流动,到达组织上的高频电流可产生凝固效应,且电凝效果均匀。在凝固处理过程中,电极与组织没有直接接触。

氩等离子束不仅可沿电极轴向直线扩散,还可以侧向(横向与径向)、甚至"拐弯"扩散。根据物理原理,等离子束在应用范围内自动避开已凝固区(高阻抗),而流向尚在出血、或尚未充分凝固(低阻抗)的部位。从而自动限制过量凝固,并能在大面积范围内达到均匀的凝固效果。APC 工作原理示意图见图 1-12-28。

与常规的电凝方法相比,APC 有多方面的优势:①不接触创面,无组织粘连;②可有效进行大面积出血的止血,尤其适用于实质组织;③连续性凝固,高频电流自动流向尚未凝固或未完全凝固的创面组织,损伤深度限制在 3mm 内,不会导致薄壁脏器穿孔;④氩气为保护气体,是一种惰性气体,对机体无毒无害;无炭化现象,有利于伤口愈合;⑤无汽化现象,穿孔危险更小;⑥无冒烟现象,视线更好,无异味干扰;⑦缩短手术时间并有多种不同的附件可供选择。

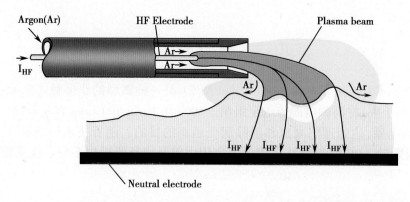

图 1-12-28 APC 工作原理

二、APC 技术的操作要点

(一) APC 的结构简介

以 ERBE 公司生产的 APC2 型为例,将其的操作前、后面板上的各功能键作以介绍。

1. 前面板　前面板示意图见图 1-12-29。

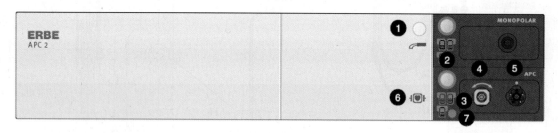

图 1-12-29 APC2 前面板

(1) 冲洗按钮:在每次使用器械之前,必须按此按钮来冲洗器械。冲洗功能作用于聚焦(Focus)按钮已经被按亮的模块上的器械。在 VIO 仪器的服务程序里,技术人员可以设置冲洗功能是否在器械被插入模块就自动启动。

(2) 聚焦按钮:如果按下模块边的聚焦(Focus)按钮,那么这个模块的功能和设置会显示在 VIO 仪器的屏幕上。

(3) 指示灯:当脚踏开关被分配到这个模块上时,这个指示灯就会亮起。

(4) 氩气接口:器械的传输氩气端口连接这个接口。

(5) 多功能接口:器械多功能端口连接这个接口。

(6) CF 标志:本仪器符合 CF 型仪器要求,并具有针对除颤仪放电作用的防护。

(7) ECB 指示灯:如果没有 ECB 线连接 APC2 和 VIO 仪器,此灯亮起为红色。

2. 后面板　后面板示意图见图 1-12-30。

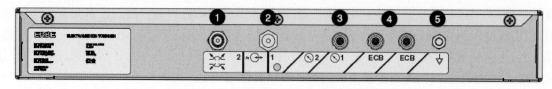

图 1-12-30 APC2 后面板

（1）放气阀门。

（2）氩气连接口。

（3）高压感应端。

（4）ECB 连接端 ECB（ERBE 通信总线）使 APC2 仪器能够和 VIO 台车相互传输数据。

（5）等电位。

（二）操作步骤

1. 选择已存 APC 程序，按选择键进入。如需调节，操作如下。

2. 轻按 APC 模块选择键，并注意将蓝色脚踏分配至 APC 插座。

3. 连接 APC 软管，显示器自动识别，同时 APC 软管自动充气；或按充气按钮，排空软管中残留气体。

4. 将电弧测试器连接至负极板插座上，将氩气软管靠近电弧测试器中心，启动蓝色脚踏开关，可见 APC 电弧被激发，观察确认软管是否破损。

5. 取下电弧测试器，连接负极板连线，负极板标志显示为绿色，准备开始手术。

6. APC 在内镜手术中使用的注意事项。

7. 不应把氩等离子体电凝技术与激光技术相混淆，这两种技术是完全不同的，与激光技术相比，氩等离子体电凝技术的安全性明显提高。

8. 应该在内镜手术前测试氩等离子体的点燃和电弧，判断氩气软管有无损坏，以免损伤内镜，然后再把 APC 探头插入工作通道。

9. 应把 APC 探头插入内镜的工作通道足够深，其时第 1 个远端黑环应可见以保证不损伤内镜。

10. 进行各种 APC 手术时，应始终保持 APC 探头在视野内。

11. 在激活期间，APC 探头不触及人体器官。不过，使用时要足够接近，以保证氩气等离子体的电离。为了电离，探头要接近组织，当被电离后，探头与组织距离保持 3~10mm。

12. 不要把已启动的探头压入人体组织或靠着器官壁，因为这有可能会导致气肿。

13. 当 APC 探头触及金属固定物，应维持一个适当的距离。

14. 应避免流入的氩气造成的人体器官扩张，所以应该核查并反复放气，如有必要，可放置降压导管。

15. 应根据受影响器官处的腔壁厚度，适当地设定电器外科装置的功率极限值和激活持续时间。

16. 应倾向于采用多次短时间的启动，而不是少次长时间的启动。

17. APC 在消化内镜领域的应用。

在非创伤性和创伤性内镜手术中，氩等离子体凝固技术止血效果好、简单易行，具有许多常规凝固方法，尤其是 Nd:YAG 激光凝固方法所无法比拟的优点。它使手术操作大为简化，并且能够降低成本。功率选择限制见表 1-12-5。

表 1-12-5　APC 功率选择限制

	功率极限（W）	单次启动延续时间（秒）
手术时的正常设定值	60	1~3
胃	60~80	1~3
放置支架后组织向内生长、肥大	60	3~5
瘘管处理	40~60	0.3~1
大肿瘤（直径 >15mm）	99	3~10
中等肿瘤（直径 5~15mm）	80	3~5
小肿瘤（直径 <5mm）	60	1~5

如上所注的推荐剂量仅适用于 ERBE 公司生产的高频电外科装置 VIO200/300S、VIO200/300D。

三、APC 技术的适应证

1. 部分粘连肿瘤处或距离管壁较近肿瘤处的组织灭活。
2. 向内生长肿瘤组织或放置支架(Stent)后肉芽组织(肿瘤增殖)的灭活。
3. 腺瘤转移灶或高频圈套切除术后腺瘤残余组织的灭活或止血。
4. 不同出血状态下(例如肿瘤出血、探条扩张术或其他扩张术后出血)的止血。
5. 吻合口和瘢痕部位处理。
6. 瘘管闭合前期处理。

四、APC 技术的主要优势

1. 限制损伤深度(最多 3mm),从而能够用于十二指肠或结肠等易穿孔部位。
2. 冒烟现象大为减少,因而手术视线更清晰。
3. 氩等离子束不仅能够轴向作用,还可以横向及径向、甚至"拐弯"作用。
4. 成本低,操作简单。
5. 自动识别配件,流量自行控制,安全性高,并可反复使用。

第五节 海博刀系统

海博刀系统(Hybrid Knife)为德国爱尔博(ERBE)公司研发的消化内镜治疗专用设备。海博刀系统为模块化设计,集高频电外科设备 VIO200D、新型氩气刀(APC 2)、精细水束分离技术(ERBEJET 2)、内镜冲洗模块(EIP 2)等功能于一体(图 1-12-31),将电外科技术与精细水束分离技术完美的整合,一把器械可完成标记、隆起、切割/剥离、止血等步骤(图 1-12-32 海博刀的主要功能 A~D);术中无需更换器械,大大缩短手术时间;水束压力可根据不同病灶调节,可随时进行补充隆起操作。

进行黏膜隆起时,海博刀利用高压无菌生理盐水束进行选择性黏膜下注射,有效避免传统注射针损伤血管及肌层水肿的风险,减少手术并发症。最大限度地避免手术过程的出血和穿孔,能显著提高手术的安全性,适用 EMR、ESD、POEM、STER 等内镜治疗手术。尤其在 POEM、STER 等隧道技术及较大病变的 ESD 术中,海博刀可随时补充隆起注射,无需更换器械的优势得到完美体现。

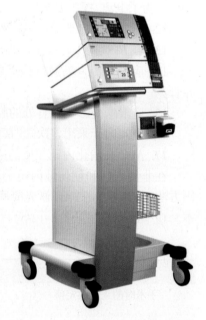

图 1-12-31　ERBE 海博刀系统

海博刀手柄共分为三种类型:I 型、T 型、O 型(图 1-12-33A~C),均为直型水束,管道直径 2.3mm,长 1.9m,电极长度可在 0~5mm 自由调控。可根据个人使用习惯及病变位置选择合适的类型。

VIO200D 具备多种切割模式,如自动切割(AUTO CUT)、内镜切割(ENDO CUT IQ)等。

ENDO CUT 是内镜切割模式,其将电切过程分为切割和止血两部分,两部分自动交替进行(分次切割),切割速度受仪器控制。这样可避免由于切割速度太快导致地凝血不充分而引起出血,也可避免切割速度太慢造成凝固过度而引起组织穿孔或其他热损伤的危险。这一特点显著提高了在内镜下进行息肉切除及十二指肠乳头切开手术的安全性和效果。

新一代的内镜切割模式 ENDO CUT IQ,电凝电切自动交替输出;切割效果、切割宽度、时间间隔可根据术者习惯自由调节;根据阻抗变化自动调节功率输出,达到完美切凝效果(图 1-12-34)。

新型氩气刀(APC2)模块,可提供三种 APC 电凝模式(强力 APC、脉冲 APC、精细 APC),获得不同深度的电凝效果;多种不同规格的直喷、侧喷、环喷 APC 电极可供选择;低电压、低功率输出,安全性更高。

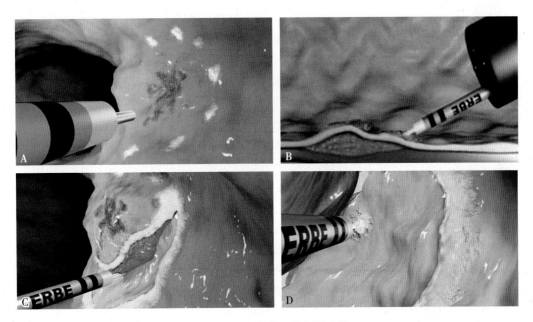

图 1-12-32　海博刀的主要功能

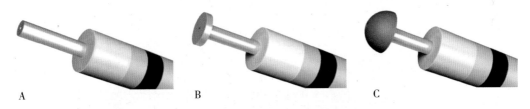

图 1-12-33　海博刀手柄的种类

ENDO CUTIQ

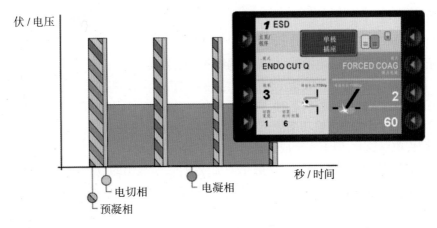

图 1-12-34　ENDO CUT IQ

第六节　微波、激光和热极治疗仪

一、微波

(一) 原理

微波是电磁波之一,波长 0.1mm~1m,频率为 300MHz~300GHz 之间。微波引起急速电场变化,使组织中水分子旋转运动,引起组织自身发热。微波引起组织升温程度远不及激光那么高,一般为不超过 100℃,比激光安全。

(二) 微波发生器的构造

微波主要是通过磁控管产生,经过辐射器及传导系统输出。微波发生器因各种要求而异。传输线又称同轴导线或天线,为特殊金属导线,外有隔热塑料包裹。根据内镜型号不同,可配粗细不同的导线。其顶端探头又称辐射器,是特种金属制成,不易熔化,不易变形,不易黏附组织。根据治疗目的不同,做成多种形态,有球状、杆状、针状、马鞍形、扁铲状。根据微波对黏膜产生作用来分,又可将辐射器分成刺入组织型(如针状辐射器)和接触型(如球状辐射器),前者引起黏膜表面变化较少,组织凝固的深度与针刺的深度相同;后者则可引起黏膜表层变化,范围比较广泛,但局限于浅表。

各厂家生产的微波发生器,结构不完全相同,操作前应仔细阅读说明书,但其基本部件包括有:①微波发生器主机,其前面板有电源开关、秒计、微波加热定时计、功率显示计、导线接口、脚踏开关接口等。②脚踏开关。③同轴天线(图 1-12-35)。

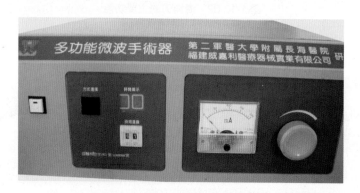

图 1-12-35　微波发生器前面板

(三) 使用要点

以第二军医大学附属长海医院与福建威嘉利医疗器械实业有限公司共同研制的多功能微波器为例。

1. 开机前先将脚踏开关线、电源线、微波传输线和辐射器接好。

2. 按下电源开关,这时电源开关指示灯亮,预热 3~5 分钟,工作状态开关上指示灯亮,预热完成。

3. 按下状态开关,工作在脚控状态时,脚控开关合上,机器工作,脚控开关松开即停止工作。

4. 微波剂量的确定,微波传输功率测量是较为困难,为表示输出功率大小,可记录电压和电流两个参数,电流越大,功率越大,但不完全成正比。

5. 工作时间预置开关,按"+"或"−"使数字增加或减少,所显示的数字为工作时间,单位为秒。

6. 按下工作状态开关,合上脚踏开关,调节高压调节旋钮使磁控管电流到所需数值,这时机器开机完成。

7. 不可在无负载的情况下开机,请将天线辐射部分置于组织中,或用盐水纱布包住,以免向空气中辐射。

二、激光

(一) 原理

光的能量照射于物体表面,吸收后可转变为热能,激光是由于物质受辐射而产生的一种高强度的相干光,具有高度单色性、方向性、相干性好等一系列优点,医学上利用此种光能照射于组织,可产生多种生物效应(如光凝固作用、光化学作用)来达到治疗目的。内镜下,主要利用其易于聚焦的方法将激光聚集在一个很小的面积上,使被照射的局部组织吸收光能后,产生高温,蛋白质凝固,水分汽化,从而达到光凝止血和汽化肿瘤的目的。

内镜介入治疗应用激光,一般为 Nd:YAG 激光,它是一种不可见光,为使治疗照射准确,不损伤组织,常同轴配备一组氦-氖激光为红色可见光,治疗前先将红色光点(指示光)瞄准照射目标,然后发射高能 Nd:YAG 激光进行治疗。这样可以减少正常组织的损伤,并提高照射的准确性。

(二) 内镜激光器的构造与应用

内镜激光治疗机主要由激光发生器、冷却系统和光导纤维组成。激光发生器是激光机的心脏,各种不同的激光其发生器不同。激光发生器在发生激光时,产生大量的热,因而必须有冷却系统使机器散热,常用的冷却系统是水冷系统,每分钟需达一定的水压(0.147mPa 以上)和流量(>40L/min)才能有效冷却。激光是经单根石英光导纤维进行传输的,其传导激光的波长范围是 0.25~2.5μm。内镜用的光导纤维有非接触型和接触型两种。非接触型光导纤维用于止血目的时,由于不接触组织,故不会发生高频电凝时凝固的组织与探头粘连,脱离接触后又出血的情况。但因光导纤维与病灶之间有血液,激光能量被吸收一部分,使到达病变组织的激光能量减少,影响止血效果。接触型光导纤维是用三氧化二铝制成的,由于其能直接接触组织,不存在能量损失问题,因而其输出功率减少而治疗效果却提高。

光导纤维的顶端有各种不同的形式,用于不同的治疗目的。如止血、肿瘤诊断与治疗、狭窄、烧勺等。由于激光种类繁多,各家生产激光器操作性能不同,因而各用户可参考有关说明书。

三、内镜热极治疗仪

(一) 原理

热极治疗即热探头治疗是利用高温热极头的热传导、热辐射和接触性压迫作用,造成局部压迫止血和导致靶组织的热凝、烧灼至炭化、汽化,从而达到有效的治疗目的。其基本原理是由电能转为热能,探头直接触及组织,使之脱水凝固即电烙铁的作用。

(二) 构造

由第二军医大学研制的国内首台内镜热极治疗仪,同样具备疗效可靠、安全、使用方便等优点。为此,本章以国产的 HZP-A 型内镜热极治疗仪为例加以说明。

本仪器由电控单元(主机)和热探头单元两部分构成。

1. 主机面板 有温控器、电源开关、报警扬声器、热探头插座、报警显示等(图 1-12-36)。

2. 热探头构造 主机将 220V 交流电先变成 24V 交流电,以此低压电为发热电源,使热探头(内装电阻丝线圈或二极管芯片、外涂聚四氟乙烯、以防组织粘连)的铝陶瓷圆筒体温度从室温上升最高达 250℃,同时用温控器来保持预先设置热探头相对恒定的温度。

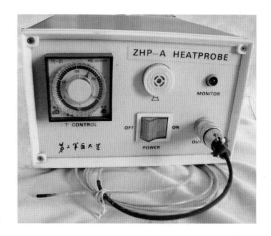

图 1-12-36 热极治疗仪前面板

（三）使用要点

1. 将热探头单元、脚踏开关、电源线等连接于主机相应的位置上。

2. 开启电源后开关灯点亮，同时温控器上红色指示灯点亮。在温控器上预置所需的温度，脚踏开关，此时温控器上输出指示绿灯间歇发光，并每秒发出一次音响，数秒后，热探头升至预设温度。

3. 确认仪器如上述正常工作后，将热探头插入内镜活检孔，当热探头伸出内镜后，使计时器复零。

4. 用热探头压紧病灶，踩脚控开关，即可进行治疗。

5. 结束治疗后，松开脚控开关，将热探头再触及病灶组织数秒钟，或将热探头浸泡在胃体黏液湖，使热探头迅速冷却。避免退出时，热探头烫坏内镜活检管道。

（四）保养

从内镜退出热探头后，用酒精轻擦热探头前端污血。为避免损伤热探头上的薄膜，严禁用金属利器刮削。

（吴仁培）

第十三章
消化内镜相关器械洗消与保养

第一节　内镜消毒的基本要求

20 世纪 60 年代纤维内镜开始在临床广泛应用,当时即已认识到内镜有传播感染的可能,但重视不够,检查间期对内镜的处理是:用少量的自来水冲洗内镜表面及内腔,也有单位仅用清洁布擦干内镜表面,这种做法直至今天仍能见到。20 世纪 60 年代末、70 年代初,内镜消毒的问题开始受到关注,西方国家开始使用消毒剂消毒内镜,到 70 年代中期,第一代高水平液体化学杀菌剂(liquid chemical germicides,LCG)上市,戊二醛是其中之一,使内镜与附件的适当消毒成为可能。但 1978 年前只有内镜厂商提供的内镜清洗消毒建议,而且主要是从保护内镜的角度出发。1978 年,美国手术室护士学会杂志颁布了第一份内镜洗消的规范。根据内镜与人体内腔接触的情况,将内镜定为半危险医疗器械,按规范应进行高水平消毒后方可再次使用,将侵入人体无菌管道、组织的某些内镜辅助器械(如活检钳、切开刀等)定为危险性医疗器械,应进行灭菌处理后方可在第二人使用。1979 年英国消化病学会召开了内镜消毒的专题研讨会,并推荐了内镜消毒规范(guideline)。在此期间,虽然有了内镜消毒的规范,大多数的内镜检查仍未按规范操作。1988 年,美国消化内镜学会(American society of gastroenterology endoscopy,ASGE)、美国消化护理及相关技术人员学会(the society of gastroenterology nurses and associates,SGNA)、英国胃肠病学会(British society of gastroenterology,BSG)均提出了内镜洗消规范,并建议系统内的内镜从业人员参照执行。1994 年,美国 FDA 也制订了内镜消毒的规范。此后,很多国家都制订了相应的内镜消毒规范,世界胃肠病学会也多次讨论内镜消毒规范并推荐相应的执行标准。我国消化内镜学会于 1997 年制订了消化内镜(包括附件)的消毒试行方案。近年来,发达国家的内镜洗消规范逐渐成熟,每隔一定周期,根据研究进展对规范进行修改,要求也愈来愈严。2002 年 7 月我国卫生部公布了"内镜清洗消毒规范"(草案),使国内内镜消毒工作有了规范。近期又有新的软式内镜清洗消毒技术规范出台。

一、内镜相关的感染传播

与内镜的其他并发症(穿孔、窒息等)相比,感染显得似乎"不"重要,发生率也低,即使在侵入性较大的 ERCP 检查中,其发生率也只有 1% 左右,1993 年美国消化内镜学会的统计,内镜相关的感染发生率是 1/1 800 000(1.8 million)。发生率低的原因有:消化道的抵抗力、内镜的有效消毒、病原菌不能黏附到内镜上、潜伏期长、难以及时发现等,故无法正确统计。

内镜相关的感染可分为三类:①自身细菌移位所致(如食管扩张后的感染性心内膜炎,ERCP 术后的胆管炎)。②患者之间的传染(病毒性肝炎、假单孢菌感染)。③患者与工作人员间的传染。Spach 等报道内镜相关感染的病原菌有:细菌(铜绿假单孢菌、oranienburg 沙门菌、伤寒沙门菌、鼠伤寒沙门菌、阿哥拉沙门菌、表皮葡萄球菌、产气肠杆菌、幽门螺杆菌),病毒(HBV、HCV),寄生虫(隐孢子虫、粪类圆线虫),真菌(白色毛孢子菌)。

（一）自身细菌移位所致感染

内镜检查后菌血症是最常见的自身细菌移位,20世纪70~80年代国外有关的研究对此有详细记录,通过血培养证明的菌血症见表1-13-1。上消化道内镜检查后大部分文献报道的菌血症发生率不到2%,也有高达15%的报道,持续时间短暂,一般不超过5分钟,也有长达30分钟的报道。主要细菌为口咽部的正常菌,草绿色链球菌、溶血性链球菌则较少见,但它们与细菌性心内膜炎发生有关。内镜下活检不增加菌血症的发生率。食管扩张、硬化剂治疗、肿瘤激光治疗分别使菌血症发生率增至45%、31%、35%,对食管扩张而言,狭窄段管径愈小,扩张次数愈多,发生菌血症的可能性愈大。Tandon等报道内镜介入治疗后菌血症发生率为0~50%,硬化剂治疗后平均为5%~7%,扩张术后为21%,结肠镜后为4.7%,胆道梗阻患者ERCP后菌血症发生率达50%以上。

表1-13-1 上消化道内镜诊治后菌血症发生率及感染性并发症

项目	菌血症发生率(%)	感染并发症类型
胃镜检查	2~15	心内膜炎
诊断性 ERCP	15	
治疗性 ERCP	27	
食管狭窄扩张	18~45,11~22(草绿色链球菌)	心内膜炎、脑脓肿、细菌性脑膜炎
硬化剂治疗	11~16	细菌性腹膜炎、心内膜炎、脑膜炎、败血症
曲张静脉套扎术	6	化脓性脑膜炎
经皮胃造瘘术	11~24	不预防性使用抗生素局部感染高达29%
胃食管肿瘤激光烧灼术	35	化脓性关节炎、败血症

ERCP相关的细菌移位性感染:Spach等1993年报道,10 425例ERCP,97例(1.1%)发生感染,其中13人因此死亡,主要是因为胆道梗阻未能解除,并发梗阻性化脓性胆管炎。一般认为,ERCP过程中感染率为0.6%~1.1%,其中的26%死亡。预防性应用抗生素并不能解决此问题,充分的胆管引流才是唯一办法,可用支架、鼻胆管、经皮穿刺、外科手术等方法进行引流。

失代偿期肝硬化食管静脉曲张行硬化治疗,建议预防性使用抗生素如诺氟沙星,可使硬化剂治疗后的感染率从37%降到10%。EUS引导下的穿刺同样存在感染问题,有些专家认为EUS引导下腹水、胸水的穿刺不应提倡,原因即是感染机会太大。

（二）内镜相关的交叉感染

内镜相关的交叉感染包括细菌、病毒两部分,细菌在患者间的相互传播临床上极难确诊,文献报道较多的是内镜被细菌污染后再感染患者,尤其是那些免疫功能受抑制的患者。据Schembre等2000年的统计数据,全球范围报道的内镜传播的细菌性感染不到300例(仅指因内镜消毒后带菌引起的传染),最常见的细菌为假单孢菌属,容易定植于内镜或自动内镜洗消机中。1996年,Aliperti等报道1台污染假单孢菌的十二指肠镜致45人感染,其中4人因此死亡。

内镜相关的病毒性交叉感染,主要指患者间的病毒传播。到目前为止,文献报道的内镜相关的HCV感染有2例,HBV感染有1例。1997年法国Bronowickki等报道了结肠镜检查后引起HCV感染,在西方国家引起了一定程度的震动,对内镜进行高水平消毒是否足够的问题提出了质疑。清洗消毒不充分的内镜可检测到HBV、HCV的核酸,其意义如何尚不清楚。尚未见内镜传播HIV的报道。1994年,法国的Roudot-Thoraval等报道了流行病学研究结果,内镜检查是HCV感染相关的危险因子,研究显示16%的HCV感染为院内感染,内镜检查是独立的相关危险因子,如有活检则此危险性翻倍。1997年Ponchon等也报道,他们调查献血员新近感染HCV的情况,从HCV阴性到阳性的过程中,20%曾接受过内镜检查。

内镜相关的朊病毒(prion)交叉感染最令人头痛,疯牛病、Creutzfeldt-Jakob病、库鲁病等均由朊病毒引起,此类疾病预后极差,西方国家对疯牛病的恐慌已成为严重的社会和政治问题,经内镜传播朊病毒在理论上是完全可能的。目前无法确定常用的化学液体消毒剂对朊病毒的杀灭效果,且无法确定内镜上有否此病毒,故欧洲消化内镜学会建议,确诊的疯牛病患者不能进行内镜检查。我国朊病毒感染病例同样存在,一旦此类患者伴有某些疾病,考虑内镜相关检查时应十分慎重。

（三）内镜相关的患者与工作人员间的感染传播

患者将病原菌传给内镜工作人员:这是很清楚的事实,尤其是Hp的传播,已有多篇文献报道,内镜医师Hp血清阳性率明显高于普通内科医师。Potts等1997年的系列研究发现,血清Hp阳性率内镜医师为50%、呼吸内科医师为10%,内镜医师中,随着年龄、每周所行的胃镜例数、不戴手套等因素的增加而Hp阳性率增高。日本的Nishikawa等于1998年报道,内镜室护士Hp感染率也高于其他科室护士。在美国,除乙状结肠镜检查外,其他内镜检查均要求建立静脉通道,因内镜检查室内灯光较暗,在此过程中,易发生医护人员的刺伤,并发生交叉感染。1995年Puro等报道,对HIV一次针刺传染的机会为0.3%,HCV为3%,HBV为30%,对工作人员的危害是显而易见的。但Hirsch等1985年报道,7名内镜医师、2名内镜护士在给HIV阳性患者检查过程中发生自身刺伤,1年后复查,未发现HIV感染。此外,患者的体液(唾液、胆汁、呕吐物、粪便、血液)溅到工作人员的身上,手工清洗活检钳时组织碎片的飞溅,都是对医护人员的危险因素。各种体液所含的病原菌量不同,黏膜接触感染HIV的机会为0.1%,皮肤接触HIV血液后引起的传染已有报道,其几率为0.04%。但对HCV、HBV而言,其几率要高数十倍。故1985开始,美国疾病预防控制中心要求内镜操作人员进行自身防护,包括戴手套、穿保护性外套、戴面罩、眼镜,接种HBV疫苗,可能的话接种HAV疫苗,每6个月检查结核菌素皮试。

二、适合内镜使用的消毒剂

如前所述,内镜消毒的重视与有了合适的消毒剂是分不开的,目前世界各地使用最广的内镜消毒剂仍为戊二醛。领苯二甲醛作为一种高效消毒剂因其化学性质稳定,消毒时间短等优点目前被越来越多的医院所接受,但因为价格昂贵、对眼睛及呼吸道的刺激等问题目前尚未被广泛使用。过氧乙酸以其效果好、时间短的优点正逐渐被认可,英美等国家已有过氧乙酸内镜消毒剂在市场供应,国内也有少数单位用此消毒。氧(酸)化电位水则显示出高效、低毒、价廉、无污染的强劲优势,被认为是今后内镜消毒剂发展的趋势。下面对常用的内镜消毒剂作一简介。

（一）戊二醛(glutaraldehyde)

对植物性细菌只需1分钟浸泡即能达到高水平消毒。Carr-Locke等1978年报道内镜浸泡于2%碱性戊二醛2分钟即能达100%无菌,2分钟的浸泡也足以灭活HIV和肠病毒,2.5~5分钟则能灭活HBV。对HCV的杀灭情况目前尚未见报道,根据理论上的推测,戊二醛对HCV的杀灭应较杀灭HBV更易,故各国的内镜消毒规范均未对HCV患者受检后的消毒提出特殊要求。Hanson等1992年报道低滴度的结核分枝杆菌经2%碱性戊二醛浸泡10分钟、高滴度结核分枝杆菌浸泡20分钟也被完全破坏。对鸟胞内分枝杆菌的杀灭则需浸泡60~120分钟,杀灭细菌孢子则需浸泡3~4小时。表1-13-2为文献报道戊二醛杀灭内镜沾染病原菌的效果。戊二醛的缺点主要是毒副反应多,包括刺激及过敏作用,能引起皮炎、结膜炎、鼻刺激、哮喘等,这些副反应的报道有逐渐增多的趋势。戊二醛的另一缺点为如内镜内腔中的有机成分未被彻底清洗,这些成分接触戊二醛后会发生固化,使之不易去除,成为污染来源或堵塞内镜内腔。同时,戊二醛对环境也有一定破坏作用。Rozen等1994年报道了戊二醛相关的自限性肠炎。因此英国1998年要求,戊二醛职业暴露的空气浓度为0.05ppm(8小时平均)。西方各国、日本、澳大利亚等均有长期接触戊二醛的暴露浓度限制。从长远来看,戊二醛将逐渐被其他消毒剂所替代。国内戊二醛是主要的内镜消毒剂,但内镜工作人员的防护问题值得重视。

表 1-13-2　2% 戊二醛对内镜沾染的病原菌的杀灭结果

	内镜种类	病原	最初的量(log)	清洗后的量(log)	平均减少量(log)	2% 戊二醛消毒时间
Hanson 等 1989	消化内镜 Olympus GIFXQ20	混合菌 HIV，HBV	3~4 CFU/ml ND	0 0	4.9	<2 分钟
Hanson 等 1990	消化内镜 Olympus GIFXQ20	HIV	4.7~6.5pg/ml	0~2.2	4.7	<2 分钟
Hanson 等 1991	支气管镜 Olympus BF10	混合菌 HIV，HBV， 卡氏肺囊虫	2.1~4.3 CFU/ml ND 1.2 囊 /ml	0 0 0	2.8	<2 分钟
Vesley1992	消化内镜 Olympus CF-P10S	枯草杆菌	6~8CFU/ml	ND	4.2	ND
Hanson 等 1992	支气管镜 Olympus BF10	结核分枝杆菌	3.1~4.6CFU/ml	0.11~0.7	3.5	<10 分钟

（二）邻苯二甲醛（o-phthalaldehyde）

是一种高效的消毒剂，含 0.55% 的苯二羧酸，性能稳定。在有机物存在情况下，几乎不会影响它的杀菌效果。其优点有：①邻苯二甲醛杀灭分枝杆菌活性的效果明显优于戊二醛（在 5 分钟内邻苯二甲醛使分枝杆菌减少 5~10g）；②消毒时间短，常规消毒 5 分钟，即可杀灭全部的普通细菌，甚至可以杀灭有机物下面的部分分枝杆菌；③特别是对于戊二醛已产生耐药性的分枝杆菌，适当延长消毒时间 10 分钟以上是有效的；④ pH 值保持在 3~9 小时，消毒效果稳定。不会形成有毒烟雾，无需催化剂催化激活。使用周期长，一般为两周；⑤对于着色反应，起到了邻苯二甲醛没有被彻底漂洗干净的提示作用。因此被美国 FDA（美国食品与药物管理局）和 APIC（美国感染控制工作者协会）所认可。但也伴随着一些缺点：①产品价格昂贵，因经济水平的差异，我国大部分地区医院的内镜消毒室还无法采用此消毒剂对内镜进行消毒。②对内镜：清洗不彻底，有机物残留易同样可导致蛋白质凝固形成生物膜。③邻苯二甲醛可与氨基与巯基发生反应，可导致许多布类物品、皮肤、器械、清洗设备的着色。④对人体的毒性不确定，但刺激眼和呼吸道，不宜开放使用等。有关邻苯二甲醛的性质、消毒效力及对人体的毒性有待于进一步的研究。

（三）过氧乙酸（peracetic acid）

是一种强氧化剂，浸泡 5 分钟杀死分枝杆菌，浸泡 10 分钟能杀死真菌孢子，并能防止孢子的脱囊作用。对 HBV、HCV、HIV、结核分枝杆菌的杀灭效果也很好。目前市场上有两种制剂，0.2% 和 0.35% 的过氧乙酸，前者只能在专门的消毒机内应用，后者则以强生公司的 Nu Cidex 为代表，厂商推荐该溶液浸泡 5 分钟能达到高水平消毒要求，浸泡 10 分钟能达到灭菌要求。过氧乙酸的优点在于能使内镜腔道内固化的有机物质溶解（假如未行彻底清洗，戊二醛保护内镜腔道中固化的有机大分子，过氧乙酸则能溶解之）；主要缺点是费用昂贵，过氧乙酸一旦配制，必须每 24 小时更换。也有每 7 天更换一次的过氧乙酸，测试过氧乙酸浓度的试纸也有供应。过氧乙酸的刺激性目前尚无法评价，另外的担心是对内镜的损坏，包括腐蚀内镜引起漏、脱色等。目前国外更常见的是过氧乙酸用做内镜自动消毒机的消毒剂，当然手工浸泡消毒也有使用过氧乙酸的。过氧乙酸同样具刺激气味，且较戊二醛更甚，使用时应在密闭容器内。因为消毒效果好、浸泡时间短，正在逐渐被推广。

（四）过氧复合物（peroxygen compounds）

因消毒效果不如戊二醛，并对内镜、内镜消毒机等均有损害作用，故使用面不广，也未能得到有关专业学会的推荐。

（五）二氧化氯（chlorine dioxide）

国外有很多商品化的二氧化氯消毒剂，一般由两部分组成：基础成分和激活剂，使用前加水稀释。新鲜配制的二氧化氯消毒剂对细菌、细菌孢子、病毒的杀灭作用与过氧乙酸相似，如配制适当并存放于密闭容器，二氧化氯消毒剂的杀孢子作用可维持 7~14 天，厂商推荐杀灭细菌、病毒需浸泡 10 分钟。其缺点为有强烈的刺激气味，对内镜的损害作用也较戊二醛更甚。

（六）季铵类化合物（quaternary ammonium compounds）

较多的观点认为，此类消毒剂对病毒的消毒效果欠佳，不适于内镜的消毒。

（七）70% 乙醇（alcohol）

除肠病毒外，70% 乙醇对细菌、病毒的杀灭作用均较戊二醛更强，但 70% 乙醇对细菌孢子杀灭效果不佳，70% 乙醇浸泡对内镜的损坏作用也大。因此内镜消毒过程中主要用于内镜控制部、插入部的擦拭及内镜内腔的冲洗干燥，浸泡消毒则不用。

（八）超氧化水（super oxidised water）

又称去离子水、氧（酸）化电位水。Selkon 等 1999 年报道，结核分枝杆菌、鸟胞内分枝杆菌、龟分枝杆菌、枯草杆菌、大肠埃希菌（包括 0157 型）、粪肠球菌、耐甲氧西林的产气肠杆菌、白色念珠菌、铜绿假单胞菌、HIV1 型、2 型经超氧化水作用 2 分钟，99.999%（10^5）甚至更多的菌被杀灭，是一种最被看好的内镜消毒剂，详见本节的内镜消毒新技术介绍。

（九）环氧乙烷（ethylene oxide）

环氧乙烷是一种广谱、高效、穿透力强、对消毒物品损害轻微的消毒、灭菌剂，在医疗、制药、食品等行业均有广泛应用。其杀灭细菌、孢子、病毒的效果确切，机制为能与微生物的蛋白、DNA、RNA 发生非特异性的烷基化作用。环氧乙烷消毒方法比较复杂，消毒条件不易控制，消毒时间长，安全性也差。常用的环氧乙烷消毒方法有塑料袋消毒法、丁基橡胶尼龙布袋消毒法、小型容器消毒法、环氧乙烷消毒器、环氧乙烷消毒室以及大型帐篷消毒法，视不同方法，所需的温度、消毒剂浓度、时间也不同，要求专业人员操作、控制。

三、消毒基本原则与设施

（一）内镜消毒与灭菌基本原则

目前，世界各国基本采用 Spaulding 医疗器械分类，根据各类器械的使用情况，将医疗器械接触人体后的危险性分为三类，不同类别消毒、灭菌要求不同。

1. 极度危险类　接触无菌组织、器官、内腔，只要有微生物污染，就会引起感染。此类器械使用前应进行灭菌处理。

2. 危险类　与黏膜接触，常规不穿破黏膜，各种内镜，导尿管，吸痰管等。此类器械使用前应进行高水平消毒，对消毒的具体要求是能杀死一部分的细菌孢子、大部分的真菌孢子、所有的常见的植物性细菌、小的或非液态病毒、中等大小的或液态的病毒。

3. 低危险类　与患者体表接触，常规不穿破皮肤，如面罩、袖带、电极。此类器械引起感染的机会极少，简单消毒即可。

消化内镜（不包括术中经手术切口进入体腔的消化内镜）属经自然通道与管腔黏膜接触的内镜，按 Spaulding 分类属危险类，应进行高水平消毒。内镜诊治过程中所用的活检钳、切开刀等在诊治过程中进入破损黏膜的附件则属极度危险类，应进行灭菌处理。对于能经受高压蒸汽灭菌的附件（如能耐热的活检钳）应按常规高压蒸汽灭菌方法进行，本文主要讨论不耐热的内镜及其附件的消毒方法。

（二）内镜室消毒相关配置

1. 内镜室应按检查部位分室进行，如胃镜室、肠镜室。

2. 内镜室应划分内镜消毒区、内镜检查区，最好能有专用的消毒室并与检查室分开，消毒室内配置专用的流水洗涤槽（盆）、酶洁液洗涤槽（盆）、消毒浸泡槽（盆）、洁净水冲洗槽（盆）、空气／水管道清洗转接器(A/W 槽)、全管路冲洗器、测漏器、防水帽等,有条件单位则配置内镜自动消毒机,尤其是内镜检查治疗例次较多的单位建议配置。

(三)内镜术前消毒相关的准备

原则上内镜消毒应达到对每一个患者均安全的水平,也就是说,无论内镜被多少量、多少种类的病原菌污染,消毒后对其后的被检查者应无被感染的危险。西方发达国家基本是按本原则进行的,不要求患者进行特定的体检。但我国目前尚达不到此水平,一般要求患者作必要的体检,对肝炎、艾滋病患者及某些特殊病原携带者使用专用内镜,并单独进行特殊的消毒灭菌处理。如无条件使用专用内镜,则安排以上患者在专用时段进行检查(原则上在每天其他患者检查完后或指定某天)。但理论上,任何检查措施均不能查出所有的病原携带者,一部分已感染病原但处于潜伏期的患者是不可能被检出的,因此,术前检查进行患者简单分类只是不得已的手段,终有一天将被淘汰。而且患者分类进行检查,增加总的费用不说,也易致内镜操作人员对所谓的病原菌阴性患者检查后的内镜消毒发生轻视,更增加感染的危险。

(四)内镜清洗消毒方法

非全防水式内镜已基本被淘汰,故国内外要求内镜的消毒使用全浸泡式消毒,全浸泡消毒又可分为手工和内镜洗消机消毒两大类。

1. 全浸泡式消毒(高水平消毒)软式内镜手工清洗消毒操作流程　软式内镜,无论是采用人工或是内镜洗消机自动清洗消毒,整个的流程应当是相同一致的。内镜必须采用全浸泡式清洗消毒,不能浸泡的内镜已不再为人们所接受,因为不能完全浸入液体中的内镜将无法进行充分的清洗和高水平的消毒。

(1) 床侧预处理:①诊疗完毕的内镜立即用含洗涤剂的湿纱布或湿纸巾将整个内镜插入部分外表面的黏液等分泌物擦拭干净(图 1-13-1)。②之后将内镜弯曲部和先端部浸入稀释好的内镜专用洗涤液中,先做注气注水 10 秒,再以 205ml/s 的速度持续吸引直至内腔道顺畅(图 1-13-2)。③从内镜主机上卸下内镜并盖上防水帽后送到内镜洗消间。

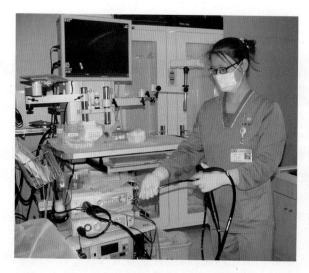
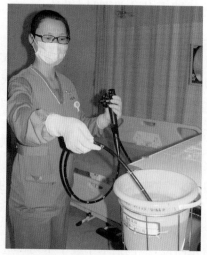

图 1-13-1　　　　　　　　　　　　　　　　图 1-13-2

(2) 初洗:①安装测漏装置进行内镜测漏(图 1-13-3)。②在流动水下彻底冲洗,用长纤维纱布或泡棉反复擦洗镜身,同时将操作部和导光部清洗干净(图 1-13-4)。③拆去内镜上各个附件按钮(吸引阀按钮、送气送水阀按钮、活检管盖)(图 1-13-5)。④用高压水枪彻底反复冲洗各管路(图 1-13-6)。⑤用清洗毛刷或一次性清洗棉棒彻底刷洗活检孔道和导光软管的吸引器管道,刷洗时必须两头见刷头,并洗净刷头上的污物;毛刷或棉棒必须和内镜腔道相吻合(图 1-13-7)。用高压气枪干燥管路与镜

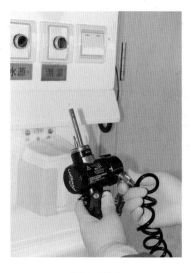
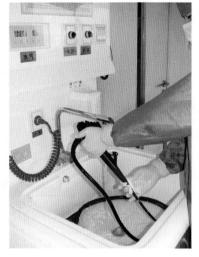
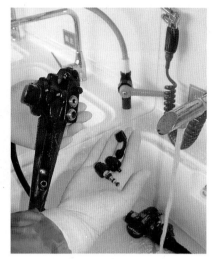

图 1-13-3　　　　　　　　　图 1-13-4　　　　　　　　　图 1-13-5

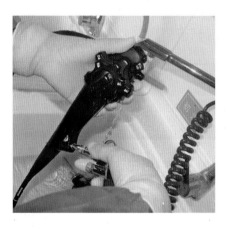
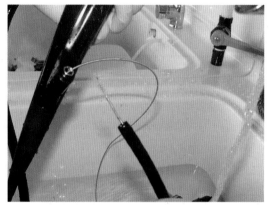

图 1-13-6　　　　　　　　　　　　　　图 1-13-7

身放入配置好的内镜洗涤剂溶液中。

（3）洗涤剂洗涤：①将取下的吸引阀按钮、送水送气阀按钮和活检管盖用刷子刷洗干净，清水冲洗干净并擦干放入超声波机器中用内镜洗涤剂进行超声波振荡洗涤 30 分钟（图 1-13-8）。②内镜在洗涤剂中浸泡的时间应不少于 3 分钟，或根据厂家的使用说明进行操作，同时用内镜专用泡棉蘸洗涤剂彻底擦拭外表面（图 1-13-9）。③接上灌流设备进行所有管路的洗涤剂灌流浸泡。④如无灌流设备，可用注射器将洗涤剂直接注满各个管路。⑤满足洗涤剂浸泡时间后，用长纤维纱布或泡棉再次擦洗镜身，用专用棉棒或毛刷再次刷洗各个管腔，使有机物等碎片脱落，便于流水冲洗。⑥内镜洗涤剂应当每清洗 1 条内镜后更换。

（4）漂洗：①流动水冲洗镜身，用高压水枪冲洗管腔，时间至少在 2~3 分钟。充分的漂洗可以达到充分的消毒（图 1-13-10）。②接上灌流设备进行管腔内的冲洗，并用高压气枪吹干管腔内的水分，以免稀释消毒液。

（5）浸泡消毒：①内镜与各个按钮一同浸泡消毒液中，接上灌流设备进行所有管路的消毒剂灌流浸泡消毒（图 1-13-11）。②如无灌流设备，可用注射器将消毒剂直接注满各个管路进行浸泡消毒。③从消毒剂浸泡的水槽中每取一支内镜，必须更换一副新手套（图 1-13-12）。④采用怎样的高水平消毒剂对内镜进行高水平消毒，应根据实际情况和厂家的使用说明进行操作。⑤每天必须对消毒剂进行浓度的检测，使消毒剂的浓度保持在正常使用范围，一旦浓度下降，应及时更换（图 1-13-13）。

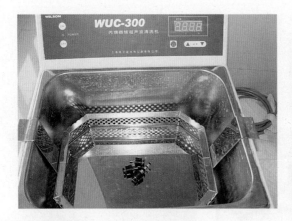

图 1-13-8

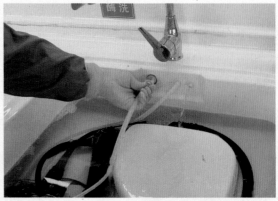

图 1-13-9

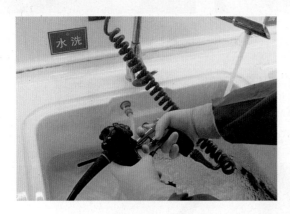

图 1-13-10

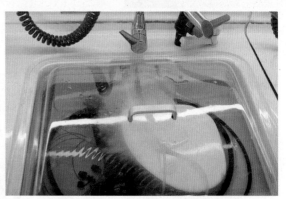

图 1-13-11

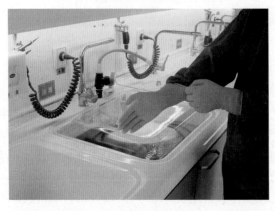

图 1-13-12

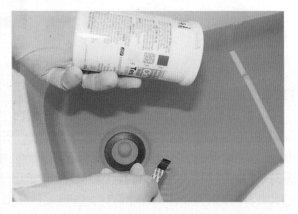

图 1-13-13

(6) 终末漂洗:①直接用流动纯净水冲洗镜身,用不掉纱头的棉布或泡棉不断清洗镜身以及操作旋钮部分,取下的按钮附件在流动水中冲洗干净(图 1-13-14)。②接上灌流器进行各个管腔的灌流冲洗,再用高压水枪彻底冲洗管腔内的残留消毒液。③如无灌流设备的,用高压水枪彻底冲洗管腔内的残留消毒液,或用注射器反复冲洗管腔直至无消毒剂残留。

(7) 内镜干燥:①用酒精纱布擦拭镜身及按钮,用气枪将各个管路水分吹干。按钮附件必要时需润滑处理后待用(图 1-13-15)。②用干布擦干内镜与主机相连接的各个部分。③取下防水盖,将各个按钮附件安装好,备用。④每次操作之间及在储存内镜之前对内镜及附件进行干燥,是预防病原体传播及院内感染非常重要的步骤。

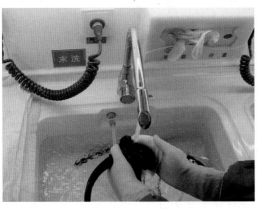
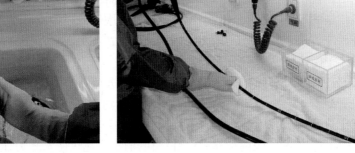

| 图 1-13-14 | 图 1-13-15 |

(8) 内镜储存：①每日诊疗工作结束将内镜储存于专用洁净柜或镜房内。②镜体应垂直悬挂，镜身过长者，应做 45° 的角度盘挂在镜架上。弯角固定钮应处于自由位。③储存内镜时要将所有活检入口阀门、吸引器按钮和送气送水按钮取下。④储柜内表面或者镜房墙壁内表面应光滑、无缝隙、便于清洁，每周清洁消毒一次。

2. 全自动消毒消毒法　在初洗的基础上，参照各家全自动洗消机的说明书实施。

四、消化内镜消毒的注意点

1. 正确认识清洗的重要性　消化道尤其是下消化道正常情况下有大量的正常菌群生长，故消化内镜检查后，内镜表面及内腔均含有相当数量的细菌。1994 年 Alfa 等报道消化内镜检查后内镜上的细菌负荷量为 10^5CFU/ml，Chu 等 1998 年报道结肠镜检查后的细菌负荷为 10^{10}CFU/ml。Vesley 等 1999 年报道内镜吸引孔道内的细菌负荷为 $10^{6.7}$/ml，其他文献报道内镜外表、注水气孔道为 $10^{4.3~4.5}$/ml，第二军医大学附属长海医院曾检测 44 例乙型肝炎病毒标记物阳性患者胃镜检查后内镜表面、内腔的肝炎病毒污染状况（ELISA 法），结果有 2 例于胃镜镜身、14 例于活检孔道检测到乙型肝炎病毒标记物。这一方面的研究以 Chu 等 1998 年的文献最为详尽，他们报道结肠镜术后镜身表面和吸引孔道的细菌 99% 为大肠埃希菌和似杆菌，是肠道固有的革兰阴性杆菌，其余为假单孢菌属、肠杆菌属、巴斯德菌属和克雷伯菌属，葡萄球菌属是其中最主要的革兰阳性菌（占 1%）。一般而言，手工清洗后，文献报道细菌数可减少 $10^{4~6}$ 倍，并且，细菌的种类也发生巨大变化。Chu 等的研究手工清洗使结肠镜吸引孔道内的细菌数减少 $10^{5.5}$ 倍，镜身表面的细菌数减少 10 倍，但清洗后细菌的种类分布发生了变化，肠道正常菌群数减少，医院环境内的细菌数增多，这是非常值得注意的现象。认为这是清洗过程中，空气、操作人员的手、清洗器具等处的细菌污染所造成的。因此，清洗过程中，操作人员应高度重视，严格按规范操作，防止医院环境中的致病菌污染内镜。各内镜制造厂家提供的清洗方案不一样，各种内镜的清洗程序不一样，不同操作人员间的清洗不一样，同一人员，在不同时间、地点也可不一样，而且各种内镜洗消规范内未规定清洗标准，故清洗一步最易出问题，内镜自动消毒机在一定程度上可克服此问题。

Spach 等 1993 年报道了 26 年 281 例内镜相关的感染，253 例发生在 1988 年前，即内镜消毒规范颁布前，1988~1993 年间只有 28 例感染发生，而且这 28 例均能找到违反规范的操作，其主要的违规处即在清洗阶段。1994 年，FDA 提出内镜消毒的规范，并推荐 2% 戊二醛浸泡 45 分钟（25℃）才能达到高水平消毒的要求。后来，ASGE、SGNA、美国传染病控制和流行病专业学会、疾病预防控制中心、FDA、美国消化病学会联合组织了一个由内科医师、护士、微生物学家组成的委员会，对内镜的消毒问题进行了专题研讨，1996 年 5 月，该委员会发表报告认为：FDA 推荐的 45 分钟浸泡是基于内镜未进行清洗的基础上的，假如内镜先由培训过的技术人员进行标准的清洗，那么，浸泡 2% 戊二醛 20 分钟（室温）能够达到高水平消毒的要求。几乎所有的专业委员会推荐的内镜消毒规范均对清洗一步反复强调,原因是这一步最易因人为因素而造成忽视,从而导致不良后果。

2. 对 HIV、HBV、HCV 分镜使用是不可取的 因为,无法查出所有的病原携带者,且易导致阴性患者使用后内镜消毒工作的放松。只有彻底清洗消毒,保证内镜在使用时对每一位受检者均安全,才能保证不传染病原菌。HIV、HBV、HCV 感染者使用后的内镜应适当延长消毒浸泡时间,以确保安全。也即检查后应清洗 20 分钟,在戊二醛中浸泡消毒 20~30 分钟。

3. 应在内镜设计及内镜制造材料上进行改进 应尽量减少狭长的内镜腔内管道,这种管道的清洗、浸泡十分困难。现有的内镜均不耐热,故无法进行高温消毒,实际上,很多人怀疑对内镜进行高水平消毒是否足够,当然,目前尚无证据表明内镜灭菌比高水平消毒更好,如制造能进行高压蒸汽灭菌的内镜肯定更理想。

4. 侵入性大的治疗性内镜、内镜活检钳的消毒应达灭菌水平为佳。

5. 对怀疑或已明确的朊病毒感染者,鉴于其不可避免的不良预后,无强烈适应证不进行内镜诊治,如确有必要,检查后的内镜应特殊处理。某些专家甚至建议,此类患者使用后的内镜应连续进行 6 次高压蒸汽消毒后并废弃,因为目前尚无法检测有无朊病毒的存留,无法预测危险性。

6. 内镜消毒人员应进行专业培训,人员是保证消毒质量的基础。人员培训包括内镜医师、护士、消毒技师在内。2000 年 Tandon 等对世界各地的内镜消毒现状分析认为,发达国家内镜相关感染仍时有报道,发展中国家问题更多。发达国家出现以上问题的原因主要是执行规范不严格,发展中国家则还有工作量及经费、器械不足等原因。故严格按规范操作是最重要的质量保证措施,要做到这一点,最重要还是在人员培训。澳大利亚已推行资格证书制度,内镜消毒人员要从理论上培训微生物学、清洗、消毒、无菌、内镜构造原理、自动消毒机等内容,并需有最少 1 天的实践培训。

7. 内镜工作人员的责任心是内镜消毒质量的保证。全球范围,内镜消毒差别极大,Arora 等 1992 报道,调查印度 133 个内镜中心,只有 1/3 的中心进行内镜消毒,这种消毒也是极不严格的:浸泡 1% 戊二醛 2 分钟。1991 年 Ferrari 等报道的巴西的情况也如此。1993 年 Spach 等报道北欧 1/3 的内镜中心在上消化道出血、常规胃镜及结肠镜检查后的内镜消毒也是不够的。1994 年澳大利亚的调查,只有不到一半的内镜中心消毒是充分的。1996 年 Akamatsu 等对日本的调查发现(20 个内镜中心),2/3 的中心没有对内镜孔道做到充分的冲洗,只有 2/20 的中心对内镜进行浸泡消毒。1993 年 Spach 等总结了美国的情况,78% 的中心未能对活检钳进行灭菌处理,25% 的中心内镜洗消结束后查到 10 万以上的细菌克隆。另一对美国家庭开业医师进行乙状结肠镜检查的调查,2/3 以上洗消不合格,某些消毒甚至不能杀死 HIV。1992 年 Foss 等对内镜医师、护士的问卷调查,72% 的医师、74% 的护士在过去的一年中有过堵镜的经历。我国目前的情况也不容乐观。

五、消化内镜消毒的新进展

(一) 内镜自动消毒机(automatic flexible endoscope reprocessors,AFER)

内镜全浸泡消毒的过程基本是固定的,包括清洗、消毒、再清洗(或漂洗)干燥等数步骤,AFER 即是根据以上步骤设计的(图 1-13-16)。但市场上供应的 AFER 在原理上各不相同,功效也不同。有的设计为灭菌机,能达到内镜灭菌的目的,也有既能进行清洗又能进行消毒的 AFER,有的则只能进行消毒,但一般均具备最后的清洗干燥功能。有的 AFER 能同时处理多台内镜,也有的一次只能处理一台内镜。当前,AFER 使用的消毒剂均为 LCG,包括碱性、酸性戊二醛,过氧乙酸,过氧化氢及以上两者的混合物。

AFER 的优点:①自动化、标准化,减少了人为的失误及不一致。②工作人员的安全性提高,与 LCG 的接触减少,对环境污染也相应减少。③质量更可靠。④带有水过滤系统,一般使用 2 道滤膜,第一道孔径 $5\mu m$,第二道孔径 $0.1~0.2\mu m$。过滤水的使用保证最后冲洗时不再被污染。⑤可对 LCG 进行加热,提高消毒效率。⑥某些消毒机带有自动报警系统,能自动监测某些容易变动的指标,提醒使用人员注意。

AFER 的缺点：①并非完全自动化，不同型号内镜设计不同，使 AFER 不能完全相同对待，一般而言，清洗、干燥两步仍要手工完成。②狭长的内镜腔道的存在，使 AFER 无能为力，故并非每一种内镜均可经 AFER 处理，必须辅以手工清洗。如十二指肠镜的抬钳器通道，细而长，清洗十分困难，消毒剂也很难完全灌满，一般要用 2~5ml 注射器进行快速冲洗灌注。③所需时间太长，一般 1个周期要 30~60 分钟，在某些工作量大的中心无法等候。④某些AFER 无法进行 LCG 浓度监测。⑤AFER 本身也需要进行消毒，因 AFER 本身的污染致消毒的内镜再污染并引发患者感染流行的报道已有多篇。AFER 使用中最易被忽视的问题，是最后一道程序，过滤水冲洗时水的质量，过滤膜的完整与否对水的质量影响很大。

内镜中心配备 AFER，应根据自身的特点进行选配，购买前注意以下问题：初期费用及每个周期的费用；是否需昂贵的附件；是否能自动记录某些重要参数；水过滤系统标准、合理否；有无 LCG自动加热功能；跟患者的交叉感染有关否；是否其内腔容易生长细菌或形成生物胶；能否使用一种以上的 LCG；操作是否容易；有否足够的空间安装；跟内镜损害有无关系；能否同时处理多台内镜。

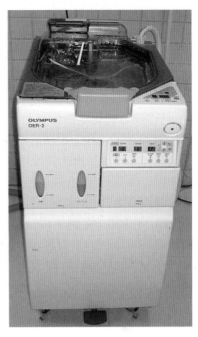

图 1-13-16　内镜自动消毒机

(二) 酸化离子水(electrolyzed acid water, EAW)

EAW 杀菌、杀病毒效果强大而确切，对环境污染小，对内镜各部件不造成破坏，是目前被认为最有前途的内镜消毒剂，也有可能取代戊二醛，成为主要的内镜消毒剂。EAW 的产生需要一电化箱，内有阴阳电极，电极间用离子交换膜分隔，箱内放入 10L 自来水并加 5g 氯化钠，通电后发生如下反应：

$$阳极：2H_2O \rightarrow O_2 + 4H^+ + 4e^-$$

$$2NaCl \rightarrow Cl_2 + 2Na + 2e^-$$

$$Cl_2 + H_2O \rightarrow HClO + HCl$$

$$阴极：2H_2O + 2e^- \rightarrow H_2 + 2OH^-$$

$$2NaCl + 2OH^- \rightarrow 2NaOH + 2Cl^-$$

通过以上反应，在阳极一侧的箱内很快产生较多的 HClO、HCl、Cl_2，并产生约 1000mV 的电位差，使 pH 低于 2.7，但只要断开电流，这些反应很快停止，其效应也随之消失。

EAW 抗微生物的作用是多种因素的混合效应，包括低 pH、高氧化还原能、氯自由基，其机制推测是细胞膜的氧化、酶的灭活和核酸的变性。

日本学者 Tsuji 等在 2000 年报道，内镜表面 10^{7-8}CFU/ml 的凝固酶阴性的葡萄球菌、甲氧西林耐药的金葡菌、Hp、克雷伯肺炎杆菌、Stenothrophomonas maltophila、黏质沙雷菌、Baumannii 不动杆菌、肠球菌、大肠埃希菌、铜绿假单孢菌、洋葱假单孢菌、难辨梭状芽孢杆菌、新型隐球菌、烟曲霉菌、白色念珠菌经 EAW 作用 7 分钟，培养未发现有细菌生长。EAW 对病毒的杀灭作用也非常强大，10^{4-6}CFU/ml的腺病毒(1、2、3 型)、脊髓灰质炎病毒 3 型经 EAW 作用 7 分钟同样检测不到。Tagawa 等 1999 年报道：10^7 的鸭肝炎病毒 B 经 EAW 处理后，再接种鸭子，8 周后用峡缝 DNA 杂交法未能发现被接种的鸭子体内有病毒感染。与其他液体化学消毒剂一样，液体中有机物质愈多，EAW 的消毒效果愈差，因此，EAW 消毒前，清洗同样不可少。

日本食品分析中心认为 EAW 对皮肤弱刺激、对眼睛无刺激、无致畸性、无细胞毒作用，尽管反应过程中产生微量的氯气，但不会超过国家规定的空气浓度限值。该机器在日本已上市。Tsuji 等估计该机器运行 1 天的成本为 21 美分。

用 EAW 消毒内镜最大的缺点是对金属有一定的腐蚀性，如何把握既能有效消毒，又不损害内镜器械是今后要研究的问题。

（三）一次性内镜套件

如前所述，不少人认为，对内镜进行高水平的消毒是不够的，只有进行灭菌处理才能确保患者的安全。但目前的水平根本达不到每人检查后均进行灭菌的水平，一次性内镜套件即为达到以上要求而开发的。目前，在国外试用的有一次性内镜鞘及一次性内镜内芯。

1. 一次性内镜鞘（图1-13-17） 对一些短的内镜（如乙状结肠镜、气管镜等），操作时间短，洗消时间长，现有的化学消毒剂显得很不实用，美国麻省的Natick有一家公司（vision science，endosheath system）设计了一种一次性的内镜鞘可避免此类短内镜的洗消问题。此系统共由3部分组成，内镜的控制部和插入部是永久性使用的部分，一次性的鞘包含有送水送气孔道、活检钳道、覆盖操纵部的塑料外膜。操作过程中，控制钮是不覆盖的，故需多备控制钮换用。跟常规内镜不同的是此系统使用机械瓣调节空气、水流及吸引的力量，内镜外鞘上的控制钮调节外鞘与内镜间的结合严密度。Schroy等1996年报道198例使用经验，用一套内芯，平均每小时行3.5例乙状结肠镜检查，检查时间为4.7分钟，换鞘时间为4.6分钟，平均每例费时11分钟。Rothstein等1995年报道143例随机非双盲的研究，带鞘乙状结肠镜、常规乙状结肠镜检查的时间分别为6.7、5.6分钟（$P=0.05$），普通乙状结肠镜达到60cm的比例是50.7%，带鞘内镜为29.8%（$P=0.004$），插入深度达50cm的比例分别为63.8%、56.3%（$P>0.05$），两者耗费的非检查时间为普通镜32.8分钟，带鞘镜8.1分钟（$P<0.0001$）。医生的感觉、内镜关节活动、把手、插入时的灵活性、旋转、插入顺利程度、吸引、U形反转、总的满意率等方面普通镜要

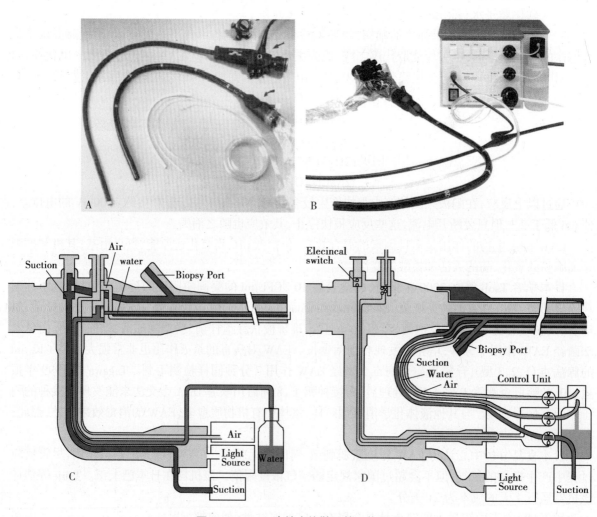

图1-13-17 一次性内镜鞘及其工作原理

明显好,但内镜洗消人员则对一次性内镜满意,主要体现在安全、容易洗消、方便。Sardinha 等 1997 年的研究表明,带鞘乙状结肠镜、普通乙状结肠镜在耗时方面差异显著,前者为 46.8 分钟,后者为 4.9 分钟(P<0.0001);在费用方面分别为 33.38 美元、47.46 美元。Schroy 等 1996 年报道带鞘胃镜与普通胃镜,检查费时分别为 9.9 分钟、8.4 分钟,带鞘胃镜使耗时延长,但处理时间两者分别为 8.9 分钟、48.4 分钟,总的来说节省很多时间。

2. 一次性的内镜内芯(图 1-13-18) 此技术已由美国 Endonetics 公司(San Diego)开发成功,但产品未上市。此技术的特点是内镜中的注气注水孔道、活检孔道是结合在一起的,同一次性的内镜外鞘一样,用机械瓣代替电子按钮完成注气、注水、吸引功能,并且对活检孔道可进行冲洗(不必使用注射器),检查结束,内芯拔除丢弃,镜身同普通内镜一样洗消。

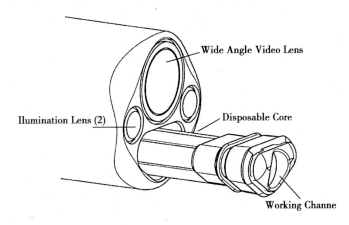

图 1-13-18　一次性用内镜内芯

(吴仁培)

参考文献

1. Shiba M, Higuchi K, Fujiwara Y, et al.Risk associated with reprocessed reusable endoscopic instruments.Am J Gastroenterol, 2001, 96(12):3465-3467.

2. Sakai N, Tatsuta M, Iishi H, et al.Effectiveness of manual cleaning and disinfection of gastroendoscopes with 3% glutaraldehyde for decreasing risk of transmission of hepatitis C virus.Am J Gastroenterol, 2001, 96(6):1803-1806.

3. Cowen AE.The clinical risks of infection associated with endoscopy.Can J Gastroenterol, 2001, 15(5):321-331.

4. Society of Gastroenterology Nurses and Associates, Inc. Guideline for the use of high-level disinfectants and sterilants forreprocessing of flexible gastrointestinal endoscopes.Gastroenterol Nurs, 2000, 23(4):180-187.

5. Ishino Y, Ido K, Koiwai H, et al.Pitfalls in endoscope reprocessing:brushing of air and water channels is mandatory for high-level disinfection.Gastrointest Endosc, 2001, 53(2):165-168.

6. Rey JF.Protocol for reprocessing endoscopic accessories.European Society of Gastrointestinal Endoscopy.Endoscopy, 2000, 32(1):81-83.

7. Tandon RK, Ahuja V.Non-United States guidelines for endoscope reprocessing.Gastrointest Endosc Clin N Am, 2000, 10(2):295-318.

8. DiMarino AJ Jr.Noncompliance with FDA and society guidelines for endoscopic reprocessing:implications for patient care. Gastrointest Endosc Clin N Am, 2000, 10(2):283-294.

9. Tsuji S, Kawano S, Oshita M, et al. Endoscope disinfection using acidic electrolytic water.Endoscopy, 1999, 31(7):528-535.

10. Cheung RJ, Ortiz D, DiMarino AJ Jr.GI endoscopic reprocessing practices in the United States.Gastrointest Endosc, 1999, 50(3):362-368.

11. 许国铭,李兆申.消化内镜培训教程.第 1 版.上海:上海科技教育出版社,2000.

第二节　内镜附件的维护与保养

一、内镜的维护与保养

内镜正确的维护与保养可保证内镜正常使用,并延长其使用寿命。

1. 在终末消毒后应彻底将内镜管道吹干,器械管道插口处在卸下阀门后,用75%酒精棉签拭净;送气、送水按钮和吸引按钮在清洗、消毒、干燥后关节部滴少许硅油再安装在内镜上;操纵部及外壳用75%酒精纱布擦拭干净,擦拭时用力不要过大,尤其擦拭端部镜面和纤维内镜导光缆插头之导光束时要用擦镜纸轻轻擦拭,擦拭后用擦镜纸涂少许硅蜡或镜头清洁剂,保持镜片清洁明亮。

2. 有抬钳器的内镜要特别注意抬钳器、抬举钢丝及管道的保养。十二指肠镜抬钳器注水口用管道清洗吸引软管(MB-19)注入95%酒精的同时要注意活动抬钳器,必要时可用注射器直接以95%酒精冲洗抬钳器前端部,以保证彻底清除残留物质,最后注入10ml空气以驱出管道内酒精。

3. 不常用内镜要定期进行消毒与保养,重点检查镜面是否有污物或霉点,各牵引钢丝活动是否灵活,器械管道是否干燥,根据需要一般可隔周或每月一次,南方梅雨季节一定要隔周一次(方法同上)。

4. 建立内镜维修登记册,发现问题及时修理。每半年或一年由维修站进行一次彻底检查维修。

5. 内镜保管方式有横卧与悬挂两种方式。内镜尽量以拉直的状态进行保管,打开所有弯曲角度卡锁手柄,将角度钮放到自由位。卧式保管时如镜柜不够大,需弯曲保管,其弯曲半径要大于搬运箱中的保管状态;以悬挂式保管时,光源接头部较重,要将光源接头部承起,以免损伤导光纤维。

6. 携带内镜外出和内镜需送维修中心修理时,要使用配套搬运箱;空运或长途运输OES系列纤维镜要将ETO帽(通气盖)安在通气接头上。

二、附件的维护与保养

1. 光源、转换器、图片打印机、监视器、录像机等应放置在配套专用推车上或平整坚固的工作台上。其上禁放重物、避免阳光直射;搬运时应防止剧烈震动,尽可能少进行搬动;使用前注意电源电压是否相符,接地线是否牢靠,各部位连接转换线是否到位。

2. 经清洗消毒后的各种治疗钳与圈套首先要用75%酒精擦干内芯与外套管及操作把手表面,再以高压气泵或吸引器吹出或吸出套管腔内水分,然后按照器械安装规范要求,认真细致安装到位。安装内芯时注意不要打折、扭曲;带注水口的器械可沿注水口注入少许硅油;各种钳子的活动关节部亦要滴少许硅油。以上器械应垂直悬挂在镜房的专用器械柜内;需外出携带时,可顺势盘为360°的两个圆圈状,注意不可盘的过小,以免损伤器械。

(吴仁培)

第十四章
消化内镜中心的规划布局

第一节　设置基本原则

每一内镜室有其自身特点与风格,好的设计便于工作的开展,提高效率,方便患者的就诊。理论上不存在某种标准的设计模式,所以从设计和管理的角度而言,内镜室更是一种概念不是一种场所。

内镜室的设计一般有两种情况:建造新的和改造旧的。设计的第一步也是最重要的一步是确定待建内镜室的功能,这一点决定待建内镜室的特性,也就决定了设计(房间布局、人、物需要量)的总体原则。第二步是考虑需要什么,包括内镜室现在和将来的需要。设计中最重要也是永不改变的原则是:形式适合功能、处处以患者为本。也就是说,方便工作开展与方便、尊重患者并重。在我国,设计中最大的问题就是考虑工作方便太多,为患者考虑太少,这也是我国医疗系统整体存在的问题之一,全球化趋势的发展,相信这种情况会逐步改观。

消化内镜室是开展胃镜肠镜及相关治疗项目的综合性诊疗机构。由于服务群体大多是门诊患者。因此,选址一般宜在门诊或离门诊较近的地方。内镜检查患者大多空腹或前一天进行了肠道准备,身体较为虚弱,可避免长时间等待电梯;内镜室总体面积的确定是根据该内镜室每年的诊疗患者而制定的。国际上的标准一般是每平米每年诊治 10 人次左右,国内放宽至 20 人次。各消化内镜室可根据自身技术能力、建筑空间来确定总体面积。

内镜中心包含六大功能分区:检查区,候诊区,洗消区,复苏区,教学区,以及辅助用房区。

第二节　功能区分布

几乎没有单位专门设计房子作为内镜室,更常见的情况是医院用房的一部分改装而成,这就意味着房间的形式并非专为内镜设计,也就意味着内镜单元的功能必须适合房子的形式,必须根据房子结构特点来设计,而且这些房子往往是为特殊目的设计的,必须打破原有的这些设计。

从功能角度而言,内镜室包括一定的过程与功能元素(表 1-14-1)。设置中,所有的出发点就源自这些过程与功能。具体设置过程中,又以操作间为中心,其他各室是为配合操作间而设置的,这种配合不但是功能上也体现在空间与形式上。

平面设计要考虑人流方向的因素,从入口到候诊室、更衣室、操作室、回到更衣室、候诊室然后离开,这是人流的方向。患者进出操作间的通道宜分开。但老房子改造时,往往房间的构型不允许这样设计,这种情况下,平面设计显得十分重要,功能设计要适合房间构型。(图 1-14-1 为内镜中心的平面图例)

表 1-14-1　内镜室包括的过程与功能

操作前过程	预约	操作后过程	患者复苏
	患者按号进入		监护
	患者术前谈话		术后指导、安排
	患者准备		患者离室
	术前用药		房间、设备清洗消毒
	房间、设备准备		书写报告、签名
操作过程	检查(包括活检、标本处理在内)		资料处理
			费用处理

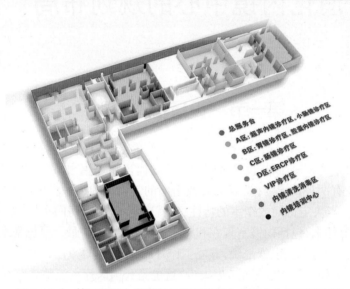

- 总服务台
- A区: 超声内镜诊疗区、小肠镜诊疗区
- B区: 胃镜诊疗区、激光内镜诊疗区
- C区: 肠镜诊疗区
- D区: ERCP诊疗区
- VIP诊疗区
- 内镜清洗消毒区
- 内镜培训中心

图 1-14-1　第二军医大学附属长海医院消化内镜中心平面示意图

第三节　接待和候诊区

　　候诊室的大小、座位数目设置主要依据检查例次,需要考虑的因素包括患者人数、陪同人员数、术前和术后在内镜室的滞留时间(图1-14-2)。候诊室内应配备术前宣教设备,以帮助患者了解检查方法,放松情绪(图1-14-3、图1-14-4)。

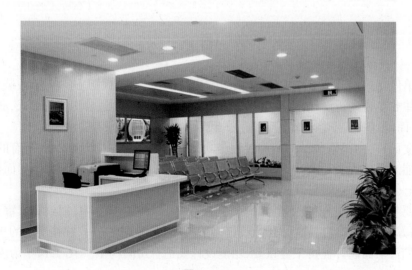

图 1-14-2

　　工作量大、诊疗项目多的内镜室应将预约处与候诊室分开(图1-14-5、图1-14-6),也可设一预约桌(图1-14-7)。如能电脑联网预约则最好,有的医院设有中心预约处,则内镜室不再重复设置。

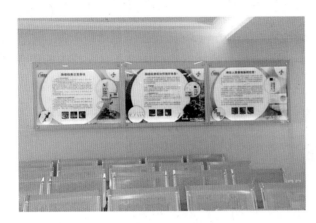

图 1-14-3

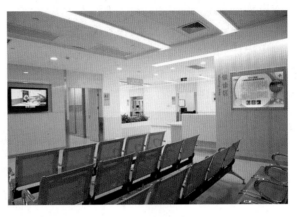

图 1-14-4

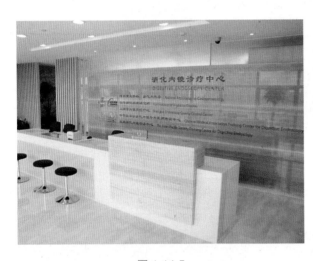

图 1-14-5

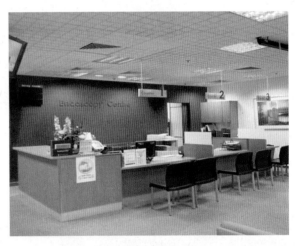

图 1-14-6

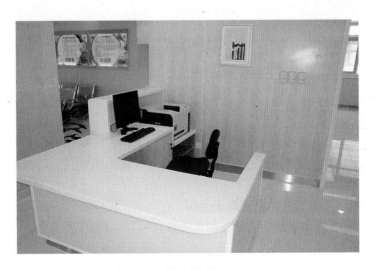

图 1-14-7

接待和候诊区应安排在醒目的"窗口"位置,特别是患者接待预约登记处。预约登记处正面墙壁挂贴带有本中心的形象标志(logo)标牌,可彰显自己单位文化氛围,专业服务理念。在空间允许的前提下,尽量在登记台前配置坐椅,登记台尽可能是敞开式。有条件的单位尽可能设置一个术前准备区或患者更衣室。

从预约入口到候诊室、操作室、复苏室然后离开,这是人流的方向,并需设置清楚的指示牌。患者进出操作间的通道最好分开,以避免前面已接受检查的患者痛苦表情影响后面准备接受检查的患者心理。同时,也避免了前面已接受检查的患者可能不佳的形象向外展示,这也是对其的人文关怀(图1-14-8~图1-14-10)。

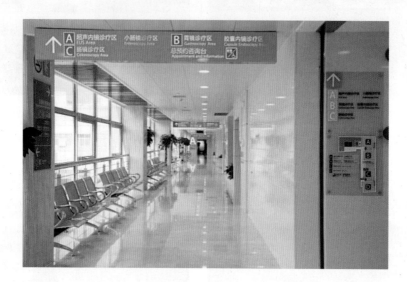

图 1-14-8

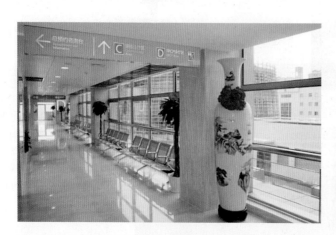

图 1-14-9

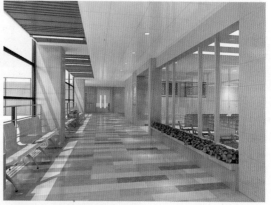

图 1-14-10

接待和候诊区,还包括以下几个细节:

(1)术前准备区,面积不大的单位也要用屏风隔离出这样一个空间。该区域要相对隐秘,便于在术前用药时,保护患者隐私。

(2)设置空间相对独立患者及患者家属谈话间。

(3)卫生间设置,主要需考虑结肠镜检查的患者数,对卫生间蹲位要求多。

(4)叫号与扩声系统,本区域如在一个较大的空间,每天的业务量在50例次以上,可配置电子叫号与扩声系统。缩短候诊时间,保证就诊秩序。

（5）本区域如有足够空间，增设一挂号收费柜台，减少患者往返时间，提升服务水平（图1-14-11）。

（6）术前宣教，配备术前宣教设备，可帮助患者了解检查方法，放松情绪。向候诊患者及家属直播内镜检查的操作外景与内镜画面等专业视频信息。这种做法既不利于保护患者的隐私，又增加候诊患者的对内镜检查的恐惧感。

（7）医疗信息数字化系统要求本区域预置多点网络接口。

（8）照明，灯光设计上要以足够的明亮，而不炫目为原则。为避免带给患者的刺眼感，灯具可选择色温在 3200k 左右的日光灯。

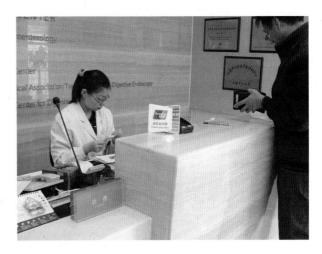

图 1-14-11

第四节　医疗诊治区

消化内镜中心原则上要分设上、下消化道诊疗区，或分时段进行操作。

对于只有一间房的内镜室，该区域为多功能性的，将可能需要的设备集中地配置在此，一间房间完成多种功能或多种操作。这种模式适合于规模较小、工作量少、检查项目不多、多个学科共用的内镜室，有利于提高效益、节省成本（图1-14-12）。

规模大的内镜中心可将这区域设置为多个独立的操作间，尽可能将内镜室单元的各种功能从操作间分出去，将操作间设计为单一诊疗项目的操作场所，以便同一时间开展多项检查，又可节省辅助用房的数目、辅助人员，提高工作效率与经济效益（图1-14-13）。

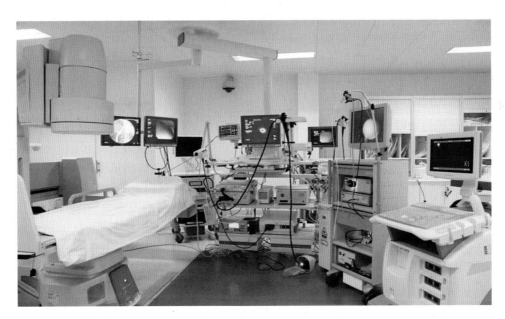

图 1-14-12

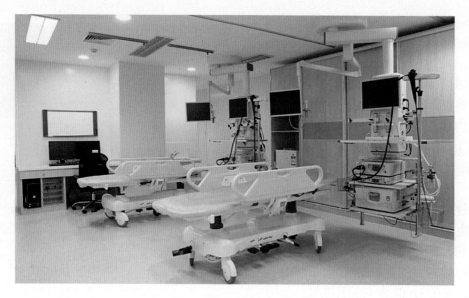

图 1-14-13

第五节 医疗诊治区

一、操作间的数目

操作间数目的设计主要决定于受检患者数,正确估计现在的患者数并不难,难点在于对将来的患者数作出正确的预计。因为内镜室设计建设后要用十年甚至更长,将来患者的数目很大程度上取决于内镜检查发展的水平,当然,社会、经济因素也会产生明显影响。

内镜操作不单是一个简单的插镜检查过程,它是一个复杂的过程,包括有许多基础步骤。可分为操作前、操作中、操作后三阶段,此三部分所需要的配置共同构成一个操作单元,称为内镜单元,代表了内镜检查术全过程的概念。

微创医学的迅速发展,给内镜技术带来了巨大的推动。今天,内镜室开展的项目正从内镜诊断向内镜治疗发展,在某种程度上,内镜室的技术水平已成为反映医院消化系病学发展水平的重要标志之一。

从管理学的角度看,由于检查水平、特点不一以及内镜室诊治患者的例次多少不一,这些不同对房间、时间、人员、设备配置有不同的要求,其中诊治例次是决定内镜室设置的重要指标。但例次数一项指标是无法反映这种总体需要的,因此,国外专家提出以下评估系统来反映这种情况,希望用量化的指标来反映内镜室的功能(表 1-14-2),从而能合理地进行内镜室的设置。

确定以上因子后,再确定上消化道胃镜检查(EGD)所需的时间,然后依次能确定其他各项检查的所需时间。受技术熟练程度、医护人员素质、学习人员、设备多少等因素的影响,每一个胃镜室的权重因子不可能完全相同,应根据自身特点再进行调整。如没有 X 光机的内镜室,开展 ERCP 所需的时间与人员就不一样,内镜器材(如激光治疗仪、微波治疗仪)公用与否对人员时间的安排也不一样。根据以上的估算结果,可通过以下公式计算内镜室所需的人员、设备:一个操作间一年能检查的患者数(N EGD)

$$N\ EGD = Days \times Hrs \times T \times \delta / Eff$$

设:Days:每年的工作日 250,Hrs:每天的工作时间 7 小时,T:每小时检查患者的例数为 2,δ 权重系数,Eff:工作效率理论上假设效率为 100%。N EGD 为 3500 例。

各项内镜检查技术的 δ 权重因子如表 1-14-2 所示。

表 1-14-2　各项内镜检查技术的权重因子估算

项目种类	权重因子
上消化道内镜检查（EGD）	1.00
EGD 下的热探头治疗或活检	2.0
EGD 时的其他治疗（息肉摘除、扩张、食管支架）	1.50
硬化剂治疗	1.75
曲张静脉套扎	1.75
食管探条扩张	0.50
结肠镜	2.00
非全结肠结肠镜	1.50
息肉摘除术	加 0.25
多个息肉摘除（7~10 个）	3.0
结肠镜活检	2.50
结肠镜热探头	3.00
腹腔镜	3.00
ERCP	3.00
EST	4.0
ERCP+EST+STENT	4.50
Oddi 测压	1.50
经胃镜造瘘术（PEG）	2.0
经内镜激光治疗	2.75
超声内镜（EUS）	2.00
超声内镜引导下的穿刺术（EUS-guide FNA）	2.00
任何一般状况差的患者	加 3.00
病房中床边进行操作	加 0.50

假设操作间的效率为 100%（实际上这是不可能的），再通过工作效率折算、内镜医师水平折算、GIA 可得到率折算，并考虑教学、操作难度折算，就能得到每一操作间每年能检查的患者数，最后折算出操作间的需要量。同样的原理与过程，可折算出每一操作间所需内镜器材的大致需要量，当然计算器械需要量时要考虑各种器械的周转速度、利用率、维修保养的时间、更新周期、损耗可能、备用比例等。

操作间的需要量（R）公式如下：

$$R = \sum N \div N\, EGD$$

$\sum N$：一年受检患者总数（前 3 年平均值）；N EGD：一间操作间年受检患者总数（理论值）。

二、操作间的大小

每个操作间，根据不同的内镜操作要求不同而变化很大。原则上不小于 20 平方米（房间内安放基本设备后，要保证检查床有 360° 自由旋转的空间），开展治疗内镜或有教学任务的检查室可适当扩大面积。

任何内镜操作至少需要 2 人，操作台应在房间的中间，以保证其四边均可进行各自的工作，内镜医师与护士各有特殊的活动区域与位置。

在国外内镜中心，无需麻醉监测的操作间大约为 220 平方尺（20 平方米）。EUS 等复杂操作，需要更多的设备和更多的人员空间，为 300~350 平方英尺（28~33 平方米）。需 X 线透视和麻醉的 ERCP 操作间大小，后面章节详述（图 1-14-14）。

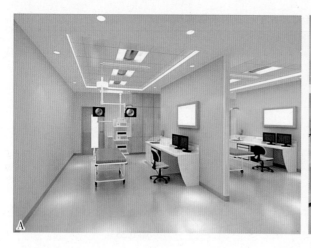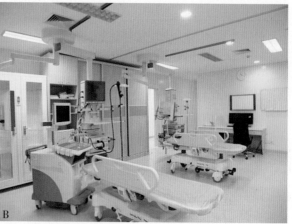

图 1-14-14

三、操作间的空间分布

操作间的空间布局大致可分为连续单间、拉帘式单间和独立单间(图 1-14-15)。任何内镜操作至少需要 2 人,操作台应在房间的中间,以保证其四边均可进行操作,内镜医师与辅助人员各有特殊的活动区域与位置。在房间的一侧应有工作人员进行文字工作、阅读图片、书写、查询电脑报告的场所(最好能独立成间,附在操作间旁边)(图 1-14-16)。操作间中内镜辅助人员(GIA)区域的设计比内镜医师工作区更复杂,一般应包括以下 3 部分功能:①GIA 的工作台,一般设置在患者的头边,存放内镜附件、组织标本取样用具、手套、冲洗用水、牙垫和其他需要的物品。②紧靠 GIA 的贮存柜和工作台,存放某些不常用但可能需要的附件、药物。③贮存柜。

消化内镜集成吊塔承载内镜主机、监视器、工作台、医疗气体管道、电器信号线及网线,集成内镜主机(图 1-14-17)、双监视器(图 1-14-18A、B)、高频电发生器,集成护理工作台(图 1-14-19)、各种引流

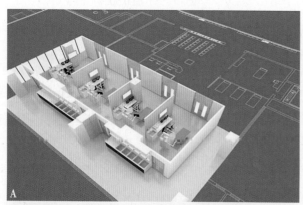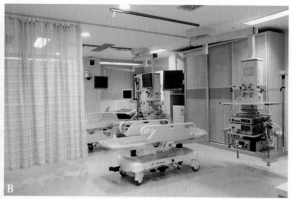

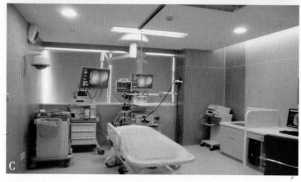

图 1-14-15

A.连续单间;B.拉帘式单间;

C.独立单间

瓶及气体接口(图 1-14-20A、B),简便地移动到医生操作所需的任意位置;从而减少房间中传统的诊疗设备(治疗车,内镜台车),方便清洁打扫而不受地面繁复杂乱线缆的约束。

操作间内的配置,有一定的必要条件,包括通风、水、电、吸引、氧气、电脑接口、急救设备、清洗、消毒、准备、药品、贮存柜等。通风设备要有足够的强度,设有能对流的风口。内镜室的医疗诊治区,电力设计上动力与照明分开,最好有两路开关控制,一路是控制室内非操作时段的照明,照度能满足抢救患者时要求(图 1-14-21);另一路是可调节亮度的照明系统,亮度以操作医师观看内镜监视器时感觉不反光为宜(图 1-14-22)。急救设备与急救药品与医院的常规配备相同(图 1-14-23A、B、C),整个内镜室配备一套即可,放置的位置随内镜室的设置而变化,可放置于检查室、复苏室或方便拿取的走廊等。吸引系统是操作间的重要组成部分,各种内镜检查项目均离不开吸引,要注意吸引的强度,位置

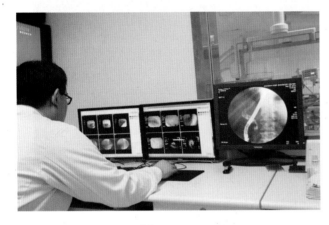

图 1-14-16

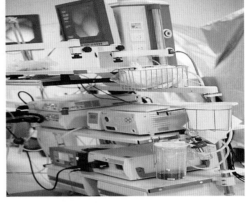

图 1-14-17

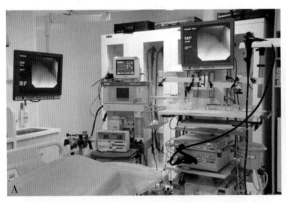

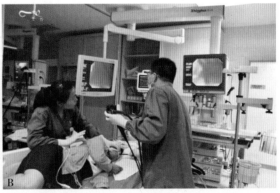

图 1-14-18

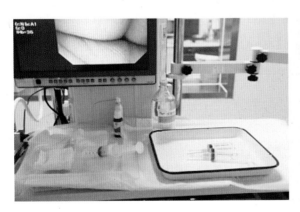

图 1-14-19

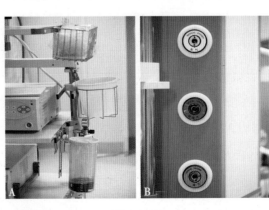

图 1-14-20

要尽量靠近操作者,每个检查单元要配置 2 个吸引端口,一个连接内镜,一个用于吸引患者的口腔分泌物(图 1-14-24A、B、C)。普通内镜检查和治疗过程中患者均会出现低氧血症,尤其是麻醉后的患者更易出现,故供氧系统是操作间中必须的,氧气接头的位置应靠近患者的头侧。操作间的贮存柜主要存放必要的内镜附件,如空间足够,条件许可,也可贮存内镜,操作过程中需用的治疗巾、弯盘、牙垫、药品等也放置在贮存柜中(图 1-14-25)。

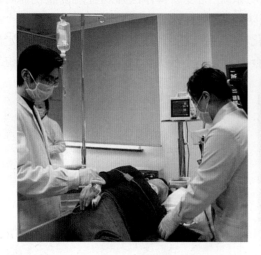

图 1-14-21

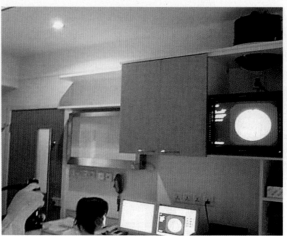

图 1-14-22

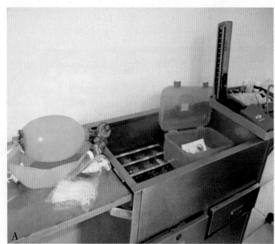

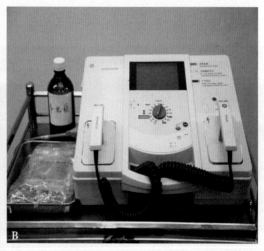

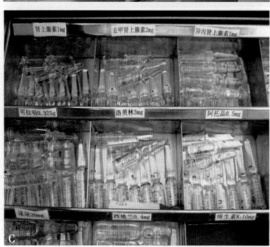

图 1-14-23

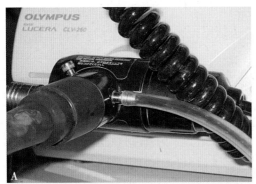

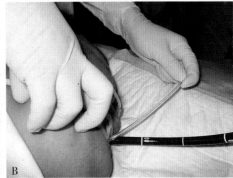

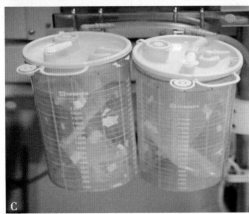

图 1-14-24

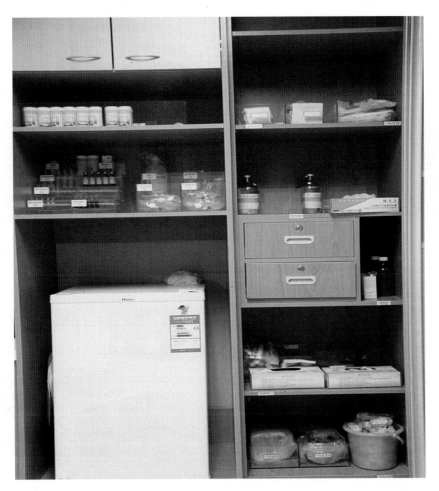

图 1-14-25

其他应该注意的细节如下：

（1）在检查室预装一台固定的电视摄像机，摄取内镜操作者的外景，用于现场教学和学术交流（图1-14-26A、B）。

（2）在内镜操作间设置扬声器不是用来播放背景音乐，主要是用作示教或学术交流时播放学员的提问声（图1-14-27A、B）。

（3）内镜室的医疗诊治区（视频接口），设置3个内镜图像输出口，一个存取静态图像，用于报告，一个获取内镜动态图像，用作录像保存教学课件。第3个外输到教室或会堂作现场演示（图1-14-28A、B）。

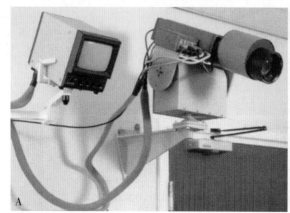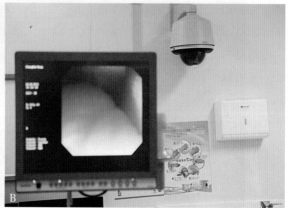

图 1-14-26

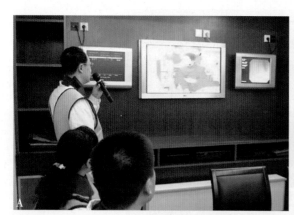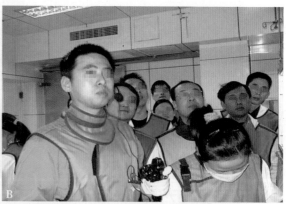

图 1-14-27

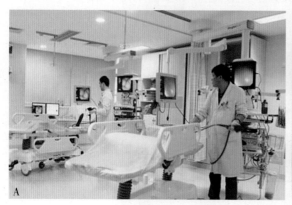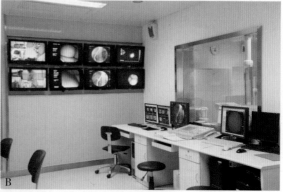

图 1-14-28

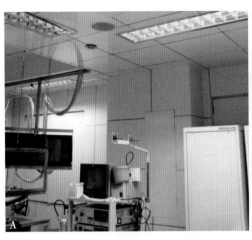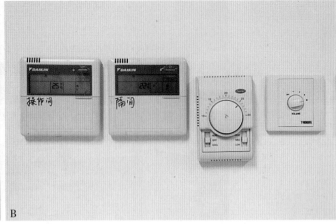

图 1-14-29

（4）操作间设有独立的通风系统，换气功能要充分（图1-14-29A、B）。

（5）有条件的内镜中心每个检查单元预置 CO_2 气体管道，用于 CO_2 灌注内镜手术或检查（图1-14-30）。

四、操作间的设计艺术

1. 非独立的操作间　一般而言，操作间有独立（单一功能）与非独立（多功能）操作间之分，适合于不同的单位与条件。对于只有一间房的内镜室，房间设计上应为多功能性的，将可能需要的设备最大限度地配置在此房间内，一间房间完成多种功能或多种操作。在此情况下，操作间只是一个功能概念，与其他辅助区域之间只是相对独立。这种情况适合于规模较小、工作量少、检查项目不多、多个学科共用的胃镜室，有利于提高效益、节省成本。规模大的内镜室也可如此设计，但会导致低效率、增加成本（图1-14-31）。

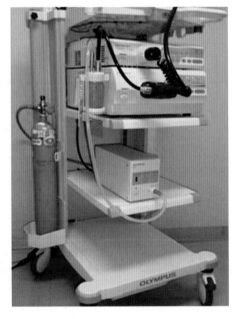

图 1-14-30

非独立的操作间设计上很复杂，为提高效益、节省成本，设备配置上要求不同检查项目之间能互用，以减少投入。内镜室规模小同时又开展多种诊治项目，则每个操作间的设计应为多功能性的，操作项目安排上应更为精巧合理，避免互相间时间上、设备上的冲突，也就是说要求合理组织设备及工作人员，操作间与辅助用房（如贮存间、消毒间）的位置关系也应合理处置，并且这些辅助用房的大小、规模、功能也应能配合检查项目数目、设备配置要求。也就是多种项目均在同一房间进行，房间内应有多种器械、附件的存放处。这种情况下，操作间设计要仔细推敲，尽可能不遗漏每一细节，将吸引、供氧、监护等各种要素均合理安排（图1-14-32）。

2. 独立的操作间　另一种设计是尽可能将内镜单元的各种功能从操作间分出去，将操作间设计为单纯的某种检查项目的操作场所，接待、贮存、清洗消毒、术前用药、术后监护等房间均设计为中心概念，可被所有操作间利用。规模大、操作项目多、操作人员多的胃镜室一般均按此原则进行设计，以方便同一时间开展多项检查，又可节省辅助用房的数目、辅助人员的需要，提高工作效率与经济效益。每一操作间均设计为专一项目所用，按特殊要求进行配置，在这种情况下，每间的设计均针对特殊项目进行，目的非常明确，设计上的特点就是保证该项目最大限度的方便有效，此情况往往出现在条件较好、水平较高的胃镜室，这种胃镜室往往对新项目、新技术吸收快，考虑到技术进步、更新的频率，在

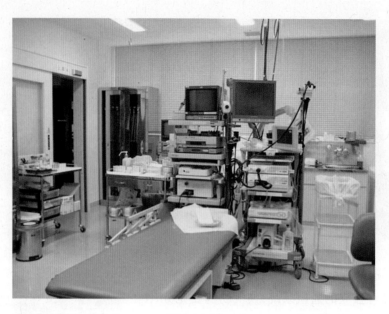

图 1-14-31

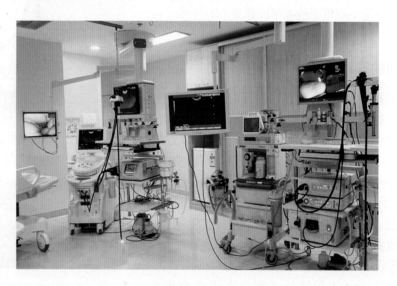

图 1-14-32

操作间设计上还应该留有余地,以备发展之需,包括空间的余地与辅助功能的余地,如电源、吸引、供氧、计算机接口等。(图 1-14-33A、B)

设计上还应考虑一年四季,不同季节、时间工作内容的不同,工作量的不同,必要时对操作间要进行适当的调整,如每一操作间均是特殊设计的,调整的余地必然小,会影响工作,并且这种调整还影响各操作间的顺序、关系,给工作、器械、人员(患者或工作人员)带来不便。因此,设计上还应考虑操作间功能转换的问题,根据内镜室的工作情况,将可能的调整考虑在内,包括调整的内容、房间数目、设备等因素,尽可能做到调整可提高效率与满意度。但设计中不可过分考虑此点,试图将所有操作间设计成多功能性,这在经济上往往难以做到,造成浪费并成本增高。

设计中常将内镜室的检查项目分为常规与特殊检查两部分,目前,很多内镜室均如此设计,既保证常规工作需要,又能给发展、更新留有一定余地。常规操作间有如下特点:①房间内的操作往往较多;②多位内镜医师在此房间进行工作;③操作常常是诊断性的;④配备标准、常用的设备;⑤每天不同时段可开展不同的项目。特殊操作间的特点:①只有少数几位内镜医师在此间进行操作;②配备特殊、昂贵、唯一的设备;③跟常规检查室比工作量较小;④一般每次检查的时间较长;⑤需要两位或多位辅助人员。

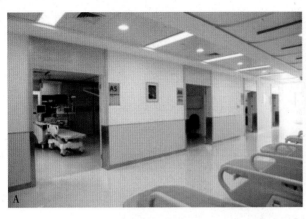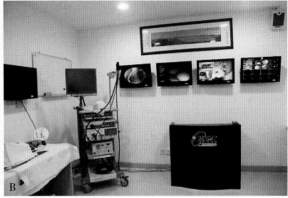

图 1-14-33

对于所有胃镜室,胃镜、结肠镜均为常规项目,某些规模大而且有特色的胃镜室,也将 ERCP、EUS 等定位为常规项目,此区分的依据是开展检查项目的数量、类型、设备、人员多少,极少有胃镜室能在两个或更多的操作间开展 ERCP 检查的,规模较大的胃镜室可设有 ERCP、EUS、激光内镜、扩张、食管支架放置等特殊检查室,其余均定位为常规项目,能在每个房间进行如 EGD、结肠镜、息肉摘除、某些扩张、止血(结扎、硬化剂)等项目。这样可有效利用各种资源、提高效益。

3. 设计中的平衡问题　一般而言,特殊检查室应专门设计、专门配置,但由于设备的限制,往往特殊检查室与常规检查室间区别不大,尤其在我国,器械设备的限制大。但单从设计而言,常规检查室的配置不应限制特殊检查室的设计。为提高整个胃镜室的工作效率,常规检查项目可在任何房间包括特殊检查室内进行,特殊检查室内应有足够进行常规检查的设备与空间。常规项目常常数量多,但也并非一成不变,不同季节、时段都会有改变,因此设计若干个小房间专用作胃镜检查或肠镜检查的设计并不十分理想,这种设计没有变动余地,影响必要的调整,尤其对水平高、吸收新技术多、技术更新快的胃镜室,设计小操作间只进行胃镜或结肠镜检查是不可取的。

4. 多学科共用操作间的设计　比较常见的胃镜室与其他学科共用预约接待、秘书室、患者更衣室、复苏室,这样有利于资源的共享,减少成本,提高成本效益比。各科室的检查患者数均不是太多的情况尤为合适,某些贵重设备如 X 光机、激光设备可设计为公用设备,预约处对各科室患者进行合理安排,这种设计需要各学科间良好的协作与高效的管理,尤其在检查项目的安排上,要精心考虑,否则极易造成矛盾。

5. 内镜室设计的注意点　图像网络应能遥控,电线、电缆在天花板上行走,要走在金属管或导线管中,以保护图像在传输过程中不受 X 线、发动机及其他因素的影响。

操作室的墙壁、门应有一定隔音能力,墙壁的声音传输系数至少 55(STC),门的传输系数至少 40 (STC)。

开放式存放活检钳的壁橱,以及可上锁的药品壁橱。

第六节　复苏室的设置

EGD 时,仅进行咽喉部的局麻,患者检查结束即可离开,一般不必进行术后的观察与处理,但接受 ERCP、结肠镜、EUS 检查的患者,常施行了全身麻醉,检查结束,患者尚未清醒,需要给予进一步的观察、复苏处理,直至患者清醒、无异常后才可离开,这类患者必须在内镜室接受复苏治疗,这是设置复苏室的原因。复苏室的规模应与操作间的规模相适应,一般而言,每一操作间需要 2 张复苏病床(图 1-14-34)。一位患者准备、一位患者复苏。考虑效率等因素,每一操作间占有 3 张复苏床位才合适,但某些检查项目费时长,对床位的要求低,故同样要根据权重因子进行折算。每一操作间配合的复苏床

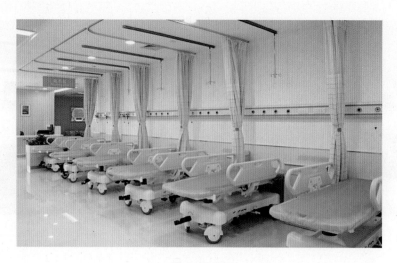

图 1-14-34

位应在 1.6~3 之间(图 1-14-34)。

国外均采用平车作为准备间、复苏间的病床,患者在平车上准备后,推至检查室检查,检查结束推至复苏间,可大大提高效率,但对 ERCP 不适用。

复苏室应配置有必要的监护设备、给氧系统、吸引系统、急救呼叫系统、急救设备及相应的医护人员,应保证复苏室中的每一位患者均能在医护人员的视野内,一旦出现急救信号,迅速有医护人员进行抢救处理。

原则上,麻醉苏醒应尽可能集中区域,统一监护管理。该区域不应与患者接待和术前准备区公用。应设置在内镜室的出口处,尽量与入口区保持距离。避免候诊患者目睹到未苏醒的术后患者,增加候诊患者恐惧感。在每个复苏床边宜设置一个高亮度应急灯,保证断电时抢救患者不受影响。

第七节 清洗消毒室和镜库的设置

消化内镜中心的清洗消毒间必须独立出来,配置一定数量的清洗消毒机器(图 1-14-35A、B)和人工内镜清洗机(图 1-14-36),包括全自动内镜洗消机、附件清洗用的超声清洗机器、测漏装置、干燥装置等。原则上,每个内镜检查单元至少配置一套内镜洗消系统或全自动洗消机。洗消区尽可能设在内镜中心"后走廊"区域(图 1-14-37)。单一操作间的内镜室,也必须设置独立洗消区域。原则上要设置

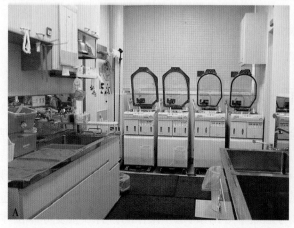
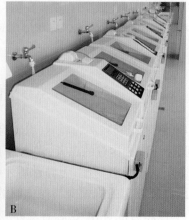

图 1-14-35

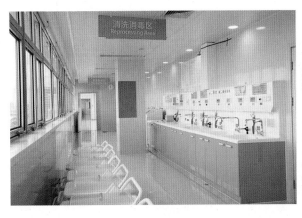

图 1-14-36

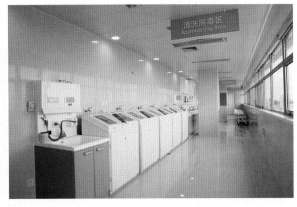

图 1-14-37

上、下消化道内镜各自的洗消区域或洗消设备必须分开。设置在内镜室的中间位置,尽量靠近操作区域,可被所有的操作间所共用,使清洗消毒设备、人员能公用,又方便内镜的传送,提高成本效益比。内镜洗消间供水,最好设置冷热两个管道,目前许多内镜洗消机都有要求对热水供应有所要求。内镜器械洗消区,应安装正压气体系统,排风口宜安装人鼻水平以下(图 1-14-38)。

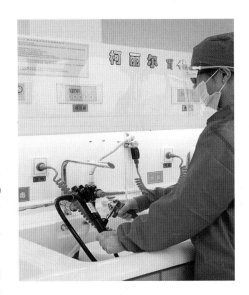

图 1-14-38

　　内镜器械洗消区所有的数据应认真记录,使洗消原始记录查询管理更加真实可靠,及时准确对应(病)人镜(清洗信息)联系,及时提供完善的清洗记录报表。有条件的内镜中心可配备消化内镜洗消电子系统。科学的消化内镜洗消系统具备的优点:实时存储全程洗消步骤时间节点,摒弃手工记录。对清洗流程实施自动提醒式监控:①实时存储全程洗消步骤时间节点,摒弃手工记录(图 1-14-39A、B);②洗消区所有的数据都进入服务器,使洗消原始记录查询管理更加真实可靠(图 1-14-40A、B);③及时准确对应(病)人镜(清洗信息)联系(图 1-14-41);④及时提供完善的清洗记录报表(图 1-14-42)。

　　根据院感要求必须设置独立的污物处理间(图 1-14-43),收集医疗废弃物。专设的独立走廊、过道和电梯。水的供应最好有两套系统,一套为普通的自来水,供内镜冲洗与一般洗涤所用,另一套为洁净水系统(图 1-14-44),所送出的水达到基本无菌的标准,用于内镜浸泡消毒结束后的冲洗。如内

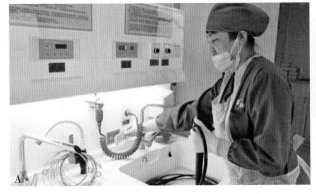

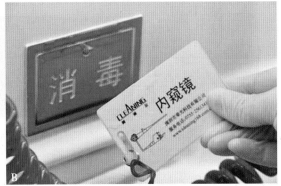

图 1-14-39

123

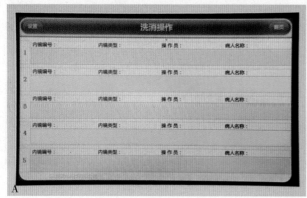
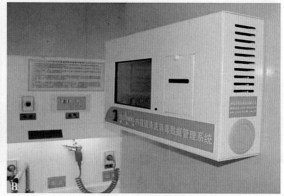

图 1-14-40

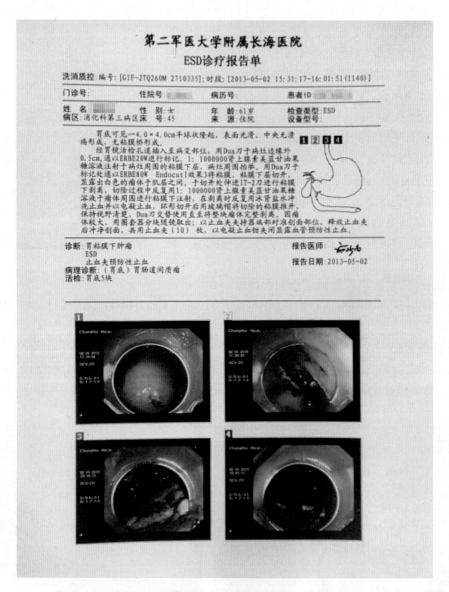

图 1-14-41

2013年03月01日检查列表

洗消日期	洗消步骤	患者姓名	设备编号	入水时间	出水时间	洗消人员
2013-3-1	初洗 01:19 自检 02:00 渗漏检测 02:00 水洗 02:00 酶洗 02:00 酶洗 02:00 消毒 10:00 末洗 02:00 吹干 03:00	程芳芳	GIF-XQ240 2930789	11:25:55	12:10:56	陈静
2013-3-1	初洗 01:37 冲洗 00:30 酶洗 01:00 漂洗 00:30 消毒 10:00 漂洗 00:30 吹干 02:00	任凤明	JF-240 2130688	15:25:51	16:03:52	陈静
2013-3-1	消毒 15:58 末洗 09:16	周健华	GIF-H260 2911270	07:23:17	07:48:31	陈静
2013-3-1	自检 00:05 渗漏检测 00:20 预清洗 00:20 酶洗 02:00 漂洗 01:00 消毒 10:00 漂洗 02:00 吹干 00:10	郭桂玉	GIF-H260 2049761	07:39:38	08:07:53	陈静
2013-3-1	自检 00:05 渗漏检测 00:20 预清洗 00:20 酶洗 02:00 漂洗 01:00 消毒 10:00 漂洗 02:00 吹干 00:10	崔玲玲	GIF-H2602049790	07:39:35	08:07:44	陈静
2013-3-1	消毒 16:03 末洗 09:36	包俊宇	SP240 2800147	07:23:09	07:48:48	陈静
2013-3-1	消毒 16:04 末洗 09:30	严雪娟	GIF-Q260J 2202942	07:23:05	07:48:40	陈静
2013-3-1	初洗 06:25 酶洗 03:11 次洗 02:33 消毒 06:49 末洗 03:02	魏明	GIF Q260-2533411	08:02:06	08:24:11	陈静
2013-3-1	初洗 03:09 酶洗 02:34 次洗 04:29 消毒 07:21	来有明	GIF-XQ240-2134389	08:27:19	08:44:56	陈静
2013-3-1	初洗 03:12 酶洗 02:42 次洗 03:59 消毒 06:23 末洗 08:40	孙允俊	GF-UE260 1010369	16:11:42	16:36:41	陈静
2013-3-1	初洗 03:04 酶洗 03:35 次洗 02:44 消毒 06:06 末洗 03:56	包善有	UE260 1010338	14:41:34	15:01:02	陈静
2013-3-1	初洗 03:25 酶洗 02:53 次洗 02:21 消毒 09:27 末洗 05:24	陈海祥	GIF-H260 2911270	15:28:08	15:51:39	陈静
2013-3-1	初洗 04:22 酶洗 02:44 次洗 02:45 消毒 05:49 末洗 00:02	吴忠明	GIF-H260 2243853	10:50:28	11:11:15	陈静
2013-3-1	初洗 03:25 酶洗 03:20 次洗 02:30 消毒 05:03 末洗 04:53	赵立豪	GF-UE260 1010369	15:05:53	15:25:05	陈静
2013-3-1	初洗 03:26 酶洗 03:18 次洗 02:11 消毒 05:39 末洗 04:14	林香竹	GIF-H260 2911270	14:23:28	14:42:18	陈静
2013-3-1	初洗 03:02 酶洗 02:06 次洗 02:48 消毒 05:24 末洗 03:11	邓美琴	GIF-H260 2911270	09:57:53	10:14:24	陈静
2013-3-1	初洗 03:01 酶洗 04:25 次洗 02:19 消毒 10:19 末洗 05:12	杨胜勇	GIF-H2602049790	10:46:08	11:11:23	陈静
2013-3-1	初洗 03:46 酶洗 02:22 次洗 06:03 消毒 06:31 末洗 02:21	吴成生	UE260 1010338	16:39:13	17:00:16	陈静
2013-3-1	初洗 01:30 自检 00:05 渗漏检测 00:20 预清洗 00:20 酶洗 02:00 漂洗 01:00 消毒 10:00 漂洗 02:00 吹干 00:10	程芳芳	GIF-H2602049790	11:57:19	15:43:54	陈静
2013-3-1	初洗 04:02 酶洗 02:18 次洗 03:33 消毒 05:42 末洗 01:55	陶爱琴	GIF-XQ240-2134389	11:03:11	11:20:41	谷小静
2013-3-1	自检 00:05 渗漏检测 00:20 预清洗 00:20 酶洗 02:00 漂洗 01:00 消毒 10:00 漂洗 02:00 吹干 00:10	严磊	GIF Q260-2533411	07:17:23	07:41:25	谷小静
2013-3-1	自检 00:05 渗漏检测 00:20 预清洗 00:20 酶洗 02:00 漂洗 01:00 消毒 10:00 漂洗 02:00 吹干 00:10	王一帆	GIF-H260 2522579	07:11:37	07:44:55	谷小静
2013-3-1	自检 00:05 渗漏检测 00:20 预清洗 00:20 酶洗 02:00 漂洗 01:00 消毒 10:00 漂洗 02:00 吹干 00:10	王根心	GIF-H260 2141771	07:11:39	07:53:52	谷小静
2013-3-1	自检 00:05 渗漏检测 00:20 预清洗 00:20 酶洗 02:00 漂洗 01:00 消毒 10:00 漂洗 02:00 吹干 00:10	徐梅菊	GIF-XQ240-2134389	07:18:43	07:48:23	谷小静
2013-3-1	自检 00:05 渗漏检测 00:20 预清洗 00:20 酶洗 02:00 漂洗 01:00 消毒 10:00 漂洗 02:00 吹干 00:10	樊贞林	GIF-H260 2243853	07:16:15	07:42:11	谷小静

第 1 页，共 9 页

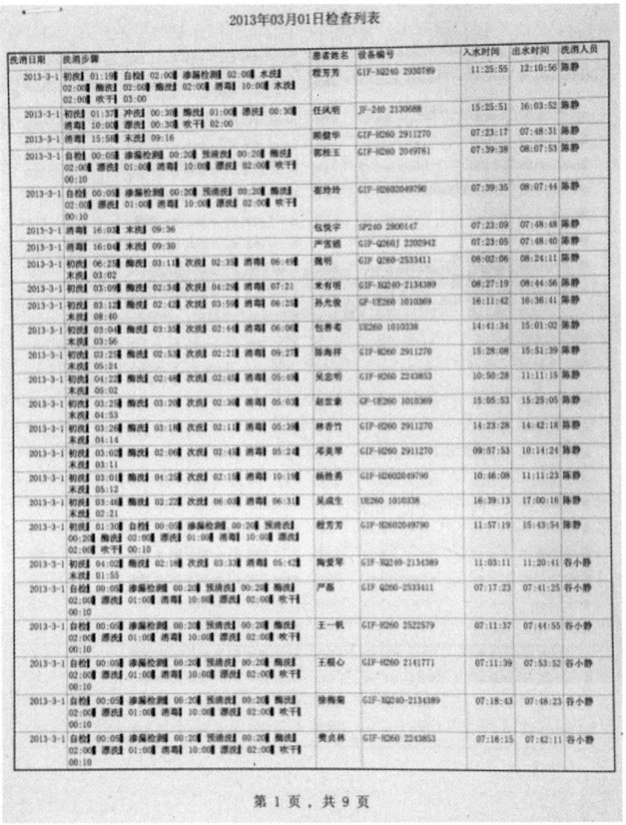

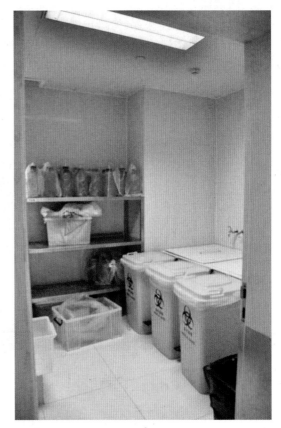

图 1-14-42

图 1-14-43

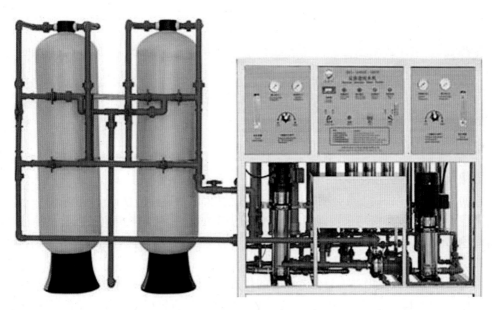

图 1-14-44

镜的清洗消毒集中在专用的消毒间则仅需消毒间有洁净水供应。

内镜储存前需干燥。其正压气体是通过水气分离器过滤后纯净、干燥气体,压力控制在 0.2MPa 之内。内镜应悬挂保存,为防止细菌滋生,须拔出送/水气按钮、吸引按钮和活检口橡皮阀门。内镜器械储存区对空气的湿度有要求,相对湿度常年保持在 30%~70%。在内镜室内如果有一间是专门的镜库,库房内壁应光滑、无缝隙,最好不设窗(图 1-14-45A、B);并配置一台干燥机,满足内镜对环境避光、干燥、清洁的要求。小规模的内镜室,内镜储存无需独立区域。设有干燥,清洁的镜柜即可,但镜柜无需紫外线消毒,否则损害内镜表面。

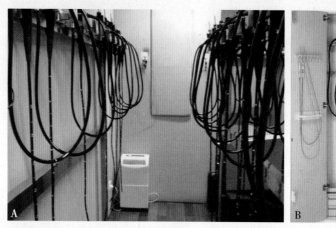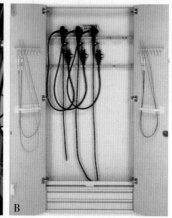

图 1-14-45

第八节 教学培训区的布局与设置

内镜中心教学培训区可用于进行内镜技术的学习、交流和观摩,举行学术和日常会议,开展专题讲座等。原则上采用多媒体系统,室内常规配置三个图像显示器,用于同时显示内镜专家的操作外景、内镜图像和 X 光。图像显示器的尺寸依据观摩人数和房间大小来定。显示外景选则大屏幕投影电视机。为使图像逼真,显示内镜图像和 X 光图像的显示器选用解像度高,色彩还原性好的专用彩色显示器。同时配备电教设备,如投影仪,幻灯机,演讲台等。教学室内配备桌椅,灯光柔和,窗帘可避光。视频会议系统在运行时,需要一个良好的环境,需备有不间断电源,避免在会议进行过程中突然停电而导致会议中断。具体装修事项如下:

一、总体布局原则

保证摄像效果以达到再现清晰图像的目的。

影响画面质量的一大因素,是会场四周的景物和颜色,包括桌椅的色调。一般忌用"白色"、"黑色"之类的色调。墙壁四周、桌椅均采用浅色色调较为适宜,如墙壁四周米黄色,浅绿,桌椅浅咖啡色等,南方宜用冷色,北方宜用暖色。对摄像背景(被摄人物背后的墙)不宜挂有山水画等景物,否则将增加摄像对象的信息量,不利于图像质量的提高。

监视器的布局常放置在相对于与会者中心的位置,距地高度大约一米,人与监视器的距离大约为屏幕的6倍高度。对小型教学室(约10人)只需采用42寸的液晶电视或等离子显示器即可(图1-14-46A、B),或者大教学室中的某一局部区采用;大型教学室应以投影机为主,最好置于教学室最前面正对人的地方。摄像机放置的最佳位置是与监视器的位置基本相同,高度在 1.8~2.2 米为宜。扬声器的位置可放在教室后面,离墙壁至少 1 米。麦克风放在主席台上。控制室与教室之间的连线不能大于 20 米,若无条件可不设控制室,操作员可在会议设备旁操作。

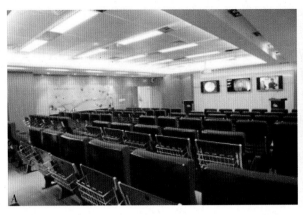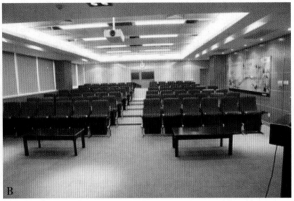

图 1-14-46

二、供电要求

为了保证教学室供电系统的安全可靠,以减少经电源途径带来的电气串扰,应采用三套供电系统。一套供电系统作为教学室照明用电;第二套供电系统作为整个终端设备、控制室设备的供电、并采用不中断电源系统;第三套供电系统用于空调的设备的供电。

接地是电源系统中比较重要的问题。控制室或机房、教学室所需的地线,宜在控制室或机房设置的接地汇流排上引接。如果是单独设置接地体,接地电阻不应大于 4 欧姆;设置单独接地体有困难时,也可与其他接地系统合用接地体,接地电阻不应大于 0.3 欧姆。

三、声学要求

教学室的环境噪声声级要求是 40dB,为保证声音绝源与吸声效果,室内铺有地毯、天花板、四周墙壁内都装有隔音毯,门采用木门并软包。窗户应采用双层玻璃,进出门应考虑隔间隔装置。

四、照度要求

灯光照度是视频教学室的一个基本的必要条件,由于电视会议召开时间具有随机性,故室内应用人工冷光源,避免自然光。教学室的门窗需用深色窗帘遮挡。光源对人眼视觉无不良影响。选择三基色灯较为适宜。三基色灯一般安装在教学室天花板上,要在天花板上安装 L 型框架,灯管安装在 L 型框架拐角处,使灯光不直接照射到物体及与会者,而依靠天花板对灯光的反射、散射照亮教学室。

照度要求规定如下:

1. 为了确保正确的图像色调及摄像机的自平衡,规定照射在与会者脸部的光是均匀的,照度应不低于 500lux。监视器、投影电视附近的照度为 50~80lux,应避免直射光。

2. 灯光的方向比灯光的强度更为重要,为灯光安装漫射透镜,可以使光照充分漫射,使与会者脸上有均匀光照。

3. 光线弱时建议采用辅助灯光,但要避免直射。辅助灯光,建议使用日光型灯光。禁止使用彩灯,避免使用频闪光源。

4. 避免从顶部或窗外来的顶光、侧光直接照射,此种照射会直接导致阴影。

5. 建议使用间接光源或从平整的墙体反射的较为柔和的光线。

五、布局对光线的影响

布局对光线可产生直接或间接的影响。合理的房间布局不仅提供舒适美观的环境,而且可保证内镜转播或摄像的高质量图像要求。需注意:

1. 为了防止颜色对人物摄像产生的"夺光"及"反光"效应,背景墙应进行单独设计,最好采用均匀的浅颜色,不宜使用画幅,禁止使用强烈对比的混乱色彩,以方便摄像机镜头光圈设置。

2. 房间的其他三面墙壁、地板、天花板等均应与背景墙的颜色相匹配。每面墙都不适宜用复杂的图案或挂复杂的画幅,以免摄像机移动或变焦时图像产生模糊现象,同时增加编码开销。最好将窗户密封或者安装茶色玻璃,也可以挂厚布窗帘以防止阳光直射设备。

3. 摄像机镜头不应对准门口,若把门口作为背景,人员进出将使摄像镜头对摄像目标背后光源曝光。

4. 会议桌布置采用排式较好,为减少面部阴影,建议采用浅色桌面或桌布。

第九节 内镜中心设置的注意事项

设计中最严重的缺点是考虑医生、护士太多,考虑患者太少,也就是说考虑医护人员的工作方便多,对患者的情绪、感受考虑较少。

内镜室与急诊室、ICU、放射科有密切的联系,应考虑与这些科室的患者进行内镜检查时的方便。

内镜检查对于消化内、外科的患者是常见而重要的检查,因此,最好能离这些科室的病房尽量接近。

在中国,大部分胃镜检查患者仍为门诊患者,内镜室设计时应考虑这一特点,方便患者的寻找。

(吴仁培 李兆申)

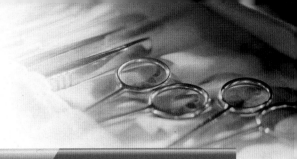

第十五章
消化内镜规范性用语及检查报告的书写

第一节　消化内镜规范用语

一、病变

(一)狭窄

胃肠道的节段性狭窄可以用不同的术语描述,如狭窄、缩窄、压窄等。如用狭窄描述因括约肌收缩导致的内镜无法通过或阻力增加,应当避免使用痉挛术语,因其带有一定的主观性。狭窄确定后,可以进一步根据病因分为外压性、内源性(良性或恶性)。

(二)红色黏膜(红斑和充血)

上述术语通常被笼统地用于描述类似的组织和黏膜病变。红斑被定义为单纯的黏膜变红,可以为局灶性或弥漫性,但不伴有其他的改变;黏膜充血指黏膜肿胀、变脆。充血和红斑的定义无法严格区分,故可以混用,充血和水肿亦可以混用。这些术语可以相互替代,但不应该重复使用。

(三)黏膜硬化

该术语用于描述食管静脉曲张在注射硬化剂后,黏膜和黏膜下发生的改变。亦可使用纤维化一词。黏膜硬化也可被用于描述未行硬化剂注射患者的食管下 1/3 的硬化病变。为了区分这两类病变,可用自发性硬化和注射后硬化分别进行描述。

(四)糜烂、溃疡

糜烂仅限用于描述黏膜的微小表浅病变,病变可以呈白色或黄色,边缘扁平。并且黏膜清洁不伴有血痂。溃疡是描述较深的凹陷性病变(黏膜肌层以下),表面覆盖白苔。

(五)肿瘤和肿块

肿瘤一词用于描述新生物样的病变,但不带有良恶性的判断,不可用于描述颗粒和丘疹等微小病变,亦不用于描述息肉、静脉曲张和巨皱襞等隆起性病变,但多数患者认为肿瘤就是恶性肿瘤,因而必要时可用肿块一词代替肿瘤。

(六)血管扩张

本术语可用于描述毛细血管扩张症和血管发育不良,肉眼上无法严格加以区分,也可用于描述先天或后天的胃肠道血管畸形。

(七)瘢痕

纤维化一词带有较明确的组织学含义,因而推荐使用瘢痕一词,该术语可描述黏膜溃疡痊愈后的变化或注射硬化剂、激光光凝术等治疗后的黏膜改变。

(八) 阻塞,梗阻

阻塞一词指如异物等腔内病灶堵塞消化管道,而梗阻表示消化管壁的病变导致消化管道完全堵塞(例如十二指肠溃疡后瘢痕挛缩导致幽门阻塞)。梗阻和阻塞都可以是完全或不完全的,这使得这两个词的使用出现混乱,因而阻塞一词现在仅限使用于以下情况:①管腔内存在外生性肿瘤;②ERCP术中透视可见的胆道和胰管的病变。阻塞可为部分或完全,并且不区分原因(结石、肿瘤或异物等),肿瘤引起的阻塞可以根据管腔是否仍可通过描述为不完全或完全性梗阻。

二、病变的定位

(一) 一般原则

对任何描述定位都是非常重要的,但按距门齿距离等描述适用于对食管的病变,对上消化道病变的描述,需要描述解剖位置,例如胃癌可描述为胃窦部小弯侧等。

(二) 定位

1. 贲门、齿状线、下食管括约肌　胃食管连接表示食管到胃的过渡,通常用描述黏膜连接的齿状线(Z线)来表示。但避免用于病变的定位,因为实际上它与胃食管的交界处有一定距离。Z线位置可以作为正常食管、食管裂孔疝和Barrett食管描述的特定位置。应弃用下食管括约肌这一描述位置的术语。但可用于描述其功能(如张大的或高张力性等)。

2. 胃底、胃体和胃窦　胃底为膈肌下方部分的胃。相当于内镜检查反转操作时所见的胃体上部。胃体是胃角以上的那部分胃,可分为上、中、下三部分,以胃黏膜褶皱分界线为标志。胃窦是胃远端黏膜扁平的那部分胃。

3. 胆树　解剖学上肝总管与胆总管的分界是以胆囊管的汇入部为标志,考虑到汇流处常有异常,影响肝外胆管病变位置的精确描述,所以使用主胆管(包括胆总管和肝总管)来定位位于此处的病变。

肝内的胆管在肝门部分支为左肝管和右肝管,其后有一级分支。肝内其他所有的肝管统称肝内胆管。

三、内镜解剖学

(一) 上消化道

1. 食管　环咽肌、上1/3、中1/3、下1/3、贲门。

2. 胃　贲门、胃底、胃体、胃角切迹、胃窦、幽门前区、幽门、全胃、吻合口。

3. 十二指肠　十二指肠球部、十二指肠第二部、十二指肠乳头部、吻合口。

4. 空肠　空肠的输入襻、空肠的输出襻、空肠峙(鞍部)。

(二) 逆行性胰胆管造影

1. 胰腺　全胰腺、胰头、胰体、胰尾、主胰管、副胰管、分支胰管。

2. 胆系　乳头、胆胰管汇合部、胆总管、胆囊管、左右肝管分叉部、肝管(左主肝管、右主肝管、左肝内胆管分支、右肝内胆管分支、所有肝内胆管分支)。

3. 胆囊

四、检查范围和检查限制(ERCP)的描述术语

1. 乳头入口　不能到达、没发现。

2. 导管插入　胰管、胆管、不能插入。

3. 结果　成功(深插、表浅插入)、失败、未插、黏膜下注射。

4. 方法　通过导丝的插管、未通过导丝的插管、乳头预切开。

5. 结果　完全成功、部分成功、失败、无法插入、造影剂反流、造影剂外渗。

五、标准的内镜术语

(一) 食管

1. 管腔　扩张、狭窄(良性、恶性、长度)、外观(大小)、食管蹼、食管环、裂孔疝(大小)、食管下端括约肌(张力、裂隙)、食管手术(吻合口、食管 - 空肠吻合、食管 - 胃吻合、食管 - 结肠吻合)。

2. 内容物　异物(类型)、血液(血液的种类、红色的、血块)、食物、胆汁、支架(型号、数量、位置)。

3. 黏膜　充血性红斑(范围:局限、斑块、扩散程度)、食管炎(分级:Ⅰ、Ⅱ、Ⅲ、Ⅳ级,出血:有、无)、Barrett's 食管、齿状线、念珠菌病、范围(局限的:斑块、扩散程度)、黏膜硬化(类型:自发的、治疗后,范围:局限的、片状、扩散程度)。

4. 扁平病灶　异位胃黏膜(数量:孤立、多发)、斑块(数量:孤立、多发)。

5. 隆起病灶　结节(数量:孤立、较少、许多;范围:局限化、斑块、扩散程度)、肿瘤 / 肿块(大小、类型:黏膜下、菌状、溃疡型;环状的:有、无;梗阻的:不完全的、完全的;出血:有、无;出血斑:有、无)、静脉曲张(分级:Ⅰ级、Ⅱ级、Ⅲ级;大小:宽度(mm),上限:距门齿的距离,出血:有 - 涌出、有 - 渗出、无,新近的出血斑:有、无,红色征:有、无)。

6. 凹陷性病灶　贲门黏膜撕裂征(出血:有 - 涌出、有 - 渗出、无;出血斑:有、无)、火山型(数量:孤立、较少、许多)、溃疡[数量、大小(mm)、出血:有 - 涌出、有 - 渗出、无;新近的出血斑:有、无]、瘢痕、憩室、瘘管。

7. 其他

(二) 胃、十二指肠

1. 正常(管腔)、狭窄(外观:良性、恶性;横位:有、无,畸形、外观)手术后胃(吻合口:毕Ⅰ式、毕Ⅱ式、胃肠造口吻合术、幽门成形术、抗反流术、区域性胃成形术,缝线:有、无)。

2. 内容物　血液(血液的种类:红色的、血块、血液分解物)、残留食物(类型:说明是否有胃石存在)、液体(外观:清澈的、过多的、胆汁的)、异物(类型)、支架(型号)。

3. 黏膜　充血性红斑(范围:局限、斑块状、条状、扩散程度,出血:有、无、出血斑)、充血性水肿(范围:局限、斑块状、弥漫性)、颗粒状(范围:局限、斑块状、弥漫性)、脆性增加(范围:局限、斑状、弥漫;出血:自发性出血、接触性出血、无)、结节状(范围:局限化、斑块、扩散程度)、萎缩性变化(范围:局限、斑状、弥漫)、有无出血(范围:局限、斑片状、弥漫)、淤斑(数量:孤立、较少、许多;范围:局限、弥漫)。

4. 扁平状病变　苔(区域、数量:孤立、较少、多个;范围:局限、斑片状、弥漫性;出血:有、上皮下、无;出血斑:有、无)、Dieulafoy 病变(出血:有 - 涌出、有 - 渗出、无;出血斑:有、无)、血管扩张(数量:孤立、较少、多发;范围:局限化、斑块、扩散程度;出血:有、无;出血斑:有、无)。

5. 隆起性病变　隆起的高度(范围:局限化、扩散程度,类型:较厚、巨大)、丘疹样(结节状)(数量:孤立、较少、多发;出血:有、无;出血斑:有、无)、息肉(数量:孤立、较少、多发;有蒂、亚蒂、广基、大小;出血:有、无;出血斑:有、无;肿瘤 / 肿块(大小:小、中等大小、较大、直径;类型:黏膜下、菌状、溃疡型、浸润型;环状:有、无;出血:有 - 涌出、有 - 渗出、无)出血斑:有、无;静脉曲张(出血:有 - 涌出、有 - 渗出、无;出血斑:有、无)、缝线、肉芽肿。

6. 凹陷性病灶　火山口样(数量:孤立、较少、多发;范围:局限、扩散;出血:有、无;出血斑:有、无)、溃疡(数量、大小、最大的直径;形状:表浅、火山口状、线状;出血:有 - 涌出、有 - 渗出、无)出血斑(可见血管、血块、分解物、红斑)、瘢痕(数量:孤立、多发)、憩室。

(三) 诊断措施和治疗

1. 诊断措施　活检(装置:活检钳、套扎器;方法:冷凝法、热烧灼;目的:组织学、微生物学、幽门螺杆菌检测,病灶);细胞学检查(病灶);染色检查(类型:染色范围、染色剂);液体引流;荧光镜;胆管镜;超声内镜;功能检查。

2. 治疗方法　异物取出术(类型);息肉摘除术(装置:钳子、套扎器;方法:冷凝法、热烧灼;结果:

完全的摘除、不完全摘除,息肉回收、未能回收);括约肌切开术(预切开:有、无;结果:成功、失败);取石术(结果:完全取尽、未取尽、失败);碎石术(类型;结果:成功、失败);导丝置入术(类型;结果:成功、失败);引流管放置术/引流术(类型:鼻胆管、鼻胆囊、鼻肠管、鼻胰管、支架;结果:成功、失败);经皮胃造瘘术(PEG)(类型;结果:成功、失败);扩张(类型:导丝引导、非导丝引导、球囊,大小;结果:成功、失败);注射(材料;容量;目的:止血、根除静脉曲张、栓塞肿瘤组织、药物注射;结果:成功、失败);结扎术(类型;数量;结果:成功、失败);支架术(类型;长度:厘米或毫米;直径:厘米或毫米;结果:成功的、失败);黏膜组织切除术(类型;病灶;结果:成功、失败);热灼治疗(类型:凝固疗法、蒸气疗法;装置:单电极、双电极、激光、氩气刀;目的:止血、栓塞组织、栓塞肿瘤组织;结果:成功、失败);光力学治疗(类型;目的;结果:成功、失败)、腔内放疗(类型;目的;结果:成功、失败)。

六、诊断术语

本术语是内镜专家用于根据肉眼所见判断作出诊断。该诊断未必是最终诊断,其他诊断手段(如活检,细胞学检查等)可能给出更确切的诊断。最后结论是根据所见征象形成的综合判断。建议记录"阴性结论"。在某些病例,例如消化道出血的患者可能内镜检查阴性。此时记录不存在某些特征性改变亦是很重要的。推荐使用以下词语做出诊断:"确诊","可疑","可能不存在"以及"完全排除"(表 1-15-1)。

表 1-15-1 上消化道疾病诊断名词

食管	胃	十二指肠
正常	正常	正常
反流性食管炎	糜烂	十二指肠病变
静脉曲张	红斑(充血)	糜烂
良性狭窄	肥大	红斑
恶性肿瘤	出血	充血
Barrett's 食管	胃黏膜萎缩	出血
溃疡	门脉高压性胃病	十二指肠溃疡
贲门失弛缓	胃溃疡	十二指肠溃疡出血
良性肿瘤	胃溃疡出血	十二指肠畸形(溃疡所致)
憩室	吻合口溃疡	其他诊断
异物	恶性肿瘤	血管异位
食管裂孔疝	息肉	良性肿瘤
贲门黏膜撕裂	血管异位	出血来源不明
念珠菌性食管炎	良性肿瘤	Brunner 腺增生
非反流性食管炎	不明原因出血	克罗恩病
息肉	Dieulafoy lesion	憩室
术后改变	早期胃癌	瘘
注射硬化剂后改变	外压性改变	恶性肿瘤
瘢痕	瘘	寄生虫
食管蹼	异物	息肉
黏膜下肿瘤	胃潴留	术后改变
其他(需详细说明)	幽门螺杆菌	瘢痕
	寄生虫	黏膜下肿瘤
	术后改变	其他(需详细说明)
	瘢痕	
	黏膜下肿瘤	
	静脉曲张	
	其他(需详细说明)	

七、并发症

心脏、呼吸系统的并发症、穿孔、出血、胰腺炎、感染。

第二节　内镜检查报告的书写

一、内镜检查报告书写总则

(1) 内镜报告是医生对检查的小结,是患者的重要医疗档案,在治疗中有重要作用,因而检查者必须认真负责书写。

(2) 报告包括病变描述、内镜下的检查(如活检、染色等)及检查结论三个部分,一时不能下结论的病变可书写"×××病可疑"或待病理报告后再行填写,但应将可能的结果告知患者及经管医师。

(3) 报告应客观、真实记录内镜所见,没有观察到的部位不应杜撰,对没有内镜资格证书医师书写的报告应有上级医师的签名。

(4) 对内镜检查结果,一方面要尊重患者对疾病的知情权,另则应当注意保护性医疗制度,不便于告诉患者的病情,应如实告诉其委托人。

(5) 报告书写字迹清楚,术语规范,不得私自涂改,报告签字后生效。

二、内镜检查报告的格式

(一) 手写式

1. 表格式　即按解剖部位,写上可能发生的病变,检查结束后,医生在表格上打圈或打钩,此类报告医生书写方便,但过于简单,千篇一律,缺乏个性化,应予淘汰。

2. 描写式　即对内镜所见,按解剖部位用规范语言进行描述,最后书写结论。国内大多数医院均为此类格式,应予以提倡,进一步提高。

(二) 电脑打印式

先制作电脑软件(即基本模块),对共同部分,可以直接粘贴,不必每一字均需书写;对个性化部分可以书写补充,此类报告可图文并茂,便于贮存与统计。但对资料管理应注意有备份,防止病毒侵袭,酿成文件失落、资料丢失后果。

三、各类内镜报告书写的要求

(一) 上消化道内镜

(1) 应分别描述食管、胃与十二指肠部位的内镜所见,不得遗漏,若由于病变等原因,未检查到的部位应予说明原因或补救措施(如复查内镜或作胃肠钡剂检查等)。

(2) 要正确描述病变的部位,应以解剖标志为准,贲门部、胃角、小弯等,除食管病变可用距门齿几厘米外,其他部位不得用数字来描述病变的部位。

(3) 对每一个病变,应描写其大小、形态、黏膜色泽等改变,对凹陷性病变应注意周围黏膜的变化。

(4) 对性质已确定的病变,如溃疡、肿瘤等,应给予分类与分级。

(5) 若作活检、染色等检查,应在报告中予以说明。

(二) 逆行胰胆管造影

(1) 应分别描述食管下段、胃部、十二指肠的内镜所见,若有病变亦应详细记录。

(2) 应描述乳头位置、形态、色泽、开口情况。

(3) 应记录插管工具、注射造影剂的名称与数量。

（4）胆、胰管形态及胰管显影的次数、胆管或胰管之病变、造影剂排空速度等。

（三）内镜下介入治疗报告

（1）病变的部位、大小、分期、分级。

（2）所使有的器械：型号、术前准备药品与剂量。

（3）操作过程：记录所用器械功率指标（如 W）等。

（4）治疗是否达到如期之目的。

（5）有无即时并发症（如出血、穿孔等）。

（王洛伟 高 峻 黄晓俊）

参考文献

许国铭,李兆申.上消化道内镜学.第 1 版,上海：上海科学技术出版社,2003.

第十六章
消化内镜的质量控制

确保高质量的内镜诊疗工作是目前关注的焦点,它确保了患者接受指征合理的内镜操作、作出正确的临床诊断(或除外某些诊断)、进行合理的内镜下治疗、且所有过程处于最低的风险。尽可能为患者提供优质服务是提高内镜工作质量的出发点,而内镜工作的质量通过一系列质控因素体现出来,这些质控因素是提高内镜服务质量的关键所在。

内镜的诊疗过程涉及许多质控的环节,其中主要包括基本设置、操作技术以及人员培训等。对每一种内镜操作而言,质控的环节可分为3个时间阶段:术前、术中和术后。术前质控因素包括操作指征、知情同意、抗生素预防等;术中质控因素包括检查和治疗操作过程;术后质控因素包括病理随访、并发症的诊断和处理等。我们的目的是从大量的内镜报告和操作记录中"提取"出更多的质控因素,从而客观地反映和控制内镜工作的质量。尽管每种内镜操作具有其特殊的质控要求,但仍然存在一些共同点。内镜质控的基本要求适用于所有的内镜诊疗,主要包括医疗机构、操作技术和人员培训的要求等。

一、医疗机构基本要求

(一) 消化内镜技术应限在二级乙等以上医院中进行,医院必须设置经卫生部门核准的消化内科、普通外科、影像科、重症监护室和专设的内镜室。

(二) 相关科室要求

消化内科具备一定的临床诊疗水平,能妥善处理常见的消化系疾病,如消化道出血、消化性溃疡、急性胰腺炎及胆管炎等。普通外科和胸外科能独立处理常见的食管、胃肠疾病与急诊手术,可及时处理须手术治疗的上消化道内镜后并发症,科室在手术方面有良好记录。影像科能进行上消化道疾病的 X 线影像学检查,如胸腹部平片、食管及胃肠造影、上腹部及胸部 CT 等,还可以配合内镜进行上消化道的介入治疗,如消化道狭窄扩张、支架置入等。能及时诊断内镜相关的并发症,如消化道穿孔等。

(三) 内镜室

应包括预约登记处、内镜操作室、清洗消毒室、监护复苏室、内镜消毒和储存设施、内镜及其辅助设备、相关的内镜下治疗设备、配套的网络与信息系统等。

1. 每一检查室面积原则上不小于 $20m^2$(清洗消毒设施除外),检查台周围要有足够的空间,以便在必要时能实施各项抢救措施,室内主要放置内镜检查设备。

2. 不允许将不同类型的内镜(如胃镜与气管镜)放在同一检查室内交替进行。

3. 检查室应配有冷暖空调、相应的水电设施,稳压电源、吸引和供氧装置以及抢救药品与设备。

4. 内镜室应配备专门的监护、复苏场所,对一些危重或心肺功能障碍的患者及时采取监护与急救措施。施行无痛苦内镜诊疗的患者,术后须接受复苏观察,复苏床位数应与检查人数相适应。复苏室内应配备有供氧、吸引装置和监测心电、血压、脉搏、呼吸及氧饱和度的监护仪,器具等。并有专人登记观察,记录监测结果。

5. 内镜室的内镜数量、检查台数须与本院内镜诊疗人数相适应,医院应根据患者数量配置相应的内镜与检查台数,以保证常规工作能安全有序地进行、内镜消毒能达标。

6. 各内镜室应建立内镜档案卡,记录内镜购置时间、使用频度、检查人数及维修记录。对不能维修与使用的内镜实行报废制度,性能不良的内镜不得用于检查患者。

7. 所有辅助器械与治疗器械均应具备"三证",应定期进行维护保养,并记录使用情况,出现故障应及时维修,对一次性器械严禁反复使用。

8. 急救药品与用品　可集中于一台急救药品车内,便于推动抢救。除急救药品外,还包括气管插管器械、氧气袋、吸氧面罩、简易球囊呼吸器、复苏药物以及局部止血用药(如 1% 乙氧硬化醇、1∶10 000 肾上腺素、去甲肾上腺素冰盐水、凝血酶等)等。对重危患者进行检查时宜配备监护设备。

9. 内镜室必须有专人管理,由受过专业训练的医师、护士、技术员、卫生员等组成,可独立成科室或在医院指定的科室领导下开展工作。

二、工作人员基本要求

(一) 医师

1. 取得《医师资格证书》及《医师执业证书》,执业范围为消化内科与普外科。

2. 内镜室必须有专职医师负责各项日常工作,并参加常规临床诊疗工作。专职医师须由主治医生以上人员担任,可固定或相对固定(一年内不少于 3~6 个月)。

3. 内镜医师必须有坚实的临床基础,经历了消化内科、心内科、急诊内科和(或)普外科等科室的系统临床训练,因而要在临床工作 3 年以上的医生中择优选拔,必须经历正规系统的内镜工作培训。

4. 内镜医师必须既有操作技能,又有丰富的临床及理论知识。在专职内镜医师的指导下完成一定例数的消化内镜操作,再由内镜培训专家组织进行理论和操作培训,经考核合格后方可单独进行内镜检查工作。

(二) 护士

1. 必须取得《护士资格证书》及《护士执业证书》。

2. 内镜室应设有经过培训的专业护士,至少有 3 年以上的临床工作经验。每个检查台应设置一名护士(按同一时间内开展的台数计算)。3 台以上的内镜室可设立护理组或配备护士长。

3. 由于内镜室护士工作的特殊性,护士应经过专业培训,培训工作应在三级医院内进行,时间不短于两个月。

4. 内镜室护士必须熟悉内镜器械的性能与使用方法,熟悉多功能监护仪的使用和心肺复苏的处理。

(二) 技术员

1. 对年工作量较大的内镜科或内镜中心,尤其是有 X 线设备的应配备技术员,其职责是:负责内镜室全部器械正常运行与档案记录、内镜及附件的报废与添置建议、内镜室电脑网络系统的维护、内镜设备的维护。

2. 技术员应具备医疗器械方面的教育背景,经严格培训后上岗。

(四) 麻醉师

1. 必须获取《麻醉医师资格证书》及《麻醉医师执业证书》。

2. 负责所有麻醉内镜的监护工作,包括术前评估、术中麻醉与监护、术后观察,直至患者清醒为止。

三、内镜诊疗过程的质量控制

(一) 内镜术前的质控因素

内镜术前工作主要是指在实施麻醉及插入内镜之前,内镜医师、护士和相关人员与患者接触并交流的过程,以及患者的术前准备。内镜术前阶段的工作通常包括:掌握适应证、患者的知情告知、患者的临床状况与手术风险评估、降低风险的一些措施(如预防性使用抗菌素、抗凝治疗等)、以及选择适当的手术时机。

1. 掌握适应证　通常,只要内镜检查结果或提供的治疗对患者有帮助,即可采取内镜操作;而如果内镜诊断结果或治疗对患者的临床处理没有帮助,则无须行内镜操作。对每例操作均须严格记录其适应证,当不是临床标准适应证时,必须在记录中进行判断和评估。美国 ASGE 于 2000 年发布了各种内镜操作的适应证,主要依据于已经发表的文献和专家的意见。每种内镜操作均有其特殊的适应证,在临床实践中必须严格掌握。研究提示,在指征合理的情况下进行上消化道内镜或结肠镜检查,将会获取更有意义的临床相关诊断。减少不必要的内镜操作是内镜质控的目标之一。

(1) 消化内镜的适应证

1) 针对某些患者,必须根据内镜检查结果来采取适当的治疗方法。

2) 对于一些可疑的良性消化道疾病,采取经验性实验治疗后未能成功的患者。

3) 作为放射线检查的主要替代方法,对消化道疾病进行初始评估。

4) 考虑采用内镜作为主要的治疗方法。

(2) 不提倡采用消化内镜的情况

1) 当确认内镜检查的结果对治疗的选择无帮助时。

2) 对已愈合的良性疾病进行定期的随访,除非需要对癌前病变进行监测。

(3) 消化内镜的禁忌证

1) 当内镜操作对患者的健康和生命危害的风险大于可能带来的最大好处。

2) 不能获得患者充分的合作或知情同意时。

3) 当明确或怀疑内脏发生穿孔时。

2. 知情同意　对任何内镜操作,镇静或麻醉之前必须获取患者的知情同意,且必须记录在案,除非在特殊状况下患者无法接受知情告知。告知内容应该包括内镜手术最主要的并发症,对大多数内镜操作而言,这些并发症包括出血、穿孔、漏诊以及镇静等相关的并发症。获取告知同意对患者有几方面好处,它即保证了以患者为中心的处理过程,又尊重了患者的自主权和决定权。同时还让患者了解内镜操作的相关信息,从而作出是否接受的选择。最后,它为患者提供询问的机会,增加患者对其诊疗团队的理解和信心。告知内容还应包括治疗内镜的一些特殊风险,这些风险一般很难预防。

3. 术前病史和体格检查　在对患者施行中到深度镇静之前,应详细记录术前的相关病史及体格检查结果。ASGE 和美国麻醉学会(ASA)建议的内镜术前评估包括:病史和相关的体格检查。病史应该着眼于内镜操作的适应证,以及可能会影响内镜操作的一些情况(如胃肠道手术等),还包括治疗性内镜的安全性(如植入的除颤器)等。病史中也应反映可能影响镇静或麻醉实施的一些因素,例如:

(1) 主要脏器的功能紊乱。

(2) 以前应用镇静/麻醉时出现的副作用,包括局部或全身麻醉。

(3) 药物的过敏反应、目前的药物治疗以及潜在的药物间相互作用等。

(4) 最近一次口服药物的时间和状况。

(5) 吸烟及饮酒情况,以及药品滥用情况等。

患者应接受针对性的体格检查,包括生命体征、心肺的听诊和气道状况的评估等。当前患者的病史和体格检查结果均应详细记录。一些权威机构认为,应将上述信息与内镜报告分开记录。

4. 风险评估与分级　在实施内镜术前镇静之前,通过风险评估将患者分为高并发症风险群体和低并发症风险群体(与镇静有关)。相关医务人员应记录风险评估结果。目前大多学者建议,在内镜术前采用一种科学的风险评估系统。现有数种风险评估系统可供选择,其中在内镜术前最常使用的是 ASA 评分和 Mallampati 评分。ASA 评分一般将患者分为 1~5 个等级(1 表示完全健康,5 表示有严重疾病,难以生存)。ASA 评分与内镜操作过程的并发症密切相关,主要为镇静相关的并发症。Mallampati 评分使用一种直观类比标度来评价上呼吸道的状况,主要与气管插管的困难直接相关,一般不作为内镜操作的风险分级评估手段。

5. 预防性使用抗菌素　主要应用于接受高感染风险操作的高风险患者。高感染风险患者主要指那些有心血管异常的患者,容易发生细菌性心内膜炎或血管内感染。这些患者包括:植入人工瓣膜的患者、有心内膜炎病史、存在体 - 肺循环分流、1 年内植入人工血管、复杂的先天性发绀性心脏病患者。高感染风险内镜是指具有高风险菌血症的操作,主要包括狭窄扩张、静脉曲张的硬化治疗和胆管阻塞的 ERCP 操作等。这些患者应接受抗生素预防。另外,行经皮内镜下胃造瘘(PEG)的患者也应预防性使用抗生素。肝硬化及急性消化道出血患者在内镜前应使用抗生素。

6. 掌握内镜时机　内镜操作应选择适当时机,从决定内镜诊疗到采取内镜操作的时间间隔应记录下来。选择适当的内镜操作时机主要取决于内镜适应证、内镜操作种类、患者的倾向性等。

7. 实施镇静的计划　在使用任何镇静药之前,须明确应达到的镇静水平:轻度、中度、深度以及全身麻醉等。心肺方面的风险与镇静的深度密切相关。ASA 和 ASGE 规定,培训标准和监护的要求依据镇静的深度而不同。对于较深水平的镇静,应采用更加严格的标准。

8. 抗凝治疗　对所有患者应记录当前是否使用抗凝药物或抗血小板聚集药物。通常情况下,患者在接受高出血风险内镜操作,如大的息肉摘除、ESD、括约肌切开术和食管扩张术等,应停止使用抗凝治疗。对于有严重血栓形成风险的患者,术前应给予适量的标准肝素或小分子量肝素治疗。大多数内镜操作可应用于接受阿司匹林治疗的患者。

9. 术前停顿　在实施镇静或插入内镜之前,应采取短暂的停顿,以确认合适的操作指征和方法。现有许多单位采取这样的概念:在实施需要镇静或麻醉的内镜操作之前,实行术前停顿。其目的是确保正确的操作指征和方法。同时也可以对患者的病史、实验室检查或放射检查结果进行再次评估,而这些资料对内镜操作具有重要的参考价值。

(二) 内镜术中的质控因素

内镜术中阶段从实施镇静或插入内镜开始到退出内镜结束。这个过程包括了内镜操作的所有技术环节,也包括了内镜检查和治疗性操作的完成。大多数内镜操作均需提供镇静或静脉麻醉,少数危重患者可能需要密切监护和急救措施。

1. 留取照片资料　内镜操作时对病变部位应留取照片。国内外学者认为,高质量的内镜诊疗应包括图像的保存。

2. 患者的监护　在行镇静下内镜操作的过程中,应对患者监测下列指标:氧饱和度、脉搏和血压等,至少每 5 分钟应记录一次血压、脉搏。

3. 使用药物的记录　在内镜操作过程中应记录使用药物的种类、剂量和给药途径。

4. 复苏药物　复苏药物(如氟马泽尼、纳洛酮)的使用,以及异丙酚的停止使用均应明确记录。

5. 规范化操作　不同的内镜具有其特殊的操作要求,如胃镜、肠镜、十二指肠镜等,具体内容在相关章节分别阐述。

(三) 内镜术后的质控因素

内镜术后阶段是从内镜操作的完成到随访。术后的主要工作包括:为患者提供指导,记录操作过程,确认和记录并发症,病理结果的随访以及评估患者的满意度等。

1. 内镜操作结束后患者离开内镜室的要求　在患者结束内镜诊疗操作离开内镜室之前,必须确认其监测的各项指标符合术前规定的要求。内镜室应该制定出患者离开内镜室之前必须达到的各项监测要求,且应记录在离开之前监测的各项结果。

2. 给予患者的指导　在患者离开之前,应该提供其书面的指导意见,这些指导意见应该包括:饮食要点、常用药物的恢复、日常活动的恢复等,也应该告知与内镜操作相关的潜在的迟发性并发症。

同时还应该让患者留下联系方式,以备紧急情况下使用。

3. 病理结果的随访　对于那些接受了组织活检的患者,应设法建立联系方式,以通知检查结果。活检标本的病理结果通常直接决定了随后的处理方案(如结肠镜监测的时间周期、抗 Hp 治疗的需要等),只有及时将病理检查结果告知患者,才能将病理与患者的治疗计划结合起来。可以通过下列方式通知患者:信件、电话、随访等,但是一定要制定并执行这些计划。随着完整的电子医疗记录的发展,特殊的病理随访作为一种质控要求在将来的工作中具有很强的实用性。

4. 操作记录　操作结束后应立即记录内镜报告,电子医疗系统和计算机内镜报告系统对此大有帮助。美国消化内镜学会建议内镜报告应包括如下内容:

* 操作日期
* 患者的 ID 号
* 内镜操作者
* 主要助手
* 相关病史和体格检查的记录
* 患者知情同意的说明
* 内镜操作的项目
* 主要适应证
* 内镜型号
* 药物处理(麻醉、镇痛、镇静)
* 检查的解剖学范围
* 检查的限度或局限性
* 所获取的组织或体液样本
* 检查发现的结果
* 诊断的印象
* 前期治疗的结果
* 并发症
* 内镜处置的内容
* 内镜结束后的处理意见

5. 并发症的报告　每个内镜中心应保存内镜诊疗过程的所有原始记录,尤其是各种不良事件和计划外的处理措施。出现并发症要及时分析,便于采取措施降低手术风险。还应该阅读相关文献,了解与内镜操作相关的迟发性并发症。

6. 患者的满意度　内镜术后还应该使用标准的问卷方式调查患者的满意度。对于内镜例数较少的单位,可以对每位患者进行调查,然而在工作量较大的内镜室,只能采取随机的抽样调查。这些调查的结果应受到足够的重视,并能及时地总结分析。

7. 与相关的医疗部门保持联络　应及时将内镜操作结果、任何治疗和随访的建议提交给相关的医疗部门(或告知主管的医生)。如果不能及时将内镜的结果报知相关的医疗部门,将可能导致对患者处理上的失误。

8. 抗凝治疗计划　应记录术后恢复使用抗凝药物或抗血小板聚集药物的计划或方案。对于接受了内镜治疗的患者,确定药物的恢复时间应个体化,应考虑到内镜操作的类型和抗凝药物的种类。

四、内镜培训的要求

(一)培训目标

要完成消化内镜的培训,受训者应该达到如下要求:①要完成适当的内镜操作,必须明确了解操作的适应证、禁忌证,并正确作出诊断和治疗选择。②能够安全、完整、迅速进行内镜操作,包括对镇静、麻醉技术的了解,以及操作前对患者一般情况的临床评估和操作时对患者生命体征的监测。③正确地解释内镜发现,并且将其与临床或内镜治疗相结合。④了解每步操作的危险、如何规避或减少危险因素,识别和处理并发症。⑤认清内镜操作和个人技术的局限性,知道何时寻求帮助。

(二)培训计划

1. 培训机构   消化内镜的培训工作应在内镜设施齐备、技术力量雄厚的医疗机构中进行,而且这些培训机构(基地)必须得到中华消化内镜学会或省级以上(含省级)医疗行政管理部门的认证许可,还须定期组织专家进行质量考核。培训工作应纳入消化内科及普外科领域的一个全面的临床培训计划。这些培训计划必须具备广泛的覆盖面,内容涉及内科、儿科、普外科、放射科和病理科的相关知识。

2. 培训课程   内镜受训者必须具有消化内科或普外科的工作背景,受训者需接受系统的内镜及其相关的课程教学,课程的内容应包括:①内镜操作的指征、局限性、禁忌证。②操作并发症及其处理原则。③安全的镇静/麻醉技术和患者监测的原则,什么时候考虑更改麻醉方式。④有关的内镜下治疗(方法选择、治疗内容),可通过内镜进行内科、放射和外科的治疗。⑤属于消化内镜的知情同意、医学伦理等问题(如胃造口和肿瘤姑息治疗患者的选择和评估)。⑥有关内镜新技术和科技文献的正确评估。

3. 内镜培训负责人   每个培训计划都应有一个内镜专家来作为内镜培训的负责人,其职责为:①监控每个受训者获得的专业和认知技能的基本情况,包括接受常规培训操作的数量和经验积累的个人记录(例如对适应证、内镜所见和并发等的正确理解),以及成功完成规定的标准操作情况。②将内镜教学资源(书、图谱、影像资料)和培训计划结合。③定期考察和更新培训方法并监测培训质量。④考察培训者对受训者的评估形式,鼓励受训者向培训者和培训计划提出反馈信息。

4. 内镜培训者   所有内镜培训参加者都必须是培训基地认可的内镜专家。他们也必须在耐心、运用肢体和言语指导学员方面受过系统培训,是高效合格的内镜老师,也会积极参加评估过程。内镜培训者的技术水平和培训技能直接关系到受训者的培训质量。

5. 培训过程   受训者如果要在消化内镜领域获得成功的培训,首先必须广泛阅读相关书籍,积极参与各种消化内镜领域的研讨会和操作技能交流会,其次,在培训者的耐心带教下,逐渐掌握各项操作技能。

培训是让学员获得专业技能和增长自信的一个自然过程。开始阶段,学员应该观摩内镜操作,然后试着进行诊断性或少量有一定技术要求的操作。在这个阶段,在培训者不断的监督下,学员要学习内镜相关的解剖学,掌握内镜操作的基本原则,练习食管和幽门的插入、反转等基本技能。也应了解镇痛技术,开始学习如何鉴别正常和异常的内镜所见,然后依据其所见制定出一个治疗计划,并逐步掌握如何正确书写内镜报告。

随着经验的增长,学员可逐渐进行完整的内镜操作并尝试进行治疗性操作。学员需体会到诊断和治疗内镜的有机结合,这正是现代内镜实践的标志。例如通过内镜的止血治疗、结肠镜下息肉切除术以及进行治疗ERCP解除胆道梗阻。

学员需要通过几个阶段的培训,从起初的接受完全监督到部分监督,过渡到学员只有在出现问题才需接受相关的指导。掌握技能的情况在不同学员之间是不同的,对于每个学员来说,其掌握技能的情况因操作的熟练度、操作量及自身判断和指导质量的差异而不同。最终,学员要达到独立完成操作(非监管)。然而,对于大多数培训机构来说,由于多方面的制约,多数情况学员需在监管下进行操作,除非他的操作已经非常的熟练。

6. 内镜培训的标准操作技能   内镜培训的结果,可由于受训练时间、学员能力及培训内容的影响而不同。能胜任一种操作不等于能胜任另一种操作。在大多数培训中心,培训是从容易掌握的操作逐步发展到有难度有挑战性的操作,例如,先练习乙状结肠镜然后是全结肠镜检查,接着再进行复杂的和有更高技术要求的ERCP和EUS培训。美国胃肠内镜学会因此主张区分两类技能操作:标准操作技能和高级操作技能。

标准操作对大部分的患者都可实施,是每个进行内镜训练的胃肠病医生需要掌握的核心内容。在美国,三年胃肠内镜资格培训期间(包括至少 18 个月的临床培训时期),大部分受训者都有望掌握这些操作。这些标准操作技能包括食管、胃、十二指肠镜,直肠镜 / 可曲乙状结肠镜,结肠镜下息肉摘除,黏膜活检,胃肠动力研究,上下消化道非曲张静脉止血和曲张静脉止血治疗。尽管内镜下止血(注射和烧灼技术及食管曲张静脉硬化和结扎治疗技术)需要相当的内镜操作技能,但对每个内镜医师来说掌握这些技能是必须的,因此也归为标准操作技能。对于一般的消化内科医师来说,掌握这些标准的操作技能即可。

7. 内镜培训的高级操作技能　高级操作技能是指一些更复杂,需掌握更高技巧,且相关并发症也更多的内镜操作。这些更复杂、有更高风险的诊疗操作量相对较少,因此受训掌握高级技术的比标准技术的人数可以少一些。高级操作技能包括 ERCP 和 EUS,食管狭窄扩张,腹腔镜,消化道支架术,光动力学治疗,激光治疗和内镜下肿瘤切除术等。

学习高级操作技能是在完全掌握了标准操作技能之后,才能进行培训。培训时间也更长,在美国,除了标准的三年培训之外,有时还需增加一年的训练时间。美国胃肠内镜学会于 1994 年公布了高级操作技能培训指南。由于个人的差异或医疗单位人力资源的情况,不是所有受训者都需要掌握高级操作技能。另外,不是所有培训计划都需要包括高级操作技能的培训,这些高级操作技能培训应该集中在那些有相当患者量和相关专科的单位中进行。

总的来说,只有在受训者能够获得熟练的操作技能、在训练结束时能够在没有监督的情况下独立操作时,才可从事高级技能的培训。那些企图让受训者在短时间内掌握一项高级操作技能是不合适的(例如,让几个受训者在培训期间每人仅操作 30~40 例 ERCP,以期完成对这项技术的培训是不可能达到预期要求的)。

(三) 内镜学员能力的评估

对学员内镜技能的评估是贯穿于整个培训计划之中的。内镜培训负责人负责监管整个培训过程。除此之外,同时应有一个学员都知道的书面评定方案,包括学员对于培训计划及学员的常规信息反馈。最终评估取决于内镜培训负责人对学员进行主客观评测后的综合情况。

1. 学员能力的组成　学员能力包括认知和技术两方面的内容。客观评估标准的内容在下文中讨论。主观评估是由学员对内镜所见进行解释的技能,将内镜下发现与患者的治疗相结合,处理并发症,对患者的监测和内镜操作前后向患者解释的能力所构成。

2. 内镜培训的技术评估 / 操作标准　对于达到某一项目熟练掌握所需操作量进行了少许研究,有资料显示,如要学员胜任,则需进行 25~30 个乙状结肠镜,130 个上消化道内镜,140 个结肠镜,180~200 个 ERCP 的操作。有关 EUS 的操作,有资料显示,要能对食管癌进行精确的 T 分期,则需进行 100 个相关的 EUS 操作检查,大多数专家都认为胰胆管 EUS 比食管 EUS 需更多经验,而 40~50 个病例的操作,可能使得学员刚能发现黏膜下的病变。

尽管研究证实了,培训过程可以在客观方式的监测下进行,但也同时显示学员掌握技能之间的差异还是很大的。因此只重视绝对或阈值操作量可能不行,在对单个学员评估中要小心使用这个标准。可能有些学员在进行较少的操作量后就能胜任,而某些学员即使达到了规定的操作量还不能独立完成操作。而且,操作技能的掌握对不同操作而言也是不同的。

为提高对学员的评估水平和对内镜培训质量的监控,美国胃肠内镜学会建议,将特定操作过程的监测融入到受训者的总体评估中去。这种监测要持续、定期进行,应包括操作和解释 / 诊断技能。可以通过很多种方式进行评估,包括:①由学员将操作资料的报告整合进电子内镜报告系统;②可通过监测内镜培训者所记录的操作资料进行;③由指派的评估者选择性地观察受训者;④由学员在日志中对操作进行自我报告。负责人需收集和跟踪每个学员的资料,然后了解和证明每个学员的培训情况。表 1-16-1 罗列了对不同操作的监测内容。

表 1-16-1　不同操作的监测指标

操作	操作标准
食管、胃、十二指肠镜	食管插入
	幽门插入
结肠镜	脾曲插入
	盲肠插入
	回肠末端插入
可曲乙状结肠镜	显示脾曲
	翻转
内镜下逆行胰胆管造影	所需管道的插入
	所需管道造影
	支架放置
	括约肌切开
	取石术
内镜下超声	食管插入
	幽门插入
	所需的器官或病变的成像
	病灶影像的成功获取
诊断性腹腔镜	诱导气腹
	肝脏直视和活检
所有操作	正常和异常组织的精确辨认
	对于内镜下发现进行恰当的内镜/医学治疗
息肉切除术	
食管扩张	
食管动力	
止血	成功止血操作
经皮胃造口	
球囊扩张	
肿瘤切除	
食管支架	

　　尽管这种监测方式使得培训人员需承担更多额外的工作,但这样可以提高对学员能力评测的精确性,从而使得学员能接受更复杂的操作训练并达到更高的水平。内镜专家的操作成功率需达到95%~100%。现有研究证实,要学员能胜任一项特殊的技能,该受训者的既往操作成功率必须达到80%~90%。

　　对任何一个指定的操作,培训机构要提供给学员一定的操作量以便能达到标准所规定的操作能力。坚持客观评估标准能帮助我们:确定哪一位学员能进行高级内镜操作技能培训;多少学员应在一个给定的操作中接受指导;针对哪些内镜操作,这个培训计划能够提供足够的病例数来保证培训。

　　3. 内镜操作的资格认证　在美国,胃肠内镜学会不鉴定或证明个人或机构的内镜培训。操作技能证书是由内镜培训总负责人提供。培训后在临床进行内镜操作的授权来自于医院相关的行政管理部门。在我国,内镜操作的资格认证即将由专门的内镜培训基地审核办理,而这些基地须经中华消化内镜学会或省级以上的卫生行政管理部门核准。

　　在资格审核时,我们应该运用客观的操作标准,同时联合其他因素,如患者操作复杂程度,并发症和后果等内容来对学员进行综合评估。

（四）内镜的再培训和其他培训途径

随着新的科学技术的出现,内镜医师要求增强和扩展操作技能的要求是非常自然的,一些人可能希望接受高级内镜操作技能的培训。因此必须建立一套完整的内镜再培训计划,或称高级的内镜培训计划,关于这些计划实施的准入条件、具体方案、技能考核与认证等尚须进一步规范。近年来中华消化内镜学会在全国各地选择培训条件良好的单位设立内镜培训基地,国家卫生计生委也在全国范围内建立内镜培训基地,这些将作为我国内镜培训/再培训工作的依托单位。在最近一份声明中,美国消化内镜学会对这些内镜再培训计划规定了标准,强调培训应是综合性的,必须提供病理生理学、诊断学和消化道疾病的诊疗这些综合内容。

五、结论

临床实践表明,内镜医师直接参与内镜质量的提高是非常重要的。我们的目的是从内镜工作实践中提炼出合理的质量要素,而作为一名训练有素且具备良好责任心的内镜医师应完全掌握这些要素,对于那些缺乏专业训练的内镜医师,则是评价的标准和良好的警示。在本篇文章中,我们列举了一些反映内镜质量的一些因素,这些要素还须在临床实践中不断检验和发展,使之得到更加广泛的应用。

事实上,并非每项质控因素适用于任何内镜操作,内镜医师应视具体情况而定。

（宛新建 李兆申）

参考文献

1. Hookey L, Armstrong D, Enns R, et al.Summary of guidelines for infection prevention and control for flexible gastrointestinal endoscopy.Can J Gastroenterol.2013, 27 (6): 347-350.

2. Bannert C, Reinhart K, Dunkler D, et al.Sedation in screening colonoscopy: impact on quality indicators and complications. Am J Gastroenterol. 2012, 107 (12): 1837-1848.

3. Coriat R, Lecler A, Lamarque D, et al.Quality indicators for colonoscopy procedures: a prospective multicentre method for endoscopy units. PLoS One. 2012, 7 (4): e33957.

4. Walker T, Deutchman M, Ingram B, et al.Endoscopy training in primary care: innovative training program to increase access to endoscopy in primary care. Fam Med.2012, 44 (3): 171-177.

5. ASGE Quality Assurance In Endoscopy Committee, Society for Healthcare Epidemiology of America.Multisociety guideline on reprocessing flexible gastrointestinal endoscopes.Gastrointest Endosc.2011, 73 (6): 1075-1084.

6. Petersen BT, Chennat J, Cohen J, et al.Multisocietyguideline on reprocessing flexible GI endoscopes: 2011.Infect Control Hosp Epidemiol. 2011, 32 (6): 527-537.

7. Allen JI.Quality colonoscopy.Preface.Gastrointest Endosc Clin N Am. 2010, 20 (4): xv-xvi.

8. Spier BJ, Benson M, Pfau PR, et al.Colonoscopy training in gastroenterology fellowships: determining competence. GastrointestEndosc.2010, 71 (2): 319-324.

9. Rey JF.Quality control on endoscopic maintenance and repair services: safety considerations for the patient.Dig Dis.2008, 26 (1): 7-10.

10. Santolaria S, Ducons J, Bordas JM.Cleaning and disinfection in gastrointestinal endoscopy.Gastroenterol Hepatol.2007, 30 (1): 25-35.

11. Pescatore P.Quality control in digestive endoscopy.Gastroenterol Clin Biol.2005, 29 (5): 614-615.

12. Eisen GM, Baron TH, Dominitz JA, et al.Methods of granting hospital privileges to perform gastrointestinal endoscopy. Gastrointest Endosc 2002, 55: 780-783.

13. De Bosset V, Froehlich F, Rey JP, et al.Do explicit appropriateness criteria enhance the diagnostic yield of colonoscopy?Endoscopy 2002, 34: 360-368.

14. Balaguer F, Llach J, Castells A, et al.The European panel on the appropriateness of gastrointestinal endoscopy guidelines colonoscopy in an open-access endoscopy unit: a prospective study. Aliment Pharmacol Ther 2005, 21: 609-613.

15. Bersani G, Rossi A, Ricci G, et al.Do ASGE guidelines for the appropriate use of colonoscopy enhance the probability of

finding relevant pathologies in an open access service? Dig Liver Dis 2005,37:609-614.

16. Waring JP,Baron TH,Hirota WK,et al. Guidelines for conscious sedation and monitoring during gastrointestinal endoscopy. Gastrointest Endosc 2003,58:317-322.

17. American Society of Anesthesiologists Task Force on Sedation and Analgesia by Non-Anesthesiologists.Practice guidelines for sedation and analgesia by non-anesthesiologists.Anesthesiology,2002,96:1004-1017.

18. Vargo JJ,Eisen GM,Faigel DO,et al.Anesthesiologist or non-anesthesiologist-administered propofoland cardiopulmonary complications for endoscopy:which is safer[abstract]? Gastrointest Endosc 2004,59:AB93.

19. Sharma VK,Nguyen CC,De Garmo P,et al. Cardiopulmonary complications after gastrointestinal endoscopy:the clinical outcomes research initiative experience[abstract].Gastrointest Endosc 2002,55:AB99.

20. Hirota WK,Patersen K,Baron TH,et al.Guidelines for antibiotic prohylaxis for GI endoscopy.GastrointestEndosc 2003,58:475-482.

21. Brotman M,Allen JI,Bickston SJ,et al. AGA Task Force on Quality in Practice:a national overview and implications for GI practice. Gastroenterology 2005,129:361-369.

22. Eisen GM,Baron TH,Dominitz JA,et al.Guideline on the management of anticoagulation and antiplatelet therapy for endoscopic procedures. Gastrointest Endosc,2002,55:775-779.

23. Zuckerman MJ,Hirota WK,Adler DG,et al.ASGE guideline:the management of low-molecular weight heparin and nonaspirinantiplatelet agents for endoscopic procedures.GastrointestEndosc,2005,61:189-194.

24. Johanson JF,Cooper G,Eisen GM,et al.Quality assessment of endoscopic ultrasound. Gastrointest Endosc,2002,55:798-801.

第十七章
消化内镜诊疗及培训中的医学伦理学问题

一、概述

随着科学技术的进步,近年来内镜已经成为消化系统疾病重要的诊疗手段。然而,作为一门专业性很强的高科技新兴学科,内镜技术在临床推广应用中也蕴藏着一定的风险。在重视了学术进步的同时,忽视了在医学研究中的伦理学规定及原则。一些单位和个人在推崇高新技术时的盲目"跟风",激进中忽视诊疗的科学性和规范化;为了"求高"、"图新"、"创收",在客观条件和技术能力尚不具备的情况下,急于开展"高、精、尖"新技术,忽视了技术的复杂性和高风险性;有的甚至未经系统培训,连动物体内研究都未进行便直接在患者身上开展训练,严重违背了医学伦理学的宗旨。因此,规范内镜机构的准入与行业管理,规范内镜医师的培训与人才建设,规范内镜技术的考核与质量控制刻不容缓。在某种新的内镜技术应用之前,头脑中应时刻注意所适用的伦理学原则并不断更新。因为我们所关注的是患者或者说是人类的健康。切不可学会了内镜技术而无知于医道。

二、医学伦理学概述

医学伦理学是医学与伦理学相交叉的学科,是认识、解决医疗卫生实践和医学科学发展中人们之间、医学与社会之间伦理道德关系的科学。它的主要研究内容有:医学伦理的基本原则、规范、作用及发展规律;医务人员与患者之间的关系(医患关系);医务人员之间的关系(医际关系);卫生部门与社会之间的关系。生物 - 心理 - 社会医学模式的转变使医生不仅要重视人的生物学生存状态,而且要更加重视人的社会学生存状态;不仅要关心患者的躯体,而且要关心患者的心理;不仅要关心患者个体,而且要关心患者的家属、后代以及全社会。从生物学和社会学的结合上来理解人的生命,认识人的健康和疾病,探寻健康与疾病及其相互转化的机制以及诊断治疗方法,在更高层次上实现对人的真正尊重。

三、医学伦理学的基本原则

(一) 不伤害

不伤害原则指在诊治过程中不使患者的身心受到损伤,这是医务工作者应遵循的基本原则。临床上可能对患者造成伤害的情况有:医务人员知识技能低下、行为疏忽;对患者的呼叫或提问置之不理;歧视、侮辱患者或家属;强迫患者接受某项检查或治疗措施;施行不必要的检查或治疗;不适当地限制约束患者的自由;拒绝对某些患者提供医疗照护活动;延误或拒绝对急诊患者的抢救等。对此,医务人员负有道德责任,应该避免发生。一般地说,凡是医疗上必需的,属于医疗的适应证,所实施的诊治手段是符合不伤害原则的。相反,如果诊治手段对患者是无益的、不必要的或者禁忌的,而有意或无意的强迫实施,使患者受到伤害,就违背了不伤害原则。不伤害原则也不是绝对的,因为很多检

145

查和治疗,即使符合适应证,也会给患者带来生理上或心理上的伤害。如肿瘤的化疗,虽能抑制肿瘤,但对造血和免疫系统会产生不良影响。临床上的许多诊断治疗具有双重效应。

(二) 有利

有利原则是指医务人员的诊治行为以保护患者的利益、促进患者健康、增进其幸福为目的。必须符合以下条件:患者的确患有疾病;医务人员的行动与解除患者的疾苦有关;医务人员的行动可能解除患者的疾苦;患者受益不会给其他人带来太大的损害。这个原则要求医务人员不仅在主观上、动机上,而且在客观上、行动效果上对患者确有助益,又不伤害患者,即有义务不去有意地或因疏忽大意而伤害患者,使利益最大化,伤害最小化。但医疗行为难免会给患者或第三者带来有害的后果。对此可以援用双重效应原则作为依据——即这些有害的后果不是直接的、有意的效应,而是间接的、可预见的但无法避免的效应。如化学疗法可抑制肿瘤(直接的、有意的、有利效应),但有副作用(间接的、可预见的、不利效应)。在道德义务发生冲突时,双重效应原则尤为重要。孕妇患子宫癌症时保护母亲的义务与保护胎儿的义务发生冲突,为挽救母亲生命,流产是直接的、有意的效应,而胎儿死亡是流产的间接的、可以预见但无法避免的效应。

(三) 尊重

尊重原则是指医务人员要尊重患者及其做出的理性决定。医务人员在医疗工作中起着家长似的作用,这称为医学家长主义。为了患者自身的利益而对患者的行动加以干涉,这是家长主义的干涉。如果患者的行动危害他人或社会,医务人员更应加以干涉,这是非家长主义的干涉。坚持家长主义的理由是患者不懂医学,患病后身心处于软弱地位,不能作出合乎理性的决定。为了患者利益,应由医务人员代替患者作出决定。有些患者由于年幼、无知、智力低下、精神不正常等,降低或缺乏了自主作出合理决定的能力,这时医务人员应加以干涉,以便保护患者不受他们自己行动造成的伤害,这种弱型的家长主义的干涉是正当的。在患者非常知情而有能力作出理智的决定时,医务人员也认为无需考虑患者愿望和要求,一切由医务人员决定,这种强型家长主义则很难被证明是正当的。

医务人员尊重患者的自主性绝不意味着放弃自己的责任,必须处理好患者自主与医生之间的关系。尊重患者包括帮助、劝导、甚至限制患者进行选择。医生要帮助患者选择诊治方案,必须向患者提供正确,易于理解,适量,有利于增强患者信心的信息。当患者充分了解和理解了自己病情的信息后,患者的选择和医生的建议往往是一致的。当患者的自主选择有可能危及其生命时,医生应积极劝导患者做出最佳选择。当患者(或家属)的自主选择与他人或社会的利益发生冲突时,医生既要履行对他人、社会的责任,也要使患者的损失降低到最低限度。对于缺乏或丧失选择能力的患者,如婴幼儿和儿童患者、严重精神病和严重智力低下等患者,其自主选择权由家属或监护人代理。

尊重患者或受试者的自主权利这一原则要求,医务人员或研究人员在试验或试验前取得前者的知情同意。受试者在作出接受试验的决定前,应知道试验的性质、持续时间和目的、方法和手段;可能发生的不便和危害,以及对他的健康和个人可能产生的影响。

实行知情同意的必要条件是:第一,信息的提供,信息的理解(以上属于知情的要素),自愿的同意和同意的能力(以上属于同意的要素)。有效的知情同意首先需要提供为合理决定所需的信息,包括医疗或研究程序及其目的、其他可供选择的方案、可能带来的好处和可能引起的危险等。第二,也需要患者或受试者对信息的适当理解。影响人们对信息理解的因素如:提供的信息不充分、不全面甚至有歪曲;患者年幼不成熟、智力低下或精神不正常、教育水平低或文化差异。有效的知情同意必须是自愿表示的同意。所谓自愿,指人作出决定时不受其他人不正当的影响(指引诱人作出本来不会作出的决定)或强迫(指一个人有意利用威胁或暴力影响他人)。人们常在竞争、需要、家庭利益、法律义务、有说服力的理由等影响或压力下作出决定,但这并非不正当的影响和强迫。同意的能力则是实行知情同意的前提。某些疾患可使患者或受试者失去理解信息和表示同意的能力。在医学上一个有能力的人必须能理解治疗或研究的程序,能权衡它的利弊,能运用自己拥有的知识和这些能力作出决定。

尊重患者还包括尊重患者的隐私权。医务人员要为患者保密。只有如此,患者才能把全部情况告诉医务人员,才能维持医患之间的信任关系,这也是顺利进行治疗的必要条件。但当保密的义务与其他义务发生冲突时,有时保密义务就要让位给其他义务,例如不伤害别人的义务。当为患者保守秘密会给患者带来不利或者危害时(如患者要自杀),会给他人带来不利或危害时(如患者有性病或艾滋病),会给社会带来不利或危害时(如患者有色盲,但又是列车信号员),医务人员可以不保守秘密。

(四) 公正

医疗公正系指社会上的每一个人都具有平等合理享受卫生资源或享有公平分配的权利,享有参与卫生资源的分配和使用的权利。在医疗实践中,公正不仅指形式上的公正,更强调公正的内容。如在稀有卫生资源分配上,必须以每个人的实际需要、能力和对社会的贡献为依据。公正的形式原则指在形式上要求对在有关方面相同的人要同样对待,对在有关方面不同的人应该不同对待。这些有关方面可以是个人的需要、能力、已经取得的成就,或已经对社会作出的贡献、对社会可能作出的潜在贡献等,公正原则在讨论医疗卫生资源的宏观分配和微观分配时十分重要。

当上述原则发生冲突时,如不伤害原则与有利原则的冲突:医疗行为往往不单纯给患者带来益处且常常伴有副作用,此时有利原则要求医务人员权衡利害,使医疗行为能够得到最大可能的益处,而带来最小可能的危害。如一足部有严重溃疡的糖尿病患者,经治疗病情未减轻,有发生败血症的危险,此时为保住患者的生命而需对患者截肢。表面上看,这样做对患者将造成很大的伤害,但是为了保全患者的生命,这样做是符合有利原则的,因为,"两害相权"要取其轻。不伤害和有利原则与公正原则的冲突:如在稀有卫生资源的使用上,一个病房有四个肾衰竭患者同时需要肾移植,但因肾源有限,不可能使每个需要的人都得到,只能按公正原则进行患者选择。不伤害原则和有利原则与尊重原则的冲突:当医务人员合乎科学的选择与患者的自主决定不一致,应基于有利原则提供帮助并尊重患者的自主性选择权。

四、消化内镜诊疗及培训的伦理学问题

(一) 医师职责

内镜医师的职责是为患者提供合理的诊断及治疗服务。这种服务应该是训练有素的专业内镜医师经过长期的实践来提供的,因此他们所接受的培训必须是科学和规范化的,要符合国家标准。从法律责任的角度来看,内镜诊疗过程中最安全的做法是所有操作符合临床诊疗规范,即被普遍接受的大多数人认可的标准。如果某种技术只是被选择性接受或并未普及,那么该技术必须符合伦理学要求,在实施前对患者必须提供合理的解释并附以支持的证据。

(二) 不当后果

由于内镜检查是一种侵入性的技术,医疗实践中总会出现差错,医师则会尽力避免和防止它们的发生。成功的风险管理策略可降低差错出现的频率和减少为预防内镜伤害所支付的成本,还可加强法律保护以抵御那些内镜手术不可避免的并发症所带来的潜在风险。

内镜医师仅须对因疏忽带来的不利影响负责。对于疾病本身出现的不良结果,只要内镜医师正确执行了内镜操作程序,内镜医生不应对最后产生的不良结果负责。一个常规结肠镜检查引起的穿孔,只要履行知情同意并正确地告知,技术也符合操作标准,就不是医疗事故,而且是可以辩护的。

做到内镜相关医疗事故诉讼的一级预防,需要充分认识内镜治疗中可能出现的错误的原因。及时发现错误和限制这些错误所产生的不良影响,在总体上可减少患者的损伤。这依赖于医院质量改进计划、同行审查程序、临床疗效研究所取得。二级预防涉及制定保护措施以降低索赔发生的可能性,提高针对索赔的防卫能力。

(三) 索赔原因

1. 操作不当　除了诊断错误为主的乙状结肠镜检查,操作不当是各类内镜手术诊疗中发生错误的最常见原因。因此需要专业的培训和长期的训练。

2. 医源伤害　从医疗事故角度讲,主要的医源性损伤是指穿孔和胃肠道的直接损伤。因此,诊

疗规范要求内镜医师要对患者指出所有重要危险因素,要在知情同意过程中特别强调穿孔的风险。

3. 诊断错误 结肠癌的漏诊是乙状结肠镜或大肠镜检查中最常见的诊断性错误。因此,内镜医师评估下消化道病变时必须充分重视,仔细观察。

4. 用药错误 在医疗事故索赔中与内镜相关的处方错误并不常见。

5. 相关问题 在导致内镜索赔的相关问题中,知情同意一直是最常见的问题。所有的内镜操作,无论是逆行胰胆管造影还是内镜诊断或乙状结肠镜检查,都有类似的法律风险。因此,所有内镜操作前必须经过知情同意。内镜医师要通过有力且诚实的医患关系来额外管控诊疗过程中的法律风险。

(四) 知情同意

术前必须征得患者的知情同意。尊重患者的自主权是医学伦理学的基本原则之一。尊重自主权是指尊重有行为能力的人对涉及其个人的问题有自行决定、自己负责的权利,即患者对任何医学处置有知情同意的权利。尊重知情同意权,是维护患者自主权的具体体现。疾病情况、治疗措施等有关信息应让患者知晓,并高度尊重他们在不受外来干扰的情况下作出的选择。为了使患者能很好地履行知情同意权,医务人员应以通俗易懂的语言,帮助患者充分理解诊疗的目的、程序、不同方案的利弊以及疾病的预后。同时,对患者的诊断、治疗和预后等有关信息是否如实告知,应该视患者的具体病情和心理状态而定。也就是说,对患者讲真话不作为绝对义务,即对有些患者讲真话,而对某些患者也可以保密。《中华人民共和国执业医师法》第26条也规定:医师应当如实向患者或其家属介绍病情,但应避免对患者产生不利的后果。签署知情同意书就是要去除家长制作风原则,例如医生认为患者没有能力,必须相信专家的知识,并遵从医嘱。它是一个很好的道德原则和法律,医生有义务披露关于患者的病情和可供选择的干预,以充分的信息允许治疗或拒绝治疗。此规则的道德基础是尊重人,并符合知情同意的法理。人们认为,胃肠病学家和内镜医师应掌握如何获得患者的知情同意。正如知情同意遵循的格言:"被告知的人很少起诉"。

知情同意是良好的医疗实践的基础。只要有可能,患者应保持对自己负责。临床医生必须尊重维护患者的自主和自决的需求。正确执行知情同意也可保护医生免受患者对医生的投诉及索赔。在诊疗之前,内镜医生需告知患者构成知情同意的某些关键要素。这些元素包括:操作的性质,风险与受益,替代方案。知情同意应该是值得信赖的医生与患者间协作努力的结果。

签署知情同意对于内镜的风险管理至关重要。但是,这并不意味着获得知情同意只是操作前应该完成的一个简单过程,也不意味着一个仓促潦草的签名。事实上记录同意比获得实际的同意可能会更重要。替代方案不应被忽略。医生有告知患者适当的替代疗法的责任,以及告知那些治疗的获益和风险。告知替代疗法应该是告知符合特定患者的替代方案,而不是诵读所有已发布的文献。

1. 知情同意的例外情况 国外法律认可一些知情同意原则以外的特殊情况。包括有突发事件,弃权,医疗豁免权,无相关能力以及合法授权。医生在紧急情况下给患者提供治疗不需要患者的同意,这样做的法律依据是一个心智健全的人会同意医生在紧急情况下提供的治疗。紧急情况的定义构成一种医学判断。医生必须声明患者的情况很紧急而且在可能的情况下,清楚地记录下原因。放弃知情同意的患者必须是知晓和自愿的。这意味着对知晓权自愿和主动的放弃。因此,如果患者表达了不签署知情同意书的愿望,医生有责任告知患者他或她有权利放弃。透露给部分患者的信息,他们可能会有不良反应。在这种情况下,医生可以依个人判断和经验来隐瞒对患者的不利的信息。

2. 权限评定 患者是否丧失了决定权是由临床主治医师做出的医学评定。患者是否有能力参与选择治疗方案,做为医师有着道德和法律上的责任,应该尊重患者的选择权和愿望,这包含着弃权的法律学说。除非医患关系终止,没有获取知情同意的医师会以渎职被起诉。医师不能单方面终止医患关系,也就是不可以弃治患者而转向另一患者,或者不给患者适当通知就放弃。因此,只要患者同意继续治疗,医患关系就还存在。患者决策能力的缺乏并不能终止医患关系。为没有行为能力的患者做出健康决策的人员需要由法院指定或者依法认定。患者在知情同意中的权利如下:做出或者保留知情同意；有权以他们能够理解的方式获知有关推荐治疗方案、替代选择和重大风险，以做出一个均衡的判断。医师的角色如下：为患者提出建议；获取明确的同意，指患者以清晰明确的方式确定他们对手术或者治疗方案的同意。

3. 取得知情同意的艺术　任何带有重大风险或者副作用的手术或者治疗方案必须获得书面同意。这一程序中最重要的元素便是保证患者理解治疗方案的性质和目的。当患者未得到足够信息时，即使在同意书上签字，也等同未取得知情同意。

对于内镜手术获取知情同意，英国胃肠病学会制定了一些需要遵守的指南和原则。这些指南制定于 1999 年，在 BSG 网站（www.bsg.org.uk）上可供查找。这些指南简单总结如下：

有效的交流是让患者做出明智决策的关键。与患者开诚布公的谈话可以获得明晰的目标和理解，并且可以改善医患关系的质量。对于一个容易发生不良反应、风险较高的手术，患者需要了解更多的信息，包括：检查或治疗的目的，治疗前进一步检查的诊断细节，包含镇痛等辅助方法的手术细节和患者术中或术后严重副反应在内的重要经历的病程细节。如果治疗方案是实验性的，在与患者的讨论中应有对于可能的益处和成功概率的解释。

当为患者提供信息时，最好找出患者自己的个体需求和他们的优先选项，而不是根据患者的观点做出假设。应该也让患者意识到在麻醉状态下手术可能会出现的额外问题，因此同意书应该考虑到这样的万一。

可以肯定的是，你的患者需要理解，你应该给出明确的解释并且给患者一定的时间提问题。特别是应该：

（1）使用最新的书面材料、视觉资料和其他方法来解释有关调查、诊断或治疗的各种复杂方面。

（2）根据已出版的同行评议的数据，解释选择相关治疗方案后成功的概率或失败及受损伤的风险。

（3）作出决定前后，让患者有足够的时间思考，特别是在信息复杂或存在很大的风险时。

（4）包括在适当的地方，允许护理或卫生保健小组的其他成员和患者讨论。

（5）确保在获得患者同意治疗一段时间后才进行治疗，患者对自己反复审核决定的治疗方案有一个清晰的路线。

在开始任何治疗之前，治疗医师仍将负责确保患者有足够的时间和信息进行明智的决定，并对治疗过程或调查表示同意。最重要的元素是确保患者理解所推荐的治疗的性质和原因、利益、风险和有关并发症，替代治疗（包括相对风险评估：受益比率）和所采用的麻醉或镇静的性质。

4. 知情同意的实施　英国胃肠病学协会也对关于如何在临床实践中以正确的方式实施知情同意给出了一定的建议。这些建议包括：

（1）所有单位都按着相同的协议工作是不可取的。

（2）在治疗之前让患者立即签署知情同意书，不构成知情同意。理想的情况是至少在手术前24小时签署同意书。

（3）临床医生应该解释内镜手术的目的，并且应该描述其基本要素。

（4）患者在预约时应该接受书面告知的小册子。这个小册子应该涵盖上述问题。

（5）如果内镜检查过程有学员参加，应予提及。

（6）患者应该完成两个清单：一个涵盖了总体健康状况的说明，另一个表明他已经读了这本小册子而且有过提问的机会。

患者来到内镜室应该受到有资质的内镜护士接待，这个护士应该检查患者理解的水平，提供进一步的解释和安慰，处理任何残留的担忧，并把存在的顾虑传达给内镜师。然后内镜师应该处理任何最后一分钟的问题。如果同意书之前尚未签署，内镜师此时应该要求签署同意书。

5. 知情同意领域中的技术进步　有研究证实，为了达到知情同意的目的，使用录像带比医生解释更好。这或许是一个更好的提供知情同意的方式。下一个合乎逻辑的延伸包括互动节目，让患者积极地参与到学习过程。

(五) 镇静麻醉

为减少内镜操作时患者的不适感,常给予一定的局部麻醉和镇静药物,有时也需要全身麻醉。大多数胃肠道内镜诊治是在简单镇静下操作的,仅抑制中枢神经系统,允许患者在整个镇静期间对命令作出反应。该技术应在足够安全的范围内操作,避免计划外的意识丧失,出现重要中枢和呼吸受到抑制。镇静通常要求由有经验的内镜医师完成,最好是有资质的专职麻醉师。麻醉医师应了解手术操作过程,复杂程度,患者的全身状况,可能的麻醉风险等。还有一个要求,在整个内镜操作过程中需要另一个受过适当训练的人在场,可以是一名护士,一个有资格的内镜助手,能在整个过程中监测患者的生命体征,如心电图、血压、血氧饱和度等。注意观察给药静脉通道畅通,完全苏醒前针头应留在原位。倘若遇到特殊情况时,他或她必须能够协助医生应对紧急情况。

有时为了保证患者能作出有意识的决定,也不采用镇静,仅使用局部麻醉剂。这种情况可见于上消化道诊断性操作和工作量较大的内镜中心。内镜医师在术前对镇静方面的问题有责任给患者提供建议,解释如何最好地减少不适感。这一切必须与患者讨论,内镜医师在决定镇静或麻醉模式时的家长式态度在伦理上是不正确的。患者有权利接受镇静与否的选择。如果需要应用镇静,还要告知患者离开后针对饮酒、驾车和机械操作要采取特殊的保护措施。在 24 小时内尽量避免有潜在危险的活动。这一建议应以书面形式告知。

(六) 姑息治疗

很多肿瘤患者的姑息治疗包括对食管或其他狭窄进行支架,放置胆道支架和胃造口置入术。因为他们生存期不同,解释说明时不仅有手术的细节和可能的早期并发症,而且包括长期的管理和潜在的问题。许多有脑血管障碍或神经功能障碍的患者会被考虑使用胃造口管的置入。这类患者往往难以理解和(或)交流。同意的能力可随时有所不同,简单地,慢慢地,多次地解释非常重要。同意只能通过口头上的或是手势,但因为胃造口术是一种侵入性手术,患者同意加上与亲人的讨论,如果提前写成指令,对评估一个人的反应有所帮助。当医生的建议与患者需求发生冲突时,医生不要过度"热情"。这在伦理和法律上是错误的,因为医生低估了患者为了达到最佳获益状态的能力。

(七) 教学培训

1. 动物模型 近年来一些新的内镜诊治技术层出不穷。由于技术本身的高风险,一般情况下这些复杂尖端的技术均由经验丰富、技能熟练的高级内镜医师完成,尤其在一些急危重症患者的诊疗过程中更是如此。临床病例数目的限制,制约了新兴内镜技术的培训与教学。因此,在内镜初期技能训练中应用动物模型成为了最佳的策略之一。体外及体内的模拟可以有效完成复杂的内镜介入治疗,如急诊内镜止血、EUS、ERCP、ESD 等。体外模型更符合伦理学观点,所以在体内训练前,只要可能应尽量建立体外的模拟培训系统。在国外一些地区,以狗、猫及灵长类动物进行研究都是受限的,除非为特殊原因而专门养殖动物。有文献表明,动物模型训练可以提高受训者的内镜操作技能升影像学习曲线,增强自信心的建立,为以后的临床操作奠定了基础。

2. 培训资质 不同的内镜医师其内镜技能和技巧有所不同。这种状况在教师之间、培训师之间、学员之间都有存在。当引进了一种新的内镜技术,原则上应由经验丰富,技能熟练的内镜教师或培训师来完成操作培训。对于相对简单的技术,可以由技术熟练的内镜医师来操作。而学员只有在完全理解操作过程,教师认为可以胜任的情况下才能进行操作。教员应全程监督和管理,并为学员的操作负全责。由于一些医疗机构的内镜技术不能满足培训要求,因此这些医疗机构不应进行相关内镜技术培训工作。在知情同意前,患者有权知道内镜操作医师的从业经历,医疗经验以及医疗机构的资质水平。

3. 对待并发症 大多数内镜操作是安全的,但即使是简单的内镜检查也会有并发症。复杂的操作较简单的操作并发症出现几率升高,治疗性内镜操作更是如此。新的内镜诊治技术的出现,因其更加复杂,缺少经验,相关并发症出现的几率也就更高。常见的并发症有出血、穿孔、ERCP 术后胆管炎、胰腺炎等。其他还包括药物过敏,麻醉相关的呼吸抑制、低血压以及意想不到的并发症,包括心脏意外、脑卒中,甚至死亡。内镜新技术要经过长期的训练方能减少并发症,而作为术者,在脑海中对并发症的防治应时刻保持警惕。

围绕内镜并发症的风险管理主要包括患者和内镜师两方面。对学员应说明并发症是内镜操作的一部分,所有的内镜师在职业生涯中都会经历并发症,并且并发症不应破坏内镜师的自尊。学员也应被告知多数并发症不是内镜师疏忽而导致的。

在国外倘若告知患者并发症的风险并得到充分的知情同意,几乎所有的并发症都是可以合法辩护的。这将导致受训者更少的否认并发症。关键问题是培训师需要让学员能及早地发现并发症。有问题的诉讼都源于延迟诊断。内镜医师对患者家属解释时需要坦诚,亦不能自我贬低。解释应该能说明问题,阐明计划和相应治疗。重要的是在出现并发症后期要继续关心患者,这种持续的参与是强制性的。

4. 培训记录　记录学员的进步非常重要。该文档应包括所有的操作记录和所有完成的定期评估。查看记录能让培训主管在作出有关资格审查报告时更加精确,对受训者正面或负面的陈述更有说服力。记录系统化使培训主管有机会合理辞退那些不能满足培训要求的受训者。

5. 认证责任　培训主管会被委托作出决策,他们的学员是否有资格开展相关内镜技术。一个不准确的认证可能导致培训主管为受训者的失误行为负责。除了法律责任,培训师还有一个对公众的道德责任。经他推荐信认证的受训者应是称职的,这正是培训者的责任。正是基于这个重要文件,受训者才获得了权限。因此,我们应对内镜介入治疗技术制定严格的训练计划,对从业医师进行资格论证和质量控制,并对该技术的开展进行及时的追踪考核。培训应包括理论学习、熟悉设备和器械、观看手术、模拟训练、担任手术助手及独立操作等内容。此外,还要培训医生阅读影像资料的能力及提高危重症抢救水平,如出血的急救、紧急气管插管、心、肺、脑复苏等。

(八) 清洗消毒

内镜及其相关附件、设备必须经过严格的清洗消毒,以防感染性疾病的传播。清洗消毒已成为内镜伦理的基本问题之一。通常情况下应做到在两次内镜检查间期进行彻底的洗消,重复使用的附件除洗消外要特别注意存储、维护和管理。在部分地区,由于条件所限,相关人员、设施的缺乏,仅能实现检查前检测抗 HBs、抗 HCV、梅毒等,而不能做到充分消毒。像 HIV、HP 和其他细菌病毒等因为缺乏相关检测而存在感染的风险。在这一方面,内镜医师不应站在道德的对立面。因此,作为高级内镜技术的培训基地,必须符合内镜清洗消毒规范要求,以保证患者的安全性。

(九) 临床研究

如果新技术的应用会使患者受益,应鼓励医师尽快掌握。应将新的研究手段的潜在危险与现行方法进行权衡比较。每个患者必须得到最好的诊断和治疗。不能以研究为目的选择新技术而忽视对患者的影响。那些以临床为名实为研究需要进行的侵入性手术是必须禁止的。不仅由于手术的固有危险,手术怎样做、在哪儿做、由谁操作,都会成为高危因素。因为任何手术在不熟练的人手中都是危险的。医学研究伦理委员会的义务是在研究获得同意前,确保研究者们拥有丰富的经验和必要的设备去实现他们的研究计划。在病情特别严重的患者中,低风险的手术也会变得高风险。因此,这样的患者应当从内镜研究中剔除。

(十) 现场演示

计算机技术和互联网通信技术的进步,使数字图像和声音的远程传输成为可能。在此基础上发展起来的内镜现场演示已成为消化内镜诊治和教学培训的重要工具。在国际、国内会议中得到广泛应用,由高水平的内镜专家为学员和观众现场演示,从基本内镜操作到高难度的治疗内镜技术如 ERCP 等,实现专家和现场观众的有效互动。但其中也涉及很多伦理学问题。

1. 演示专家　受邀进行内镜演示的专家多为专业领域内的知名教授和学术权威,他们的技术得到公认,对复杂的内镜手术经验丰富,也有能力应对操作中出现的并发症。他们平时工作的单位往往是高级内镜技术培训机构,设施装备精良,组织有序,流程优化,这些都成为保障患者安全性的技术保证。但如果专家不在本单位现场演示,它的成功则需要受邀专家、主办方医、护、技团队之间的紧密配合和高效协作,任何一个小的失误都将破坏它的最终目标——使患者受益。

在进行操作前要了解主办单位的演示中心设置,内镜操作间布局,内镜及附件是否完备,是否是自己常用的器械,放射线设备的配置,影像质量等,访视并熟悉患者相关资料。如手术演示不是自己所带的团队配合,则需要和主办方的护士、技师沟通协作配合的问题,包括语言交流。应了解助手是否对操作缺乏经验,其他工作人员的默契程度等。充分翔实的准备是顺利完成操作演示的必要条件。

2. 主办单位 除提供符合现场演示的硬件条件外,应对邀请专家的资质、异地执业的合法性,患者权益的保护,利益冲突的声明等向当地医疗机构伦理委员会申报,获批后方可进行。如有条件还应为术者及患者进行保险。组织者应保证患者在操作演示时达到最佳的临床状态。如患者病情在等待演示过程中出现恶化或其他并发症,则不再符合要求,应充分维护患者的健康。延迟治疗是严重的伦理问题。只要当地有可行的替代治疗可以缓解症状或治愈疾病,就不应为等候专家演示操作而拖延治疗。组织者应提供翔实的病历资料,让操作专家了解患者的现状,存在的治疗问题、伴发疾病等,对患者进行操作风险与收益评估。术者应根据实际需要执行或修改操作方案,选择其他术式或拒绝对患者不利的操作演示。主治医师有义务告知患者参与了现场演示,并且由谁来操作。在书面的知情同意中,对确保患者安全所采取的措施,出现意外或不良反应的处置能力以及必要的经济补偿等条款下划线强调,尽可能使患者感到安全。

演示过程中术者及助手可能将注意力集中在指导操作上而疏于对患者的看护,因此必须由专人负责操作过程中患者生命体征的监护。另外,须有人(主持或导播)负责协调将内镜下的所见转播至会场,传递术者与观众间的信息反馈,解释内镜操作的每一步骤,及时回应观众的提问。但在术者进行关键操作时不要提问,避免分散术者的注意,减轻演示专家可能来自观众的压力,令其充分展示他的操作技巧,也防止危害患者的健康。

在手术演示和研讨会中,保密原则经常被忽视。包括数字化档案在内的医疗信息不能由于计算机终端或网络管理的疏忽被泄露。因此重要的数据资料应有备份,同时应限制对数据库的访问,以维护资料的安全。病历报告时不能出现患者的名字和照片,重要的个人信息一旦被泄露给雇主或律师,可能损害患者的家庭及社会生活乃至失去工作。还要特别注意对参与操作演示和研讨会的相关护理人员、技师进行安全性和保密性教育。一方面,医生有着分享信息,促进知识进步的权利;另一方面,保证患者行使权利和隐私保护也是每个医生的义务。

组织者应明确提及与相关内镜产品的利益关系,不能以企业对主办方的资助作为交换而为产品做宣传。操作专家对演示技术与设备的评价应客观,公正。主要应基于科学的证据而不是个人的偏好。对未经临床试验验证的有关设备、附件的评价及"热情"宣传,只会误导观众,违背伦理。因为观众对专家的怀疑与失信,最终将影响教学及培训的结果。

五、内镜诊疗中伦理学问题概要

1. 尊重患者。

2. 确定内镜手术的有效性并进行获益与风险评估。

3. 用通俗易懂的语言告诉患者可能的风险和并发症,使其作出最好的选择,以此获得良好的知情同意。

4. 在安全可靠的最佳条件下,由训练有素的医师与助手完成操作。

5. 术者应量力而行,能够及时将患者转诊给其他医师。

6. 对于新开展的复杂和难度较高的操作,要重新评估新装备的有效性和安全性。

7. 培训应规范,严谨。

8. 注意保护患者隐私。

9. 最重要的是——始终确保患者的安全性。

（徐　红）

参考文献

1. 徐红．"规范"应与精尖内镜诊疗技术相伴同行．中国卫生人才,2013,186(10):45.

2. 李益农,陆星华．消化内镜学．第2版．北京:科学出版社,2004.

3. 张金钟,王晓燕．医学伦理学．第2版．北京:北京大学医学出版社,2010.

4. Douglas G Adler,Gennadiy Bakis,Walter J Coyle,et al.Principles of training in GI endoscopy.Gastrointestinal Endoscopy, 2012,75:231-235.

5. S D. Ladas,B Novis,K Triantafyllou,et al.Ethical issues in endoscopy:patient satisfaction,safety in elderly patients, palliation,and relations with industry.Endoscopy,2007,39:556-565.

6. Camus M,Marteau P,Pocard M,et al.Validation of a live animal model for training in endoscopic hemostasis of upper gastrointestinal bleeding ulcers.Endoscopy 2013,45:450-456.

7. Yoshida N,Yagi N,Inada Y,et al.Possibility of ex vivo animal training model for colorectal endoscopic submucosal dissection. Int J Colorectal Dis 2013,28:49-56.

8. Ana María Granada Copete,David B.Páramo Hernández.Basic ethical considerations and principles in the development of Biomedical research and Gastroenterology.Rev Col Gastroenterol,2012,27:329-334.

9. Anthony Axon.Ethical Considerations in Gastroenterology and Endoscopy. Dig Dis,2002,20:220-225.

第二篇

消化内镜检查

第 一 章
胃镜检查术

一、概述

胃镜检查术(endoscopy)是通过胃镜对食管、胃和十二指肠内腔进行观察,从而进行诊疗操作的方法。经过近一个世纪的发展,胃镜已经由最初的硬式内镜发展到软式电子胃镜,其临床应用也由简单的观察、诊断发展到精确诊断和微创治疗相结合,成为胃肠道疾病重要的诊疗手段。

目前临床应用的电子胃镜主要有以下三种类型:①普通型:插入部外径 10mm 左右,活检钳道孔径为 2.8mm,有效工作长度为 1000mm 左右,弯曲部弯曲角度:向上 180°~210°,向下 90°,左右:各 90°~100°,视野角 140°,景深 3~100mm;②超细型:插入部外径 6~7mm 左右,活检钳道孔径为 2.0mm,其余类同普通型电子胃镜。该类内镜由于镜身细小,适合于老人、儿童及有食管狭窄的患者检查;③手术电子胃镜:其特点是活检钳道孔径较大,便于通过各种治疗器械。其钳道孔径有 3.2mm、4.2mm 及 5.2mm 等数种,并有单孔道、双孔道两类。由于钳道孔径较大,其镜身也较粗,操作时患者有不适感。

二、适应证及禁忌证

(一) 适应证
(1) 有消化道症状,怀疑食管、胃及十二指肠炎症、溃疡及肿瘤的患者。
(2) 消化道出血,病因及部位不明。
(3) 其他影像学检查怀疑上消化道病变,无法明确病变性质。
(4) 上消化道肿瘤高危人群或有癌前病变及癌前疾病普查或复查。
(5) 判断药物对溃疡、幽门螺杆菌感染等的疗效。

(二) 禁忌证
1. 绝对禁忌证
(1) 严重心肺疾患,无法耐受内镜检查者。
(2) 怀疑有休克、消化道穿孔等危重患者。
(3) 患有精神疾病,不能配合内镜检查者。
(4) 消化道急性炎症,尤其腐蚀性炎症患者。
(5) 明显的胸腹主动脉瘤及脑卒中患者。

2. 相对禁忌证
(1) 心肺功能不全。
(2) 消化道出血患者,血压波动较大或偏低。
(3) 严重高血压患者,血压偏高。
(4) 严重出血倾向,血红蛋白(HGB)低于 50g/L 或 PT 延长 1.5 秒以上。

(5) 高度脊柱畸形或巨大消化道憩室。

三、术前准备

(一) 患者准备

1. 一般准备　检查前首先核对患者姓名、性别、年龄及送检科室是否与申请单一致,电脑管理的胃镜室应核对上述相关项目。患者至少空腹 6 小时以上,上午检查者,前一日晚餐后禁食,免早餐;下午检查者,清晨可吃清淡半流质,中午禁食。重症及体质虚弱者,术前应输液。

2. 检查前宣教　对来检患者,登记室或术前准备室人员直接或通过录相形式向患者介绍有关内镜检查的内容,以消除患者对内镜检查的恐惧感,争取患者的配合,宣传要点如下:①内镜检查能对可疑的病变取黏膜标本作病理检查,以明确诊断,黏膜活检对健康无害,但术后要进软食,防止出血。②讲清检查前应取的体位及术前注意事项,如去除活动义齿、解开领扣及放松裤带等。③告诉患者在插镜时配合做好吞咽动作,如遇强烈恶心、呕吐,可作深呼吸。一般有充分准备的患者,检查中配合较好,反应亦较少;反之,则影响插镜及观察。④对有高血压、冠心病以及心律失常的患者,术前应测量血压,并作心电图检查,若发现有禁忌证,则应暂缓检查;有严重幽门梗阻的患者,术前要充分洗胃;做过上消化道钡剂检查的患者,应在 2~3 天后再行胃镜检查。检查前患者应避免吸烟。

(二) 器械准备

准备任一型号电子胃镜及相应的诊疗操作附件,并按照以下步骤检查器械的工作状态:①将胃镜与光源、吸引器、注水瓶连接好,注水瓶内应装有 1/2~2/3 的蒸馏水。②检查胃镜角度控制旋钮,注气、注水、吸引器等功能及光源是否工作正常,将胃镜角度旋钮置于自由位置。③观察镜面是否清晰,用拭镜纸蘸少许硅蜡将物镜擦拭干净或用 3∶1 乙醚酒精擦拭。④电子胃镜应作白色平衡调节,白色是所有色彩的基本色,只有在纯白时,其他色彩才有可比的基础,因而电子胃镜都设有白色平衡系统。⑤用乙醇溶液纱布将镜身、弯曲部及前端部擦拭一遍,弯曲部涂上润滑霜(可用麻醉霜代替)以利插镜。⑥检查活检钳、细胞刷、清洗刷、照相系统等附件性能是否正常。⑦治疗台上应备有 20ml 注射器,抽好生理盐水备用,注射器应配好钝针头,以备检查中注水冲洗,清洁视野。⑧其他:备有消毒过的口圈、弯盘、纱布及治疗巾等必须用品。

四、操作步骤

(一) 检查体位

患者体位与胃镜插入成功率有一定的关系,因而插镜前必须先摆好患者的体位。

1. 标准体位　通常取左侧卧位,轻度屈膝,头稍后仰,使咽部与食管几乎成直线,嘱患者轻轻咬住口圈,解开领带、衬衣上钮扣及腰带。右手握住弯盘,如图 2-1-1 所示。此种体位插入胃镜与通过贲门、幽门均较方便。

2. 平卧位　适用于昏迷、气管切开、脊柱畸形等无法作左侧卧位者,在平卧位时,应特别注意防止将内镜误插入气管内。

3. 右侧卧位　在内脏反位时,为便于观察胃部表记,可取右侧卧位插入观察。

(二) 前视式内镜的插入

内镜可分为前视式与侧视式两类,后者主要为十二指肠镜,主要用于检查十二指肠降段及水平段等病变或作逆行胰胆管造影用。

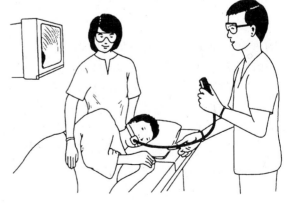

图 2-1-1　插镜时患者体位

插镜方式

(1) 单手插镜法：操作者左手持内镜操作部，右手握住内镜硬性部（执笔式或握手式），调节上下弯角钮，使软管部略弯曲，以便使内镜纵轴与食管方向一致（图2-1-2）。内镜通过舌根后，即可见会厌软骨，偶尔可见声带。食管入口部通常呈闭合状态，一般从一侧的梨状窝插入（常用左侧较易插入）（图2-1-3）。如遇阻力可嘱患者作吞咽动作时再插入。插镜过程应在电视屏幕监视下进行。

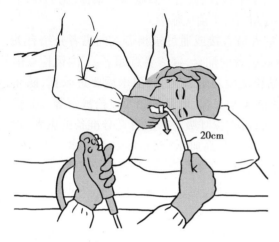

图 2-1-2 手持内镜方式

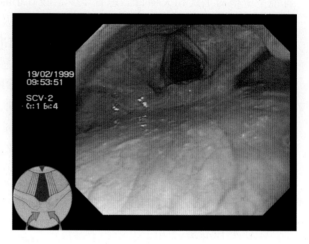

图 2-1-3 内镜插入方向

(2) 双手插入法：少数患者在插镜时，由于过于紧张或吞咽动作不协调，造成食管上括约肌不能打开，故内镜插入困难，此时可用左手中、示指压住舌根，右手持镜，沿食、中两指间插镜。

（三）前视式内镜检查

1. 食管、贲门的通过 内镜插入食管距门齿15cm后，即可边注气，边通过胃镜，在距门齿40cm左右，可见贲门及上方的齿状线，在贲门开启状态下将胃镜插入胃体。

2. 胃体的通过 进入胃体腔后继续注气，使胃体张开，在胃体上部即可见一弧迹，其右上方为胃底穹隆部，左下方为胃体部。因而调节弯角钮向左（或向左转动镜身）、向下即可使内镜进入胃体，进入胃体后，向右旋转镜身，使内镜恢复常态，至胃体下部后调弯角钮向上，使胃镜进入胃窦部（图2-1-4）。

进入胃体是初学者第二个难点。若镜身未向左、向下，并及时注气扩张胃体，可使内镜进入胃底腔，并在该处反转。若在进镜过程中，看到黑色的镜身，表示胃镜已在胃底反转。此时可退镜至贲门下方，调整方向后再插入，不要在胃底部过多地反转，造成患者的不适。

3. 胃窦部的通过 胃窦部的位置因胃的形态而异，如钩状胃，则胃窦与胃体几乎平行，此时必须强力调弯角钮向上，推送胃镜才能进入胃窦；在牛角胃，胃窦与胃体几乎是一直线，则进镜十分容易。进入胃窦后使幽门口保持在视野中央，以便推进内镜，进入球部（图2-1-5）。

4. 幽门与十二指肠的通过 在幽门口处于开启状态及胃窦部蠕动正常情况下，只要对准幽门口，前视式内镜通过幽门应无困难；若幽门紧闭，胃窦蠕动又较剧烈，则进入球部较为困难。此时嘱患者平静呼吸，使内镜端部正面对准幽门口（可用调整角钮法），并尽量向幽门靠近，只要幽门无病变，在紧贴幽门口同时，幽门

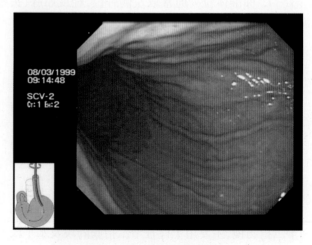

图 2-1-4 胃体上部的通过

自然会开启。在幽门开放情况下,通过幽门时,术者会有"落空感"。进入幽门后若无视野(即看不到内腔),提示胃镜贴紧球部前壁,可稍稍退镜并注气或注水,即可看到球腔四壁。若欲通过十二指肠上角,可向右旋转镜身(顺时针转向),并调角钮向右及上,即可越过上角,进入十二指肠降段(图2-1-6)。

5. 前视式内镜解剖定位观察法　在插镜过程中,为了不分散术者的精力,可仅作一般观察,并记住在食管、胃、十二指肠已发现的病变;在退镜过程中,再按十二指肠、幽门、胃窦、胃角切迹、胃体、胃底、贲门、食管作逆行顺序观察。为了能仔细观察各个部位的病变,必须充分利用内镜的机械性能及运用各种操作手法消除观察盲区,以取得良好的效果。在观察时,除注意腔内黏膜色泽、平坦与否等情况外,还须观察胃之运动情况。在胃壁肿瘤浸润时,胃的蠕动运动极差,亦可作为辅助诊断之一。

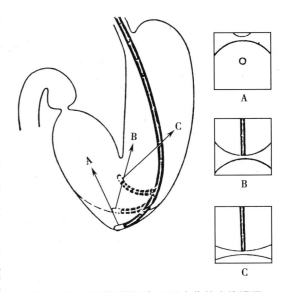

图2-1-5　胃窦部的通过,不同方位的内镜视野
A.正对幽门口;B.反转视胃角部;C.过度反转可观察到胃角的胃体侧与胃体腔

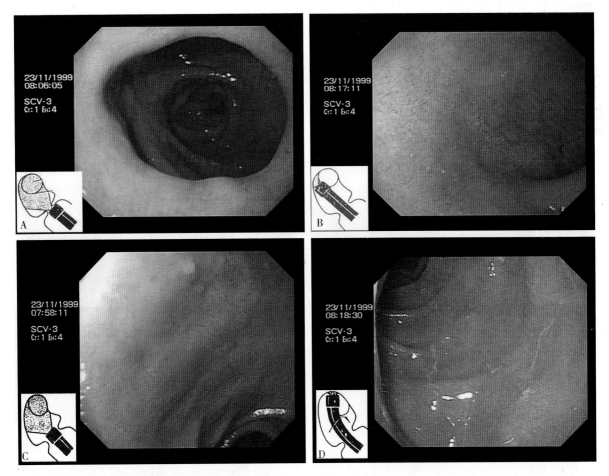

图2-1-6　前视式内镜幽门通过法

A.镜端正对幽门口;B.向右旋转,弯角钮向上,越过十二指肠上角;C.进入球腔后,见球部前壁与小弯侧;D.进入十二指肠降部

（1）十二指肠的观察

1）十二指肠降段：为环形皱襞，呈典型之小肠管腔结构，注意充分利用调整弯角钮及注气等方法，避免镜面贴壁使视野不清。在常规情况下，上消化道内镜检查之终点为十二指肠降段，若疑有乳头病变，前视镜亦可观察到乳头之侧面像，但若观察不满意，可更换用十二指肠镜检查（图2-1-7）。

2）十二指肠球部：将内镜退至幽门缘，稍稍注气，球部前壁即在视野中，调节角钮向上及向右，分别观察球部小弯与后壁，球部下方即大弯，可在幽门口进行观察。球部四壁的命名同胃部，即前壁（视野左侧）、后壁（视野右侧）、小弯（视野上方）及大弯（视野下方）（图2-1-8）。

（2）胃部观察

1）胃窦：以幽门为中心，调节弯角钮分别观察胃窦四壁（视野之上、下、左、右分别为胃窦之小弯、大弯、前壁及后壁），若小弯无法全部窥视，可将内镜沿大弯侧作反转观察。方法是将弯角钮向上，推进胃镜，即可反转。在观察胃窦时，应注意观察幽门启闭运动及有否十二指肠液反流等（图2-1-9）。

2）胃角：胃角是前视式内镜观察难点之一，它是由小弯折叠而成，在胃窦部可用低位反转法，观察方法是尽量使弯角钮向上，推进胃镜，即可见两个腔，上方为胃体腔（可见镜身），下方为胃窦（可见幽门口），交界之弧迹即为胃角切迹，视野左侧为前壁，右侧为后壁，胃角处为小弯，对侧为大弯（图2-1-10），前后壁间距成人为5cm左右。当胃镜退至胃体中下部时，可对胃角作正面观察，可见一桥拱状弧迹，即为胃角（图2-1-11）。

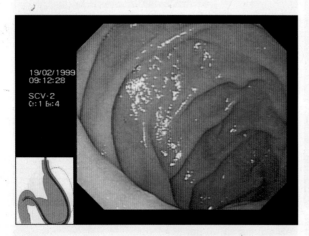

图2-1-7　十二指肠降部观察

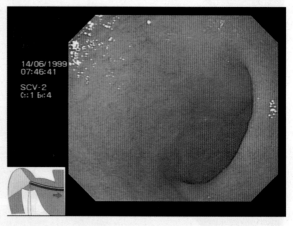

图2-1-8　十二指肠球部观察

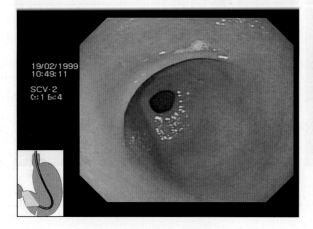

图2-1-9　胃窦部观察

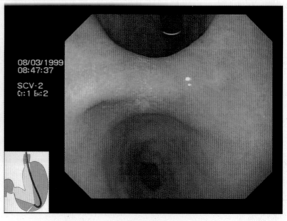

图2-1-10　胃角反转法观察

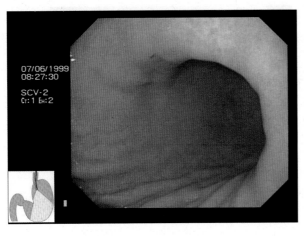

图 2-1-11　胃角正面观察

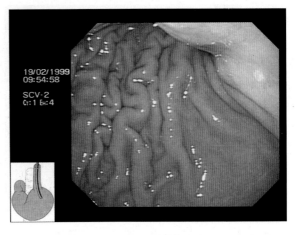

图 2-1-12　胃体部观察

3）胃体：胃体腔类似隧道，下方大弯侧黏膜皱襞较粗，纵向行走呈脑回状，上方小弯为胃角延续部，左右分别为胃体前后壁。因胃体较大，可分为三部，分别称为胃体上、中、下部，中部又称垂直部。由于后壁与镜轴面呈切线关系，因而易遗漏病变。在疑及该区有病变时，可调弯角钮向右作仔细观察（图 2-1-12）。

4）胃底、贲门部观察：在左侧卧位时，胃底与胃体上部交界处位于胃内最低部位，此时有胃液贮留，称为黏液湖。要观察胃底（穹隆部）须作反转观察，方法是：①低位反转法：即在胃窦反转观察胃角后，继续推进胃镜，镜面即转向胃体腔，远远可见贲门，提拉胃镜，使镜面接近贲门处，即可观察胃底及贲门。②高位反转法：将胃镜退至胃体上部时，转动镜身向右同时，调弯角钮向上，继续推送胃镜，此时胃镜紧贴在贲门口处反转，调整角钮，仔细观察贲门。在反转观察时，胃镜下方为小弯，上方为大弯，左侧为后壁，右侧为前壁，与正常正好相反，应予注意（图 2-1-13）。

（3）食管、贲门观察：结束胃部观察后，应吸尽胃内气体（可减少术后腹胀），将胃镜退至食管下方，正面观察贲门口，并注意贲门启闭运动情况。食管全长约 20cm 左右，等分为上、中、下三段。食管下段是食管炎及食管癌的好发部位，应仔细观

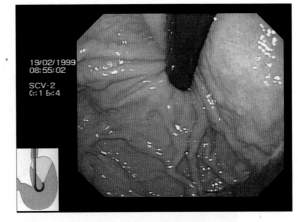

图 2-1-13　胃底、贲门高位反转法

察，白色齿状线，呈犬牙交错状，是胃部的腺上皮与食管鳞状上皮交接部（GEJ）（图 2-1-14）。食管中段有左心房压迹，并可见搏动运动，亦可见支气管压迹（图 2-1-15）。中部是食管憩室好发部位，应予注意。由于食管为一直行之管道，因而食管壁定位与胃及十二指肠稍有不同，视野上方为右侧壁，下方为左侧壁，左右侧仍分别为前、后壁。

（四）上消化道的黏膜与运动

内镜诊断中，除观察黏膜有否隆起、凹陷等病变之外，观察黏膜色泽改变与消化管道运动变化亦是诊断中的一个重要方法。要弄清什么是异常，首先要了解正常消化管黏膜的情况。

1. 正常食管

1）黏膜：组织学上由黏膜、黏膜下层、肌层及纤维膜四层所组成。食管黏膜上皮较薄（0.1~0.25mm），接近透明，故可见到黏膜的血管。

正常食管黏膜呈淡红色、淡黄色或淡黄白色，与橘红色的胃黏膜相比它的色调要淡得多，且无光

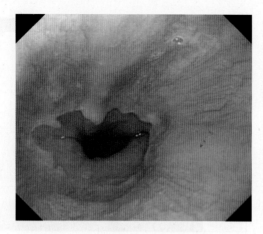 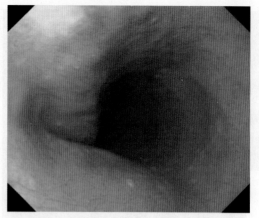

图 2-1-14　贲门口及齿状线　　　　　　　　图 2-1-15　食管中段可见支气管压迹

泽。食管黏膜色彩与所用的内镜性能及光源的明暗有很大关系。不同部位的食管黏膜色调亦略有差异,颈部食管稍呈红色,胸部食管偏白,腹段偏黄。若某一部位血管增多,则黏膜色调亦偏红。

2)血管:食管黏膜有比较明显的毛细血管网,有时还能见到位于肌层稍粗的血管。正常食管的血管走向是:上段呈纵行(图 2-1-16A),中段呈树枝状(图 2-1-16B),下段又呈纵行(图 2-1-16C)。食管下段的血管排列较密(图 2-1-17),因而在内镜检查中可以根据血管形态及排列方向的变化来作为诊断的一个指标。

A　　　　　　B　　　　　　C

图 2-1-16　不同部位的正常食管粘膜血管走向
A. 上段呈纵行;B. 中段呈树枝状;C. 下段又呈纵行

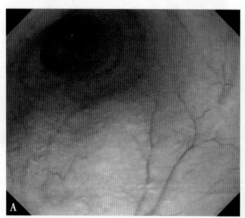 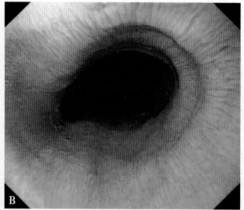

图 2-1-17　食管黏膜血管内镜下图像
A. 食管中段树枝状;B. 食管下段纵行血管

在食管胃连接部,淡红色的食管黏膜与橘红色的胃黏膜有明确的分界线,两者互相交错,构成所谓齿状线(图 2-1-18)。在内镜下,齿状线呈比较规则的圆弧状,但也可呈不规则蝶型、锯齿型、半岛型及升降型等(图 2-1-19)。在正常情况下,也可见到橘红色胃黏膜异位于食管黏膜上(异位胃黏膜岛),少数可见到食管黏膜异位于胃黏膜处。

3)运动:食管的蠕动运动在下段较明显,收缩时可见到几条纵行走向的黏膜纹,在中段以下还可见到环状收缩轮。

在食管的三个生理性狭窄中,以左侧支气管压迹较为明显,在充分注气时,类似一堤坝样隆起,因

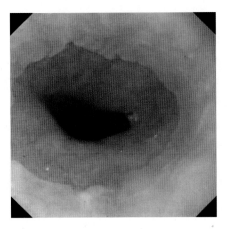

图 2-1-18　齿状线

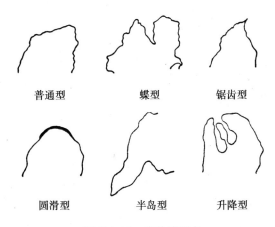

图 2-1-19　齿状线形态

该处有大血管,故还可见明显的搏动。

2. 正常胃黏膜

1) 胃黏膜色泽:正常胃黏膜呈橘红色,表面光滑,上面附有清洁透明的黏液,湿润而光泽,有反光。可以影响胃黏膜色泽改变的因素很多,如光源种类和光亮度强弱、物镜与胃壁距离以及胃内充气量的不同等,都可以影响胃黏膜的色泽。患者的情绪状态也可以影响胃黏膜色泽,激动、愤怒时胃黏膜充血发红;恐怖、悲伤时胃黏膜较苍白。胃分泌功能亢进时(如注射组胺或咖啡因后)胃黏膜发红;贫血则使胃黏膜颜色苍白。

2) 胃壁血管:一般认为,在适量充气的情况下,正常胃黏膜除胃底部及贲门区可以透见黏膜下血管外,其他部位无论年龄大小,都不应见到。但应注意的是,在大量充气使胃内压高达一定程度时,胃的其他部位可以见到红色网状的黏膜下小血管。

3) 胃小区:胃黏膜表面有无数肉眼可见的小隆起,称胃小区(area gastrica)。隆起间的凹陷称胃小凹。采用一般内镜从斜方向接近黏膜面,在胃壁紧张度适宜的情况下比较容易看清。若作染色法观察,则更清晰。采用放大胃镜(magnifying gastroscope)接近胃黏膜观察时,可以清楚地见到其表面的胃小凹形态。胃小区的大小、形态和排列方式不一,小者 2mm 以下,大者 2mm 以上,形态可呈粗糙、圆形、多角形、不规则形、长形、混合形及平坦形等多种,排列方式也有密集、稀疏、疏密不均等不同。观察正常胃黏膜表面细微结构的变化,有助于对 II_b 型早期胃癌和慢性胃炎等浅表胃黏膜病变的诊断以及开展胃黏膜放大观察的研究。

4) 胃的运动:胃镜检查中可以观察胃的各种运动,如胃本身的蠕动、随呼吸运动的移动以及从大血管传来的搏动等。胃的蠕动在 X 线下始于胃体中部,但在胃镜检查充气后,胃体中部很少见到活跃的蠕动波。蠕动波似始于胃体下部远端,并向幽门推进。胃镜刚插入时,胃蠕动可暂时被抑制,等待片刻后,蠕动即可出现。微弱的蠕动波始于胃窦入口附近的大弯侧,开始呈浅弧形,在幽门推进的过程中逐渐形成浅环形,最后消失在幽门前区附近,幽门及幽门前区处于静止状态,幽门始终处于开放状态;中等强度的蠕动波开始即呈较明显的环形向幽门推进,到达幽门前区环形蠕动波消失,幽门前区出现放射状黏膜皱襞,幽门收缩呈星芒状;强烈的蠕动波则形成极明显的收缩环,收缩上有很多纵行细皱襞,蠕动波到达幽门前区附近时,形成所谓假幽门,并继续向幽门推进,此时在幽门前区出现一团杂乱的菊花样的黏膜皱襞翻向窦腔,随着蠕动的消失黏膜皱襞亦渐消失,此时见幽门呈关闭状态。胃蠕动的强度与术前是否用抗乙酰胆碱药物、检查对胃部刺激的大小、观察时相的不同,以及个体的差异性等因素有关,青年人、较敏感的人蠕动一般亦较强烈。

胃可随呼吸运动而有轻微的移动,胃镜所见为胃黏膜随呼吸运动在镜下有柔和的滑动,患者屏气时这种运动消失。

胃的搏动除胃窦部外,其他部位几乎都能见到。心脏的搏动可以通过横膈传至胃底部,胃体后壁的搏动则来源于脾动脉。

此外,腹肌收缩引起腹内压的改变,也可反映到镜相中来(如恶心时)。胃壁紧张度的改变可以影响胃黏膜相,如高张力胃可形成粗大的黏膜皱襞并不易因充气而消失;低张力胃则相反。

5)胃内分泌物:正常胃内可见到一些分泌物,主要是胃本身分泌的稀薄而透明的黏液,它除广泛散布在胃黏膜表面外,当患者取左侧卧位时,这种黏液集中在胃近端的大弯侧,形成黏液湖,当患者仰卧位时,胃底后倒,黏液湖亦移向胃底部。此外,常见的分泌物是被吞下的唾液和呼吸道分泌物,呈白色或混浊灰白色,含多量小泡,附着并高出黏膜面,有时还可见到反流入胃的十二指肠液及胆汁,含多量气泡。这些分泌物均可移动。

3. 十二指肠黏膜 正常十二指肠球部在内镜检查注气时扩张良好,呈无角的袋状,在扩张的情况下无黏膜皱襞可见。黏膜色泽比胃黏膜略淡,有时被胆汁染色而略发黄,接近观察呈微细颗粒状(天鹅绒状),此即十二指肠绒毛(图 2-1-20),有时可见几个散在的小颗粒状隆起,有时可透见毛细血管。正常球部黏膜可以透见毛细血管,球部透见毛细血管是否提示黏膜有萎缩性变化则尚有待进一步研究。正常球部无血液或食物残渣。球部远端的后壁近大弯处有一类似胃角状的屈曲即十二指肠上角,纤微镜越过十二指肠上角即可到达降部。有时十二指肠上角不明显,从球部直接能看到降部的上段。

正常十二指肠降部呈管状,有环形皱襞(kerckring),色泽与球部相同,接近观察,黏膜亦呈天鹅绒状。降部肠管并非笔直而多少有些弯曲,注气时肠管扩张良好而皱襞并不消失。正常降部无血液或食物残渣,若见有血液,在排除检查操作等人为的因素后,提示有溃疡或恶性肿瘤存在。

正常十二指肠水平部与上升部的黏膜色泽、形态与降部相同。

(五)上消化道黏膜活组织

1. 活检钳选择 一般性活检可用普通活检钳;如欲保护活检标本的完整性不受挤压破坏,可选用钳瓣有窗孔的活检钳;如遇在侧壁上易滑动的部位或息肉样病变,可选用钳瓣中间带针型的活检钳;如遇较硬肿瘤,可使用带牙的锷鱼嘴形活检钳;如遇严重狭窄内镜不能通过时,则可选用向一侧开放的活检钳(图 2-1-21)。

2. 活检部位 活检组织的部位也很重要,不同病变对活检组织部位的选择亦不同,如选择恰当,可大大提高活检的阳性率,否则往往造成假阴性。一般隆起性病灶,应重点于隆起顶端取材,其次也要在基底部取材;顶部有糜烂溃疡的病变,也要在糜烂或溃疡边缘取材;对于黏膜下肿瘤,由于表面覆盖正常黏膜,必要时可使用高频电烧灼法在肿瘤表面制造一人工溃疡,然后再活检,或使用旋转或大钳瓣的活检钳进行挖洞式活检。浅凹陷性病变主要在基底部取材,有环堤的溃疡应在环堤内缘四周取材。另外要格外重视第一块活检标本的取材部位,发现病变后,首先应仔细观察其全貌,选择病变最显著、最典型或最可疑的部位作为第一块取材的活检部位,尤其当病变尚处于早期,其范围很小时

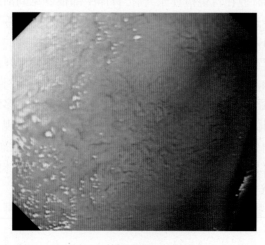

图 2-1-20 十二指肠绒毛

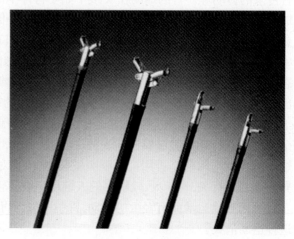

图 2-1-21 不同的活检钳

更应注意这一点。活检时还应注意不应集中在一处,分散取材获得阳性率的机会较多,有时临床上为了进一步研究某一疾病的性质、分布、范围及程度,还可采用多处定位活检法。在不同部位作活检时,根据部位高低,先在低处活检,后在高处活检,这样避免血液流至低处遮盖病灶(图2-1-22)。

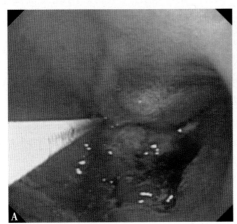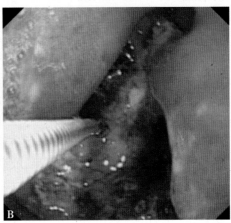

图 2-1-22　黏膜活检的部位

A. 正确部位;B. 错误部位

3. 活检方法　无论使用何种活检钳均应采用一人一钳法。助手选好活检钳后站在术者的右后侧,术者接过活检钳后缓缓插入活检阀门口,如遇阻力,切勿猛插,以免损伤器械管道,必要时可在钳头涂一些润滑剂。活检钳从活检孔插出约2.0cm作活检较为适宜,如侧视型十二指肠镜,活检钳插出活检管道后抬起抬钳器方可进入视野。然后调整内镜的插入深度和角度,尽量获得病变的正面图像,并使活检钳尽可能垂直地指向活检部位。如遇溃疡性病变,通过旋转活检钳手柄和金属螺旋管,使张开的钳瓣与溃疡边缘垂直,稍稍用力,确切地夹住组织,最后稍猛一拉,将活检钳退出活检管道。若为侧视镜,先放下抬钳器再退出活检钳,以保证获得最满意的标本并保护好活检钳。理想的组织块应当包括黏膜肌层在内,才适合病理学诊断。当呼吸影响活检时可令患者暂时屏住呼吸,如患部有蠕动时可稍等片刻蠕动过后再活检,如蠕动过频者可肌注山莨菪碱20mg或654-2 10mg。另外,夹取的组织标本要及时地放在盛有10%甲醛溶液的小瓶内,并在小瓶的标签上写明患者姓名、瓶号、活检部位与块数。

活检一定要在直视下进行,当遇血迹或黏液较多掩盖病灶时,要冲洗或吸引,待看清病灶及钳瓣时再活检。同时一定要避开血管,避开出血灶,以免引起或加重出血。疑及静脉曲张或静脉瘤时,禁止作活检,一般也不要在溃疡中心最深处活检,以防穿孔。

为了进一步提高活检阳性率,必要时可进行染色,通过染色黏膜表面的细小凹凸变化,隆起灶病变表面的性状、起始部的形态,凹陷性病变的溃疡边缘黏膜等都能更清楚地显示出来,这对于鉴别良恶性病变指导活检具有重要意义。

主要的染色方法包括复方碘溶液染色法、亚甲蓝染色法、甲苯胺蓝染色法、天青蓝染色法、靛胭脂染色法、刚果红染色法以及利用两种性能的染料的复合染色法和荧光染色法。通过在消化道黏膜喷洒各种染料或经静脉或动脉注射染料色素将有助于判断病变的良恶性、能显示普通内镜检查不易发现的病灶,尤其对平坦型病变,特别是Ⅱa型早期胃癌的诊断较为实用,还能观察癌肿病灶浸润范围及深度,从而有助于术前决定采用何种手术方式,而其中荧光色素检查主要用于观察黏膜血流情况,根据荧光出现时间差异为判断各种疾病提供重要依据。

大块黏膜活检又称内镜黏膜切除术(endoscopic mucoresectomy)是在内镜下应用局部注射和切除息肉的方法,切除足够大的黏膜组织,以达到诊断和治疗的目的。

五、注意事项

(一) 插镜

插镜是内镜检查的第一步,亦是患者最感不适所在,因而插镜是否顺利是内镜检查技术优良的重要判断标准之一,因而术者必须细心钻研掌握要领,以顺利插镜。插镜时,医师常有一个误区,即在插镜同时,即嘱患者吞咽。从生理角度来分析,吞咽时,软腭上抬,封闭鼻咽部;舌根后倾,使会厌覆盖喉头口,咽肌自上而下地依次收缩,如中咽缩性收缩时,下咽缩肌松弛,呈瓦叠状收缩运动,使食物通过。若过早嘱患者作吞咽动作,则松弛的咽缩肌又开始收缩,此时无法插入内镜。因而插镜时无须嘱患者作吞咽动作。上述握镜方式为"通常"方式,若为"左"撇子,可相反握镜。

(二) 活检

内镜下活检组织检查一般说是比较安全的,活检时除患者有轻度虫咬感及延长了检查时间外,一般并不增加患者痛苦,但若不按操作规程办事,或视野不清,也会发生一些并发症。

六、术后处理

术后常规禁食,如未作活检,2 小时后可进流质饮食,1 天后恢复正常饮食;如活检则应在 4 小时后考虑进食冷流质,根据实际情况决定是否恢复正常饮食。如行无痛内镜检查,术后 24 小时内应有专人陪同,并避免驾车及从事危险性操作。

七、发症及处理

(一) 出血

虽然每次活检都会引起少量渗血,但活检后便会自行停止,如在出血部位活检,或有食管胃底静脉曲张误取血管或存在出血性疾病及凝血功能障碍,亦可发生出血。出血量多时可引起黑便或呕血。预防措施:术前应询问病史,有出血倾向或静脉曲张可疑者应尽量避免活检,必要时术前检查出凝血时间、血小板计数及凝血酶原时间。活检时一定要保持视野清晰,看清病灶,避开血管,活检结束发现出血要及时采取止血措施,包括喷洒冰盐水、去甲肾上腺素溶液,注射 1∶10 000 肾上腺素溶液或硬化剂,血管性出血必要时可用金属止血夹子止血,一定要观察到出血停止后再退镜。

(二) 穿孔

发生原因主要由于活检取材过深或撕拉过甚,或在较深的溃疡底部活检,一旦发生穿孔,可根据情况试用金属钛夹封闭或行 X 线透视观察膈下是否有游离气体以确诊,必要时请外科医生协助处理。

(三) 感染

正常人咽喉部及消化道均有细菌存在,乙型肝炎患者的血液、唾液及胃液内均能检测出 HBsAg,活检钳是损伤胃肠道黏膜的器械,其杆部又是弹簧式环绕结构,因此活组织检查有引起交叉感染导致菌血症及传播乙型肝炎病毒和幽门螺杆菌、艾滋病的可能性。据报道经内镜检查传播的最常见病原菌为沙门菌、假单胞菌以及分枝杆菌属。

(四) 其他

少见的有下颌关节脱臼、腮腺肿胀、喉头及支气管痉挛、非穿透性气腹等。

(王邦茂 陈卫刚)

参考文献

1. 李兆申,金震东,邹多武. 胃肠道疾病内镜诊断与治疗学. 北京:人民卫生出版社,2012.
2. Tytget G N, Jgnacio JG. Technicalities of Endoscopic Biopsy. Endoscopy, 1995, 27:683-688.
3. 大井田正人,小泉和三郎,横山靖山. 胃生横正诊断率向上人の工夫. 胃と肠, 1984, 19:1097-1105.
4. 许国铭,李兆申. 上消化到内镜学. 上海:上海科学技术出版社,2003.

第二章
结肠镜检查法

一、概述

电子结肠镜检查是目前诊断大肠疾病特别是大肠癌及癌前病变的首选方法。它可以清楚观察大肠黏膜的细微变化,如炎症、糜烂、溃疡、出血、色素沉着、息肉、癌症、血管瘤、憩室等病变,其图像清晰、逼真。此外,随着内镜技术的进步和相关配件的研发,既可以通过肠镜的器械通道送入活检钳,取标本组织进行病理检查,也可进行镜下息肉切除、止血、病灶标志物定位和特殊染色处理等。

由于结肠是弯曲的管道,乙状结肠 - 降结肠移行部、脾曲、肝曲弯度陡急,乙状结肠以及横结肠系膜较长,富于弯曲又有很大的伸展性,因此,结肠镜检查的难点在于插镜。目前,结肠镜插入技术分为两种,一种是在我国广泛采用的双人操作法(two men method);另一种为单人操作法(one man method),由美国学者 Waye,Shinya 于 20 世纪 70 年代后期先后创立的方法,也是近年来在国外被广泛采用的结肠镜检查技术。单人操作法在对患者进行结肠镜检查过程中,检查者为一个人,左手控制角度、送气/水和吸引,同时右手插入及旋转内镜,遵照不使肠管过度伸展的原则,通常是一边进行肠管的短缩化,一边插镜。单人操作法历经 20 余年的实践,不断改进并逐步完善了操作理论及技巧,操作方法已臻成熟。目前在欧美国家早已全面推广;在日本,20 世纪 80 年代初在几位单人操作法先驱者的推广下,克服各种阻力,目前近 95% 的内镜医师采用此法;在我国,随着近年来国际及国内内镜会议上越来越多的单人操作法演示推广,广大内镜医师尤其是青年医师已认识到该法的优越性,在普及率较高的广东地区,2013 年调查表明采用单人操作法的医生人数占 86%。目前该法在全国范围已得到了广泛采用。本章主要介绍结肠镜单人操作法。

二、适应证与禁忌证

(一) 适应证

1. 原因不明的腹泻、腹痛、便血、黑便、大便检查潜血阳性、大便习惯改变、腹部包块、消瘦、贫血,怀疑有结肠、直肠、末段回肠病变者。
2. 钡灌肠发现有肠腔有狭窄、溃疡、息肉、癌肿、憩室等病变,须取活检进一步明确病变性质者。
3. 原因不明低位肠梗阻。
4. 转移性腺癌,寻找原发病灶者。
5. 溃疡性结肠炎、克罗恩等病的诊断与随访。
6. 需要行内镜下治疗者。
7. 大肠癌高危人群普查。
8. 大肠癌及大肠息肉术后复查等。

（二）禁忌证

结肠镜检查禁忌证很少，多属相对禁忌证。患者如有以下禁忌证，但如有临床需求，在充分评估病情，与患者及家属沟通并做好知情同意后，在做好严密监护和急救准备预防措施情况下，仍可进行检查。

1. 肛门、直肠严重狭窄、肛周脓肿、肛裂。

2. 急性重度结肠炎，重度放射性肠炎。

3. 腹腔内广泛粘连者。

4. 癌症晚期伴有腹腔内广泛转移者。

5. 急性弥漫性腹膜炎怀疑消化道穿孔者。

6. 严重腹水、妊娠妇女。

7. 严重心肺功能衰竭、严重高血压、脑血管病病变、精神异常及昏迷患者。

三、术前准备

（一）肠道准备

肠道准备的好坏，在很大程度上决定了结肠镜检查的成败。良好的肠道准备，应从饮食以及清洁肠道两个环节进行。

1. 饮食准备　检查前嘱患者进食低脂、细软、少渣的半流质以及流质饮食，避免进食青菜、水果等富含纤维素不易消化食物。检查当日早餐应禁食，如不耐饥饿者可饮糖水或静注 50% 葡萄糖。

2. 清洁肠道　目前国内肠道准备方法和药物众多，存在地区差异，根据中华医学会消化内镜学分会大肠学组制定的《中国消化内镜诊疗相关肠道准备共识意见》，建议采取如下方式进行肠道准备：

（1）聚乙二醇电解质散（PEG）：国内外目前最推荐的肠道清洁剂。用法：在内镜检查前 4~6 小时，服用 2~3L PEG 等渗溶液，每 10 分钟服用 250ml，2 小时内服完，直至排出清水样便，可以不再继续服用。如排便性状达不到上述要求，可加服 PEG 溶液。对于无法耐受一次性大剂量 PEG 清肠的患者，可考虑分次服用方法。

（2）硫酸镁：国内常用制剂，由医院配制。具有饮用水量少、依从性好、价格便宜的优点，在国内应用较普遍。用法：在内镜检查前 4~6 小时，硫酸镁 50g 稀释后 1 次性服用，同时饮水量约 2000ml，大多数患者可以完成充分的肠道准备。建议患者在清水样便时，可以不再继续饮水。注意硫酸镁浓度过高有导致脱水、高镁血症的等风险。

（3）磷酸钠盐口服液：具有饮水量少、患者依从性好等特点。方法：分 2 次服用，每次间隔 12 小时，可在内镜检查前一天晚上 6 点和内镜检查当天早上 6 点各服一次，每次标准剂量为 45ml，用 750ml 水稀释。建议患者在可耐受的情况下多饮水，直至出现清洁水样大便。但应注意患者可能出现的不良反应：低血容量、电解质紊乱、磷酸盐相关肾病等。

（4）中草药：国内常用制剂为番泻叶或蓖麻油，在某些单位尚作为肠镜前的肠道清洁药物。番泻叶引起腹痛、腹胀等不良反应较常见，而且有时会导致肠黏膜的炎症改变。方法：检查前晚用番泻叶20g+400ml 开水浸泡 30 分钟饮服，也可以加番泻叶 20 倍水量，80℃水温浸泡 1 小时；蓖麻油一般于检查前 6~8 小时服用，一般在服药后 0.5~1 小时开始腹泻，持续 2~3 小时。

（5）其他肠道清洁剂：复方匹可硫酸钠（吡苯氧磺钠）属刺激性泻药，直接作用于肠黏膜而促进肠道平滑肌的收缩，并增加肠腔内液体分泌，产生温和的缓泻效果，与镁盐组成复方制剂可用于肠道准备，国内即将上市。既往甘露醇溶液也用于结肠镜前的肠道准备，属高渗性泻剂，可于 30 分钟内口服 10% 甘露醇溶液 1000ml，但因肠镜下电凝或电切会引起气体爆炸风险，目前已不建议用于结肠镜治疗。

（二）操作者准备

1. 术者应详细了解病史，认真阅读既往相关检查报告。

2. 向患者说明诊疗目的以及整个诊疗过程,消除患者恐惧心理,取得患者配合。

3. 了解肠道准备过程中患者饮食状况,了解肠道准备后的排便状况,以患者排除淡黄色透明水样便为准,方可进行结肠镜诊疗。

4. 严格掌握适应证和禁忌证,对有相对禁忌证的患者必须做结肠镜诊疗的情况下,应请心血管专科以及麻醉科医生会诊,协助做好临床监护。

（三）器械准备

在结肠镜诊疗前,调试好内镜设备图像,注气注水是否通畅,内镜弯脚钮是否可到达正常位置,检查相关诊疗配件如活检钳、圈套器、染料是否配齐、高频电设备是否运转正常等。

四、操作技巧及步骤

（一）结肠镜检查基本技术

结肠镜单人操作法要求术者在操作过程中使手部动作能够准确无误地传递到内镜的前端,随心所欲地进行操作并观察到肠腔内每一个部位。另外,只有能够随意地控制病变处与内镜之间的距离,并保持适当的间距,才能够进行充分并仔细地观察病变,并能对准病变拍摄清晰的照片。在腺管开口类型(pit pattern)放大观察时,如果无法保持适当的距离则对不准焦点,得不到准确信息。另外,在内镜治疗过程中,如果不能随意地控制内镜的前端,让其毫无阻碍地接近病变,那么这种内镜的治疗本身就存在着危险性。因此,熟练的技巧极为重要,技巧总结如下。

1. 缩短肠管与取直镜身　在内镜插入过程中,保持内镜镜身呈相对直线状态,避免使肠管伸展,在缩短肠管的同时推进内镜,这是结肠镜得以顺利插入的基本要领。如果能够保持内镜镜身的直线状态,就可以直接将手部动作传递到内镜的前端而无需任何多余动作。一般来说,这种边保持直线镜身和缩短肠管,边插入镜身软管的"镜身取直缩短肠管法",是可能完全控制内镜的大肠插入法的基础。将内镜插入弯曲的肠道,内镜镜身会出现一些暂时的偏离现象,必须不断地将偏离的镜身纠正到直线状态。尽可能避免在镜身偏离状态下继续插入。

为了让肠道缩短后再插入内镜,最重要的一点在于随时随地拉回(pull back)内镜。在弯曲处,如果用力推入内镜,可以使肠管伸展成襻,如果继续向前推进,患者势必疼痛明显,而且在下一个弯曲处会比上一次更疼。而镜身不断地在偏离状态下推进会使插入越来越困难。在弯曲处适当地调节肠腔内气体量(气体要少)和退镜操作,易使角度直线化(锐角转钝角)。在结肠镜插入时,弯曲的消除方法是操作成功的重要因素之一。在弯曲处,按照镜身取直缩短法的原则,将伸展的肠管缩短到最短程度,并保持镜身的直线状态,尤其是在肠道容易弯曲、伸展的乙状结肠和横结肠处更应如此(图2-2-1)。

2. 内镜的自由感　内镜操作的自由感是指在肠镜操作过程中,当右手的动作准确地传递到内镜前端时的一种内镜操作时的感觉,通过内镜的自由感可以确认镜身是否保持了直线状态。具体地说,如果右手将内镜推进1cm则前端向前1cm,如果退出1cm则内镜的前端就倒退1cm,如果旋转10°角则前端就旋转10°,这是一种完全没有阻碍感觉的状态。如果形成襻曲,则自由感就会消失。另外,即使没有襻,如果有扭曲的现象,也会导致同样的

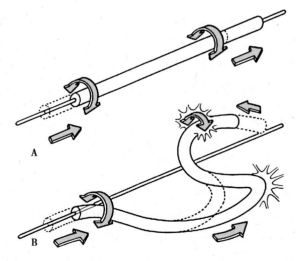

图2-2-1

A. 当大肠轴保持在这种直线状态时,右手的内镜动作会准确地传递到前端;B. 当肠轴偏移弯曲时,手的动作无法传递到前端,感到有阻力。这时,如果勉强插入或旋转镜身,则肠管过度伸展,患者会喊叫疼痛。相反,也会发生推进内镜时其前端退回的现象

后果。

3. Jiggling技术(快速往返进退内镜) 通过轻微地前后移动来确认内镜的自由感,同时还可以调整一些轻度弯曲和扭曲。而运用Jiggling技术可以使冗长的肠管缩短和直线化。其操作要领是:将内镜退回数厘米,消除肠管的过度伸展,在这种状态下,前后迅速移动内镜,通过反复操作使肠管得以收缩套叠在取直的镜身上。此方法适用于任何将肠管缩短、直线化的情况,但必须抽出肠内过多的气体,使肠管恢复柔软和收缩功能(图2-2-2)。

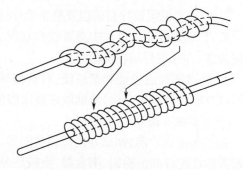

图 2-2-2 Jiggling 技术示意图

4. 回转复位 无论需要多大角度,如果将镜身向右方旋转180°,再向左方旋转180°,按道理应该是能够覆盖360°的范围。而实际上也很少需要如此大的角度,由于旋转度与角度操作相配合,即使再大的弯儿也能越过。旋转操作就好像操作汽车方向盘一样,需要注意的是旋转后要立刻转回一些。

5. 右手握持内镜距离适当 握持镜身的位置距肛门不宜过近。应保持在距肛门20~30cm左右的地方,这样便于保持镜身的直线状态。另外,还有一个好处就是可以以肛门为支点利用杠杆原理,这样不需要用很大的力,就可以轻松地移动内镜的前端。如果握持内镜的位置距离肛门过近,内镜则难以旋转。

(二)单人操作法的插入技巧

1. 保持适当距离 适当保持肠管壁与内镜前端之间的距离极为重要。如果距离太近,则眼前一片模糊,不知是身在何处,但如果过度退镜又会把内镜拔出来。遇到这种情况,应保持一定的距离,应缓慢退镜至前端不退出的位置,保持足够的距离,再慢慢地一点一点地推进内镜。当穿过肠壁的皱褶后,向管腔走行的方向稍稍旋转内镜,即可插入前方的肠管。由此可以看出保持适当的距离是内镜插入的先决条件。

2. 旋转镜身与角度的协调操作 内镜向左右方向的转动,主要由右手转动内镜镜身软管来完成。调角度钮使内镜前端向上或向下,如果再加上旋转镜身,前端便可以左右转动。当插入到乙状结肠,肠管处于弯曲状态,看不见前方肠腔时,应向上打角度并向右旋转镜身,再稍向后拉便可看见肠腔。当然除此以外,还存在着其他的组合方式,但是,尽可能采取这种基本方式。从脾曲部向横结肠插入时,因肠腔位于左侧,其基本方式与此正相反,即向上调角度并向左旋转镜身,再稍稍后拉。

旋转度与角度的关系:让患者朝左侧卧,插入内镜后,如果不旋转内镜镜身只是向上打角度,则前端会转向患者的右侧。如果向右侧旋转内镜,则前端会经过腹壁侧转向患者的左侧。相反,如果向左旋转则前端就会从背部转向左侧。例如直肠-乙状结肠交界部(直乙交界部),肠道的走势一旦从直肠转到背部然后通向患者的左侧,则此处的插入手法是从中间状态向上打角度并向左旋转90°,便进入直乙交界部,如果再向左转90°,则丝毫不使直乙交界部伸展,内镜就能够插入乙状结肠。通常在检查中要求医生们按照大肠的走势来协调转度与角度的操作(图2-2-3)。

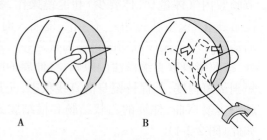

图 2-2-3 当肠管向右侧展开时 (A) 则轻打角度向上,并向右旋镜身通过皱褶 (B)。如肠腔位于左边则调角度向上并向左旋转镜身

3. 吸引 当插入内镜时通过吸引来减少肠腔的气体量,常使肠管向肛侧收缩,形成相对地插入是重要的操作之一。抽出肠内气体,伸长的肠管便会自然收缩,像手风琴风箱样套叠在镜身上,视野中可见内镜向肠腔深处推进;从而不仅使内镜的相对插入成为可能,而且是贯穿观察、处理、检查等方方面面都有着重要意义的操作。通过吸气收缩肠管使内镜前端接近要通过的皱褶处,并穿越急峻的弯曲部位,是镜身取直缩短法重要的操作之一。当内镜前进到脾曲、肝曲已看见内腔却难以前进时,

通常通过吸气使肠管缩短,过锐的弯角变为钝角,可以较容易地推进内镜。

在操作过程中应尽可能避免过多充气,过多的空气将会使肠管伸展,而出现了锐角弯曲。所以首先应在弯曲处的肛侧充分地吸气。由于吸气而使内腔彼此靠拢。与此同时肠管短缩并相对变直,从而取得了与推进内镜相同的效果。

4. 变换体位与手法推压　多数情况下,患者始终以左侧卧位姿势将内镜插到盲肠。但是,如果乙状结肠 - 降结肠交界部(乙降交界部)、脾曲、肝曲等部位的弯曲程度很锐时,更换患者的卧姿常会十分奏效。它可以利用重力作用改变肠管的走行方向,使内镜的插入操作顺利进行。哪个方向的卧姿能使肠管弯曲部的角度增大(锐角变为钝角),就取哪个方向。内镜到达各部位时患者应采取的体位一般是:到达脾曲之前保持左侧卧位;脾曲至横结肠中央部改为右侧卧位;自横结肠中央部至升结肠末段取左侧卧位;从升结肠末段到盲肠之间选择左侧卧位或仰卧姿势是最合理的体位。但基本上保持左侧卧位的姿势就足够了,更换卧姿的方法对肠管较长且弯曲过度的患者是极为有效的方法之一。

少数肠管过于迂曲、冗长,或有肠粘连时,变更体位也很难使锐角弯曲转为钝角,此时由助手在受检者腹部相应部位进行推顶按压手法常能立竿见影,顺利通过。然而,这种防襻、解襻的手法是凭经验、手感操作的,常要花费很大力气、很长时间才可能成功;这种手法如在荧光透视下进行,可在较短时间内轻松地完成;但有受曝 X 线的危害。

2004 年,奥林巴斯公司在中国市场推出了可显示内镜位置和形态的 3D 实时图像内镜插入形态观察装置——UPD 系统,配备可变硬度插入部的专用内镜 CF-240DL/I 电子结肠镜,利用磁场的原理,使用相配套的体外识别器(MAJ-964)可以通过 ScopeGuide™ 监视器观察到内镜插入部的相对位置,可以清楚地看到内镜在通过乙状结肠通过的襻曲的形成状态,从而有针对性地根据襻曲的形态进行旋镜和拉镜,能够使初学者较快地体会、领会并掌握解襻技巧(图 2-2-4)。

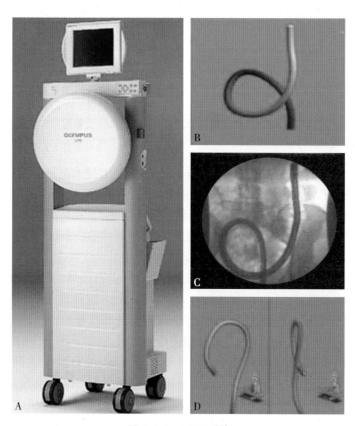

图 2-2-4　UPD 系统

A. ScopeGuide™ 监示器;B. UPD 系统显示肠镜经过乙状结肠呈 α 襻;

C. X 光显示图像;D. UPD 系统分屏显示结肠镜插入回盲部图像

（三）大肠不同部位的通过方法

1. 直肠-乙状结肠交界部（直乙）的通过方法　于直乙部调角度向上，再向左旋转镜身多可越过皱褶，随即于右侧发现第二个皱褶，此时向右旋转进镜便可进入乙状结肠。

于直乙部位推进结肠镜将其前端送入乙状结肠后，会使乙状结肠伸长，导致插入困难。通常是在内镜进入乙状结肠前的直乙部位就开始进行缩短肠管，充分抽出空气，退拉结肠镜，并进行镜身取直缩短的操作。

如因肠粘连等原因难以通过直乙部位时，可变换成仰卧位以改变肠管的走行和肠内积气的位置，使结肠镜容易插入。一旦遇到充分退拉内镜并在抽出肠内气体后仍不能越过直乙部位时，可以在确认肠管走行方向，看清黏膜的前提下弯曲的内镜前端在肠壁黏膜上滑进。此种滑进技术有一定危险性，应谨慎操作。

2. 乙状结肠、乙降交界的通过方法及要领

（1）回转穿行术：采用角度操作、旋镜和抽吸空气法通过弯曲明显的部位后，下一皱褶通常位于相反的方向。因此，在越过一个弯曲部后立即采取调角度和旋镜操作，并有节奏地对准其反方向，就能高效率地越过皱褶部分。这种方法是在管腔中接近直线地曲线推进，走最短距离，将皱褶一一推开前进，也称之为回转穿行技术（或蛇行通过技术）。同时注意肠道气体量的调节，并保持内镜与黏膜间的最佳距离，即内镜前端不要碰到弯曲部正面的肠壁，且同时能越过时，要抽出肠内气体，使弯曲的肠管缩短变直，退镜时内镜又呈直线状态。然后在下一段管腔出现之前开始调角度、转动镜身，反复回转穿行技术操作，便可通过乙状结肠。角度操作及旋镜操作都应小心轻柔，勿用力过大过猛（图2-2-5）。

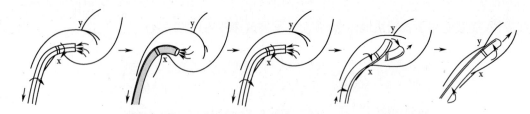

图2-2-5　回转穿行技术示意图：1.在紧贴弯曲部轻调角度向上，一边抽吸空气，一边退镜。通过此项操作把内角的皱褶钝角化的同时，下一个弯曲部会自动接近内镜。2.然后，朝管腔展开的方向徐徐转动镜身，为让内镜前端追踪管腔而缓慢调节角度。这项操作可使管腔方向与镜身保持一致。3.越过第二个弯曲部后，旋回镜身继续进镜

（2）右旋短缩技术（right turn shortening technique）：右旋短缩技术是指一边有意识地退拉内镜一边右旋内镜，使乙状结肠缩短直线化过程中插入结肠镜。在不断地右旋内镜的同时不断退镜，可以在乙状结肠几乎不伸展的状态下到达乙降交界部，顺利插入降结肠，尤其是决在部分医师在刚开始进行肠镜单人操作时，如不注意右旋短缩技术，将会在乙状结肠形成襻曲，而此时则应采用右旋镜身，并同时向后退镜，可将绝大部分的乙状结肠襻曲解除并形成镜身相对直线状态。

在稍微用力把内镜的前端推至乙降交界尽头的状态下，向右旋转内镜，缩短乙状结肠并使之直线化。这种方法总称为右旋技术（right turn shortening technique）。这种方法在多数情况下采用字面所表示的右旋方式实现结肠缩短和直线化，但有时也在内镜镜身形成襻曲的状态下利用左旋方式将肠管变直，有时还可根据具体情况采用右旋、左旋交相使用的方式。

在肠镜插入过程中，尤其在乙状结肠通过后或脾曲通过后，约有60%的插入结襻，而右旋缩短技术在此时的应用极为重要，通过右旋镜身及向后退镜，可使绝大部分结襻消除并取直镜身（图2-2-6）。

（3）脾曲通过方法：内镜达脾曲时的直线长度一般为40cm。这时，可从内镜镜身的自由感，实行肠缩短操作时内镜插入的长度确认是否已深入到脾曲。然后，尽量抽吸肠管内的空气吸住右侧的内腔，并立即左旋内镜。横结肠的内腔呈三角形，如能确定那是一个无皱褶交叠的年轮状直线状清晰的内腔，就可以认定是横结肠。

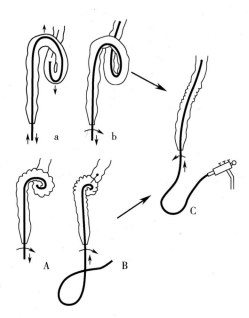

图 2-2-6　右旋短缩技术示意图

a. 推进结肠镜使乙状结肠和肠系膜伸展的同时形成反 α 形袢曲。b. 到达脾曲后，右旋或左旋镜身并向后退镜，以解除内镜的反 α 形袢曲。A. 边右旋内镜，边退内镜通过乙状结肠 - 降结肠移行部（右旋短缩技术）。B. 进一步向前插镜的过程中，不断右旋内镜并向后退镜，乙状结肠即会逐渐直线化。C. 无论哪种方法均可使乙状结肠直线化

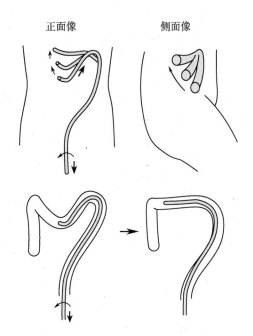

正面像　　　　侧面像

图 2-2-7　边左旋内镜边向后退镜，内镜的前端就会从患者的肛侧向头侧移动，同时从腹侧向背侧移动。其结果就是横结肠短缩直线化，内镜的前端从横结肠中央部向肝曲部前进

如果横结肠的内腔清晰可见，但无论怎样推进内镜也不能使其接近横结肠，或退回很远的时候，可以试行以下各种方法：①充分向后拉内镜以免乙状结肠打弯或形成襻曲，使肠管伸直、缩短；②让患者变换体位，仰卧较之左侧卧，右侧卧较之仰卧更易插入；③请助手协助按压患者腹部，这是为了防止乙状结肠打弯，通常从患者右下腹部向脐下部按压；④有条件选用可变镜身软管硬度的电子结肠镜，防止过脾曲时乙状结肠段镜身弯曲。

（4）横结肠通过方法：横结肠的内腔呈三角形。在这个部位上，大多数情况下只要推进内镜其前端便不断前进，或采用相对插入法，即一边抽吸肠内气体内镜便可自动前进。如果过长，常因横结肠下垂在中央部形成锐角的弯曲。可采取左旋内镜同时向后退镜的操作（图 2-2-7）。

（5）肝曲通过方法：肝曲部可以通过肝脏透过肠管壁显现出来的所谓的"蓝斑"（blue spot）来确认。内镜头端到达肝曲后，最重要的就是抽气和充分地退镜操作。通过抽气使肠管充分缩短并退镜，在肠管发生缩短后，调整角度和旋转操作。多数情况下，调角度向上并右旋镜身，或者调角度钮向下，勾住升结肠回拉内镜，即可以插入升结肠。如因乙状结肠或横结肠弯曲结襻，致内镜的前端无法前进时，请助手按压患者腹壁是比较奏效的方法。通常按压的部位是脐部，或从脐部向剑突、肋弓方向推顶。以抵御结肠的下垂，减轻下垂角和肝曲的锐角。

（6）升结肠至盲肠：通过肝曲之后，多数情况是内镜的前端刚一出现在升结肠，很快就会到达盲肠。如果在升结肠的途中只差一步就到达盲肠而不能前进时，尽量抽出升结肠内的气体，常常会逐渐靠近盲肠。另外，和通过肝曲一样，按压患者腹壁也是非常奏效的。如果在通过肝曲时，患者是仰卧位的话，让患者改成左侧卧位，内镜多半会顺利到达盲肠。

确认内镜是否到达盲肠，必须看到回盲瓣和阑尾的开口。内镜前端到达盲肠后，让患者换成仰卧位。可以使积存在盲肠部分的液体流向升结肠，使之容易确认回盲瓣和阑尾开口，从而能够清楚地观察盲肠的整体形态，也利于进入回肠。

(7) 通过回盲瓣口进入回肠：为了观察回肠末段必须通过回盲瓣口。主要要领包括：拉直镜身(距肛门 70cm 左右)；看清瓣口(口朝侧壁或微朝肛侧)，对准进镜，若反复不进，助手推挡于盲肠部；看不见瓣口(多口朝盲端)，调头端≥90°，从阑尾口贴着肠壁退向回盲瓣中部，往往可以跻进瓣口，在逐渐放松头端角度的同时，推进镜身便可进入回肠，但常需反复多次。

五、注意事项

(一) 送气和吸引

在插入过程中应始终记住送气不要过量，送气过量会使肠过度扩张，导致肠管弯曲的部位形成锐角，并且送气过多会引起肠管扩张给患者带来痛苦，致使肠管缩短操作困难。当肠管急峻弯曲插入困难时，为了寻找肠腔而不断送气，常常会导致深部的肠管发生更为强烈的弯曲和扭曲。送气过量会使患者的肠管像一只吹足了气又被扭曲的气球。最后使操作医生陷入难以操作进镜的地步。送气量只要能达到使医生从黏膜皱襞方向判断出肠管的走向的程度即可。在操作不顺利时，反倒应该多使用空气抽吸法和向后退镜法，或者用手按压腹部和变换患者体位的方法为好。但送气量过少，对整个肠管的弯曲程度和正确的走向是难以判断的。

(二) 旋转和角度的协调操作

右手旋转(旋转操作)、进退内镜与左手的角度操作之间的协调非常重要，犹如驾驶汽车进行右转弯时，向右转方向盘后随即向左转回是非常重要的。例如，通过直乙和乙降交界部之间的肠管时，就应该将内镜镜身与肛门至左前方乙降交界部之间的肠管轴保持一致，并且在右旋内镜的同时缩短肠管。但不可过分右旋内镜，以免造成偏离肠管轴。必须有这样的概念，应在不知不觉中旋回中间状态。

(三) 肠缩短操作

就旋镜与角度操作的协调过程而言，与上消化道内镜的操作有相同之外，但与以推进内镜为主的上消化道内镜插入法不同的是，退镜操作十分重要。对初学者来说这一概念必须牢记心头。正确的做法是，向后退镜的同时缩短肠管。如果在容易伸长的肠管内只是一味向前插入的话，就很容易形成弯曲或襻曲，内镜将难以插入。

(四) 推进操作的位置确认

对于初级者来说，推进内镜时机的掌握和对肠管内阻力程度的正确判断是比较困难的。但是，如果强行插入的话，不仅给患者带来痛苦，而且有造成黏膜损伤或穿孔的危险。特别是在使用质地较硬且较粗的放大型电子内镜时，更要注意这一点。为了避免内镜插入体内过长，应事先拟定插入的极限长度。例如：内镜在通过乙降交界部时的插入长度不要超过 50cm。这样，可预先避免肠管形成襻曲。

(五) 请高级医生接替操作的时机

在患者向医生表示疼痛较强烈时，或当医生感到内镜操作难以顺利进行之际，应立即请高水平的医生接替操作，并向其学习正确的处理方法。特别是在推进过程中感到有很强的阻力时，或者越是插入，皱襞越远离视野，出现矛盾动作时，或者向后退镜想重新恢复镜身的方向而不能取得自由感时，可以认为此时内镜镜身发生了偏离。也就是说，形成了襻曲或者视野中的肠管处于伸展状态。一旦意识到自己的水平不能准确保持镜身的正确方向，无法胜任以下操作时，请上级医生接替操作是迅速提高自身技术水平的捷径。如检查时间超过 10 分钟，应请教高水平医生判断其原因，并让其接替操作。

六、术后处理

(一) 术后观察

一般诊断性检查，肠内气体不多不需观察，检查后即可离院或返回病房。如术中痛苦较重者，除取出肠镜前吸出肠内气体外，术后应留观 1~2 小时，确认无意外后方可允许离院。术中腹胀、腹痛较剧，腹部膨隆，抽气后不见明显缩小而不能排除穿孔时，应立即做立位腹部 X 线透视；如仍不能排除穿孔或可能发生浆膜撕裂者应留院观察。术中活检出血,曾经局部止血处理,仍有再出血可能者应留院观察;术中发生心血管意外及肺部并发症者必须留院观察。

（二）交待事项

1. 检查结果及建议　良性病变可直接告诉患者,恶性病变应告知陪同人员。但对于术后预后良好的恶性疾病也可向本人说明。如需等待病理结果方能确诊者,只做估计性介绍以及发放临时报告,带病理结果出来后在进一步补充介绍并发最终报告。对于无内镜下切除适应证的病变或不适于内科保守治疗的良性疾病,如肠梗阻、克罗恩病等应建议手术。发现病变不能确诊又有手术探查指征可建议剖腹探查,不属于以上情况可建议其他方式及实验室明确诊断。

2. 需要复查者,应告知复查时间

3. 术后注意事项

(1) 如肠道内积气较多一时不能排出者,2~3小时内少活动,暂勿进食以避免加重腹胀。活检以及切肉切除术后肠内积气过多易致迟发性穿孔,应注意观察。

(2) 术后如无不适,亦未做活检者可进普通饮食。如术中疼痛较重或取活检组织者应少活动,进流质或半流质少渣不产气食物1~2天。

(3) 活检时渗血较多者,为防止出血,应服用止血药物1~2天。

(4) 如腹胀、腹痛加剧或便血等应速来院急诊,并和内镜室联系。应主动告诉急诊医师,患者曾做结肠镜检查并告知有无活检和行内镜下治疗等。

七、并发症及处理

结肠镜是诊断大肠疾病和大肠息肉治疗的简单、安全、有效的方法,但是如果使用不当,也会有一定并发症,并可造成死亡。并发症的发生原因在于适应证选择不当、术前准备不充分、术者对器械的使用原理了解不够、经验不足、操作粗暴等。

（一）肠壁穿孔

是常见的并发症之一,发生率约为0.17%~0.9%,在诊断性结肠镜以及治疗性结肠镜检查时均可发生,最常见发生部位为乙状结肠。肠壁穿孔一旦确诊,原则上应立即手术。如穿孔较小边缘整齐,肠道清洁并无肠液外漏,可立刻在内镜下金属夹闭合。如果确认闭合成功,可采取保守治疗,进食、静脉补液,应用抗生素。但以上措施须慎重考虑并取得患者及家属知情同意,仅限在内镜治疗水平较高的医院开展,不宜作为常规治疗方法推广。

（二）肠道出血

肠道出血也是结肠镜诊治常见的并发症之一,发生率平均为0.55%~2%,较肠壁穿孔常见,多发生在内镜治疗术后,大部分患者能保守治疗成功,危害性较穿孔小。出血量少可无需治疗,出血量大即需处理。即刻出血可行肠镜下止血术。如检查内镜下治疗术后发生早期或迟发性出血可再次插入肠镜行止血术。如内镜下止血失败,出血量大,则应行手术止血。如手术时出血部位不易找到,可当即插入结肠镜帮助寻找。

（三）肠系膜、浆膜撕裂及脾破裂

肠系膜、浆膜撕裂系插镜过程中肠襻不断扩大,肠管过度伸展,使浆膜和系膜紧张,加之注入太多空气使肠腔内压力升高超过系膜以及浆膜的承受限度所致。脾破裂则发生在结肠镜插过脾曲或手法解除乙状结肠襻时发生,因手法牵引力过强,超过脾结肠韧带承受负荷使附着处脾包膜撕裂所致。发生以上并发症,如果有腹腔内出血者,一旦确诊,应立即手术。如无腹腔内出血者行保守治疗,观察数天即可。

（四）肠绞痛

可能原因为插镜过程中注入太多空气或行内镜下治疗引起浆膜炎或透壁性炎症引起局限性腹膜炎所致。轻者可对症处理,严重者禁食、胃肠减压、静脉补液以及应用抗生素即可。

（五）心血管系统

结肠镜检查对心血管系统功能影响是很轻微的,一般无临床意义,发生原因均由于检查前用药过度或由于插镜时疼痛、肠系膜过度紧张牵拉产生血管迷走神经反应所致。一般情况下,患者出现心跳加快或减慢、低血压等,立即停止检查即可恢复。如原有心血管基础疾病者,在诊疗时一旦出现心跳骤停和呼吸抑制,应立即实施心肺复苏,纠正电解质紊乱和心电监护等。

（六）浆膜炎

多发生在内镜下治疗如息肉切除、EMR、ESD 术后,虽无穿孔,但因其局部浆膜炎症反应。轻者一般 3~5 天能自愈。如果出现发热、白细胞及分类增高,则需使用抗生素 3~5 天即可痊愈。

（于红刚　姜　泊）

参考文献

1. 工藤进英 . 大肠内镜治疗 . 第 1 版 , 孟尼丽译 . 沈阳 : 辽宁科学技术出版社 ,2007.

2. 周殿元 . 纤维结肠镜临床应用 . 第 1 版 . 上海 : 上海科学技术出版社 .1987.

3. 徐富星 . 下消化道内镜学 . 第 1 版 . 上海 : 上海科学技术出版社 .2003.

4. 中华医学会消化内镜学分会 . 中国消化内镜诊疗相关肠道准备共识意见 . 中华消化内镜杂志 ,2013,30(10):541-548.

5. 龚伟 , 刘思德 , 智发朝 , 等 . 广东地区结肠镜单人操作法调查报告 . 现代消化及介入诊疗 .2011.

第三章
内镜逆行胆胰管造影

一、概述

(一) 定义

内镜逆行胆胰管造影术（endoscopic retrograde cholangiopancreato-graphy，ERCP）是指将内镜经口插入十二指肠，经十二指肠乳头导入专用器械进入胆管或胰管内，在X线透视或摄片下注射显影剂造影、导入子内镜／超声探头观察、进行脱落细胞／组织收集等操作，完成对胆、胰疾病的诊断，并在诊断的基础上实施相应介入治疗的技术的总称。

(二) ERCP 发展史

1968年，美国McCune医生首次报道了经内镜十二指肠乳头插管完成胰管造影，标志着诊断性ERCP技术的诞生。随后，新型的侧视型带有抬钳器的十二指肠镜被研制出来，多国学者开始尝试这一技术用于胆道及胰腺疾病的诊断。1974年，日本学者Kawai及德国的Classen教授等相继报道了内镜下乳头括约肌切开术（endoscopic sphincterotomy，EST）用于治疗胆总管结石，标志着治疗性ERCP的开端。从此ERCP技术开始风靡世界各地，随着内镜的不断改进和各种新器械的推出，越来越多的胆、胰治疗技术开始应用于临床。

胆管结石是接受ERCP治疗最多的病种，起初只能选择小结石的患者，行括约肌切开后等待结石自行排出，1977年Witzel报道了采用Dormia网篮取石，与此同时取石球囊亦得已开发，取石变得更为方便可靠；1980年，各种机械碎石技术相继问世，使得大结石可以粉碎后取出，结石清除率大为提高；ERCP逐渐成为胆总管结石第一线的治疗方法。1982年Staritz M报道了内镜下乳头气囊扩张术（endoscopic papillary balloon dilation，EPBD）作为EST的替代方法，以其减少出血、穿孔等并发症，但这一方法随后被发现有极高的胰腺炎的风险；近年来大气囊扩张（EPLBD）结合EST技术逐渐得以广泛应用，对于结石较大和困难的病例该方法更为便捷，而且并不增加并发症的发生。

良恶性胆道梗阻是临床常见病症，以往只能采用手术或经皮穿刺引流（PTCD），创伤性较大，1975年日本内镜专家川井等成功完成首例经内镜鼻胆管引流术（endoscopic nasobiliary drainage，ENBD），1980年，德国Soehendra教授设计了塑料胆管支架，并首次报告用于治疗胆管梗阻；随后各种不同设计的胆道支架相继问世，1980年末自膨式金属支架（self-expandable metal stent，SEMS）亦得以在临床应用，内镜胆道引流的方法更加丰富，逐步取代了PTCD及姑息性胆道引流手术，成为临床姑息性治疗恶性胆管梗阻的首选方法。近年来一些良性肝外胆管狭窄也成为ERCP的适应证，通过充分扩张及多根塑料支架支撑或应用覆膜SEMS，能有效解除狭窄，减少了对于外科手术的依赖。

胰腺疾病的治疗也取得了长足进步，1983年Seigel等首先利用ERCP技术放置塑料支架治疗慢性胰腺炎胰管狭窄获得成功,随后胰管括约肌切开、胰管结石清除、体外震波碎石技术(ESWL)的应用、经副乳头治疗、胰腺假性囊肿的透壁引流、胰腺坏死/脓肿的治疗相继开展,多项临床研究显示与传统的外科手术相比,内镜治疗急慢性胰腺炎创伤小、并发症少、疗效可靠,其在临床处理胰腺疾病上正发挥着越来越大的作用。

近年来,随着内镜设备及器械的不断发展,ERCP技术也得到了不断发展。例如经口胆道镜检查与治疗、胰管镜诊疗、胆胰管腔内超声检查(IDUS)、Oddi括约肌功能测定、共聚焦激光微探头检查(p-CLE)、胆管内射频消融技术(RFA)、光动力治疗(PDT)等,这些操作极大提高了胆胰疾病的诊断水平及治疗效果,推动了消化病学和介入内镜学科的发展。

(三)国内 ERCP 应用现状

ERCP技术由20世纪70年代引入我国,许多老一辈消化病专家成为这一领域的开拓者,1978年陈敏章教授最早报道了应用ERCP技术对国人胰管解剖情况的观察;周岱云和安戎教授分别于1980年、1981年报道了开展EST取石;1983年,于中麟、鲁焕章教授率先应用ENBD技术;ERCP技术逐步在各大内镜中心开展并引起内外科临床医生的重视。20世纪90年代是我国ERCP快速发展的阶段,许多年轻的内外科医生踊跃加入队伍,他们纷纷到境内外著名的内镜中心接受正规化培训,国内内镜中心不断扩大规模,提高技术设备,ERCP的数量大幅度提高,基本已在大中城市的三级以上医院普及。进入21世纪,国内ERCP发展逐步与国际接轨,内镜专家们在常规操作的基础上,加以不断探索创新,开展了一些具有特色的新技术,部分ERCP中心已达到国际水平。2008年中华医学会消化内镜学分会成立了ERCP学组,以推动ERCP技术在中国的推广普及,并于2010年推出国内首部《ERCP诊治指南》,为我国ERCP操作规范化发展打下了良好基础。

虽然国内ERCP技术已经得到快速的发展,目前国内已有近千家医院开展ERCP工作,年完成ERCP操作逾10万例,但仍然存在较多不足,如地域发展尚不均衡,总体完成的数量与临床患者的巨大需求仍有较大的差距,围操作期的管理尚不够规范,医师的培训尚有很大的缺口,ERCP相关并发症尤其是严重并发症仍时有发生、缺乏高质量的临床研究等。因此仍然需要不断努力和提高。

二、适应证与禁忌证

(一)适应证

ERCP对胆、胰疾病的诊断具有较高的敏感性和特异性,但由于其有侵入性和创伤性,因而临床上建议首先采用无创的检查手段,如实验室检查、腹部超声、CT、MRI、MRCP等,通常不提倡实施单纯诊断性ERCP,ERCP应主要用于已明确胆/胰疾病的介入治疗。

1. 梗阻性黄疸,考虑为有肝外胆道梗阻者。

2. 肝外胆管结石、胆道蛔虫症、肝吸虫感染、残端综合征等适合括约肌切开/气囊扩张并予以清除者。

3. 恶性胆管梗阻,包括胆管癌或转移癌、壶腹癌、胆囊癌侵犯胆管、胰腺癌侵犯胆管,需要行支架引流者。

4. 胆管良性狭窄,包括肝移植后、手术损伤、硬化性胆管炎、慢性胰腺炎所致胆总管狭窄、Mirizzi综合征等。

5. 胆漏,包括手术后或外伤性胆漏/瘘。

6. 奥狄括约肌功能障碍(SOD),最好是有影像学和(或)生化检验证据。

7. 急性胆源性胰腺炎。

8. 复发性胰腺炎伴胰腺分裂症,或原因不明存在潜在病因者。

9. 慢性胰腺炎,存在主胰管狭窄、结石或巨大假性囊肿者。

10. 胰管断裂和胰漏患者。

11. 胰腺囊性肿瘤,如导管内乳头状黏液肿瘤(IPMN)等。

12. 急、慢性胰腺炎遗留的各类液体聚积或脓肿坏死灶,需要行透壁引流者。

(二) 禁忌证

1. 有消化内镜禁忌的患者,如严重心、肺、脑功能障碍,生命体征不稳定;消化道梗阻未解除者;可疑或已知内脏穿孔者;不能充分理解配合,或患者/家属拒绝诊疗。

2. 不明原因腹痛患者,如果尚未行其他影像学检查,或其他影像检查无客观发现时,胆/胰疾病可能性较低,不主张草率行 ERCP 检查。

3. 非梗阻性黄疸患者,或没有证据显示系大胆管梗阻的病例。

4. 单纯胆囊疾病,没有证据显示胆管受累者一般不主张行 ERCP。

5. 患者凝血功能不佳或长期应用抗凝药物,而需要行高危操作(如括约肌切开、狭窄扩张等)时。

6. 明确为造影剂过敏者。

7. 内镜医生未接受过严格培训,或设备、器械缺乏时。

三、术前准备

(一) 患者准备

1. 应完善相关化验及影像检查,包括肝肾功能、血常规、凝血功能等,建议行腹部 CT 或 MRI,最好是 MRCP 检查。

2. 老年患者术前应行心、肺功能检查。

3. 内镜操作者应全面了解病情及既往病史,评估患者的收益与风险,制定切实可行的治疗预案,避免不必要的诊断性 ERCP 和难以达到目的的治疗。

4. 术前与家属/患者沟通,讲解当前病情、治疗方案、存在的风险以及其他可供选择的其他治疗方法,应签署操作知情同意书。

5. 术前纠正患者凝血功能异常,长期服用阿司匹林等抗血小板药的患者,术前应停药 1 周以上;服用华法林者,可改用低分子肝素或普通肝素。

6. 可疑碘过敏者应行敏感试验。

7. 术前禁食水 6~8 小时以上,但不禁必须的口服药(如降压、抗心律失常或抗免疫排斥药物等)。

8. 对于胆道感染/脓毒血症患者、肝门部胆管肿瘤患者、器官移植/免疫抑制患者、胰腺假性囊肿的介入治疗、原发性硬化性胆管炎、有中高度风险的心脏疾病患者,建议术前应用广谱抗生素,抗菌谱需涵盖革兰阴性菌、肠球菌及厌氧菌。

9. 术前建立静脉通路(以右前臂为宜),常规予以镇静镇痛药物(哌替啶、654-2、地西泮等);对于估计操作时间较长或经口插镜耐受性较差者进行静脉全身麻醉,需由麻醉医生进行风险评估。

(二) 器械准备

1. 电子十二指肠镜、工作钳道 3.2~4.2mm,应根据预定的治疗方案选择,有条件的单位还需准备母子镜、腔内超声探头等,使用前均应严格消毒。

2. 常用诊疗附件,包括造影导管,导丝、乳头切开刀、塑料/金属扩张管、扩张气囊、胆胰活检钳、鼻胆/胰引流管、胆/胰支架、碎石/取石网篮、止血夹及注射针等,均应严格灭菌消毒或采用一次性产品。

3. 造影剂为无菌水溶性碘溶液,常用的是 60% 泛影葡胺、碘普罗胺等,通常需要 1:1~2 稀释。

4. 内镜专用高频电发生装置。

5. 具备清晰实时透视影像和摄片功能的 X 线设备。

6. 生命体征监护设备,包括心电监护、无创血压及氧饱和度。

四、操作步骤

1. 进镜前拍摄 1 张包含肝、胆、胰区域的腹部平片,作为基础片与术后进行对比(图 2-3-1)。

2. 患者常规取俯卧位,右侧身体可略抬高。内镜进入食管,当见到食管下段的栅栏状黏膜下血管及齿状线时,提示到达贲门,此时可将内镜逆时针或向左侧旋镜,边充气边进入胃腔,可见大弯侧黏膜;然后顺时针旋转镜身,沿胃大弯行走,一边大角钮"UP"一边送镜,可见胃角正面像,直至幽门口处,调整幽门口至内镜视野正下方中央,使幽门口仅能被看到 1/3 时(落日征)方能通过幽门,进入十二指肠球部以后,右旋镜身并推镜,进入十二指肠降部,看见十二指肠乳头后,将小角钮向右旋转、大角钮向上、向外拉直镜身同时向右旋转,调整乳头至视野最佳位置后,锁定角钮(图2-3-2)。

3. 选择性插管　胆管插管一般从乳头开口的左上角向 11 点方向插入(图 2-3-3),胰管一般从乳头开口右下角朝 2~3 点方向插入(图 2-3-4);目前多数学者不盲目主张注射造影剂,以免反复胰管显影引起胰腺

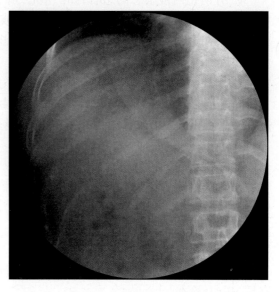

图 2-3-1　操作前的腹部定位片

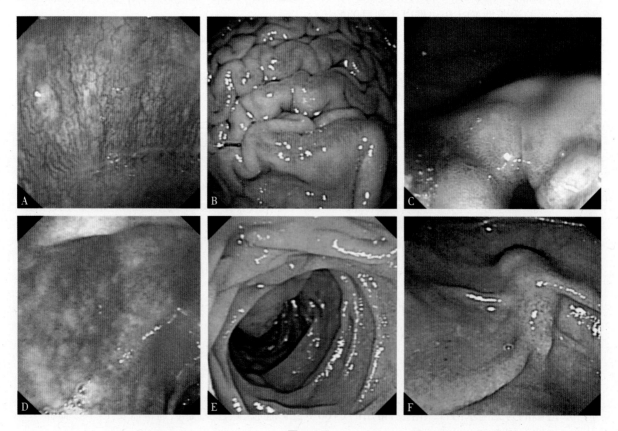

图 2-3-2

内镜插入过程中,A 食道进贲门处,B 胃体,C 幽门,D 十二指肠球部,E 十二指肠降段,F 十二指肠主乳头

炎,而是采用导丝进行选择性插管,建议采用头端柔软超滑的导丝(图 2-3-5)。

4. 反复插管失败后可考虑行乳头预切开(Pre-cut),采用针状刀或短鼻切开刀等器械,应该由有丰富经验的医生实施,注意防治出血、穿孔等严重并发症。

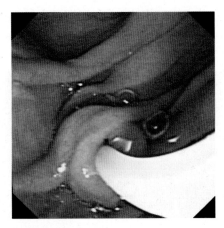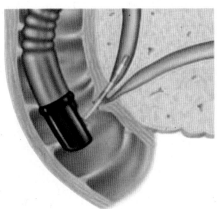

图 2-3-3 胆管插管的方向

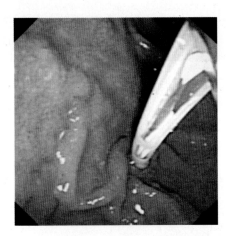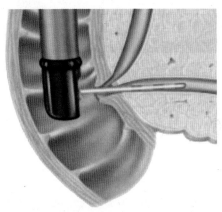

图 2-3-4 胰管的插管方向

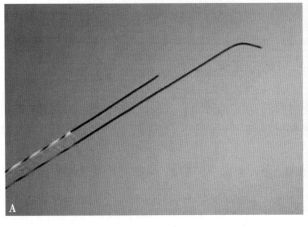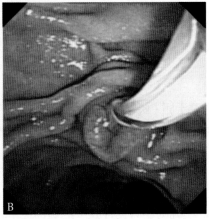

图 2-3-5
用于乳头插管的导丝,具有柔软超滑的头端(A),导丝经导管插入胆/胰管(B)

5. 确认导管已插入胆管或胰管内,注入已稀释的造影剂,推注速度 0.2~0.6ml/s,压力不宜过大;有严重梗阻的病例,应在导管抵达梗阻以上胆管后,先尽量抽出淤滞的胆汁再酌情注射适量造影剂。

6. 在 X 线透视下显示胆管或胰管系统,当病变清晰显示时应及时摄片,有时需变换患者体位使其显示清楚。

7. 当狭窄病变性质尚不明确时还可进行特殊检查,可在导丝引导下,将子内镜/超声探头(图2-3-6、图2-3-7)导入胆/胰管,进一步观察局部情况,也可插入细胞刷进行脱落细胞检查(图2-3-8)。

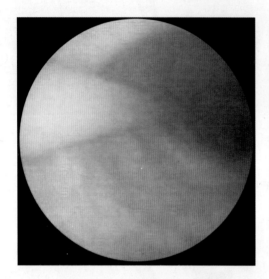

图 2-2-6 胆道子镜可显示胆管壁表现

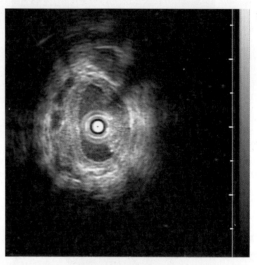

图 2-3-7 腔内超声检查(IDUS)可显示胆管壁及腔外结构

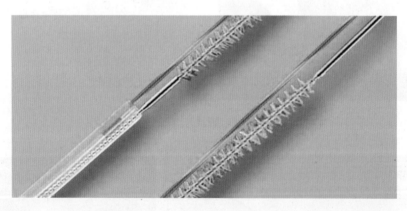

图 2-3-8 胆道用细胞刷,可循导丝插入胆管,在狭窄部位获取脱落细胞

8. 对于胆/胰管结石患者,有取石可能时,可行乳头括约肌切开和(或)柱状气囊扩张,然后应用取石篮/球囊逐一取出结石,结石较大时可先行机械碎石(图2-3-9)/液电碎石,然后再逐步清除结石碎片。

9. 胆管恶性狭窄的患者通常需要行姑息性引流,首选支架引流,可先沿导丝插入扩张导管或气囊进行狭窄段扩张,然后留置塑料/金属支架,短期引流或不适合支架引流的病例也可进行鼻胆管引流。

10. 明确为胆管良性狭窄的病例应争取行"根治性引流",一般需先行柱状气囊充分扩张,然后置入多根塑料支架,或留置全覆膜 SEMS。

11. 检查及治疗结束后,边吸引边退镜,应将胃内残留气体及口咽部分泌物尽量抽吸干净,退出内镜。

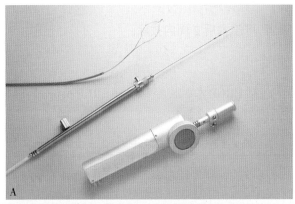

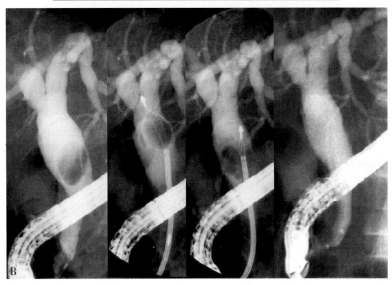

图 2-3-9
常用的机械碎石器 (A) 及其碎石过程 (B)

五、注意事项

1. 造影前导管内注意排气,以免将气泡注入胆/胰管内误认为病变。

2. 对于梗阻性黄疸患者,建议造影前先抽空胆管内淤积的胆汁,一方面可以可以清楚显示病变;另外可以避免胆管内压力过高,引起胆汁进入肝血窦,导致菌血症。

3. 对于胆管内小结石患者,建议从肝外胆管近端向远端逐步注入造影剂,避免注射造影剂时过快及压力过大,否则易导致结石进入肝内胆管。

4. 胰管造影采用的造影剂不得过于稀释,否则影响胰腺病变的显示;注射造影剂时切忌速度过快或压力过高,否则容易造成胰腺腺泡显影,增加术后胰腺炎风险;胰管被内镜遮挡时,可采用屈镜法完整显示胰管系统。

六、术后处理

1. 术后禁食、水,术后 3 小时复查血淀粉酶、术后 24 小时血淀粉酶及血常规。

2. 必要时术后可应用广谱抗生素,预防胆管及胰管的感染。

3. 必要时 ERCP 术后可预防性给予 NSAIDS 栓剂、抑酸药或抑制胰腺分泌的药物。

4. 禁食期间注意补充生理所需水电解质,预防水电解质紊乱;肾功能异常患者注意监测尿量。

5. 注意监测患者生命特征、腹部体征及鼻胆/胰管引流情况,黄疸患者术后定期复查肝功能,明确胆红素变化情况。

6. 预防性放置胰管支架者,可于术后 2 周内拔除。

七、术后并发症及处理

ERCP 术后常见的并发症包括 ERCP 术后胰腺炎(post-ERCP pancreatitis,PEP)、胆管炎 / 脓毒血症、消化道出血和肠穿孔等,其发生情况见表 2-3-1。

表 2-3-1 ERCP 相关并发症的发生情况

	国外报道(1996~2007 年)	国内报道(2009 年)
总体并发症发生率(%)	4.0~9.8	7.92
急性胰腺炎(%)	1.3~5.4	4.31
胆管炎 / 感染(%)	0.6~1.0	1.41
出血(%)	0.8~2.0	1.71
肠穿孔(%)	0.3~0.6	0.26
其他(%)	0.5~1.6	0.23
重症并发症(%)	1.6~1.8	0.37
死亡(%)	0.12~0.42	0.26

(一) ERCP 术后胰腺炎(post-ERCP pancreatitis,PEP)

1. PEP 诊断标准　ERCP 术后出现持续性的胰腺炎相关的临床症状,如新出现的或加重的腹部疼痛、腹胀,伴有血清淀粉酶升高超过正常上限的 3 倍,腹部 CT 可见胰腺水肿、渗出或坏死等影像表现。

2. PEP 预防

1) 多项 RCT 研究及荟萃分析证实术前预防性应用非甾体类消炎药,如吲哚美辛纳肛,可以有效降低术后 PEP 发生率及其严重程度;但对于蛋白酶抑制剂、硝酸甘油及皮质类固醇激素类等药物,目前研究显示不能有效预防 PEP 的发生。

2) 荟萃分析显示,采用导丝辅助插管较造影剂辅助插管有助于减少 PEP 的风险。

3) 荟萃分析显示,ERCP 操作中置入胰管支架可以有效预防性降低 PEP 的发生率及其严重程度。

3. PEP 治疗

对于轻 / 中度胰腺炎,主要以禁食、胃肠减压、液体复苏、防治并发症及对症等治疗为主,早期可予以大剂量乳酸林氏液水化治疗,定期复查胰腺 CT 了解胰腺病变情况;对于重度胰腺炎,当合并胰腺组织感染性坏死时,应适时进行内镜下清创引流或外科干预治疗。

(二) 出血

常见于乳头括约肌切开处出血,包括术中即时出血和术后迟发性出血。内镜下可采用黏膜下注射止血(去甲肾上腺素冰盐水、硬化剂)、球囊压迫、金属止血夹、热探头、氩气烧灼(APC)等方法,对于较深在的出血,采用可回收覆膜金属支架压迫止血具有较高的成功率;对于内镜下无法控制的严重出血可采用血管介入栓塞止血,必要时行外科手术治疗。

(三) 肠穿孔

对于微小穿孔,可先考虑行保守治疗,包括内镜下金属夹夹闭穿孔部位、鼻胆管引流、胃肠减压、禁食、抑酸、抑酶及抗炎补液等处理;对于症状逐渐加重,保守治疗效果不佳者,需及时行外科手术治疗。对于较大穿孔,估计保守治疗无效者,需及早行外科手术治疗。

(四) 胆管炎

(1) 胆管炎预防:美国消化内镜协会(ASGE)及英国胃肠病协会(BSG)指南均不建议 ERCP 术前预防性应用抗生素来降低胆管炎发生率;但对于部分特殊情况,如胆道感染 / 脓毒血症患者、肝门部胆管肿瘤患者、器官移植/免疫抑制患者、胰腺假性囊肿的介入治疗、原发性硬化性胆管炎患者,建议术前预防性应用广谱抗生素。

(2)胆管炎治疗:ERCP 术后并发胆道感染通常以革兰阴性菌、肠道细菌为主,可根据血培养及药敏结果选择敏感抗生素。对于反复发热者,注意复查肝/胆彩超,排除胆囊炎及肝脓肿等;胆道支架引流效果差合并严重胆管炎者,及早更换为鼻胆管引流或 PTCD 引流。

(胡冰　吴军)

参考文献

1. McCune WS.ERCP at thirty years:an interview with Dr.William S. McCune(1909-1998).Gastrointest Endosc.1998,48:643-644.

2. 中华医学会消化内镜分会 ERCP 学组 .ERCP 诊治指南(2010 版). 中华消化内镜杂志 .2010,27:113-114.

3. 胡冰 .ERCP 临床诊疗图解 . 第 2 版 . 上海:上海科学技术出版社 .2010.

4. Masci E,Toti G,Mariani A,et al.Complications of diagnostic and therapeutic ERCP:a prospective multicenter study.Am J Gastroenterol. 2001,96:417-422.

5. Steel AW,Postgate AJ,Khorsandi S,et al.Endoscopically applied radiofrequency ablation appears to be safe in the treatment of malignant biliary obstruction.Gastrointest Endosc.2011,73:149-153.

6. Tomizawa Y,Tian J.Photodynamic therapy for unresectable cholangiocarcinoma.Dig Dis Sci.2012,57:274-283.

7. Takao Itoi,Fumihide Itokawa,Atsushi Sofuni,et al.Endoscopic Sphincterotomy Combined With Large Balloon Dilation Can Reduce the Procedure Time and Fluoroscopy Time for Removal of Large Bile Duct Stones.Am J Gastroenterol,2009,104:560-565.

8. Wani S,Shah RJ.Probe-based confocal laser endomicroscopy for the diagnosis of indeterminate biliary strictures.Curr Opin Gastroenterol. 2013,29:319-323.

9. Domagk D,Poremba C,Dietl KH,et al. Endoscopic transpapillary biopsies and intraductal ultrasonography in the diagnostics of bile duct strictures:a prospective study.Gut.2002,51:240-243.

10. Kimchi NA,Broide E,Scapa E,et al.Antiplatelet therapy and the risk of bleeding induced by gastrointestinal endoscopic procedures.A systematic review of the literature and recommendations.Digestion. 2007,75:36-45.

11. Tse F,Yuan Y,Moayyedi P,et al.Guide wire-assisted cannulation for the prevention of post-ERCP pancreatitis:a systematic review and meta-analysis.Endoscopy.2013,45:605-618.

12. Choudhary A,Bechtold ML,Arif M,et al.Pancreatic stents for prophylaxis against post-ERCP pancreatitis:a meta-analysis and systematic review.Gastrointest Endosc.2011,73:275-282.

13. Bai Y,Xu C,Yang X,et al.Glyceryl trinitrate for prevention of pancreatitis after endoscopic retrograde cholangiopancreatography:a meta-analysis of randomized,double-blind,placebo-controlled trials. Endoscopy.2009,41:690-695.

14. Elmunzer BJ,Scheiman JM,Lehman GA,et al.A randomized trial of rectal indomethacin to prevent post-ERCP pancreatitis. N Engl J Med.2012,366:1414-1422.

15. Bai Y,Gao J,Zhang W,et al.Meta-analysis:allopurinol in the prevention of postendoscopic retrograde cholangiopancreatography pancreatitis. Aliment Pharmacol Ther.2008,28:557-564.

16. Ding X,Chen M,Huang S,et al.Nonsteroidal anti-inflammatory drugs for prevention of post-ERCP pancreatitis:a meta-analysis. Gastrointest Endosc.2012,76:1152-1159.

17. Omata F,Deshpande G,Tokuda Y,et al.Meta-analysis:somatostatin or its long-acting analogue,octreotide,for prophylaxis against post-ERCP pancreatitis.J Gastroenterol.2010,45:885-895.

18. Andriulli A,Leandro G,Federici T,et al.Prophylactic administration of somatostatin or gabexate does not prevent pancreatitis after ERCP:an updated meta-analysis.Gastrointest Endosc,2007,65:624-632.

19. Sherman S,Hawes R,Nisi R,et al.Endoscopic sphincterotomy induced hemorrhage:treatment with multipolar electrocoagulation.Gastrointest Endosc 1992,38:123-126.

20. Baron TH,Norton ID,Herman L.Endoscopic hemoclip placement for post-sphincterotomy bleeding.Gastrointest Endosc 2000,52:662.

21. T. Itoi,I. Yasuda,S. Doi,et al.Endoscopic hemostasis using covered metallic stent placement for uncontrolled post-

endoscopic sphincterotomy bleeding.Endoscopy 2011,43:369-372.

22. P. Katsinelos, G. Paroutoglou, B. Papaziogas, et al.Treatment of a duodenal perforation secondary to an endoscopic sphincterotomy withclips.World Journal of Gastroenterology,2006,11:6232-6234.

23. K. A. Morgan, B. B. Fontenot, J. M. Ruddy, et al. Endoscopic retrograde cholangiopancreatography gut perforations:when to wait! When to operate!American Surgeon,2009,75:477-483.

24. Banerjee S,Shen B,Baron TH,et al.Antibiotic prophylaxis for GI endoscopy.Gastrointest Endosc.2008,67:791-798.

25. Allison MC,Sandoe JA,Tighe R,et al.Antibiotic prophylaxis in gastrointestinal endoscopy.Gut.2009,58:869-880.

26. Dumonceau JM,Delhaye M,Tringali A,et al.Endoscopic treatment of chronic pancreatitis:European Society of Gastrointestinal Endoscopy(ESGE)Clinical Guideline.Endoscopy.2012:44:784-800.

27. Freeman ML,Guda NL.Cannulation techniques for ERCP:a review of reported techniques.Gastrointest Endosc 2005,61:112-125.

第四章

超声内镜检查法

一、概述

(一) 定义

内镜超声检查术 (endoscopic ultrasonography, EUS) 是将微型高频超声探头安置在内镜顶端,当内镜插入体腔后,通过内镜直接观察腔内的形态,同时又可进行实时超声扫描,以获得管道层次的组织学特征及周围邻近脏器的超声图像,从而进一步提高内镜和超声的诊断水平。由于插入探头接近病变,缩短了声路而降低声衰减,并采用高频技术,可明显提高图像分辨力,发现微小病灶。这些性能在常规超声检查中是无法达到的。目前,超声内镜已广泛用于消化道及胆胰病变的诊断及治疗。

(二) 发展史

超声内镜在腔内超声中应用最为广泛,故其发展史必然追溯至腔内超声的起源,而腔内超声最初源于直肠、妇科及泌尿科疾患。1956 年 Wild 和 Reid 首次报道经直肠腔内超声诊断前列腺疾患,从而开创了泌尿科腔内超声的临床应用。1957 年 Wild 和 Reid 采用 15MHz 的腔内超声探头经直肠对结肠癌进行超声诊断,开创了消化系统腔内超声的临床应用。但此为非直视下将超声探头插入消化系统腔内进行超声检查,所以非真正意义上的超声内镜,直到 20 世纪 80 年代初才出现了可视性的腔内超声装置,即超声内镜。1980 年美国的 Di Magno 首次采用 "ultrasonic endoscope" 一词,并在柏林欧洲胃肠学会上报道了应用内镜与超声组合在一起的电子线阵式超声内镜所做的动物实验获得成功。同年在汉堡欧洲第四次消化内镜学会上报告了两种超声内镜,一种是日本 Olympus 与 Aloka 公司合作研制的机械扇扫超声内镜 (5MHz),原联邦德国的 Classen 等作了临床上对胰腺和胆总管显示的报告;另一种是美国 SRI (Science Reserch Institute) 的 Green 研制的线阵扫描超声内镜,Di Magno 等对此作了临床应用报告。此后各公司在超声探头频率及扫查方式上进行了不断的改进和研究,1999 年 Olympus 公司研制出 GF-UMQ240 型环扫超声内镜,探头频率 7.5MHz~20MHz。此后,日本又在超声内镜上增加了二维多普勒功能,研制出了多普勒超声内镜。之后,又将二维多普勒改为彩色多普勒,即 ECDUS。更新的超声内镜产品层出不穷,多家公司推出了性能优越、图像清晰、分辨率高的电子超声内镜。20 世纪 90 年代末以来穿刺超声内镜及三维超声内镜相继应用于临床,由此出现了超声内镜治疗学。

微型超声探头是 20 世纪 80 年代后期兴起的一项介入性超声新技术。1999 年日本 Olympus 公司研究出了 UM-3D2R、UM-3D3R 环扫微型三维超声探头,频率 12MHz~20MHz。同年相继开发出了 UM-S30-25R、UM-BS20-26R,从此开始了三维超声临床应用。目前,微型超声探头已广泛应用于消化道各部位的检查。

(三) 国内外概况

EUS 是应用超声内镜在直视下对消化管黏膜的病变、壁内病变及壁外邻近脏器进行的超声扫描检查。自 1980 年以来,EUS 已在世界各国得到了广泛的应用,我国 1987 年首次引进扇形扫描超声内镜并开展了内镜超声检查术。近年来内镜超声引导下的细针穿刺术（EUS guided FNA）的应用也日见增加，EUS 能够显示病变且避免穿刺途径中损伤血管，在胸腔中主要用于明确后纵隔肿大淋巴结的性质；在腹腔中用于判断胰腺肿物的性质，明确胃癌及远端食管癌胃周肿大淋巴结有无转移；在盆腔中主要用于诊断直肠癌盆腔肿大淋巴结的性质。EUS 引导下的细针穿刺术还将 EUS 由单纯的诊断技术引向为治疗的手段，例如，向食管下段括约肌注射肉毒毒素治疗贲门失弛缓症，向腹腔神经丛注射酒精缓解癌性疼痛，胰腺假性胰腺囊肿的支架引流治疗等。

微小超声探头的应用在国内外已相当普遍，可通过内镜的活检孔道将它送入胆管或胰管，或穿越食管的癌性狭窄，或直接对准消化管的微小病变进行超声扫描。

20 世纪 80 年代，第二军医大学附属长海医院、北京协和医院及北京大学第一医院在国内率先开展超声内镜检查，并为国内培养了大批超声内镜医师，为我国超声内镜事业的蓬勃发展做出了不可磨灭的贡献。21 世纪第一个十年，我国消化内镜领域取得快速发展，第二军医大学附属长海医院在国际上首次开展超声内镜（EUS）引导下放射性碘 -125 粒子种植治疗晚期胰腺癌及后腹膜恶性肿瘤，获得初步疗效。但 EUS 在部分经济欠发达地区开展仍较少，医师数量不足，不能满足目前的工作需要；EUS 诊断水平不高，尤其内镜超声引导下细针活检（EUS-FNA）阳性率较低，且 EUS 内镜仪器数量分布明显呈现东西差距。

二、适应证与禁忌证

（一）适应证

1. 确定消化道黏膜下肿瘤的起源与性质　超声内镜可将消化道壁分成五层（与其解剖结构相对应），可轻易分辨出壁内肿瘤的生长层次，五层结构中任一层次的中断及异常变化可判断肿瘤浸润的深度。对于食管、胃、十二指肠及结直肠生长的黏膜下肿瘤，超声内镜是诊断消化道黏膜下肿瘤的金标准，可以通过肿瘤起源层次、大小、回声特点等初步判定肿瘤性质，可以鉴别消化道的隆起是否因黏膜下肿瘤或壁外病变压迫所致。

2. 判断消化系肿瘤的侵犯深度及外科手术切除的可能性　超声内镜可应用于食管癌、胃癌、结直肠癌的术前分期，并可较准确的诊断消化道早期癌，为早期癌的内镜下切除提供保障。对于进展期的消化道癌可进行较准确的术前 TNM 分期，以便于制定手术方案或进行术前新辅助放化疗。超声内镜对于肿瘤浸润深度的判断及壁外淋巴结的肿大诊断较准确，优于腹部 CT 等影像学检查。

3. 胰胆系统肿瘤　超声内镜可紧贴胃壁或十二指肠壁进行扫描，与胰腺、胆道仅一壁之隔，可清晰的显示全部胰腺组织、胆管全长及胆囊。对于发现胰腺小的肿瘤、胆管末端肿瘤或十二指肠乳头部肿瘤有不可替代的作用。对于超声内镜诊断胰腺、胆道肿瘤浸润大血管或周围重要脏器的可靠性较高，可避免不必要的开腹手术探查。

4. 慢性胰腺炎　目前所有的诊断慢性胰腺炎的实验室检查或影像学检查都难以判断早期胰腺炎，尚无诊断慢性胰腺炎的金标准。超声内镜可清晰的显示胰腺的实质结构和胰管的细小改变，如胰腺实质内高回声、腺体呈小叶样结构、囊性变、钙化，胰管扩张、胰管结石等征象。超声内镜是诊断慢性胰腺炎的敏感工具。

5. 十二指肠壶腹部肿瘤的鉴别诊断

6. 纵隔病变

7. 判断食管静脉曲张程度与栓塞治疗的效果

（二）禁忌证

消化道超声内镜检查的禁忌证基本上与一般内镜检查相同。

1. 绝对禁忌证

（1）严重心肺疾患，无法耐受内镜检查。

（2）上消化道大出血处于休克等危重状态者。

（3）怀疑消化道穿孔患者。

（4）精神病患者或严重智力障碍而不能配合内镜检查者。

（5）腐蚀性食管炎、胃炎的急性期患者。

（6）明显的胸腹主动脉瘤患者。

（7）脑卒中急性期患者。

2. 相对禁忌证

（1）心肺功能不全。

（2）高血压患者，血压未得到控制。

（3）凝血机制障碍及出血倾向患者。

（4）高度脊柱畸形。

（5）巨大食管憩室、重度食管静脉曲张者。

三、术前准备

（一）器械准备

1. 内镜系统　电子超声内镜、纤维超声内镜预检、调试和连接同普通内镜。

2. 水囊的安装和调试　安装水囊之前，应仔细检查水囊有无破损、膨胀及变色等橡胶老化现象；将水囊置于专用推送器中，使其大孔径一端橡皮圈翻折覆盖于推送器边缘，卡在其凹槽内；将水囊推送器套在超声内镜前端，使翻折橡皮圈套在超声内镜前端的大凹槽内；拔出推送器，将水囊小孔径一端橡皮圈卡到超声内镜前端的小凹槽内；安装完毕，按压注水阀门，向囊内注无气水，可调整水囊位置，如发现漏水，应重新更换。对于新型线阵扫描超声内镜上的水囊只有一端是开口的，水囊的安装相对简单。水囊注水后发现明显偏心状态，用手指轻轻按压校正，注意水囊内有无气泡存在，若有气泡，可将超声内镜头端部朝下，反复吸引注水使囊内气泡吸尽。特别应注意的是，在检查每一例患者前，均需重新检查水囊是否密封，以防插入后才发现水囊漏水，无法得到满意的超声图像（图 2-4-1）。

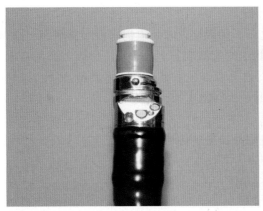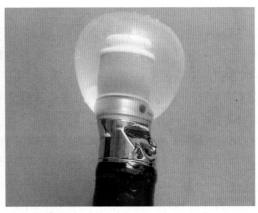

图 2-4-1　超声探头及水

3. 超声系统　开启超声发生器及超声监视器电源，调整超声画面清晰度。检查超声图像及内镜图像的切换是否完好。术者应熟悉操纵部各功能键的作用。

4. 超声微探头连接与调试　在活检管道口安装微探头专用注水接口及阀门或采用双钳道内镜检查。将微探头末端连接部上标志性固顶键向上、平直地插入超声驱动装置。注意避免微探头顶端朝上。将微探头置于无气水中，启动超声装置，观察发出超声波形是否正常。有时因微探头顶端有气体致图像无法显示，此时可将探头顶端向下，捏住探头下段轻轻摔动，常可排除故障（图 2-4-2）。

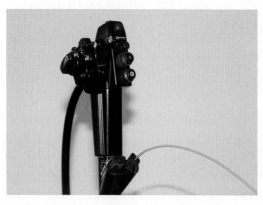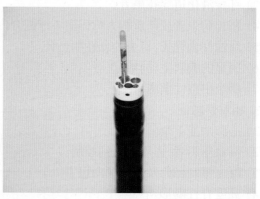

图 2-4-2 微探头从双钳道内镜活检孔插入

(二) 患者准备

超声内镜检查术前准备基本同内镜检查,术前查肝功能及乙肝表面抗原。

1. 患者需空腹 4~6 小时以上,检查前一天晚饭吃少渣易消化的食物。

2. 检查医生必须熟练掌握一般消化道内镜的操作技术和十二指肠镜的操作要点,并具有一定的体表超声经验和超声解剖知识,检查前要了解病史、检查目的、有无内镜禁忌证等。

3. 向患者讲清检查目的、必要性、相关风险及配合检查须注意的事项,消除患者的顾虑。术前签写知情同意书。

4. 用药 术前 15~30 分钟口服祛泡剂;肌注东莨菪碱 20mg;精神紧张者可肌内注射或缓慢静脉注射地西泮 5~10mg,行上消化道检查者需要含服利多卡因胶浆局部麻醉及润滑。如需行穿刺活检的患者,术前应进行血常规及凝血功能检查,如口服阿司匹林等抗凝作用药物的患者,需停药一周才能进行。部分患者可在丙泊酚静脉麻醉下进行,减少患者检查中的痛苦,但需在心电监护及麻醉医师的配合下进行。

5. 上消化道超声内镜通常患者取左侧卧位,双下肢微屈,解开衣领,放松腰带,头稍后仰。

6. 行结肠超声内镜检查者,术前应清洁肠道准备。

肠镜检查的成败,肠道的清洁度是关键因素之一。如果检查时肠道仍有许多粪便,就会影响进镜和观察,甚至不能完成全大肠检查。因此,检查前肠道的清洁准备十分重要。口腹泻药是临床上最常用、最可靠和最安全的方法之一。由于绝大多数门诊患者都在家里进行肠道准备,因此,如何在家里进行安全有效的肠道准备是患者及家属非常关注的一个问题。

清肠方法:

(1) 肠镜检查前 天进流食(无渣饮食,禁食乳制品),检查当天早餐禁食。

(2) 服用泻药,不同的泻药要求不同,但注意嘱患者多饮水。

(3) 服用期间,嘱患者来回走动,轻揉腹部,加快排泄速度。

(4) 观察终点:清水样便。

(5) 清肠后应严格禁食。

注意要点:

(1) 肠道清洁的方法很多,每个医院都不一样,应按医嘱进行肠道准备。

(2) 检查前三天饮食宜清淡,前一日不要吃富含纤维的蔬果,检查当日禁食。

(3) 服药后如排出物含有粪便或粪水样液体,应及时告诉肠镜检查医护人员,以作进一步的肠道处理。

(4) 检查前认真听取医生介绍检查的过程,解除思想顾虑。

(5) 肠镜检查存在一定风险,为了患者的安全,60 岁以上老人应行心电图检查。

（6）肠检查术后如有明显腹痛、腹胀、头晕等症状应及时告诉医生以便进一步处理。

四、操作步骤

（一）超声探查方式

1. **直接接触法**　将内镜顶端超声探头外水囊的空气抽尽后，直接接触消化道黏膜进行扫描（图2-4-3）。

2. **水囊法**　经注水管道向探头外水囊注入3~5ml脱气水，使其接触消化道壁以显示壁的层次及消化道以外相应的器官，该法最常用。根据需要调节注入水囊内的水量以适合不同病变的检查（图2-4-4）。

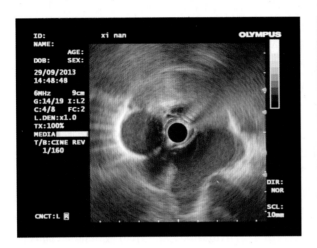

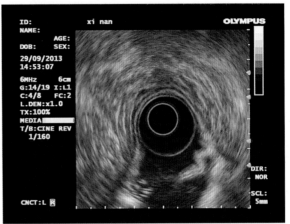

图2-4-3　直接接触法扫查消化道壁及壁外脏器　　　　图2-4-4　水囊法扫查消化道管壁及壁外脏器

3. **浸泡法（无气水充盈法）**　向消化管腔内注入无气水，使病变淹没在水中，探头在水中靠近病变并探查。一般注入300~500ml无气水，然后进行吸引，将消化管腔内的气体抽尽，利于病灶浸没在水中（图2-4-5）。

4. **水囊法＋脱气水充盈法**　超声胃镜插至检查部位后，先抽尽胃内空气，再注入脱气水300~500ml，使已充水的水囊浸泡在水中。该法适于胃底、胃体中上部及胃邻近脏器的检查，持续注水时也可用于十二指肠病变的检查（图2-4-6）。

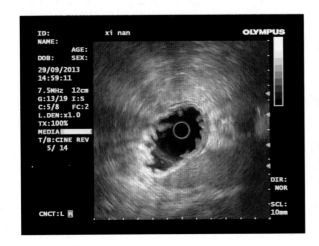

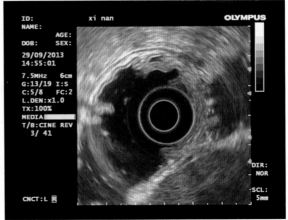

图2-4-5　浸泡法（无气水充盈法）扫查胃壁　　　　图2-4-6　水囊法＋脱气水充盈法扫查胃壁

（二）超声内镜检查方法

1. 环扫式超声内镜检查　扫描方向与内镜镜轴相垂直,图像与 CT 相近。是利用直流电机驱动旋转位于内镜顶端的超声换能器或声学反射镜,从而获得与内镜镜轴相垂直的超声扫描图像,其扫描范围广(环形 360°),能迅速地对胃肠道大片区域进行扫描。在进行超声内镜检查前,均应先行常规内镜检查,以确定病变的部位、大小,对于食管病变特别应注意距门齿距离。各型超声内镜前端均有一超声探头,但其前端不可弯曲部分较普通内镜为长,其内镜部分的物镜视野较小(为前斜视式),所以操作起来类似十二指肠镜,甚至更困难。在插镜过程中,以通过咽喉部和幽门部最为困难。插镜时可先将内镜头端稍弯曲,这样便于通过舌根,然后将弯曲钮放松,轻推镜身,有时还需使患者头部稍后仰,右手轻柔插镜,左手微调弯角钮,一般能顺利进入食管。切忌在插镜困难时用力过猛。在超声内镜检查时,根据病变的性质和部位的不同,要求插镜到达的位置也不同。一般来说,如病变位于胃或食管,超声内镜不必通过幽门;如病变位于胆管或胰腺,必须插镜至十二指肠降段。

2. 线阵式超声内镜检查　扫描方向与内镜镜轴相平行。是利用一组沿内镜长轴方向排列的换能器、电子触发进行线型扫描。但其扫描范围有限(90°~120°),主要对位于胃壁内及远离胃壁的靶器官病变进行 EUS 引导下的细针吸引活检(EUS-FNA)以及肿瘤注射治疗、胰腺囊肿穿刺引流手术、腹腔神经丛阻滞术治疗胰腺癌癌痛等。这种内镜前端有一凸型探头,使其不可弯曲部分比环扫式超声内镜的更长,视野也是前斜视,因此操作较为困难。这种内镜插镜方法与前面介绍的相似,但扫查的要领有很大的差别,其中最主要的是在检查时必须不断向左或向右旋转镜身,以探测病灶,避免漏诊。

3. 微型超声探头检查　是将微小的超声探头通过常规内镜活检通道送入消化道管腔内,在直视下对病变进行检查。其优点为可与常规内镜检查同时进行超声扫描,且可通过狭窄部位,并可通过内镜活检通道直接插入胆总管,对胆管内病变进行扫描。由于消化道蠕动,无气水可很快排空,而且插入超声探头后,追加注水也比较困难,因此,可采用双钳道治疗内镜,一个孔道插入超声探头,一个孔道注水,较易显示病变,但增加患者的不适(图 2-4-7)。

4. 三维超声探头的操作　超声内镜应用于消化道疾病的诊断已有相当时日,对黏膜下肿瘤、恶性肿瘤及消化性溃疡均有很高的鉴别诊断价值,但常规(二维)超声检查仅能提供平面图像,难以对病变,尤其是不规则病变形成立体构象。20 世纪 90 年代起,新型的三维探头逐渐被应用于超声内镜,称为三维超声内镜(3D-EUS)。目前,3D-EUS 技术不断成熟,3D-EUS 是建立在二维超声内镜基础上的超声影像技术,是计算机软件技术进一步发展的产物。其不仅能够提供病灶的立体结构,还可显示冠状、矢状及横断面的扫描图像,并可进一步测定病灶的体积,从而提高了诊断准确率,在胃肠道疾病的临床诊断方面有较高的价值。三维内镜超声能清楚显示病变与周围器官和血管的空间关系,更能计算肿瘤体积。基本方法同普通超声探头。在超声内镜主机上接上三维超声内镜探头驱动器就可进行目前最先进的扫描技术——同步双平面重建,只要启动旋转扫描模式,就能同时显示环扫图像和线阵扫描图像,使超声图像更容易理解(图 2-4-8)。

（三）超声胃镜的操作

通常情况下,疑及消化道病变而未做过常规胃镜检查者,超声胃镜术前均应作胃镜检查。具体操作方法有两种:

1. 观察消化道局部病变,可直接经水囊法或水充盈法将探头靠近病灶,进行超声扫描。

2. 观察消化道邻近脏器时,可将探头置于下述部位进行显示:①胰腺、胰头部(十二指肠降部)、胰体和尾部(胃窦胃体后壁);②胆道下段(十二指肠降部)和中段(胃窦部);③胆囊(十二指肠壶腹或胃窦近幽门区);④肝右叶(十二指肠、胃窦部)、肝左叶(贲门部、胃体上部);⑤脾脏(胃体上部)。

不断改变探头的位置和方向可以获得不同切面的超声图像。常用方法有:①调节内镜角度旋钮,改变探头的方向;②通过插镜或拔镜调节探头的位置;③通过旋转镜身寻找病灶进行超声扫描;④改变患者的体位;⑤胃底和胃体部还可用内镜镜头倒转手法。

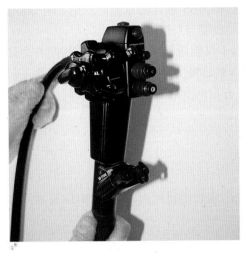

图 2-4-7　双钳道内镜

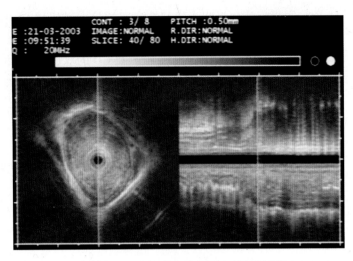

图 2-4-8　三维超声探头扫查

（四）微型超声探头的操作

微型超声探头的基本组成是外鞘和换能器芯。探头的直径为 1.7~3.4mm，长约 200cm。工作频率常用为 7.5MHz~30MHz。但目前已开发出 60MHz 的超高频微超声探头。声束与导管长轴垂直线呈 10° 角发射和接收，扫描范围 360°，轴向分辨率 0.1mm，穿透深度 2~3mm，其测量系统采用数字化电子计算机系统。

1. 导入方式　微型超声探头的导入方式依被插入器官的不同而异：①上消化道：采用经胃镜活检孔导入法（TEMP）或经胃管导入法；②胆管：采用经乳头的胆管内超声检查（TPBS）、经胆道镜导入法和经 PTCD 导入法；③胆囊：采用经乳头的胆囊内超声检查（TPCCS）；④胰管：采用经乳头导入法或直接暴露胰管导入法；⑤下消化道：采用经结肠镜活检孔导入法，肛管检查可直接经肛门插入。

2. 显示方法　微型超声探头的超声图像显示方法依被检查器官的不同而异。①食管：食管上段采用直接接触法；食管中下段采用持续水注法；②胃：贲门部采用持续水注法，胃底及胃体上部采用水浸法；胃体中下部、胃角和胃窦采用持续水注法；③十二指肠乳头：采用直接接触法；④胆管和胰管：采用直接接触法；⑤下消化道：多采用水浸法，高位病灶也可采用持续水注法；肛管采用直接接触法。超声探头检查过程中，通常需变化患者体位，以获得最佳图像。

（五）超声肠镜操作

检查方法与普通电子肠镜相似。探头插入足够深度后，向水囊内注入 3~5ml 无气水，然后边退镜边进行实时超声扫描，对可疑部位可通过插镜与拔镜重复检查。

（六）多普勒超声内镜

超声内镜具有超声多普勒功能者称之为多普勒超声内镜。目前比较新而又实用的系统是彩色多普勒超声内镜（ECDUS）。ECDUS 除具有 EUS 功能外，还有彩色多普勒（CD）的功能，即能够检测血流速度和血流量并能显示血流方向。临床主要用于：

1. 食管、胃底静脉曲张

（1）显示血管：ECDUS 能清楚显示食管静脉的血流、胃左静脉和食管曲张静脉的连续性及奇静脉和上腔静脉等。

（2）预测硬化治疗后静脉曲张的复发：曲张静脉经硬化治疗后如食管壁内外的静脉血流、供给这些血流的胃左静脉和胃短静脉的血流消失、或即使供给存在而作为侧支的食管旁静脉变得很清楚，那么曲张静脉就不易复发。

（3）ECDUS 引导下作硬化治疗：本法的最大优点是注射针能直接而确切地穿刺到静脉上，并注入硬化剂，同时用彩色多普勒观察血流变化，可大致估计硬化剂注入量。

2. 胆囊疾病 当胆囊隆起性病变的最大径超过 10mm 时,ECDUS 对其的血流显示达 73%,通过对最高血流速度、血流方向及有无异常血流的检测,可以鉴别胆囊癌与息肉。

3. 胰腺肿瘤 ECDUS 具有 EUS 及 CD 的双重优点,因此,不仅能清楚显示胰腺及胰腺肿瘤,而且在胰腺癌的血管浸润,特别是门静脉的完全闭塞和高度狭窄等的诊断方面具有较高的价值。通过对胰腺肿瘤血流的分析,ECDUS 能够对胰腺癌和胰腺其他良性占位病变进行鉴别,尤其是对小胰癌的诊断更具价值。

（七）超声图像的调节方法

1. 检查任何部位均先用低倍圆图,发现病灶后再逐渐放大。

2. 显示局部病灶可取放大半圆图。

3. 频率切换,观察消化道或其邻近器官时选用 7.5MHz 显示病灶实质回声较好;12MHz 显示消化道壁或病灶的边界较好(图 2-4-9)。

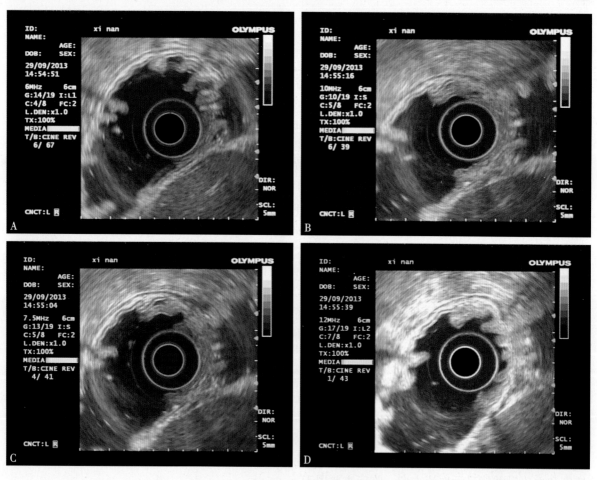

图 2-4-9 不同频率切换对黏膜图像的影响
A. 6MHz;B. 7.5MHz;C. 10MHz;D. 12MHz

五、注意事项

（一）食管扫查

食管超声内镜(EUS)检查法类似于常规内镜检查法。但由于 EUS 是侧视光学系统,通常应先行内镜检查以确定所需超声扫描的病变部位。若无狭窄病变时,EUS 可直接越过病变部位。若遇狭窄时切不可暴力盲目穿过。超声探头应尽可能靠近靶器官。为避免其间的干扰通常采用水囊法,即在探头上覆盖一个被脱气水充盈的囊,以达到清晰的影像。但过分充盈水囊可导致病变组织和正常壁层结构被压缩,妨碍正确的诊断。EUS检查通常从食管的远端开始逐渐地移向近端。患者常取左侧卧位,在远端食管超声影像中主动脉常位于5~6点位置。

(二) 胃扫查

对于胃病变,在明确病变位置后,吸尽胃内空气,通过注入脱气水,使胃腔充满或掩盖病灶后,开始超声观察,只有少数情况用水囊法。如需观察胃整体结构或胃腔全周,至少需注入500ml脱气水;对于局限性病变,可注入100~200ml脱气水,只要病变被水淹盖即可。对于胃内小病变,由于超声内镜为前斜视式,因此,除非能在内镜下见到,否则单用超声寻找有时很困难,此时,需要先行普通内镜检查明确后再行超声内镜进一步检查。

(三) 十二指肠扫查

由于体位及十二指肠蠕动较快,注入的无气水常很快被排空,可在扫查时先充盈水囊,吸出肠腔内气体,再向十二指肠腔内注入无气水,并可不断补充注水,以得到清晰的声像图,也可术前注射解痉药,减少肠蠕动。

六、术后处理

超声胃镜检查术后处理同普通胃镜检查,无须特殊处理。一般仅要求术后2小时内禁食、禁饮即可,超声肠镜检查术后处理同普通肠镜检查。

七、术后并发症及处理

消化道超声内镜检查较安全,一般无严重并发症。其可能发生的并发症有误吸、出血、消化道穿孔、心血管意外等。

1. 窒息　发生率极低,主要由于胃内注水过多时变动患者体位所致。避免方法即注水≤500ml,术中变动体位前抽尽胃内注入水。

2. 吸入性肺炎　较少发生,常系患者术中误吸胃内液体或注入水量过多所致。

3. 麻醉意外

4. 器械损伤　咽喉部损伤、食管穿孔、胃穿孔、消化道管壁擦伤。

5. 出血

6. 心血管意外

(彭贵勇　金震东)

参考文献

1. Maruyama H, Kamezaki H, Takahashi M, et al. The Potential of Transabdominal 3D Color Doppler Ultrasonography for Diagnosis of Gastric Varices. J Clin Gastroenterol. 2013, 9 (16):629-634

2. 耿洁,李全禄,李娜等. 医用超声内窥镜的研究现状与发展趋势. 中国医学物理学杂志, 2010, 27(5):2122-2124.

3. 张晓兰,金震东. 超声内镜在消化道疾病诊断中的应用现状. 诊断学理论与实践, 2012, 11(5):441-445.

4. 金震东. 超声内镜在消化系疾病诊治中的应用进展. 胃肠病学和肝病学杂志, 2009, 18(1):5-9.

5. 金震东,刘岩. 内镜超声检查术(EUS)的规范化操作及应用进展. 中华腔镜外科杂志(电子版), 2011, 4(5):328-330.

6. 金震东,李兆申. 消化超声内镜学. 第2版. 北京:科学出版社, 2011.

7. 孙思予. 内镜超声技术的临床应用进展. 中华消化内镜杂志, 2006.23(3):161-163.

8. Cho JW. The role of endoscopic ultrasonography in T staging: early gastric cancer and esophageal cancer. Clin Endosc. 2013 May, 46(3):239-342.

9. Gardner TB. Endoscopic ultrasonography. Gastrointest Endosc. 2012 Sep, 76(3):510-515.

10. Hirooka Y, Itoh A, Kawashima H, et al. Contrast-enhanced endoscopic ultrasonography in digestive diseases. J Gastroenterol. 2012 Oct, 47(10):1063-1072.

11. Jenssen C,Alvarez-Sánchez MV,Napoléon B,et al. Diagnostic endoscopic ultrasonography:assessment of safety and prevention of complications. World J Gastroenterol.2012 Sep 14,18(34):4659-4676.

12. Nishida T,Kawai N,Yamaguchi S,et al. Submucosal tumors:Comprehensive guide for the diagnosis and therapy of gastrointestinal submucosal tumors.Dig Endosc.2013 Sep,25(5):479-489.

13. Peng GY,Wu YW,Long QL,et al.A new endoscopic classification system of early-stage esophageal carcinoma and its usefulness in assessing the infiltration depth of esophageal carcinoma.Cancer Invest.2011 Feb,29(2):167-172.

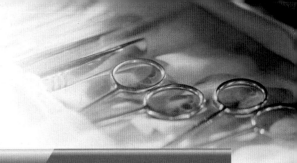

第五章

超声内镜引导下的细针穿刺吸引活检术

一、概述

超声内镜引导下的细针穿刺吸引活检术（EUS-guided fine-needle aspiration，EUS-guided FNA）是指在超声内镜实时引导下，使用专用穿刺针对消化道及其周围病灶进行穿刺抽吸以获取组织细胞学诊断的一种技术。1992 年 Vilmann 等首先报道将 EUS-FNA 用于胰腺囊性病变及胰腺癌的诊断，从此 EUS-FNA 作为一种诊断新技术开始应用于临床。与传统腹部超声及 CT 引导下的经皮细针穿刺活检术相比，EUS-FNA 具有穿刺距离短、分辨率高、安全性高、并发症率低等不可比拟的优点。近年来，由于超声内镜及穿刺器械的迅猛发展，EUS-FNA 的临床应用范围得到极大拓展，几乎涉及所有邻近胃肠道的病变。目前 EUS-FNA 已成为对各种良恶性疾病进行鉴别及分期的一种成熟的微创性诊断新技术。

二、适应证与禁忌证

(一) 适应证

EUS-FNA 应具备超声内镜能直视病灶、实时清晰监测穿刺针道及受检区无血管这三个基本条件。其适应证为：

1. 胰腺癌及其术前分级
2. 胰腺炎性肿块
3. 胰腺神经内分泌肿瘤
4. 胰腺囊性病变
5. 怀疑慢性胰腺炎
6. 胰腺及胰腺周围大部分区域如胆总管下段和肾上腺
7. 微量腹水的定性
8. 腹膜后淋巴结活检
9. 后纵隔淋巴结及占位性病变
10. 胃肠黏膜下肿瘤

(二) 禁忌证

1. 绝对禁忌证

(1) 患者缺少配合。

(2) 已知或怀疑内脏器官穿孔。

(3) 急性憩室炎。

2. 相对禁忌证

(1) 术者缺乏经验。

(2) 食管重度狭窄。

(3) 心肺功能不全。

三、术前准备

(一)患者准备

1. 术前应与患者充分沟通,告知检查目的、操作方法、安全性及可能的并发症,消除其恐惧心理。

2. 术前应常规检测出凝血时间、凝血酶原时间和血小板计数;检查心电图;了解有无心肺疾病;女性受检者应了解月经史。

3. 停用影响凝血的药物如华法林等至少一周;有黄疸者,术前三天每天肌注维生素 K_1。

4. 术前禁食 4~6 小时。

5. 术前应根据患者具体情况给予清醒镇静或静脉麻醉。

6. 对囊性病灶穿刺应在操作前后静滴抗生素预防感染。

7. 术前应详细了解各种影像资料以明确病灶及其毗邻脏器的情况,尤其应明确病灶与穿刺进针部位之间有无较大血管。

8. 确定病灶与穿刺点间的距离及病灶的最大冠状面径值。

9. 穿刺部位及路径的选择应以路径最短及能避开血管为标准。

10. 患者准备 穿刺时患者取左侧卧位,也可根据病灶部位与穿刺进针方向调整体位如取俯卧位或仰卧位。穿刺前经静脉注入镇静剂或静脉麻醉剂。

(二)器械设备

1. 彩色多普勒穿刺超声内镜 目前所用穿刺超声内镜一般为电子线阵式扫描超声内镜(图 2-5-1),具有可变频率,频率范围大多在 5MHz~20MHz,并有抬钳器,具有彩色多普勒功能和能量多普勒功能。该机适合消化道管腔内及毗邻脏器的多种活检方式,其主要优点是能清楚显示病灶内血管或消化管壁与病灶间血管。

2. 穿刺针 EUS-FNA 另一项关键设备是穿刺针。它由针芯、针鞘和手柄三部分组成(图 2-5-2),其前端表面通常制成粗糙面(图 2-5-3),以便在超声图像上能清楚显示针尖及整个穿刺针。穿刺针外径通常为 25G、22G、19G。通常穿刺针套装配有注射器(图 2-5-4)。穿刺针常用于获取少量组织液以进行细胞学涂片,而新型切割式穿刺针(Procore)则较易获得组织条以得到组织学诊断(图 2-5-5、图 2-5-6),新型弹簧鞘管穿刺针适合于弯曲部位穿刺(图 2-5-7),适合于胰腺囊性病灶的超声内镜专用细胞刷(图 2-5-8)。

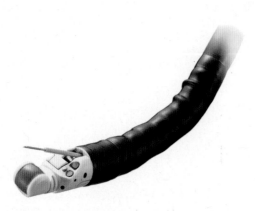

图 2-5-1 电子彩色多普勒穿刺超声内镜探头

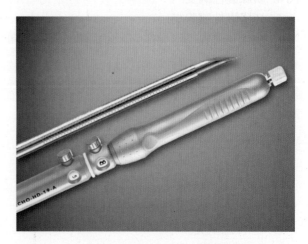

图 2-5-2 穿刺针基本组成:针芯、针鞘和手柄

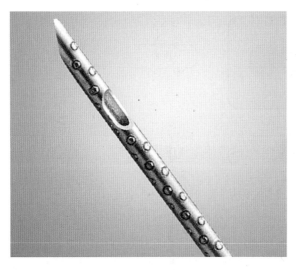

图 2-5-3　穿刺针前端表面制成粗糙面

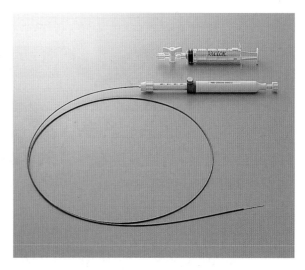

图 2-5-4　穿刺针及注射器

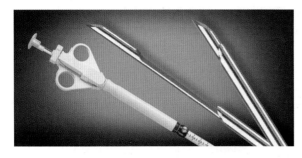

图 2-5-5　19G 切割式穿刺针

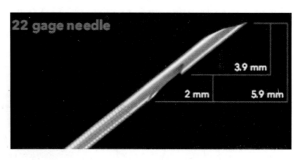

图 2-5-6　22G 新型切割式穿刺针切割槽

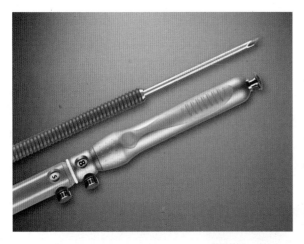

图 2-5-7　新型弹簧鞘管穿刺针

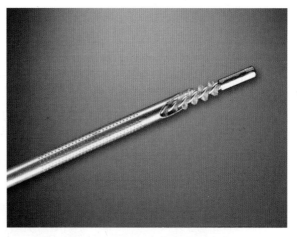

图 2-5-8　超声内镜专用细胞刷

四、操作方法

穿刺时内镜医师必须保持超声探头与胃肠壁紧密接触,多在抽吸状态下,无需看清黏膜,助手则负责抽吸。内镜医师的位置和超声内镜的方向通常采取内镜医师面对患者,且内镜的手柄与患者身体呈直角(图 2-5-9)。

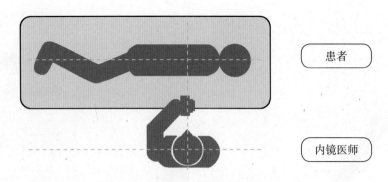

图 2-5-9 超声内镜医师和患者的位置

穿刺步骤如下：

1. 将穿刺针、针芯及外鞘管插入内镜活检孔道并固定于内镜活检口上,针要收入外鞘管内。

2. 将探头插至病灶附近,清楚显示病灶及消化道层次关系;选择离消化道壁最近的穿刺路径;开启超声多普勒,了解病变内血流分布情况及病变与胃肠壁间有无血管;测量病灶大小、最大可穿刺深度及最小应穿刺深度。进行穿刺时目标的最佳位置通常如图所示(图 2-5-10)。

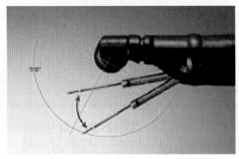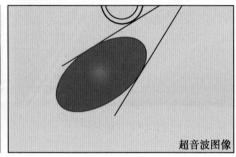

图 2-5-10 穿刺时目标与穿刺探头的最佳位置

3. 确定好穿刺部位及路径后锁定内镜大旋钮,抬钳器应完全松开。

4. 待目标病灶稳定在超声影像视野内后,将穿刺针外鞘管缓慢伸出约 1~2cm 以便超声显示针道轨迹。

5. 准备出针时将针芯向外拔出几毫米,使针尖露出以便穿刺(图 2-5-11)。

6. 显示穿刺针头端,观察非穿刺时针道的回声。

7. 持续吸引以保持超声探头与胃肠壁紧密接触,快速或缓慢将穿刺针刺入病灶。

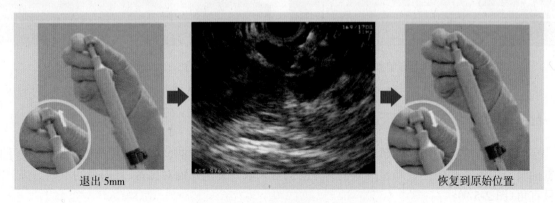

退出 5mm　　　恢复到原始位置

图 2-5-11 穿刺针出针前外拔针芯示意图

8. 将针芯顶出针尖,推出在进针时可能进入针腔的组织或体液,拔出针芯,根据病灶性状采用无负压穿刺或接 5~10ml 注射针筒进行负压穿刺(图 2-5-12)。

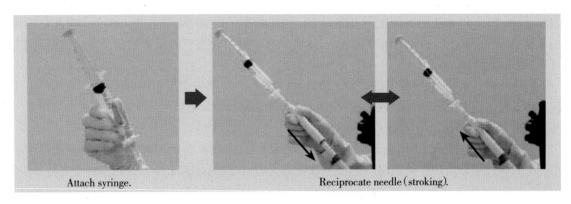

Attach syringe.　　　　　　　　Reciprocate needle (stroking).

图 2-5-12　穿刺时注射针筒抽负压示意图

9. 将穿刺针在病灶内做来回提插运动 10 余次,提插时快速进针以增加纵向切割力,退针时动作缓慢以获得更多组织;然后缓慢释放负压或用针筒关闭负压,穿刺针退回到外鞘内,将针拔出;观察穿刺点有无活动性出血。

10. 针筒变正压接穿刺针,对准玻片推出组织和组织液,将组织条放入甲醛溶液固定,组织液涂片送病理学检查。

五、术中注意事项

穿刺时应注意以下几点:

1. 针具应保持干燥以免细胞在其中溶解。

2. 穿刺前应先在穿刺针手柄上锁定出针深度,否则会穿透病灶误伤邻近组织及血管。外鞘可调长度的针,注意一定要旋紧固定钮,否则会将外鞘管连同针一同刺入病灶。

3. 不要过分用抬钳器将穿刺针抬起,否则会使穿刺针弯曲不易穿刺成功。

4. 负压吸引用 10ml 压力最为合理,也有用 20ml 或 50ml 负压,但实际并没有增加组织得益率。提插结束后一定要关闭负压,否则会在退针芯时吸入其他组织及引起组织破碎。

5. 穿刺时通常不用水囊,如果要用,水囊的充盈程度应以不妨碍穿刺针的自由出针为前提。

6. 穿刺时最好要有病理专家现场即时分析、判断以作出初步诊断,这样有助于确定取材是否得当及穿刺次数,避免不必要的过多穿刺。

六、术后处理

1. 卧床休息,密切观察生命体征、腹部体征以期早期发现出血和穿孔。

2. 术后禁食 8~24 小时,给予输液、抑酸、止血等治疗。

3. 根据病情选用静脉输注抗菌素预防感染。

七、术后并发症及处理

EUS-FNA 并发症发生率在 0.5%~1%,常见的有出血、感染、穿孔,偶见气胸、一过性腹泻和发热。通过对症治疗多可缓解,极少数者需转外科手术。最近也有 EUS-FNA 引起肿瘤针道种植转移的报道。

(一) 感染

EUS-FNA 引起的菌血症罕见,但囊性病变穿刺感染的风险较高,通常需静脉用广谱抗生素、接着口服抗生素预防感染。胰腺囊性病变预防用抗生素疗效好,但在纵隔囊肿仍有感染发生,主要是因为在对囊肿诊断不清的情况下进行了穿刺取材。多数情况下,单用 EUS 便可诊断纵隔囊肿,因此除非是很有效的方法预防感染,对纵隔囊肿穿刺应慎重。

(二)穿孔

Das 等报道了 43 852 例上消化道 EUS 病例,颈部食管穿孔 16 例,穿孔率 0.03%。穿孔危险因素包括:年龄 >65 岁,既往气管插管困难的病史,术者缺乏经验。对有危险因素的病例应慎重使用 EUS。

(三)急性胰腺炎

有文献报道了 4909 例胰腺实性占位 EUS-FNA 病例,急性胰腺炎发生率 0.64%,轻症 10 例,中度 3 例,重症 1 例,死亡 1 例。并发胰腺炎的原因,可能与黏膜水肿及随后的胰管阻塞有关。

(四)死亡

EUS-FNA 已有 3 例死亡病例报道。1 例为胰腺癌肝转移患者支架堵塞,穿刺后发生暴发性胆管炎死亡;1 例假性动脉瘤用环阵式超声内镜穿刺导致大出血死亡;还有 1 例本身有多种合并症,术后并发急性胰腺炎、肺栓塞而死亡。

(金震东)

参考文献

1. Dumonceau JM,Polkowski M,Larghi A,et al.Indications,results,and clinical impact of endoscopic ultrasound(EUS)-guided sampling in gastroenterology:European Society of Gastrointestinal Endoscopy(ESGE)Clinical Guideline.Endoscopy,2011, 43:897-912.

2. Polkowski M,Larghi A,Weynand B,et al.Learning,techniques,and complications of endoscopic ultrasound(EUS)-guided sampling in gastroenterology:European Society of Gastrointestinal Endoscopy(ESGE)Technical Guideline.Endoscopy, 2012,44:190-206.

3. Yoshinaga S,Suzuki H,Oda I,et al.Role of endoscopic ultrasound-guided fine needle aspiration(EUS-FNA)for diagnosis of solid pancreatic masses.Dig Endosc,2011,23 Suppl 1:29-33.

4. ASGE Technology Committee.Interventional EUS.Gastrointest Endosc,2010,72:1-4.

5. Hawes RH,Van Dam J,Varadarajulu S.EUS 2008 Working Group document:interventional EUS-a road map for the future. Gastrointest Endosc,2009,69:S1-216.

6. Song TJ,Lee S S,Park D H,et al. Yield of EUS-guided FNA on the diagnosis of pancreatic.peripancreatic tuberculosis. Gastrointest Endosc,2009,69:484-491.

7. Lee LS,Saltzman JR,Bounds BC,et al.EUS-guided fine needle aspiration of pancreatic cysts:a retrospective analysis of complications and their predictors.Clin Gastroenterol Hepatol,2005,3:231-236.

8. Hewitt MJ,McPhail MJ,Possamai L,et al.EUS-guided FNA for diagnosis of solid pancreatic neoplasms:a meta-analysis. Gastrointest Endosc,2012,75:319-331.

9. Eloubeidi MA,Gress FG,Savides TJ,et al.Acute pancreatitis after EUS-guided FNA of solid pancreatic masses:a pooled analysis from EUS centers in the United States.Gastrointest Endosc,2004,60:385-389.

10. 金震东,李兆申.消化超声内镜学.北京:科学出版社.2011.

11. Jacobson BC,Adler DG,Davila RE,et al.ASGE guideline:complications of EUS.Gastrointestinal Endoscop,2005,61,8-12.

12. Bardales RH,Stelow EB,Mallery S,et al.Review of endoscopic ultrasound-guided fine-needle aspiration cytology.Diagn Cytopatol,2006,34:140-175.

13. Von Bartheld MB,Rabe KF,Annema JT.Transaortic EUS-guided FNA in the diagnosis of lung tumors and lymph nodes. Gastrointest Endosc,2009,69:345-349.

14. Hoda KM,Rodriguez SA,Faigel DO.EUS-guided sampling of suspected GI stromal tumors.Gastrointest Endosc,2009,69: 1218-1223.

15. Figueiredo FAF,Giovannini M,Monges G,et al.EUS-FNA predicts 5-year survival in pancreatic endocrine tumors. Gastrointest Endosc,2009,70:907-914.

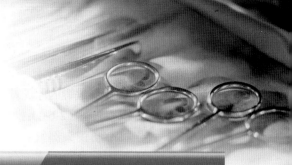

第六章
小肠镜检查法

一、概述

(一)小肠镜的定义

小肠是消化道空腔脏器中的重要一环,长约 3~5 米,包括空肠和回肠,担负机体绝大部分的消化和吸收功能。既往对小肠疾病的认识不够,因为缺少可以直接抵达的内镜,气囊辅助式小肠镜的问世解决了这一难题。尽管以前有探条式小肠镜,但因其不能完成全小肠检查而不能称为真正意义上的"小肠镜";胶囊内镜尽管也能完成全小肠检查,但因其无法人工操控也不能称为小肠镜。

目前临床常用的气囊辅助式小肠镜包括双气囊小肠镜(double-balloon enteroscopy,DBE)和单气囊小肠镜(single-balloon enteroscopy,SBE)两种,简称为小肠镜。

(二)小肠镜的发展史

DBE 是 2001 年由日本学者山本博德(Yamamoto)发明,在世界上率先报道了使用 DBE 对小肠进行全面的检查并完成诊断。DBE 的发明充分体现了"临床需求推动技术革新"的转化医学特点,相较于胃和结肠有固定的韧带便于软式内镜插入,小肠的解剖特点决定了其无法依赖单纯的内镜插入完成检查。小肠的黏膜平薄,在腹腔中处于游离状态,依靠小肠系膜固定,必须依赖辅助措施加以控制。气囊和套管的研发很好地解决了这一问题,也是"以退为进"理念的充分体现。气囊的充气和放气可以人工控制,压力可以固定小肠黏膜又不引起损伤。DBE 于 2003 年全球上市,我国当年引进,至 2009 年全国已有 120 台 DBE 设备,并以每年 30~50 台的速度增长。2006 年于东京召开了第一届国际双气囊内镜会议,我国于当年召开了全国第二届小肠疾病学术会议,并于 2008 年修订了我国的《双气囊内镜诊治规范》,出版了国内第一部小肠镜专著《双气囊内镜学》,有力推动了我国小肠镜检查技术的普及。

SBE 也是由日本学者 Tsujikawa 等于 2007 年发明,并于 2008 年在国际上首次报道,该型小肠镜对操作方法进行了改进,去除了内镜前端的气囊,使操作更为简便,检查时间大大缩短,展示了良好的应用前景。目前我国 SBE 的应用不如 DBE 广泛,也缺乏 SBE 的诊治规范。

(三)小肠镜的检查原理

1. DBE 的检查原理　DBE 系统利用两个气囊交替固定肠管,利用有效长度仅 2 米的内镜和柔软的外套管交替插入,来完成对 3~5 米长的小肠的诊疗工作,并且需要采用经口及经肛两种途径来完成对接。总体来说,内镜前端抵达某一肠段,然后内镜前端气囊充气固定小肠,外套管气囊放气后沿内镜滑至同一部位;然后充气外套管气囊,与内镜前端气囊一起固定肠管后向近侧回拉收叠肠管;内镜的气囊放气,内镜继续沿被外套管固定的肠管滑插到远端小肠,打开气囊固定肠管;外套管的气囊放气,外套管再次沿着内镜插入后,打开气囊固定相应部位的小肠管。如此交替反复,将内镜插入小肠深处,从而完成全小肠的检查,整个过程类似于"折叠窗帘布"的情况,将充分皱褶的小肠固定于外套管上。经口进镜和经肛进镜的原理基本类似,但略有不同。

(1) 经口进镜原理(图 2-6-1):操作前需先将外套管套在小肠镜身上,当内镜头部进入至十二指肠水平段后,先将小肠镜头部气囊充气,使内镜头部不易滑动,然后将未充气的外套管沿镜身滑插至内镜前部,随后将外套管气囊充气。此时,两个气囊均已充气,内镜、外套管与肠壁已相对固定,然后缓慢拉直内镜和外套管;接着将内镜头端气囊放气,操作者将内镜缓慢向深部插入直至无法继续进镜。重复上述充气、放气、滑行外套管和钩拉等动作,即可使镜身缓慢、匀速地推进到深部小肠。

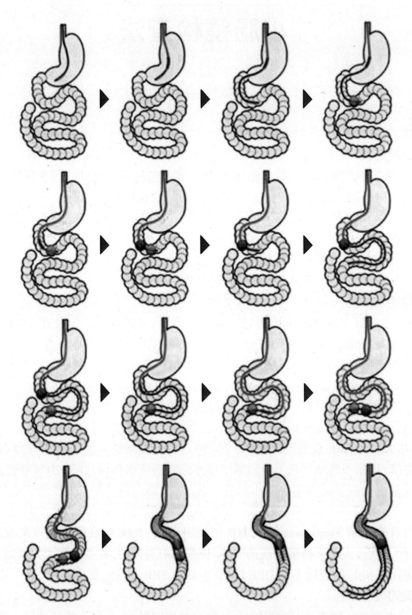

图 2-6-1　DBE 经口进镜原理图

(2) 经肛进镜原理(图 2-6-2):先将镜身插入乙状结肠,将外套管前端推至内镜末端气囊处,将外套管气囊充气后回拉,使乙状结肠伸直;然后内镜到达横结肠与降结肠交界处,重复上述过程;到达横结肠肝曲处固定肠管,降横结肠拉直;抵达回盲瓣处,先将内镜前端进入回肠末端,然后充气内镜气囊固定住回盲瓣,外套管前进后充气回拉,可以完成回肠的检查,并形成同心圆结构。

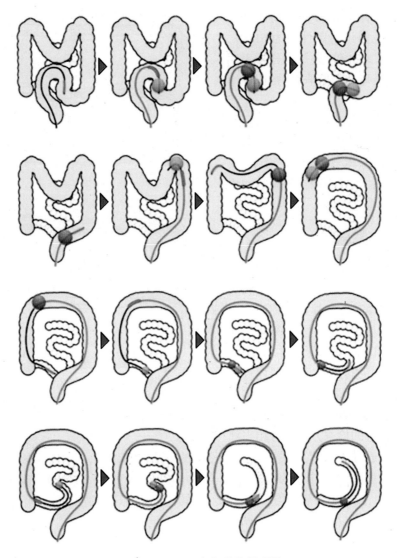

图 2-6-2　DBE 经肛进镜原理图

2. SBE 的检查原理　SBE 的检查原理和 DBE 稍有不同,每一个回合可分解为 6 个步骤(图 2-6-3):内镜在外套管的支持下进至最大深度;调节内镜弯角钮至前端弯曲最大,保持内镜下视野固定,用内镜前端钩住小肠,此时才能将外套管气囊放气,本步骤是 SBE 的关键步骤;外套管气囊失压后,推送、滑行外套管至内镜前端(外套管近端应处于镜身标志线 155cm 处,此时外套管前端与内镜前端保持 5cm 距离,注意不能将外套管置入过深,否则会影响内镜前端的固定作用;外套管进至适当部位后气囊充气;放松内镜弯角钮使内镜前端恢复正常状态;回撤内镜及外套管后,继续进镜。重复上述过程,即可使镜身缓慢、匀速地推进到深部小肠。

(四) 小肠镜的临床应用现状

小肠镜已越来越多地应用于临床,并显现出其在小肠疾病中的诊断价值。目前认为 DBE 或 SBE 对不明原因消化道出血的确诊率达到 80%~90%,对小肠疾病的总诊断率达到 70% 以上,对克罗恩病的诊断价值明显优于其他检查,小肠镜已成为小肠疾病诊断的"金标准",DBE 尽管敏感性不如胶囊内镜,但是可以活检、视野清晰的优点,使其成为胶囊内镜检查的必要补充。传统的检查方法,小肠出血的确诊率仅为 40% 左右,而在应用双气囊小肠镜后,小肠出血的确诊率提高至 70%~80%,与传统方法的确诊率有显著性差异。国内一项对比 DBE 和胶囊内镜的荟萃分析结果显示,共计 277 例不明原因消化道出血患者中 DBE 的诊断阳性率为 56.3%,胶囊内镜的诊断阳性率为 61.3%,两者差异无显著意义,但是进一步分析表明如果 DBE 不采用经口和经肛联合,则阳性率低于胶囊内镜。

小肠镜作为消化内镜的一种常规技术,同样具有对相关疾病进行治疗的功能。包括小肠息肉内镜下摘除术、内镜下止血术、狭窄扩张术、支架置入术、胶囊内镜等异物取出术等。

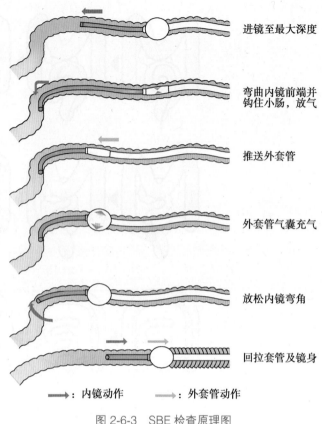

进镜至最大深度

弯曲内镜前端并钩住小肠,放气

推送外套管

外套管气囊充气

放松内镜弯角

回拉套管及镜身

➡️:内镜动作   ➡️:外套管动作

图 2-6-3   SBE 检查原理图

二、适应证与禁忌证

(一)适应证

根据中华医学会消化内镜学分会小肠病学组于 2008 年公布的《双气囊内镜临床应用规范草案》,目前认为 DBE 是小肠疾病诊断的重要手段,鉴于 DBE 操作较费时、对操作者技术要求高、有一定的操作风险、费用较昂贵、需要麻醉或镇静以及检查途径不确定等诸多因素,因此对怀疑小肠疾病的患者而言,DBE 并不一定是首选的检查方法。有相当部分的小肠疾病可以通过影像学、胶囊内镜等非侵入的方法明确诊断,而 DBE 则是进一步的确认性检查。对小肠疾病的患者,认真全面的病史分析、合理的检查流程选择,对及时明确诊断、减少不必要的检查、降低医疗费用、减轻患者痛苦均大有裨益。小肠镜检查有以下适应证:

1. 不明原因消化道(小肠)出血及缺铁性贫血
2. 疑似小肠肿瘤或增殖性病变
3. 疑似小肠克罗恩病
4. 不明原因小肠梗阻
5. 不明原因腹泻或蛋白丢失
6. 小肠异物(如胶囊内镜等)
7. 外科肠道手术后异常情况(如出血、梗阻等)
8. 已确诊的小肠病变治疗后复查
9. 相关检查提示小肠存在器质性病变可能(血管造影、胶囊内镜、小肠 CT 等)

(二)禁忌证

1. 严重心肺功能异常
2. 高度麻醉风险者
3. 无法耐受或配合内镜检查者
4. 相关实验室检查明显异常,在指标纠正前(如重度贫血、血浆白蛋白严重低下等)
5. 完全性小肠梗阻无法肠道准备者
6. 有多次腹部手术史者
7. 低龄儿童
8. 其他高风险状态或病变者(如中度以上食管 - 胃静脉曲张者、大量腹水等)
9. 孕妇

三、术前准备

(一) 确定进镜途径

小肠镜检查术前需详细了解患者的病史、相关的实验室检查和影像学检查结果,从而确定进镜途径(经口或经肛)。一般来说,对于怀疑空肠出血或可疑病变的病例(以黑便为主要表现,或胶囊内镜、小肠 CT 提示病变位于空肠),选择经口进镜途径;对于怀疑回肠出血(以便血为主要表现)或可疑病变经影像学检查可能位于回肠的病例,选择经肛进镜途径。同时可根据疾病的好发部位来选择,例如怀疑克罗恩病(好发于回肠)时,首选的进镜途径是经肛,而 P-J 综合征(息肉好发于空肠)检查时可选择经口。初次小肠镜检查进镜途径的选择非常重要,如果单次检查可以发现病变并确诊,可以避免不必要的再次经对侧检查,减轻患者的痛苦并降低医疗费用,但途径的选择也需要临床经验的积累。

(二) 麻醉或镇静

小肠镜的检查时间较长,通常在 30 分钟至 2 小时左右,因此除非在患者有麻醉禁忌而又必须行小肠镜检查时,无论采用经口或经肛途径,都需要采用静脉麻醉或镇静药物减轻患者痛苦,有利于患者配合检查。麻醉通常采用静脉麻醉方式,予以静脉缓慢推注异丙酚等药物,镇静可采用咪达唑仑等药物,但均需在心电监护仪的密切监护下进行。采用经口途径时,在有条件的情况下建议采用气管插管方式麻醉,可有效保护呼吸道以免检查过程中发生误吸。在经肛途径时,如果患者有肠梗阻存在或胃内有大量液体潴留,也应气管插管避免出现意外。因此,在小肠镜检查前,要充分做好患者的心电图、胸片等检查,必要时做心脏彩超、肺功能等评估患者的心肺功能和麻醉风险。

(三) 肠道准备

经口检查者可采用禁食 12 小时或服用轻泻药物方法清肠。经肛检查者肠道准备同全结肠镜检查,因经肛检查时内镜要先通过结肠,因此结肠的清洁度对于顺利进镜尤为重要。清洁肠道药物可选用复方聚乙二醇、硫酸镁、磷酸钠等。对于不完全性肠梗阻者,应尽可能在肠道梗阻解除后,并完成相应肠道准备后行 DBE 检查。为避免麻醉误吸,肠道准备清洁液和水的口服时间距离检查开始最好距离 6 小时以上。

(四) X 线设备

对于初次开展小肠镜检查的单位,操作尽可能安排在有 X 线设备的操作室进行,有利于在直视下观察内镜的进镜深度和部位、及时解除成襻。对于怀疑小肠局部有瘘管或梗阻的病例,还可进行术中造影,但术前应完成相应的过敏试验。

(五) 二氧化碳气泵

目前有研究表明,在小肠镜的检查过程中,采用二氧化碳注气代替空气,可有利于减少操作过程中的小肠气体滞留,使更多长度的小肠套叠于外套管上,从而有利于深度进镜,提高全小肠检查成功率。同时有利于减少小肠镜的并发症,减轻患者术后的腹痛、腹胀症状,建议在有条件的单位开展。

(六) 检查设备完好性

术前操作者必须仔细检查机器设备、外套管、气囊、气泵等器材设备完好性。尤其需要注意外套管或内镜前端的气囊,是否有漏气或无法完成注气或放气的现象,否则一旦小肠镜进入体内,很难判断气囊的工作状态,气囊工作状态的异常会导致检查无法完成,甚至导致并发症发生。气囊工作状态的异常通常是由于内镜或外套管的注气管路堵塞或安装方法不当,需要重新检查更换。

(七) 知情同意告知

完成术前谈话并签写知情同意书,充分告知患者小肠镜检查的益处和风险,可能存在不能发现病灶的情况及后续处理措施。

四、手术步骤

(一) 操作技巧

DBE 或 SBE 的操作需要 2~3 人共同完成,至少包括 1 名操作者和 1 名助手(图 2-6-4)。由操作者负责插镜和控制旋钮方向,助手负责托镜、插送外套管和气泵操作(图 2-6-5)。DBE 先将气囊未充气的内镜和外套管先后抵达某一小肠肠段,打开两者的气囊,固定肠管后向近侧收迭肠管,内镜的气囊放气,内镜继续沿被外套管固定的肠管滑插到远端小肠,打开气囊固定肠管,然后外套管的气囊放气,外套管再次沿着内镜插入后,打开气囊固定相应部位的小肠管。如此交替反复,将内镜插入小肠深处,从而完成全小肠的检查。

SBE 与 DBE 操作的关键区别在于,当外套管气囊放气后准备滑送外套管时,必须调节内镜弯角钮至前端弯曲最大,保持内镜下视野固定,用内镜前端钩住小肠,以此代替 DBE 内镜前端气囊的作用,固定小肠不致滑脱。

小肠镜操作的主要技巧包括循腔进镜、多吸气少注气、正确判断肠腔走向、滑镜、有效钩拉、转动式推进内镜、避免内镜结圈成襻、尽量将内镜构建成同心圆形状、正确退镜。

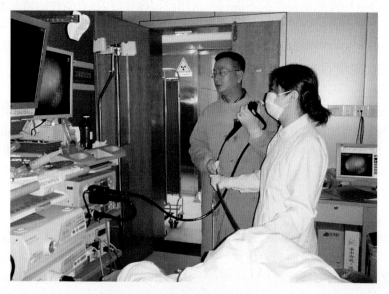

图 2-6-4 小肠镜操作的双人配合

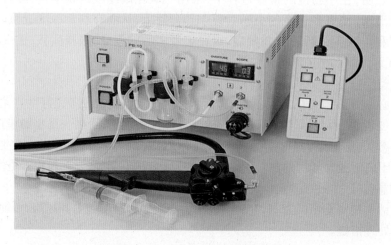

图 2-6-5 DBE 的气泵及操作面板

（二）进镜深度判断

判断小肠镜在小肠中行进的距离或病灶的定位非常重要，也是撰写小肠镜报告的主要依据。主要包括粗略和精确两种进镜深度的判断方法，需要指出的是，进镜深度是以小肠处于松弛平展状况下的长度，而非皱褶在外套管上的长度。

1. 粗略判断法

（1）小肠黏膜形态：从黏膜的形态能判断大致的小肠镜位置，一般空肠肠腔大、黏膜皱襞高、皱襞间距短（图2-6-6）；而回肠肠腔小、黏膜皱襞平坦、皱襞间距长、可见树枝状血管（图2-6-7）。

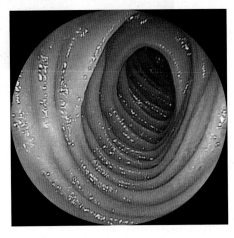
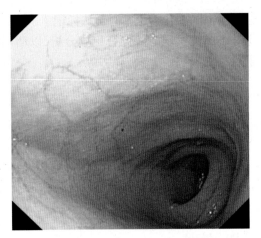
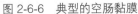

图2-6-6　典型的空肠黏膜　　　　　　　　图2-6-7　典型的回肠黏膜

（2）与标志部位的距离：可根据内镜与明确的解剖部位如屈氏韧带、回盲瓣、手术吻合口等的距离进行判断，但仅限于距离上述部位50cm以内，超出范围不易判断。也可在病灶处注入造影剂，观察造影剂的流向及抵达标志性区域的距离等。

2. 精确判断法

（1）距离累加法：可根据每次小肠镜的进镜有效距离进行累加，通过每个回合记录内镜镜身前进的距离（A），减去脱落或无效进镜的距离（B）。缺点是增加操作工作量和时间，并且当后期无效进镜增多时不易计算。

$$进镜深度（cm）=(A1-B1)+(A2-B2)+\cdots+(An-Bn)。$$

（2）外套管深度估算法：该方法由上海仁济医院建立，依据检查结束时套叠在外套管上的小肠长度，按照一定的拉伸系数计算进镜深度，优点是简便易行，不需频繁记录，仅记录外套管的起始和结束两个刻度，缺点是拉伸系数易受肠腔残留气体的影响，存在个体差异。

$$进镜深度（cm）=(末次回拉-首次回拉时外套管在门齿或肛缘刻度)\times8。$$

（三）术中监测

小肠镜的检查时间较长，由于此项技术的特殊性，在麻醉状态下进行操作时，发生不良事件的风险会相应增加，应有相关人员密切观察患者的生命体征、耐受性和操作相关的并发症等的症状和体征。

（四）黏膜下注射标记

对于有明确小肠源性症状，而单侧小肠镜检查未发现病变者，应行黏膜下注射标记物，并择期行另侧的小肠镜检查。为方便外科术中发现病灶也可行黏膜下标记。注射标记物的方法：将小肠镜专用的黏膜下注射针由活检孔道导入，先向黏膜下注入少量生理盐水，见黏膜因注入生理盐水出现隆起后再向内注入标记物0.5~1ml，标记物应在不同方向注射数点（图2-6-8）。标记物以消毒的印度墨汁效果最理想，因为停留的时间长，亚甲蓝则消失较快（仅适用于同日对接检查）。

（五）发现阳性病灶的处理

对于检查时发现的病变作相应的处理,其原则为:

1. 黏膜内层病变,无论弥漫或局限,可行活检。

2. 血管性病变、黏膜下病变不活检,条件许可时可行内镜下超声检查。

3. 黏膜下隆起、增殖性病灶,有手术指征者,可不行内镜下活检,而行术中病理检查。

4. 可在发现病变附近的黏膜内注射标记物质(如墨汁)、金属钛夹黏膜面钳夹,作为手术时辨认标记。

5. 应对小肠镜发现的病灶行相应分析,以明确是否为真正病因。

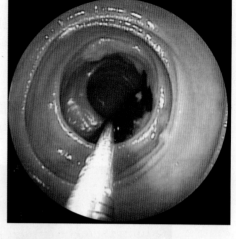

图 2-6-8　小肠黏膜下注射印度墨汁标记

五、术中注意事项

由于 DBE 或 SBE 的操作有一定的难度和技巧,对相关的操作人员有相应的要求。操作者应熟练掌握胃镜和大肠镜操作技巧(最好拥有单手熟练操作大肠镜检查的经验),具备完成常规内镜下治疗的技能和经验,熟练使用 DBE 的附件。此外,有腹部手术史者,小肠镜操作前应尽可能得到原手术记录和手术示意图。鉴于操作时间和麻醉风险的增加,主张择日行对侧小肠镜检查。

六、术后处理

小肠镜检查结束后必须严密观察患者体征直至麻醉苏醒,术后需要在 2 小时内禁食禁水,如出现腹痛、血便等情况需谨慎观察,必要时行腹部平片、血常规和淀粉酶检查。

七、并发症及处理

从目前国际和国内应用小肠镜的结果来,小肠镜检查是一项安全的内镜检查技术,总体并发症的发生率低于 3%,其中诊断性小肠镜的发生率仅为 0.8%,治疗性小肠镜的发生率为 1%~3%。并发症的种类主要为腹胀、腹痛、咽喉肿痛、黏膜损伤、消化道出血、急性胰腺炎、消化道穿孔、肠系膜根部组织撕裂等。目前报道的并发症以轻度症状为多见。

临床的实际经验表明,DBE 操作的安全性应从下列各个方面着手,进行综合控制,包括掌握适应证、操作前的准备工作、设备的完好性、操作技术熟练规范、术中术后严密观察、处理及时等。尤其要严格掌握适应证和禁忌证,循腔进镜,适当滑镜、旋转、勾拉相结合,少注气,遇到深大溃疡、狭窄及时终止,不能勉强进镜,一旦气囊破裂或放气障碍必须终止检查。

（一）消化道出血

多为轻度黏膜损伤,可见于小肠多发溃疡、活检后,亦可见于小肠息肉摘除术后,表现为少量的黑便或血便,可予以观察、禁食,静脉予以止血药物等治疗,必要时输血。

（二）急性轻型胰腺炎

多因外套管反复摩擦十二指肠乳头引起,可表现为腹痛、血淀粉酶升高,严重者 CT 可见胰腺渗出,可予以禁食、抑酸、生长抑素治疗,一般 3~5 天可缓解。

（三）消化道穿孔

诊断性小肠镜并发穿孔非常罕见,可见于小肠憩室、小肠狭窄等情况,治疗性小肠镜发生率较高,可见于息肉摘除术后。表现为剧烈腹痛、板样腹,X 片或 CT 可见膈下游离气体,小穿孔可禁食、胃肠减压,保守治疗,如症状不缓解的大穿孔可急诊手术治疗,禁忌再次小肠镜检查以免扩大穿孔范围。

（四）肠系膜根部组织撕裂

见于腹腔粘连情况，可予以禁食、补液、抑酶治疗。

（杜奕奇　智发朝）

参考文献

1. 王小璇,杜奕奇,陈洁,等.双气囊小肠镜在小肠克罗恩病中的诊断价值研究.中华消化内镜杂志,2012,29(3):144-147.

2. 吴云林.小肠疾病内镜检查的现状与发展.上海第二医科大学学报,2005,25(9):873-876.

3. 智发朝,肖冰,姜泊,等.双气囊电子小肠镜在小肠出血诊断中的应用.中华消化内镜杂志,2005,22(1):19-22.

4. 中华医学会消化内镜学分会小肠病学组.双气囊内镜临床应用规范草案.中华消化内镜,2008,25(1):5-7.

5. Hadithi M,Heine D,Jacobs M,et al.A prospective study comparing video capsule endoscopy with double-balloon enteroscopy in patients with obscure gastrointestinal bleeding.Am J Gastroenterol 2006,101(1):52-57.

6. Li XB,Dai J,Chen HM,et al.A novel modality for the estimation of the enteroscope insertion depth during double-balloon enteroscopy. Gastrointest Endosc 2010,72(5):999-1005.

7. May A,Ell C.Push-and-pull endoscopy using the double-balloon technique/ double-balloon enteroscopy.Digestive and Liver Disease,2006,38(12):932-938.

8. The first international workshop on Double Balloon Endoscopy:a consensus meeting report.Gastointest Endosc 2007,66(3):S7-S11.

9. Tsujikawa T,Saitoh Y,Andoh A,et al.Novel single-balloon enteroscopy for diagnosis and treatment of the small intestine:preliminary experiences. Endoscopy 2008,40(1):11-15.

10. Yamamoto H,Sekine Y,Sato Y,et al.Total enteroscopy with a nonsurgical steerable double- balloon method.Gastointest Endosc 2001,53(2):216-220.

第七章
胶囊内镜检查法

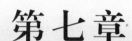

一、概述

胶囊内镜(capsule endoscopy,CE),全称为"智能胶囊消化道内窥镜系统",也称为"医用无线内窥镜系统",是消化内镜从"有线"到"无线"发展的一个里程碑,通过近十年的应用,已经成为目前小肠疾病的一线诊断手段,消除了小肠内镜检查的盲区。广泛应用于不明原因消化道出血、克罗恩病、肠结核、小肠肿瘤、遗传性息肉病综合征、吸收不良综合征和非甾体类消炎药相关性小肠黏膜损害等小肠疾病的筛查和诊断。

二、适应证与禁忌证

(一)小肠胶囊内镜检查主要适应证

1. 不明原因的消化道出血及缺铁性贫血。
2. 疑似克罗恩病。
3. 疑似小肠肿瘤。
4. 监控小肠息肉病综合征的发展。
5. 疑似或难以控制的吸收不良综合征(如乳糜泻等)。
6. 检测非甾体类抗炎药相关性小肠黏膜损害。
7. 临床上需要排除小肠疾病者。

(二)胶囊内镜检查禁忌证

1. 绝对禁忌证　无手术条件或拒绝接受任何腹部手术者(一旦胶囊滞留将无法通过手术取出)。
2. 相对禁忌证
(1) 已知或怀疑胃肠道梗阻、狭窄及瘘管。
(2) 心脏起搏器或其他电子仪器植入者。
(3) 吞咽障碍者。
(4) 孕妇。

三、术前准备

1. 确认患者的适应证(排除禁忌)。
2. 确认患者已经签署胶囊内镜检查知情同意书(告知可能发生胶囊滞留及诊断的不确定性)。
3. 检查前禁食 10~12 小时;常用的肠道清洁药为口服聚乙二醇电解质溶液或磷酸钠溶液;为减少消化道泡沫,术前半小时可服用适量祛泡剂;术前口服胃肠促动力药是否能达到缩短消化道转运时间以提高全小肠检查完成率尚存争议。确认患者肠道准备完成(排出清水样大便 3~4 次)。

4. 确认记录仪充满电和数据已经下载备份。

四、手术步骤

检查时将数据记录仪通过导线与粘贴于患者腹部体表的阵列传感器电极相连或者穿戴记录仪背心。输入胶囊编号、通道编号并核对正确无误后,清空图像记录仪中的数据,然后打开胶囊包装,取出胶囊。当胶囊闪烁表明胶囊已经激活并开始工作,按照界面提示进入图像监测系统。患者吞服胶囊后,按时记录相关症状及监视数据记录仪上闪烁的指示灯,以确定检查设备的正常运行,避免剧烈运动及进入强磁场区域,以防图像信号受到干扰。在胶囊通过幽门之前,应该保持对胶囊运行的实时监视。受检查者右侧卧位有利于胶囊尽快通过幽门。当胶囊进入十二指肠以后,受检查者可以继续实时监视,或者取下连接线自由活动。在服用胶囊 2 小时后可饮清水,4 小时后可以进少许清淡食物。在胶囊电池耗尽时或胶囊自肛门排出后将数据记录仪从患者身上取下,并连接到可进行数据处理的工作站。数据记录仪中的图像资料最终下载至工作站中,并由相关软件进行处理,其中典型图片和视频可被单独注释及保存;工作站具有显示胶囊走向轨迹的模拟定位功能,对帮助小肠内病灶的定位有一定参考意义(图 2-7-1)。

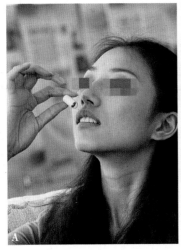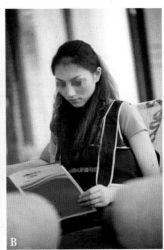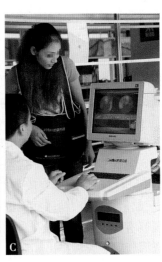

图 2-7-1　胶囊内镜检查过程
A. 吞服胶囊;B. 拍摄记录;C. 回放观察

五、术中注意事项

1. 检查前

(1) 吞服胶囊前注意营造轻松愉快的环境,避免受检查者精神紧张,导致喉肌痉挛,胶囊吞服失败。

(2) 检查前 20~30 分钟口服祛泡剂可以改善近段小肠黏膜观察的清晰度。

2. 检查中

(1) 胶囊滞留在食管,可以通过胃镜推送入胃。

(2) 右侧卧位有利于胶囊通过幽门,如果胶囊长时间(1~2 小时)不能进入十二指肠,肌注甲氧氯普胺有助于胶囊通过幽门。

(3) 不能脱下穿戴在身上的记录仪,不能移动记录仪的位置。

(4) 不要接近强电磁波信号源,以免造成信号干扰。

(5) 检查过程中避免剧烈运动。

（6）一般不能进食，出现饥饿感，可饮用少许糖水或静脉滴注糖水。

3. 检查后　告知受检者在胶囊排出体外前，应使用便盆排便，以便观察胶囊是否排出。胶囊1周以上未排出应告知医师。

六、术后并发症及处理

胶囊内镜检查属于侵入性检查，可能会发生并发症。技术并发症如胶囊断电、胶囊不工作，数据下载故障等。临床并发症包括吞服困难、胶囊滞留、肠梗阻、排出延迟等，其发生与胶囊能否在胃肠道顺利移行有关。

1. 吞服困难　吞服困难发生率较低，发生率约为1.4%。幼儿相对发生率更高；而成年人吞服困难少见，吞服困难出现多与患者的神经精神因素及解剖异常有关，容易导致胶囊嵌顿于环咽肌、Zenker憩室或误吸入气管。单纯因心理紧张导致的吞服困难一般在诱导及心理暗示下，最终都能吞入食管。而因解剖异常或中枢系统疾患继发者以往都认为是相对禁忌证。因胶囊表面光滑，推送胶囊时可用圈套器、碎石网篮或者外套管，送入十二指肠。

2. 胶囊滞留　胶囊滞留是常见并发症。滞留分为食管和胃内滞留。食管滞留多见于老年患者，常合并憩室、食管功能紊乱、贲门失弛缓、食管裂孔疝等。国内有学者认为胶囊胃内时间超过90分钟即为胃内滞留。胃滞留常因解剖异常、胃轻瘫、腹部手术史及幽门狭窄等导致。胶囊滞留时间过长可使胶囊在有效带电时间内不能到达结肠，最终导致检查失败。

3. 肠梗阻　肠梗阻是胶囊内镜检查的严重并发症。术前对怀疑有梗阻及狭窄的患者均需全面评估小肠的通畅度，包括行全消化道钡透和腹部CT等。但即使如此，仍有部分患者检查后出现急性肠梗阻。多为克罗恩病、小肠新生物、较大憩室等。一旦检查中出现，可先行腹部CT判断梗阻的部位、程度及周围组织的情况，结合胶囊内镜所见明确梗阻类型，如认为是恶性梗阻所致，可考虑外科手术；若认为是良性狭窄所致，可先试用药物减轻组织水肿，用生长抑素类药物抑制肠液分泌。部分患者梗阻可以得到缓解，胶囊自行排出，若无效则需经小肠镜或手术取出胶囊。

4. 延迟排空　延迟排空胶囊吞服2周后未排出体外为胶囊排空延迟。延迟排空的原因包括腹部手术史、放射性肠炎、糖尿病周围神经功能紊乱及非甾体类抗炎药相关性肠炎等。发生延迟排空时需随访观察有无腹痛、腹胀、排便、排气，必要时腹部平片判断胶囊位置。早期发现肠梗阻，并可口服通便药或泻药促进胶囊排出。

现在临床也试用多种方法来避免并发症，提高成功率。如加强操作过程中的实时监测，有利于及时发现问题，尽早采取人工干预；肌内注射甲氧氯普胺，口服红霉素、莫沙比利片或者咀嚼口香糖加快胃肠蠕动；或采取体位辅助法如右侧卧位来缩短胃排空时间。总之，胶囊内镜是检查小肠疾病的理想方法。使用过程中应注意认识和掌握并发症的原因及处理方法。

（廖　专　戈之铮）

参考文献

1. 李兆申，赵晓晏，王金山.OMOM胶囊内镜.上海：上海科学技术出版社，2010.
2. Liao Z，Gao R，Xu C，et al.Indications and detection，completion，and retention rates of small-bowel capsule endoscopy：a systematic review. Gastrointest Endosc，2010，71（2）：280-286.
3. 中华医学会消化内镜学分会小肠镜和胶囊镜学组.中华消化内镜学会胶囊内镜临床应用规范.中华消化内镜杂志，2008，25（7）：337-338.

第八章
经口胆管镜检查术

一、概述

(一)定义

经口胆管镜检查(peroral cholangioscopy,POCS)是指胆管镜经口途径插入胆管,进行胆管可视化检查或活检,尚可直视下治疗胆管疾病,包括子母胆管镜和直接POCS。胆管镜经十二指肠镜的工作管道插入胆管,需双人操作,这种方式称为子母胆管镜。SpyGlass胆管镜单人操作称为单人操作胆管镜(single-operator choledochoscope,SOC)。外径细的胆管镜可插入胰管,又称为胆胰管镜(cholangiopancreatoscopy)。利用超细上消化道内镜经口直接插入胆管称为直接POCS。

(二)POCS发展史

POCS的应用是在20世纪70年代中期,Nakajima、Rösch及Urakami等先后报道子母胆管镜或胆胰管镜及直接POCS。Urakami等报道在EST后,使用纤维内镜(外径8.8mm)经口途径直接插入胆管。由于设备和技术问题的原因,成功率低,使其应用受到限制,以后被子母胆管镜取代。奥林巴斯公司初期开发的CHF-B20纤维子镜,由于其镜身粗(外径4.5mm),需要使用大口径工作管道母镜(TJF-M20),此种十二指肠镜(外径14.8mm,工作管道5.5mm)作为母镜操作难度大。此后,逐渐胆管镜外径变细,奥林巴斯公司CHF-BP30和宾得公司FCP-9纤维胆管镜外径3.4mm以下,可使用4.2mm工作管道母镜,影像通过视频转换器传送到显示器上。对不明原因胆管狭窄和难以清除的胆管结石,胆管镜是有效的诊疗工具,在临床上很实用。没能广泛应用是因为镜身包括光导纤维容易被母镜抬举器损坏,操作性能不佳和影像清晰度有限。

电子胆管镜是1995年Meenan等首先在临床上试验,使用奥林巴斯公司XCHF-B200电子胆管镜,观察了4例胆管疾病患者,并进入左右肝管。这种胆管镜外径粗(4.5mm),也必须使用TJF-M20母镜。随着电子技术的发展,CCD小型化,2004年奥林巴斯公司又研制出新型电子胆管镜(PVCS),包括CHF-BP260和CHF-B260两种型号。前者先端外径(2.6mm)和工作管道(0.5mm)均较细,容易操作,但不能活检;后者外径3.4mm,工作管道1.2mm,可通过活检钳取材及胆管结石LL或EHL治疗。2006年Itoi等首先在POCS时应用NBI,不仅隆起性病变,亦能发现平坦的浅表病变。PVCS影像清晰,尚可使用NBI,能提高诊断率,但仍存在需要双人操作,插镜时胆管镜容易损坏,无专用冲洗管道等不足点。

近年来由于超细上消化道电子内镜(外径5mm~6mm)的开发,内镜医师又开始做直接经口电子胆管镜(direct peroral video cholangioscopy,D-PVCS),其优点是工作管道口径大(2.0mm),活检组织充分,吸引效果好。超细内镜沿导丝插入胆管或用气囊导管辅助插镜,Moon等报道插镜成功率95.2%,但内镜相对较粗,需要乳头括约肌大切开,许多病例操作有难度,偶有发生心脏和脑气体栓塞(使用CO_2气体可避免),D-PVCS仍面临挑战。

2006年11月波士顿科学公司研发的SpyGlass纤维光学胆管镜获得美国食品药品管理局(FDA)批准,SOC设计上有创新,功能增加,可操作性强。SpyGlass胆管镜单人操作,操作部有2个旋钮,可以调节其前端上下左右(4个方向)弯曲,便于观察管腔和镜下处置。插入部前端略变细,有良好的插入性能,不用借助导丝亦能插入胆管,而且不容易损坏。有专用冲洗管道,可通过配置的自动注水泵或手动向胆管内注水,特别在活检和碎石时容易保持视野清晰。

(三)国内外概况

纤维光学子母胆管镜我国在20世纪90年代应用于临床,仅在少数医院开展。新型SpyGlass胆管镜美国2006年开展,2013年进入中国,开始应用于临床。奥林巴斯公司电子胆管镜刚获得准入进入中国市场,目前尚未应用。

关于胆管恶性狭窄的诊断,MRCP与ERCP影像学对比,敏感性(70%vs74%)和特异性(72%vs70%)相似。组织学诊断方面,ERCP刷检作为第一线方法,但是恶性狭窄的敏感性低(27%~56%)。活检比刷检阳性率高,胆管癌检出率为44%~89%,胰腺癌检出率33%~71%。胆管恶性狭窄EUS引导FNA敏感性43%~77%,阴性预测值<30%。POCS直视观察加活检正确诊断率优于影像学及常规组织学诊断方法,并可改变其诊断结果。

近年来PVCS和SOC在国外应用于临床后,用于诊断和治疗结石的报道逐年增加,对于不明原因的胆管狭窄或充盈缺损,POCS作为第二线诊断方法。Chen等多中心前瞻性研究,胆管镜插入胆管成功率89%,88%获得组织学标本,85%得到恶性和良性最终诊断结果。根据镜下诊断恶性的敏感性、特异性和正确性分别为78%、82%和80%,直视活检分别为49%、98%和75%。起源胆管的恶性病变活检敏感性优于胆管外病变(84%vs66%),亦有报道后者仅为8%。PVCS影像清晰,根据镜下所见诊断良恶性疾病正确性高(97%),优于SOC(80%~89%),但子母镜活检取材困难,活检组织学诊断不明原因胆管病变正确性(60%)不及SOC(75%~90%)。

ERCP治疗胆总管结石作为第一线方法,结石清除率>90%。有8%~16%的结石ERCP不能清除,POCS作为第二线治疗方法。20世纪80年代中期,EHL和LL应用于胆管结石。SOC直视下碎石成功率90%~100%,结石清除率73%~91%;子母镜EHL结石清除率85%~98%,LL为64%~97%,Mirrizi综合征Ⅱ型结石清除率96%。D-PVCS的EHL或LL成功率85%~89%。

POCS加ERCP并发症(7%)比仅做ERCP(2.9%)发生率高。一项多中心、前瞻性队列研究,诊断性SOC并发症为7.5%,治疗结石并发症为6.1%,其中早期胆管炎3.1%。其他诊断性并发症包括菌血症(0.9%)、暂时性低血压(0.9%)、腹痛和(或)腹胀(0.9%)、胰腺炎(0.4%)、高淀粉酶血症(0.4%);与治疗相关其他并发症胆管穿孔(1.5%)。子母镜胆管结石EHL并发症2%~9%,包括轻度胆道出血,胆管炎,胰腺炎,胆管穿孔<1%;LL7%并发胆道出血和胆管炎。

二、适应证与禁忌证

(一)适应证

1. 诊断适应证

(1)不明原因胆管狭窄或充盈缺损。

(2)判定胆管癌或胆管乳头状瘤(IPNB)病变范围。

(3)评价肝移植术后胆管缺血。

(4)评价残余胆管结石或胆管出血原因。

2. 治疗适应证

(1)ERCP不能清除的胆管结石,如巨大结石、嵌顿结石和Mirrizi综合征等。

(2)急性胆囊炎经乳头胆囊引流。

(3)辅助肝内胆管插入导丝引导治疗。

(4)辅助导丝通过重度胆管狭窄。

注:以上诊断和治疗适应证中第一条为主要适应证。

(二) 禁忌证

无绝对禁忌证,无治疗 ERCP 禁忌证者均适合 POCS。

三、术前准备

(一) 器械准备

1. 胆管镜　SpyGlass 胆管镜或 PVCS(CHF-B260)。使用 SOC 要将光学导线与目镜和光源电缆连接,手动调焦距,至显示图像清晰。预装光学导线,先端放置在距 SpyScope 顶端2cm 左右,并将其固定;将无菌生理盐水加入注水泵的瓶内,注水管与冲洗管道接口连接。如果做 LL 或 EHL,准备 LL(U100 Plus 双频激光或钬激光)或 EHL 装置。使用的 LL 或 EHL 导线在胆管镜弯曲状态难以通过工作管道到达其前端,插镜前要预装导线。

2. 十二指肠镜　大口径工作管道十二指肠侧视镜,如奥林巴斯公司 TJF180、200、240 及 260V。使用 PVCS 准备 NBI 系统(CV-260SL 和 CVL-260SL 光源),波长 415nm 可清楚显示黏膜表层微血管,波长 540nm 观察深部组织略粗的血管。

3. 其他附属件

(1) 胆管镜专用活检钳,例如波士顿科学 SpyBite 活检钳,奥林巴斯活检钳(型号 FB-44U-1)。

(2) 乳头切开刀、针状刀和造影导管。

(3) ERCP 用导丝(0.89mm 等)。

(4) 柱状扩张气囊(4~8mm 直径)。

(5) 鼻胆引流管或各种型号胆管塑料支架(猪尾型和直管带侧翼型)。

(6) 止血器械(止血铗等)。

(7) 造影剂、注射器、色素(亚甲蓝等)、吸痰管及吸引器等。

(8) 如果做 LL 或 EHL,准备取石网篮,球囊导管或机械碎石网篮。

(9) 非一次性用器械按国家消化内镜清洗消毒标准高水平消毒或灭菌后使用。

(二) 患者准备

1. 同 ERCP 前准备。

2. 术前静脉给予预防性抗生素。

四、手术步骤

(一) 胆管镜插入前处置

1. POCS 前阅 MRCP 或 ERCP 片子,了解胆管狭窄、扩张或结石部位等。

2. 十二指肠镜到达十二指肠降部,拉直内镜,调整乳头位置在视野中央,用切开刀或造影导管选择性胆管深插管或导丝插管,成功后行胆管造影。

3. 造影后行 EST(图 2-8-1)或 EPBD,便于胆管镜插入。IPNB 有乳头口开大者(图 2-8-2),不必做 EST 等前处置。

4. 胆管有狭窄者行气囊扩张术。

(二) 胆管镜插入胆管

使用 SOC 时,将推送导管操作部固定到十二指肠镜镜身上端(图 2-8-3)。

1. 胆管镜沿导丝插入　松解母镜的固定旋钮,经其工作管道缓慢插入胆管镜,如果电子胆管镜通过活检管道出口有阻力,前端涂抹甘油等润滑剂后再插入。沿导丝插入胆管镜容易进入胆管(图 2-8-4),适合诊断性 POCS。

2. 胆管镜直接插入胆管　如果做胆管结石碎石治疗,胆管镜通过十二指肠镜工作管道直接经切开的乳头口插入胆管。经乳头直接插入时,调节胆管镜向上旋钮,使其前端弧形向上弯曲(图 2-8-5),

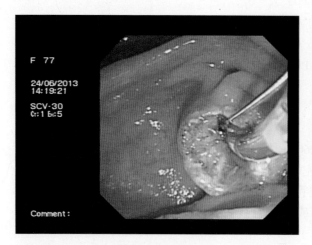

图 2-8-1　EST

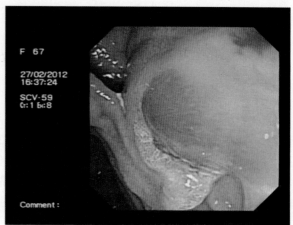

图 2-8-2　IPNB 乳头口开大

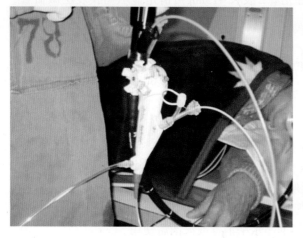

图 2-8-3　SpyGlass 胆管镜固定在十二指肠镜上

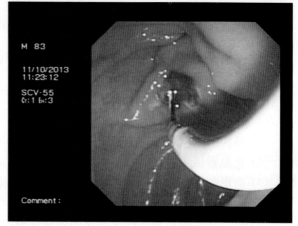

图 2-8-4　胆管镜沿导丝插入

十二指肠镜与乳头拉开距离,并轻微使用抬举器,利用其 Up 旋钮将胆管镜推入胆管,进入胆管有瞬间落空感觉。

(三)胆管内观察及活检

1. 胆管镜进入胆管后,使用 SOC 要缓慢推出光学导线达到管道前端并固定。调整角度,寻找管腔,用注水泵或手动注入生理盐水,抽吸胆汁,使视野清晰。视野不清需要反复灌注、吸引冲洗胆管,直至视野清晰。先向肝门部胆管方向插入,退镜观察。不能进入肝内目标胆管时,可辅助导丝插入。胆管镜在狭窄部位要反复进镜和退镜观察。胆管病变处可用 NBI 或染色,经胆管镜工作管道注入 15~20ml 0.1% 或 0.05% 亚甲蓝,注入量可根据病变范围而定。2~3 分钟后,吸引出亚甲蓝,在持续缓注生理盐水下进行观察(图 2-8-6)。

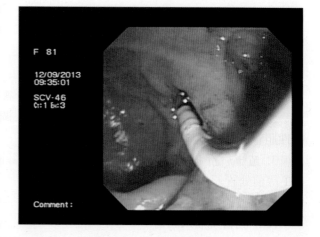

图 2-8-5　胆管镜弧形向上弯曲

2. 病变活检　在胆管镜检查结束后进行,否则活检出血使视野模糊。直视下在病变不同部位活检,如无隆起性病变,在狭窄部位活检。SOC 活检时,注水功能使其保持良好的视野,完成直视下活检(图 2-8-7)。

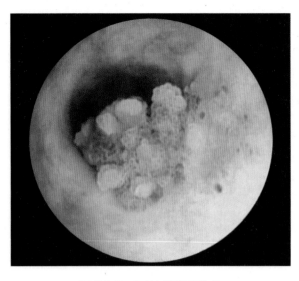

图 2-8-6　0.1% 亚甲蓝染色

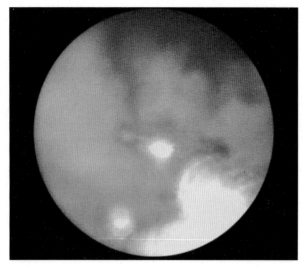

图 2-8-7　直视下活检

附 1：胆管镜所见

1. 正常胆管像　正常胆管黏膜呈浅橘黄色，光滑（图 2-8-8），血管呈树枝状，肝内胆管亦可呈现青色调（图 2-8-9）。NBI 下胆管黏膜表面结构和微血管（50~200nm）影像清晰，消化管放大内镜能观察到 <20nm 微血管，胆管镜无放大功能，不能观察到。胆汁在 NBI 下呈红色，亚甲蓝染色正常和无异型黏膜增生呈光滑均匀浅蓝色。

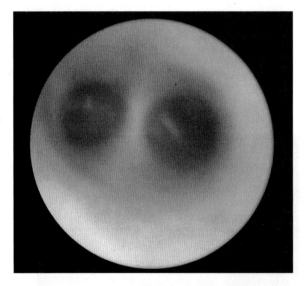

图 2-8-8　胆管黏膜呈浅橘黄色

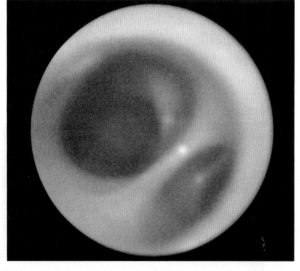

图 2-8-9　肝内胆管呈青色调

2. 异常胆管像　胆管肿瘤病变包括起源于胆管（胆管癌、IPNB、腺瘤等）和周围病变侵犯胆管（胰腺、胆囊癌等）。良性疾病包括胆管炎症、PSC、缺血、损伤、外压、结石及寄生虫等。

（1）恶性病变

1）恶性所见；隆起性病变形态不规整、不光滑，容易渗血（图 2-8-10），狭窄常为环周性，可伴有溃疡。病变表面可见不规则、扩张的血管像，这是由于肿瘤生长形成的新生血管。肿瘤血管诊断恶性的敏感性为 100%，良性胆管疾病无此所见。NBI 可显示病变表面形态不整和不规则、扩张的异常黏膜血管像。亚甲蓝染色病变表面不整，不均匀深蓝色染色型。胆管外恶性病变有时不典型诊断困难（图 2-8-11），活检阳性率也低。

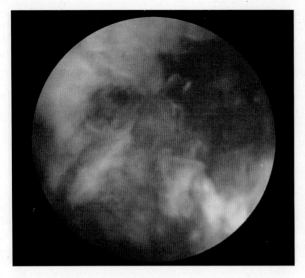

图 2-8-10 胆管癌隆起形态不整、渗血

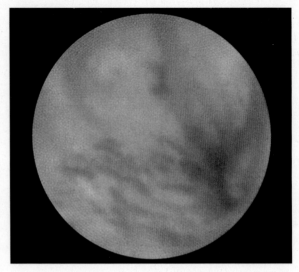

图 2-8-11 胰腺癌胆管狭窄

2）胆管癌胆管镜所见分型：①结节型（图 2-8-12）：肿块形态不整、质脆、容易渗血，常有新生血管形成。②乳头型（图 2-8-13）：胆管腔内密集乳头状或鱼卵状隆起，常有黏液、血液，形态上与 IPNB 鉴别困难。③浸润型（图 2-8-14）：缺乏胆管癌特征，诊断困难。表面黏膜变化不明显，发白，缺少新生血管。可有胆管壁增厚、质硬、正常黏膜血管像消失。

（2）疑诊恶性：乳头状、绒毛状隆起，形态不规则结节状隆起（图 2-8-15）。

（3）良性疾病：黏膜光滑，无新生血管像，小且均匀的颗粒状隆起、光滑的环状狭窄或结节、瘢痕，充血发红，糜烂，无肿瘤形成（图 2-8-16）。

胆管结石主要包括胆色素钙结石、黑色石和胆固醇结石等（图 2-8-17），其他结石成分少见。胆管腔内结石大小不等，呈圆形、椭圆形、不整形、接面形，亦可呈胆泥和胆沙状，色泽呈棕色、黄色、黑色和乳黄色等。

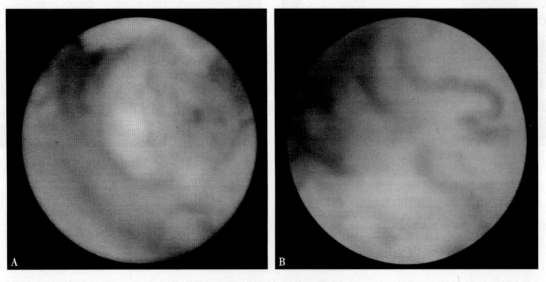

图 2-8-12 结节型胆管癌

A. 隆起的肿瘤；B. 肿瘤新生血管

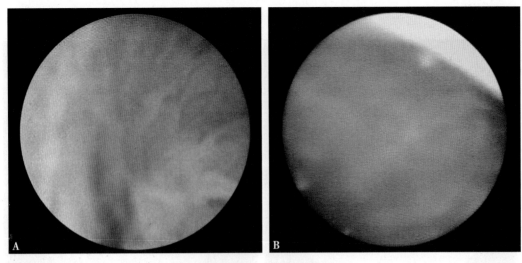

图 2-8-13　乳头型胆管癌
A.密集乳头状;B.腔内充满黏液

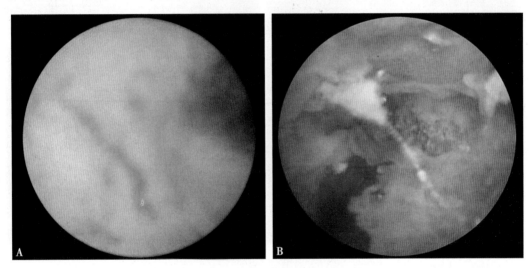

图 2-8-14　浸润型胆管癌
A.黏膜发白、增厚;B.胆管壁增厚、质硬

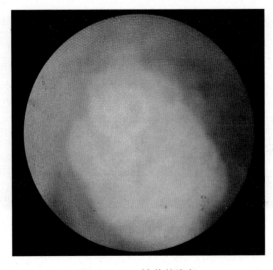

图 2-8-15　结节状隆起

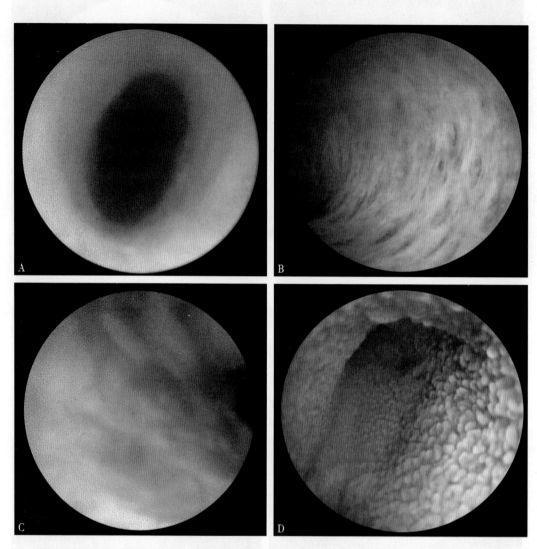

图 2-8-16

A. 良性狭窄;B. 炎症瘢痕;C. 炎症充血发红;D. 均匀颗粒状不平

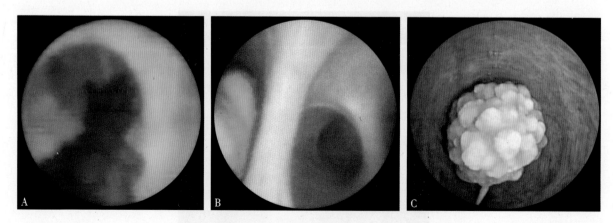

图 2-8-17　各类结石

A. 黑色石;B. 胆色素钙结石;C. 胆固醇结石

附2:肝外胆管癌组织学类型(WHO分类)

腺癌 *	Adenocarcinoma
乳头状腺癌	Papillary adenocarcinoma
腺癌,肠型	Adenocarcinoma, intestinal-type
黏液腺癌	Mucinous adenocarcinoma
透明细胞癌	Clear cell adenocarcinoma
印戒细胞癌	Signet ring cell carcinoma
腺鳞癌	Adenosquamous carcinoma
鳞状细胞癌	Squamous cell carcinoma
小细胞癌(燕麦细胞癌)	Small cell carcinoma(oat cell carcinoma)
未分化癌	Undifferentiated carcinoma

* 表中腺癌最常见,占95%

(四) 胆管镜下碎石

胆管镜下碎石:插入胆管镜观察到结石后,推出 LL 或 EHL 导线约 1cm 左右,调节子镜(旋钮)和母镜(转镜轴、调旋钮等),使结石位于视野中央。导线与结石接触并固定,十二指肠镜要保持稳定状态,开始碎石(图 2-8-18)。踩脚踏开关间断通电,每次持续 2~3 秒,反复碎石。碎石时结石周围要有充分的液体,达到良好的碎石效果。碎石过程中,视野不清要注水冲洗胆管。胆管注入适量造影剂,透视观察碎石效果(图 2-8-19)。碎石结束,导线退回到工作管道内,松开母镜固定旋钮,缓慢退出胆管镜。用取石网篮和球囊导管清除结石,必要时配合机械性碎石。

POCS 结束后,留置鼻胆引流管或 ERBD,特别是有胆管狭窄者要充分引流。

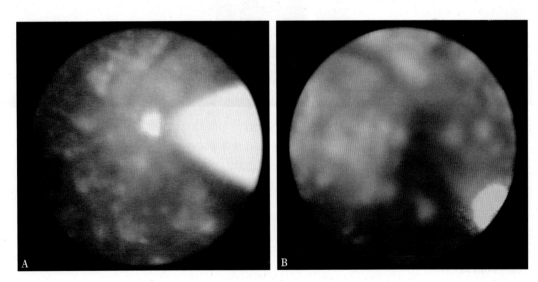

图 2-8-18

A. 激光导线接触结石;B. 激光碎石结石裂开

五、注意事项

1. 胆管镜检查或治疗时,要控制注入液体量,特别是有胆管狭窄者。电动注水泵水流速快(0~375ml/min),要调整合适的流量,间断踩踏板注水。防止压力过高发生胆管静脉逆流,引起菌血症,术后出现寒战、高热。

2. 操作中胆管内液体注入过多,容易反流入胃内,麻醉患者误吸入气管,发生意外。要计算注入的液体量,随时抽吸出过量的液体。

3. 乳头切开要充分,液体从乳头口流出不畅会增加胆道感染和胰腺炎风险。

4. 对产生黏液的肿瘤,插入胆管镜前需要用球囊导管清理胆管内黏液,以利于观察病变(图 2-8-20)。

5. 非肿瘤病变表面有黏液或渗出物时,影响亚甲蓝染色诊断结果。

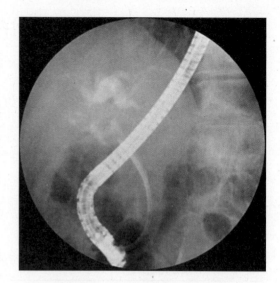

图 2-8-19 造影观察碎石效果

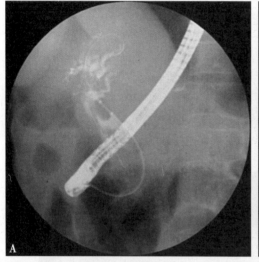
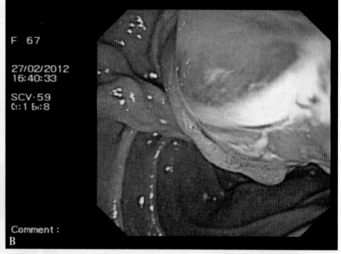

图 2-8-20
A. 球囊导管清除黏液;B. 球囊导管清除黏液

6. LL 或 EHL 时,保持视野清晰以免损伤胆管(出血或穿孔)。短脉冲、双频激光(波长 532nm 和 1064nm)对组织损伤小。

7. 胆管狭窄者术后必须充分引流,以免发生胆管炎。

六、术后处理

1. 术后卧床休息,禁食水 24 小时。

2. 静脉补充液体,电解质和葡萄糖等,给予广谱抗生素 2~3 天。

3. 观察腹痛、腹胀、呕吐、发热及黑便等症状和腹部体征。有异常者进行相关检查和处理。

4. 术后 3 小时和次日检血淀粉酶,血淀粉酶升高,但无腹部症状及体征属高淀粉酶血症,不需特殊处置。发生胰腺炎及时应用抑制胰腺分泌药物。

5. 留置鼻胆管引流者,注意引流量,必要时冲洗、导丝通管处置。

七、术后并发症及处理

1. 胆管炎　是最常见的并发症，有时伴肝脓肿，发生率0~14%，重症胆管炎可导致死亡。推荐检查术前给予抗生素预防胆管炎，但近来研究未见到有降低其发生风险的作用。有胆管近端狭窄、多发狭窄者胆管炎发生率高，可能与不断向胆管内注生理盐水有关，尤其已经有胆管炎存在，注意要控制注水量，及时抽吸，避免增加胆管内压力。检查结束后行胆管引流常可避免发生胆管炎，发生胆管炎者静脉给广谱抗生素处置。

2. 胆管出血或穿孔　发生率分别为0~3%和1%，主要与治疗有关。胆管结石EHL导致出血通常可自然停止，不需处置，发生穿孔行鼻胆管或支架引流，无效者手术治疗。操作时要注意避免损伤胆管。有出血倾向、凝血功能障碍治疗前要给予纠正。

3. 胰腺炎　乳头切开或气囊扩张应充分，保证注入胆管内液体沿乳头流出通畅，并防止因乳头切开小，插入胆管镜机械性刺激引起乳头水肿。

（任　旭）

参考文献

1. Tamada K, Ushio J, Sugano K.Endoscopic diagnosis of extrahepatic bile duct carcinoma advances and current limitations. WJCO, 2011, 2(5): 203-216.

2. Chen YK, Parsi MA, Binmoeller KF, et al.Single-operator cholangioscopy in patients requiring evaluation of bile duct disease or therapy of biliary stones.Gastrointest Endosc.2011, 74: 805-814.

3. NakajimaM, A Kasaka Y, Fukumoto, et al.Peroral cholangiopancreatoscopy(PCPS) under duodenoscopic guidance.Am J Gastroenterol 1976, 66: 241-247.

4. Gupta R, Lakhtakia S, Santosh D, et al.Narrow band imaging Cholangioscopy in hilar cholangiocarcinoma.Indian J Gastroenterol, 2010, 29(2): 78-80.

5. Victor WD, Sherman S, Karakan T, et al.Current endoscopic approach to indeterminate biliary strictures.WJG, 2012, 18(43): 6197-6205.

6. Williamson JB, Draganov PV.The usefulness of SpyGlass cholangioscopy in the diagnosis and treatment of biliary disorders. Curr Gastroenterol Rep.2012, 14: 534-541.

7. Yasuda I, Itoi T.Recent advances in endoscopic management of difficult bile duct stones.Digestive Endoscopy, 2013, 25(4): 376-385.

8. Nishikawa T, Tsuyuguchi T, Sakai Y, et al.Comparison of the diagnostic accuracy of peroral videocholangioscopy visual and cholangioscopyguided forceps biopsy findings for indeterminate biliary lesions: a prospective study.Gastrointestinal. Endoscopy, 2013, 77(2): 219-226.

9. Itoi T, Sofuni A, Itokawa F, et al.Evaluation of peroral video Cholangisocopy using narrowband imaging for diagnosis of inTraductal papillary neoplasm of the bile duct.Digestive EndosCopy, 2009, 21(suppl.1): s103-107.

10. Itoi T, Neuhaus H, Chen YK.Diagnostic value of imageenhanced video cholangiopancreatoscopy.Gastrointest　Endosc Clin N Am. 2009, 19(4): 557-566.

11. Manta R, Frazzoni M, Conigliaro R, et al.SpyGlass single operator peroral cholangioscopy in the evaluation of indeterminate biliary lesions: a singlecenter, prospective, cohort study.Surg Endosc, 2013, 27: 1569-1572.

12. Siddiqui AA, Mehendiratta V, Jackson W, et al.Identification of cholangiocarcinoma by using the SpyGlass SpyScope system for peroral cholangioscopy and biopsy collection.Clinical Gastroenterology and Hepatology, 2012, 10: 466-471.

13. Baron TH.Editors: ERCP.USA, Saunders Elsevier, 2008, 211-217.

14. Kalaitzakis E, Webster GJ, Oppong KW, et al.Diagnostic and therapeutic utility of single-operator peroral cholangioscopy for indeterminate biliary lesions and bile duct stones.European Journal of Gastroenterology&Hepatology, 2012, 24(6): 656-664.

15. Leong TYM, Wannakrairot P, Lee ES, et al.Pathology of cholangiocarcinoma. Current Diagnostic Pathology, 2007, 13: 54-64.

第九章

经口胰管镜检查

一、概述

胰腺在腹腔内所处的位置较深,加上其解剖学和组织学方面的特点,使胰腺疾病的诊断历来都是消化系统疾病诊断的难点之一,常导致胰腺疾病的漏诊和误诊。为此,各国在临床上逐步采用内镜来诊断胰腺疾病,经口胰管镜检查术是其中重要的突破之一。

经口胰管镜(peroral pancreatoscopy,PPS)就是利用超细内镜通过十二指肠镜的操作孔插入胰管,直接观察胰管内的病变。它是一种直接和非侵入性的检查方法,对确定胰管病变的性质、慢性胰腺炎和胰腺癌的鉴别诊断特别是小胰癌早期诊断具有极大的参考价值。

1974 年 Katagi 和 Takekoshi 首先将经口胰管镜(peroral pancreatoscope,PPS)应用于临床,可直接观察到胰管内的情况。随后 Rösch 等及 Nakamura 等相继应用胰管镜观察胰管。当时的胰管镜实质上就是胆道镜,口径较粗,术前必须行乳头括约肌切开术或仅应用于胰管扩张的特殊病例。而且由于设备及技术均较落后,胰管镜难以获得清晰的图像,且易损坏,缺乏活检及细胞刷检的操作孔,因此限制了它的临床应用。20 世纪 90 年代以后,随着技术和设备的不断改善,胰管镜口径越来越细,并能够进行活检、细胞刷检、甚至能进行镜下治疗。1994 年 Mizuno 等报道了带有形状记忆合金套管的胰管镜的临床应用。这种胰管镜由 Olympus Optical 公司生产,将形状记忆合金装在胰管镜末端,增加了胰管镜的可操作性。最近日本的 Matsushita Electronics 公司和 Olympus Opatical 公司研制成功电子胰管镜。电子胰管镜的出现使胰管镜的分辨率更高、成像更加清晰,可早期发现细微的病变。镜身也更加耐用,不易损坏。2005 年波士顿科学公司的 Spyglass 胆道子镜光纤直视系统年获得 FDA 批准,2013 年在中国上市,诊疗操作相对较为简便,除可观察胰管内病变,还可以取活检进一步明确诊断。经口胰管镜的出现将为内镜检查开拓新的领域。我国目前尚未见有关胰管镜的报道。

二、适应证与禁忌证

(一) 适应证

凡临床怀疑胰管疾病,X 线、超声、MRI 不能明确诊断者皆为适应证。主要有:

1. 不明原因的胰管扩张。
2. 胰管狭窄 主要用于胰管良恶性狭窄的鉴别诊断。
3. 临床怀疑胰腺癌 特别对早期的、仅局限于胰管的小胰腺癌诊断价值极大。
4. 慢性胰腺炎。
5. 胰腺囊肿性病变。
6. 可疑结石导致的梗阻性胰腺炎。
7. 胰管内占位性病变。

8. 胰管内病变取活检。

9. 胰管结石碎石效果的判定。

（二）禁忌证

1. 有上消化道内镜检查禁忌证者，如上消化道梗阻、大的主动脉瘤、严重的心肺功能不全者、急性心肌梗死、以及精神失常对检查不能合作者等。

2. 急性胰腺炎或慢性胰腺炎急性发作期时（除结石阻塞胰管引起的急性胰腺炎）。

3. 胆管急性炎症或化脓性感染者。

4. 严重的十二指肠乳头开口狭窄或畸形。

三、术前准备

（一）器械准备

十二指肠镜（母镜）一般选用侧视型的纤维及电子十二指肠镜，如 Olympus 的 JF 及 TJF 系列，这种类型的十二指肠镜便于观察乳头和胰管插管。

1. 超细纤维胰管镜，镜身不带有成角系统及活检钳通道。外径为 0.75~0.8mm，含 3000~6000 根石英纤维束。常用的有 PF-8P 型（Olympus Co.，Ltd.），AS-001 型（Fukuda Electronic Co.，Ltd.），MS-75L 型（M&M Co.，Ltd.）。其中 PF-8P 型是目前胰管镜的常用机型（图 2-9-1）。本机型由 3000 根石英纤维组成，操作参数如表 2-9-1。这种类型的胰管镜管径细，可通过常规的 ERCP 导管进入乳头，勿须行 EST，适用于一般胰管病变的检查。还有一类带导管的超细胰管镜（ultrathin pancreatoscope with a catheter），常用的有 FS-B20SL 型（Clinical supply Co.，Ltd.），带有一个外径 1.67mm 套管。套管内有 0.55mm 的操作通道，末端装有一个可充气气囊。该镜含 6000 根石英纤维束，视角 70°，观察距离 2~30mm，工作长

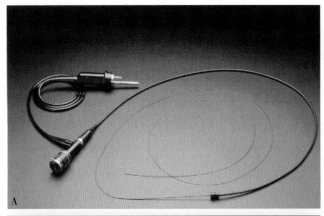

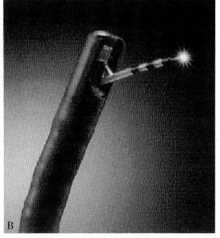

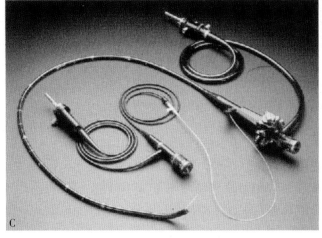

图 2-9-1　PF-8P 型胰管镜

A. 胰管镜子镜部分；B. 胰管镜先端部分；

C. 胰管镜子母镜系统

度2100mm。这种胰管镜亦可直接插入乳头。其操作通道可注入造影剂、生理盐水,通过导丝。还可通过套管进行活检、细胞刷检等操作。但这些操作不能在直视下进行。末端气囊充气后,使物镜居于胰管中央,便于观察。如进行镜下操作选用细胰管镜,常用的有XCPF-3.3型(Olympus Co.,Ltd.),直径3.3mm,本身带有成角系统(angulation system)和活检钳通道。

表 2-9-1　PF-8P 型胰管镜操作参数

光学部	视野角	75°(直视)
	观察距离	1~50mm
先端部	外径	0.8mm
软性部	外径	0.8mm
有效长度		2100mm
全长		3517mm

2. 电子胰管镜(Peroral electronic pancreatoscope, PEPS)。PEPS是Olympus公司新研制的一类胰管镜(图2-9-2),也是目前世界上最细的电子内镜。PEPS比纤维胰管镜分辨率更高、成像更加清晰,可早期发现细微的病变。其尖端部分可双向调节(向上120°,向下120°),CCD仅1mm²,分辨率达5万像素,具体操作参数见表2-9-2。

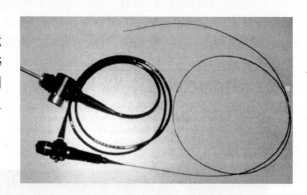

图 2-9-2　电子胰管镜

表 2-9-2　电子胰管镜操作参数

光学部	视野角	80°(直视)
	观察距离	1~30mm
	分辨率	0.07mm
先端部	外径	2.1mm
软性部	外径	2.1mm

3. Spyglass 胆道子镜直视系统　SpyGlass镜身的直径为3.3mm,可以通过具备3.7mm以上活检管道的内镜(图2-9-3)。镜身内置四个通道,包括两个专用冲洗通道,一个导光纤维光学观察镜通道和直径1.2mm的活检管道,实现了光纤与导管的分离从而使其可以重复利用。

光纤视场角为70°±5°;在距离目标5mm处,分辨率应不小于3.56线对/mm;光纤插入部外径不超过0.81mm;工作长度为231cm,误差为±1cm;输出光照度不小于15 000Lux。

SpyGlass镜身可实现四方向头端偏移,便于在狭小管腔内精确操控治疗。术中通过冲洗管道注水保持手术视野的清晰完整。通过工活检管道可以使用专用活检钳(直径1mm)对病灶组织进行精确取样和诊断,还支持液电碎石术(EHL)或双频激光碎石术。具体操作参数见表2-9-3。截至2012年1月,SpyGlassTM系统在全球范围内完成的胆管镜治疗病例已超过30 000例。采用SpyGlassTM系统实施的胆管疾病和胆结石治疗的手术总体成功率可达到89%。

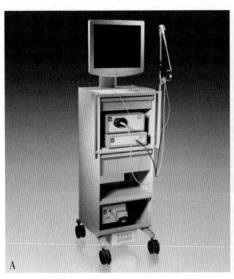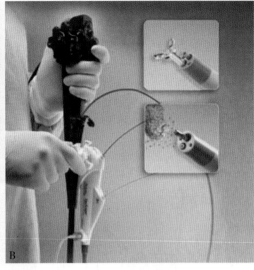

图 2-9-3　Spyglass 胆道子镜直视系统

表 2-9-3　Spyglass 操作参数

	视 野 角	70°±5°
光学部	观察距离	1~5mm
	分 辨 率	3.56 线对/mm
全　长		23 100mm
软性部	外　径	3.3mm

除了上述胰管镜设备外,还应备有 X 线透视、摄片装置,准确判断子镜的位置。

（二）患者准备

上午检查者,前一日晚餐后禁食（空腹 6 小时以上）。咽部麻醉与普通胃镜相同。术前注射抑制肠蠕动的药物,使十二指肠处于低张状态,便于操作。常用药物有 654-2、丁溴东莨菪碱及盐酸哌替啶等,肌内或静脉注射。如患者过分紧张也可应用镇静剂。术中可静脉注射促胰泌素（1U/Kg）,刺激胰腺外分泌,防止气泡侵入胰管,便于观察。也有学者检查前不注射促胰泌素并未影响观察效果。情况许可,可行静脉镇静或麻醉。患者穿着要符合 X 线检查的要求。去除带有的金属物品或其他影响检查的衣着织物等。

四、手术步骤

患者取左侧俯卧位躺于 ERCP 检查台上。两名内镜医师分别操作母镜和子镜,内镜护士协助医师送镜,在透视下,小心轻柔地操作（图 2-9-4）。插入子镜前多先进行 ERP,找到病变处并测量胰管直径后再插入胰管镜。具体操作方法如下:

1. 首先进行常规 ERCP（图 2-9-5A）,然后将造影导管从母镜（十二指肠镜）中拔出,将用于胰管镜的导管从母镜活检孔中插入,操作由双人完成（图 2-9-5B）,经乳头开口部插入主胰管（图 2-9-5C）。也可以直接用胰管镜的导管进行胰管造影。电子胰管镜操作时,使

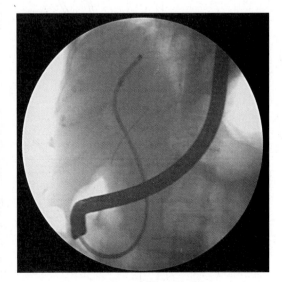

图 2-9-4　透视下的胰管镜

图 2-9-5　胰管镜操作过程

A. 常规 ERCP 提示胰管结石;B.胰管镜的导管从母镜活检孔中插入;C.胰管镜的导管经乳头开口部插入主胰管;D.胰管镜沿导管插入主胰管;E.通过导管的送水孔注入生理盐水;F.胰管镜见胰管结石

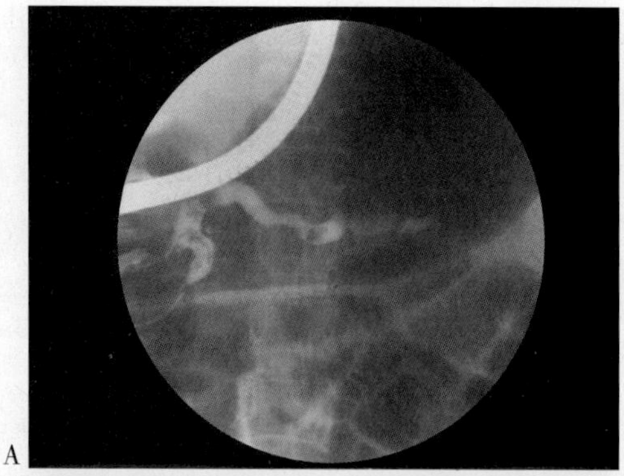

A

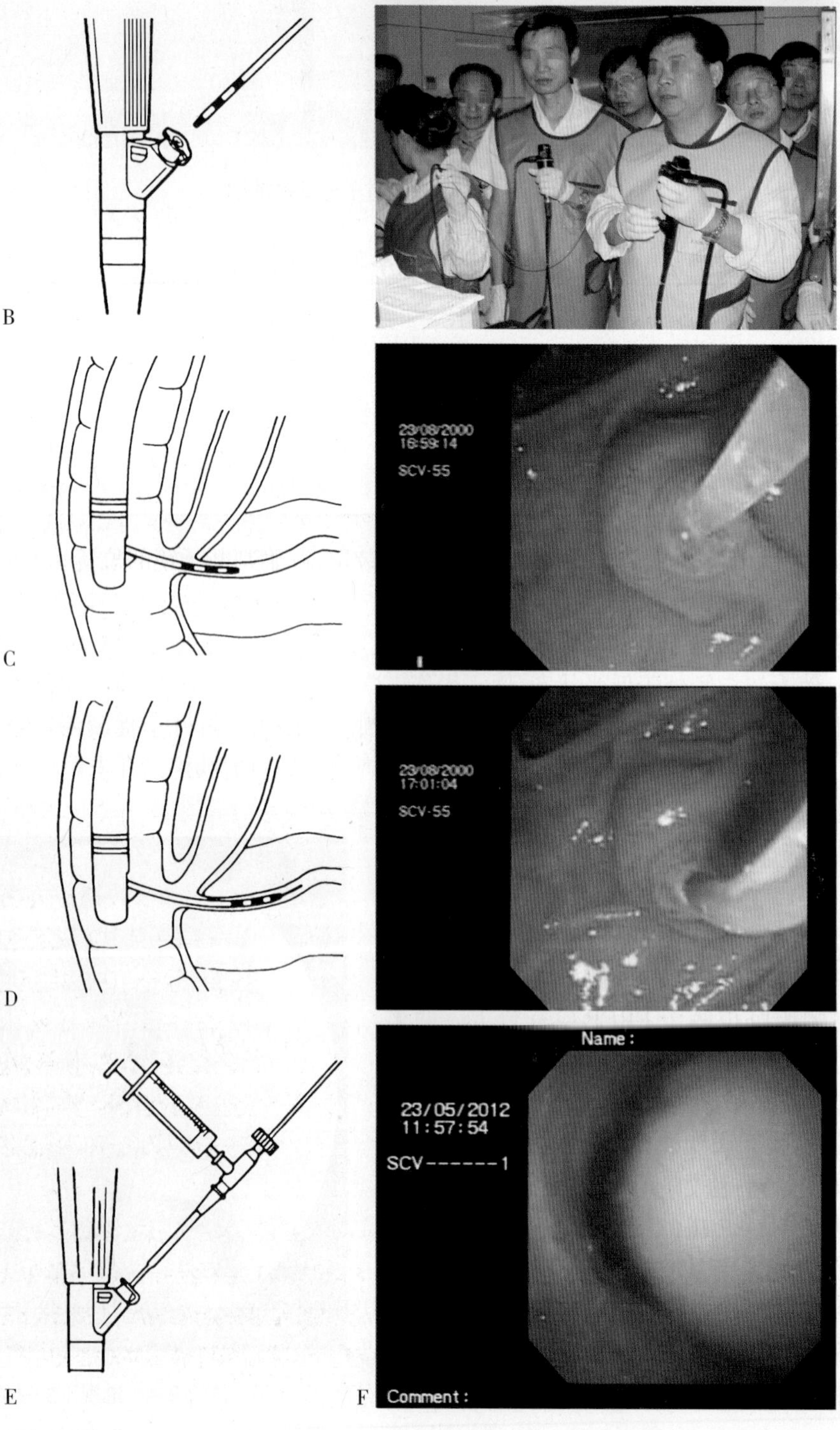

B

C

D

E

F

用 TJF 或 JF260 十二指肠镜常规 ERCP 后留置导丝,另一医师沿导丝插入电子胰管镜。Spyglass 操作时,使用 TJF 或 JF260 十二指肠镜常规 ERCP 后留置导丝,沿导丝插入 Spyglass 并将操控手柄固定于十二指肠镜(母镜)上,一名医师可同时操作母镜和子镜(图 2-9-5C)。

2. 在透视下将导管插至病变处,然后将胰管镜沿导管插入主胰管(图 2-9-5D)。当子镜的末端从导管中露出来便可观察到胰管腔。边退镜边观察。如导管难以通过胰管弯曲角度较大的病变处时,可先用导引钢丝,通过病变处后再将导管沿导引钢丝插入。使用导引钢丝时要注意防止胰管损伤、胰管出血等并发症。电子胰管镜和 Spyglass 沿导丝插入,导丝适当拉紧以便子镜进入。

3. 通过导管的送水孔注入生理盐水以保持视野清洁(图 2-9-5E)。

4. 观察胰管镜图像,判断病变(图 2-9-5F)。

五、术中注意事项

1. 胰管镜镜身非常细,操作时手法要轻柔,如遇胰管呈锐角走行,不要强行插入,否则镜身容易损坏。

2. 纤维胰管镜使用一段时间后内部的光纤可能发生断裂,如断裂光纤过多则影响观察效果,此时需更换胰管镜。

3. 电子胰管镜(PEPS)开始应用于临床,其操作手法基本同纤维胰管镜,但是由于 PEPS 本身结构上的特点使其与纤维胰管镜有一定差别。比如 PEPS 不带有操作孔道,因此在 PEPS 插入胰管前需用生理盐水冲洗胰管,以使视野保持清晰。电子胰管镜和 Spyglass 插入时尽量少用抬钳器,多用大弯角钮,以免损伤子镜,插入困难时可拉紧导丝,沿导丝插入。

4. PEPS 尖端可调部易损坏,在操作 5~6 次后应当对其进行常规维修。

六、术后处理

1. 胰管镜检查术后,患者应卧床休息,禁食一天。

2. 术后 3 小时及次日早晨抽血测血清淀粉酶,单纯淀粉酶升高而无症状者,可继续观察淀粉酶变化,无需特殊处理。

3. 如血清淀粉酶升高同时伴发热、腹痛、白细胞升高等现象,则应按急性胰腺炎处理。

4. 如术中安放了鼻胰引流管,则应观察引流物的量、颜色、性状以及引流管是否通畅。引流出的胰液可进行必要的生化检查。

七、术后并发症及处理

胰管镜检查是一项安全有效的检查方法,但也可以出现并发症。常见的并发症有:

1. 急性胰腺炎 其发生率国外报道为 2.6%~4%。胰管镜检查术后并发急性胰腺炎通常并不严重,处理按急性胰腺炎内科常规治疗,胰腺炎的临床症状和生化异常都可在 7 天内恢复正常。

2. 血清淀粉酶升高 Minoaus 等报道,使用配备形状记忆合金导管系统的超细胰管镜检查 18 例患者,约半数患者血清淀粉酶升高,但无一例发展为胰腺炎。这种胰管镜检查术后发生的血清淀粉酶升高通常无需特殊处理。

目前尚未见胰管镜检查引起出血、胃肠道穿孔及死亡等严重并发症发生的报道。

并发症的预防:使用器械尽可能无菌。也有人报道胰管镜检查术后放置鼻胰引流管能减轻胰管压力,防止胰分泌潴留,预防胰腺炎的发生。引流管一般 24~48 小时后拔出。

八、临床评价

(一) 正常胰管的内镜像

胰腺的外分泌部分是由腺泡构成,许多腺泡组成胰腺的小叶,小叶间的导管汇合而形成胰管系统。胰管系统主要是主胰管和副胰管,主胰管上下部各有 15~30 个同等口径的小分支,每一分支又可分为许多细分支。在大多数情况下胰管镜只能观察主胰管的情况,很难插入分支胰管。

正常胰管黏膜光滑,略呈粉红色。管腔圆滑,其内的分泌物清亮透明,稀薄似水样。分支胰管与主胰管的汇合处呈针孔样改变(图 2-9-6)。电子胰管镜下还可看到黏膜上皮下清晰的毛细血管网(图 2-9-7)。Spyglass 可较清晰地显示胰管管腔(图 2-9-8)。

(二)异常的胰管内镜像

1. 胰腺癌 胰腺癌是消化系统相对较少见的恶性肿瘤,但近 20 多年来,世界各国胰腺癌的发病率有明显增高的趋势。由于其解剖位置缘故,胰腺癌早期症状不典型,一旦发现多为晚期,失去手术机会,因此提高胰腺癌早期诊断率已成为当前紧迫课题。胰管镜可对胰腺癌提供重要诊断依据,特别是仅局限于胰管上皮层尚未侵及胰腺实质的胰腺原位癌。

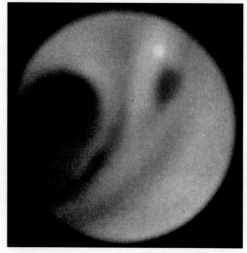

图 2-9-6 正常胰管内镜像(纤维内镜)

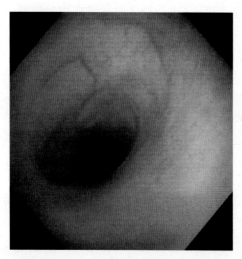

图 2-9-7 正常胰管内镜像(电子内镜)

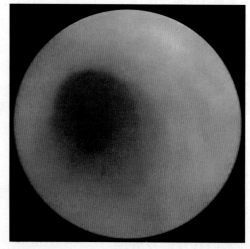

图 2-9-8 正常胰管内镜像(Spyglass)

胰腺癌胰管镜下表现为:胰管壁不规则隆起、管腔多呈非对称性狭窄或完全性阻塞,黏膜发红发脆、血管扭曲扩张(图 2-9-9)。Miyakawa 将内镜下胰腺癌的改变分为两型,表浅型(superficial type)、压缩型(compress type)。表浅型又可分为表浅不规则型、表浅隆起型、表浅浸润型、表浅溃疡型。这几种亚型均反映了恶性细胞对导管黏膜的浸润情况。肉眼观察不能确定其组织类型时可在胰管镜直视下取活检。还可以在近病变处取胰液查脱落细胞及进行细胞刷检。Uehara 等报道 72 例经手术证实为胰腺癌的患者,其中 11 例为胰腺原位癌即肿瘤细胞位于胰管上皮层内未侵及胰腺实质。这 11 例患者术前均经过 CT、EUS、ERCP、胰管镜和胰液脱落细胞检查。其中 6 例胰液中找到癌细胞,3 例找到异型细胞。而 CT、EUS、ERCP 仅发现胰管扩张或囊肿,未发现明确占位性病变。10 例患者胰管镜下发现了病变部位,呈乳头状、不规则形或结节形隆起,均属表浅型。1 例患者肿瘤位于分支胰管,主胰管内未发现异常。由此可见,胰管镜检查对于 US、CT、EUS、ERCP 不能发现的早期胰腺癌的诊断是非常有意义的。

2. 慢性胰腺炎　通过临床症状,实验室检查及腹平片、ERCP 等检查基本可以诊断慢性胰腺炎。但有时慢性胰腺炎很难与胰腺癌鉴别。使用胰管镜则能直观地看到癌性和炎性胰管病变的差别。

纤维胰管镜下慢性胰腺炎胰管管壁不平滑,多呈苍白色。管壁黏膜可见充血水肿(图 2-9-10A)。

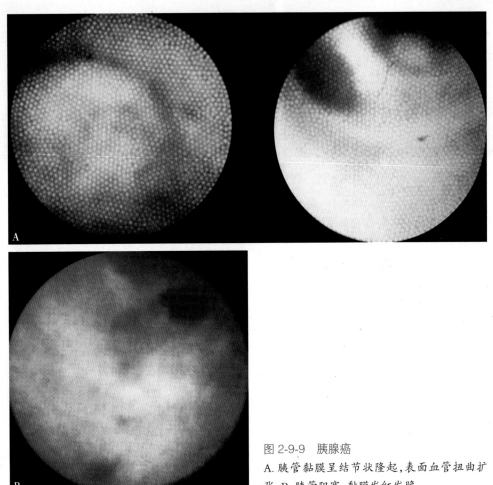

图 2-9-9　胰腺癌
A. 胰管黏膜呈结节状隆起,表面血管扭曲扩张;B. 胰管阻塞,黏膜发红发脆

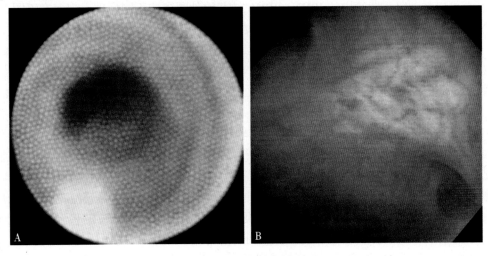

图 2-9-10　慢性胰腺炎
A. 胰管管壁不平滑,苍白色;B. 电子胰管镜示黏膜下毛细血管网模糊不清

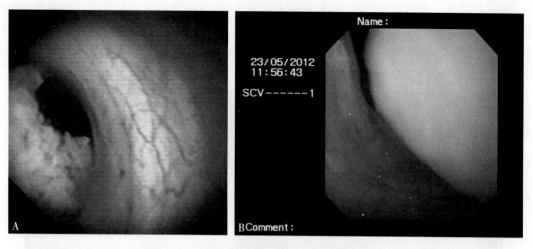

图 2-9-11　电子胰管镜示慢性胰腺炎胰管结石

电子胰管镜对血管的显示更为清晰,可见胰管壁黏膜下毛细血管网模糊不清(图 2-9-10B)。慢性胰腺炎也可见胰管狭窄,这种狭窄为瘢痕性狭窄,多呈对称性,似漏斗样,表面较光滑。有时胰管表面也可见到细颗粒状突起。有人报道 50% 以上的慢性胰腺炎患者胰管壁上有蛋白质沉积形成的蛋白栓,10% 的患者胰管内有结石,这是慢性胰腺炎胰管镜下的特征性表现(图 2-9-11)。

3. 胰腺导管内乳头状黏液肿瘤(intraductal papillary mucinous neoplasm,IPMN)　其起源于胰腺导管上皮,呈乳头状生长,分泌过多的黏液,引起主胰管和(或)分支胰管进行性扩张或囊变。肿瘤可局限性生长,也可沿主胰管或分支胰管蔓延,导致相邻的主胰管或分支胰管进行性扩张。扩张的导管内分泌大量黏液,位于胰头及钩突区的肿瘤可突入十二指肠,使黏液从扩大的十二指肠乳头流入肠腔。显微镜下可见肿瘤内有无数的小乳头,表面覆以柱状上皮,上皮分化程度差异较大,可从不典型增生到乳头状腺瘤或腺癌,也可混合存在。因此,有学者也用 ipmt 指代恶性或潜在恶性肿瘤的 IPMN。

根据起源不同可分为三型,主胰管型相对少见,分为节段型和弥漫型两个亚型。位于胰头者,由于黏液阻塞多为弥漫型;位于胰体和胰尾者多为节段型。

胰管镜下 IPMN 有特征性表现:十二指肠乳头口扩张,可见大量黏液从口中溢出。胰管壁内的 IPMN 呈红色、颗粒状或乳头结节,外观很像鲑鱼卵(图 2-9-12)。电子胰管镜的应用使 IPMN 的显像更加清楚,甚至可以看到分支胰管内的 IPMN。IPMN 结节的外观尚依不同病理表现而有不同,增生型结节直径小,颜色淡红;腺瘤型结节较大且发红,如结节坚硬,则为癌性。有人报道对 3mm 左右的乳头型 IPMN 分别用 US、CT、EUS、IDUS、胰管镜检查,结果检出率分别为 29%、21%、86%、100% 和 83%。胰管镜仅次于 IDUS 和 EUS。而对于良、恶性 IPMN 的鉴别胰管镜检查则优于其他检查方法。Hara 等报道胰管镜检查鉴别良、恶性主胰管型 IPMN 的敏感性、特异性及准确性分别为 100%、71% 和 88%,而 IDUS 为 56%、71% 和 63%。

IPMN 与胰腺癌不同,它很少有远处或淋巴结转移,只要及时切除预后较好。术后肿瘤复发最常见的原因为病灶残留及肿瘤的多中心生长。术前行胰管镜检查可最大限度地明确 IPMN 在胰管内的浸润情况有利于正确决定手术切除范围,避免病灶残留。

4. 胰岛细胞瘤　胰管镜一般对胰腺实质性肿瘤不易作出诊断,除非肿瘤侵犯胰管,造成胰管形态学的改变,否则不易被胰管镜发现。国外有人报道了一例 CT 示胰头占位的患者,经胰管镜检查发现病变处主胰管有一红褐色、广基、表面光滑的隆起,同时镜下取活检,病理及免疫组化结果示胰多肽瘤。胰管镜并不是诊断胰岛细胞瘤的常规检查方法。

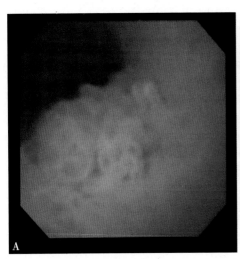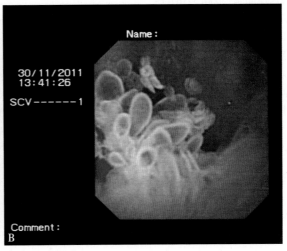

图 2-9-12 胰腺导管内乳头状黏液肿瘤(IPMN)

A. 电子胰管镜示肿瘤呈结节状;B. 电子胰管镜示肿瘤呈鲑鱼卵样

(三) 镜下治疗

大多数胰管镜不带有操作孔道,不能用于治疗。直径在 3.3mm 以上的胰管镜如 XCPF-3.3 型 (Olympus Co.,Ltd.),本身带有成角系统(angulation system)和活检钳通道,这一类胰管镜如配备精细的探头和配件,能在管道内进行某些治疗。但技术要求高,所以这方面文献报道较少。Neuhaus 等报道 1 例胰管结石患者经 ERCP+EPT 取石术及体外震波碎石术(ESWL)均失败,于是用胰管镜找到结石,将激光探头经胰管镜操作孔准确插至结石部位进行碎石,获得成功。Neuhaus 等认为通过胰管镜在直视下对胰管结石进行激光碎石治疗是有效、微创且省时的。Spyglass 具备活检管道,可通过射频探头和激光光导纤维,可进行有限的治疗,但相关研究和文献较少。胰管镜下的治疗操作比较复杂,治疗前需进行十二指肠乳头括约肌切开,且所用胰管镜亦较普通胰管镜粗。随着胰管镜技术的发展,治疗用胰管镜将会变得更细,操作更灵活。

(王 东)

参考文献

1. 李兆申,许国铭.ERCP 基本技术及临床应用.第 1 版.山东:山东科学技术出版社,2001.

2. 李兆申,刘枫.胰管镜、胰管内超声在胰腺癌诊断中的应用价值.中华肝胆外科杂志,2000:6(2):142-144.

3. Hisao T,Masahiko K,Atsushi O,et al.Peroral pancreatoscopy for the diagnosis of pancreatic disease.Pancreas,1998,16:408-412.

4. Hara T,Yamaguchi T,Ishihara T,et al.Diagnosis and patient management of intraductal papillary mucinous tumor of the pancreas by using peroral pancreatoscopy and inraductal ultrasonography. Gastroenterology,2002,122(1):34-43.

5. Tadashi k,Hideki s,Yoshiyuki H,et al.Pancreatoscopy for the next generation:development of the peroral electronic pancreatoscope system.Gastrointest Endosc,1999,49(3 Pt 1):366-371.

6. Koshitani T,Kodama T,Sato H,et al.Clinical application of the peroral electronic pancreatoscope for the investigation of intraductal mucin-hypersecreting neoplasm.Gastrointest Endosc,2000,52(1):95-99.

7. Venu RP,Atia G,Brown RD,et al.Intraductal papillary mucinous tumor of the pancreas:ERCP,EUS,and pancreatoscopy findings. Gastrointest Endosc,2002,55(1):82.

8. Kodama T,Koshitani T,Sato H,et al.Electronic pancreatoscopy for the diagnosis of pancreatic diseases.Am J Gastroenterology,2002,97(3):617-622.

9. Yamaguchi T,Hara T,Tsuyuguchi T,et al.Peroral pancreatoscopy in the diagnosis of mucin-producing tumors of the pancreas.

Gastrointest Endosc 2000,52:67-73.

10. Yasuda K,Nakajima M.Differential diagnosis of mucin-producing tumors of the pancreas by intraductal ultrasonography and peroral pancreatoscopy.Endoscopy,1998,30(Suppl 1):A99-102.

11. Chen YK,Pleskow DK.SpyGlass single-operator peroral cholangiopancreatoscopy system for the diagnosis and therapy of bile-duct disorders:a clinical feasibility study(with video). Gastrointest Endosc.2007 May,65(6):832-841.

12. Siddiqui AA,Mehendiratta V.Eloubeidi MA.Identification of cholangiocarcinoma by using the Spyglass Spyscope system for peroral cholangioscopy and biopsy collection.Clin Gastroenterol Hepatol. 2012 May,10(5):466-471.

13. Kawakubo K,Isayama H.Clinical utility of single-operator cholangiopancreatoscopy using a SpyGlass probe through an endoscopic retrograde cholangiopancreatography catheter.J Gastroenterol Hepatol.2012 Aug,27(8):1371-1376.

14. Chen YK.Preclinical characterization of the Spyglass peroral cholangiopancreatoscopy system for direct access, visualization,and biopsy.Gastrointest Endosc.2007 Feb,65(2):303-311.

第十章
共聚焦内镜检查法

一、概述

共聚焦内镜是一项将内镜技术与组织病理学检查相结合的新型内镜,通过共聚焦激光扫描技术对活体组织进行无创组织学检查,获得实时动态虚拟成像。可清晰显示消化道黏膜组织血管、细胞及亚细胞结构,使在体组织病理学诊断成为可能,便于内镜医师根据实时诊断靶向活检,及时采取治疗措施,有效提高诊断准确性。共聚焦内镜于 2006 年开始应用于临床,对消化道黏膜疾病,尤其是早期肿瘤显示出良好的诊断价值,在应用中得到了迅速发展,目前应用于临床的共聚焦内镜有两种:一种是将共聚焦显微镜整合于电子内镜头端的整合式,另一种是通过内镜活检通道工作的微探头式,可与其他内镜结合使用,其应用范围也更加广泛。

二、适应证与禁忌证

共聚焦内镜目前的临床应用主要包括组织学成像、分子成像和功能成像等方面。其中以组织病理成像最为重要,主要用于消化道黏膜疾病的在体实时诊断与鉴别,包括 Barrett 食管及瘤变、食管鳞癌、*H. pylori* 相关性胃炎、胃癌前病变及早期胃癌、息肉鉴别、乳糜泻、炎症性肠病及早期结直肠癌诊断等。微探头式共聚焦内镜的应用领域更可延展至包括胆胰管、小肠在内的全消化道。结合特异性荧光对比剂,共聚焦内镜还可实现活体内分子水平的观察,有助于预测肿瘤病变风险和指导靶向治疗。共聚焦内镜的功能成像可观察活体状态下组织的病理生理动态改变,避免了传统切片染色观察造成的病理生理信息丢失,在研究黏膜屏障功能、肠腔细菌运动、微血管通透性等具有独特的优势。

除常规内镜检查的禁忌证外,因共聚焦内镜检查需应用荧光对比剂,故术前需对患者进行过敏试验,排除过敏患者及肝肾功能受损的患者。有报道盐酸吖啶黄有轻微的致突变作用,故应谨慎用于孕妇、哺乳期妇女及未满 18 岁的患者以及不同意签署知情同意书的患者。

三、术前准备

共聚焦内镜的术前准备与普通内镜检查类似,胃镜检查前需空腹至少 8 小时,术前 20 分钟口服黏膜表面麻醉剂和祛泡剂,结肠镜检查前需服用泻剂清洁肠道,检查前 10 分钟肌内注射解痉药物。因显微内镜检查需应用荧光对比剂,故术前需对患者进行过敏试验,排除过敏患者及肝肾功能受损的患者。静脉应用荧光素应准备好静脉通路,并进行荧光素钠静脉过敏试验,将荧光素钠稀释至 2% 浓度,1ml 缓慢推注后观察 15 分钟,注意患者有无过敏反应。有条件者可在麻醉下进行。

四、手术步骤

整合式共聚焦内镜为一条专用内镜,操作类似于常规内镜,由单人操作,首先开启白光内镜模式进行检查,选定观察区后用清水冲洗以清除泡沫和黏液,静脉或局部应用对比剂,然后启动共聚焦扫描模式观察。对可疑病灶进行观察时,首先把观察部位置于内镜视窗的左下角,以蓝色激光作为引导,将内镜的头端轻轻垂直置于黏膜表面,维持相对稳定的位置以减少移动导致的伪影,必要时可轻轻吸引(图 2-10-1)。由于工作通道接近显微镜窗,允许通过普通内镜视野观察到共聚焦扫描探头在组织的位置,"光学活检"的部位位于吸引后产生的"息肉"左侧 5mm 的位置,从而实现靶向性活检。聚焦平面的位置由操作手柄的按钮控制,对每一个观察部位,都可由表至深的观察,脚踏板或触摸屏采集静态图像并储存。由于整合式共聚焦内镜的先端部较长,观察胃角、贲门及胃底等部位常存在一定困难,操作时更易受到心搏、呼吸、消化道自身蠕动及患者体位变动干扰,尤其在上消化道检查时更为突出。抖动为造成图像模糊的首要原因,使用解痉药物抑制胃肠蠕动及轻轻吸引黏膜有助于提高图像质量。整合式共聚焦内镜对可疑病灶进行观察时,首先把观察部位置于内镜视窗的左下角(左下角可见黑色共聚焦镜头),以蓝色激光作为引导,对准拟观察的黏膜。

微探头式共聚焦内镜操作可与普通内镜、高清内镜,电子染色内镜、十二指肠镜、小肠镜等联合应用,首先行上述光学内镜检查,发现可疑病灶后,静脉注射 10% 荧光素钠 5~10ml 和(或)应用喷洒管局部喷洒 0.02% 吖啶黄 5~10ml,经内镜活检通道插入共聚焦微探头,将探头轻置于观察黏膜的表面,开启共聚焦扫描功能即可进行显微成像(图 2-10-2),图像为视频片段形式显示,可储存于电脑硬盘中并导出。共聚焦微探头的常用视野范围为 240μm,可配合 Mosaicing 软件拼接多个不同视野图像以扩大视野。在检查全过程中,操作者可于普通内镜显示屏直视病变和微探头的位置,随时调整合适方位。微探头式共聚焦内镜扫描速度快,由呼吸、心搏造成的运动伪影相对少见。将探头置于欲观察病灶的表面,开启扫描功能,轻轻碰触病变表面即可对黏膜层组织进行扫描成像。

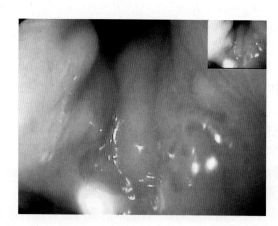

图 2-10-1　整合式共聚焦内镜观察

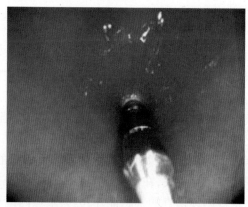

图 2-10-2　微探头式共聚焦内镜观察

五、术中注意事项

共聚焦内镜对预测组织学诊断有较高的准确性,但由于现有技术的扫描深度仅限于黏膜的上皮层及固有层,共聚焦内镜的扫描面积仅有 475μm×475μm,因此对病变部位的准确定位就非常关键。内镜的头端应按操作步骤中所述对准病变部位,同时由于共聚焦内镜放大倍数高,观察时又需紧贴黏膜表面,从而更易受到心搏、呼吸、消化道自身蠕动及患者体位变动干扰。整合式共聚焦内镜操作时抖动为造成图像模糊的首要原因,使用解痉药物抑制胃肠蠕动及轻轻吸引黏膜有助于提高图像质量(图 2-10-3)。在观察中黏液和红细胞引起的黑色点状伪影有时会被误认为是杯状细胞,其位置在扫描过程中多相对固定,用水冲洗胃黏膜表面则可避免该类污染伪影的存在(图 2-10-4)。图像上部可见较多成团红细胞引起的黑色伪影,其位置在扫描过程中多相对固定。

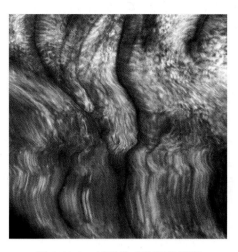 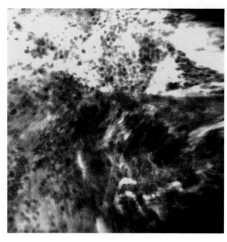

图 2-10-3　抖动造成的图像模糊　　　　　图 2-10-4　污染图像

六、术后处理

共聚焦显微内镜检查的术后处理同普通胃镜检查,无须特殊处理。一般仅要求术后 2 小时内禁食、禁饮即可。

七、术后并发症及处理

患者注射荧光素钠后消化道黏膜变为黄色(图 2-10-5),若出现皮肤、小便一过性发黄为正常现象,应向被检查者解释以消除其顾虑,嘱多饮水,24 小时可完全排泄。患者因对荧光素钠过敏而出现过敏性休克反应极为少见,一旦发生应按过敏性休克的处理原则进行积极救治。

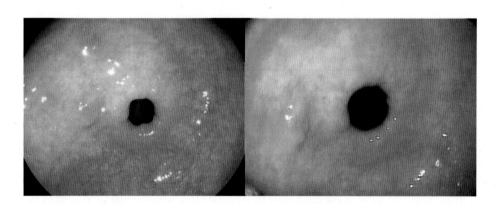

图 2-10-5　静脉注射荧光素前后黏膜对比

(李延青)

参考文献

1. Yan-Qing Li,Khek-Yu Ho,Cheng-Jun Zhou.Atlas of Gastrointestinal Endomicroscopy.World Scientific Publishing Company Incorporated.2012:13-35.

2. 李延青,何克裕.共聚焦激光显微内镜图谱.第 1 版.北京:中国医药科技出版社,2009.

3. Meining A.Confocal endomicroscopy.Gastrointest Endosc Clin N Am. 2009 .

4. Wallace MB,Fockens P.Probe-based confocal laser endomicroscopy. Gastroenterology 2009,136:1509-1513.

5. Meining A,Shah RJ,Slivka A,et al.Classification of probe-based confocal laser endomicroscopy findings in pancreaticobiliary strictures. Endoscopy 2012,44(3):251-257.

第十一章

染色内镜技术

本章主要讲述化学染色 Dye-based IEE（Chromoscopy）。用于消化道色素内镜的化学染色剂包括卢戈氏碘液、亚甲蓝、醋酸、靛胭脂、结晶紫、刚果红等，以下将选取最常用的染色剂做简单介绍。色素内镜检查前的准备包括患者准备和器械准备，见表 2-11-1。

表 2-11-1　色素内镜术前准备

患者准备：

1. 按常规行电子胃、结肠镜检查前胃肠道准备

2. 有高血压、冠心病史的患者术前应测量血压、检查心电图，如发现禁忌证应暂缓检查

3. 幽门梗阻患者术前应充分洗胃；已行消化道钡餐检查的患者，应在 2~3 日后再行内镜检查

4. 术前用药：术前肌注山莨菪碱(654-2)10mg 及地西泮 10mg

器械准备：

1. 常规准备消化道内镜

2. 配置染色溶液

一、卢戈碘染色在食管疾病中的应用

（一）概述

20 世纪 80 年代起，卢戈(Lugol's solution)碘染色开始应用到食管鳞状上皮早期癌和癌前病变的诊断。有研究认为内镜检查加碘染色和在不着色区活检，可成为食管癌高发区的高危人群普查的最佳技术组合，若正确使用这组技术，敏感性可高达 95%~100%，大大降低漏诊率。通常认为碘染色具有以下优点：①操作简单，价格低廉，无需特殊设备；②有助于初步判定病变的良、恶性；③有助于初步确定病变的范围；④有助于初步判定病变的深度；⑤有助于诊断多发性原发性食管癌和食管多发癌。

（二）配置方法

在容量瓶中加入少量(10ml)蒸馏水或注射用水，加入 24g 碘化钾并用搅拌棒使之溶解，加入 12g 碘并搅拌一段时间使之完全溶解（不易溶解），加蒸馏水至 1000ml 并搅拌混匀（此法配制卢戈液浓度为 1.2%，可按需调整配比）。

（三）作用机制

卢戈染色的机制是鉴于碘分子与食管鳞状细胞内糖原的相互反应。通过透射电子显微镜和组织的过碘酸 -Schiff 染色(PAS)已发现，正常的成熟非角化鳞状上皮细胞中富含与细胞代谢密切相关的糖原颗粒，该颗粒遇碘后呈棕黑色或棕绿色显色变化。当食管发生癌变、鳞状上皮细胞缺陷或异常（如炎症、上皮内瘤变）时，细胞内糖原含量通过以下渠道发生变化：①黏膜受到不同程度的损伤；②细

胞内糖原的代谢主要以无氧酵解方式供能;③糖原合成酶活性降低;④糖原分解酶活性升高;⑤肿瘤组织代谢异常旺盛,糖原消耗较正常组织消耗明显增多。在这些因素共同作用下,异常细胞内糖原含量减少,甚至消失,故黏膜碘染色后淡染或不着色;而癌变组织因组织内糖原含量极低,常表现为不着色,上皮内瘤变通常可表现为淡染。

（四）操作技巧

通常是在常规观察食管黏膜后,清除食管腔内黏液,退镜至距门齿 20cm 处,向食管腔内喷洒 1%~3% 的卢戈溶液 20ml 后观察黏膜着色情况,可酌情调整喷洒量。

（五）良恶性疾病表现

癌变组织因组织内糖原含量极低,故黏膜碘染色后常表现为不着色,上皮内瘤变通常可表现为淡染(图 2-11-1)。有学者认为,碘染色虽对初步筛检食管上皮的异常敏感性较高,但对上皮内瘤变和食管癌的诊断特异性不高,文献中报道为 40%~95% 不等。通常在对不着色区、着色不均匀区或淡染区进行活检后,方可对食管良恶性疾病加以鉴别。

另有学者提出,碘染色几分钟后,"粉红色征"阳性可以有效地将高级别上皮内瘤变和食管癌区分出来。其原理可能是高级别上皮内瘤变和食管癌侵犯上皮层更严重,细胞中糖原含量相对更少,黏膜完全不着色,在碘溶液褪去之后,黏膜显示为粉红色。而低级别上皮内瘤变仍有残存的富含糖原细胞,可以和碘分子轻微反应,从而黏膜显示为较浅的黄白色,但和周围黏膜相比,仍然表现为不着色。

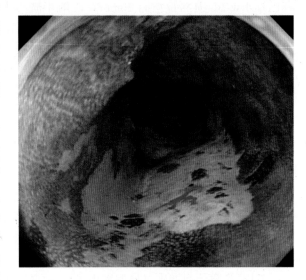

图 2-11-1　碘染色后不着色,病理示原位癌

日本学者神津将碘染色分为 5 级(表 2-11-2),同一病例的正常食管黏膜染色程度定为 Ⅱ 级,明显染色不良者为 Ⅲ 级,呈 Lugol's 液的黄色未变色区为 Ⅳ 级,完全未染色呈白色为 Ⅴ 级,比正常食管染色深的浓染区为 Ⅰ 级。

表 2-11-2　碘染色分级及区域表现

分级	区域表现	分级	区域表现
Ⅰ级	浓染	Ⅳ级	Lugol's 液未变色(黄色)
Ⅱ级	正常	Ⅴ级	完全未染色(白色)
Ⅲ级	明显染色不良		

（六）不良反应及预防、处理方法

临床应用碘染色时,由于碘剂的刺激性亦可引起患者胸腹部不适及呕吐等不良反应,特别是在伴有反流性食管炎的患者,应用时会有更强烈的副反应。碘过敏现象也偶有发生。因此在碘染色前应该注意让患者知情同意,详细询问碘剂过敏史,操作完毕后应冲洗多余的碘液,并喷洒中和剂硫代硫酸钠,以避免不良反应的发生。

二、亚甲蓝染色在消化道疾病中的应用

（一）配置方法

亚甲蓝(methylene blue,MB),又称美蓝,是一种可溶于水的绿色结晶或深褐色粉末,使用浓度 0.2%~

1.0%，最常用浓度为 0.5%~0.7% 溶液，供直视下喷洒。

（二）作用机制

亚甲蓝是噻嗪类的可吸收染料，主要通过吸收活跃的细胞染色，其蓝色与胃肠道黏膜形成对比。正常的小肠细胞、结肠细胞、胃的肠型化生上皮和食管的肠化生上皮均可被染色，食管鳞状上皮、胃上皮和胃型化生上皮则不被染色。亚甲蓝可用于监测 Barrett 食管、贲门肠化生上皮以及胃的肠型化生上皮。此外，亚甲蓝还可以监测热烧灼或激光下黏膜消融术后是否有肠化生上皮的残留灶。

（三）操作技巧

胃肠道黏膜常常覆盖着大量的黏液，因此在进行染色前必须首先除去黏液，以免影响观察。去除黏液常用的有直接法和间接法两种方法。第一，直接法。常规胃镜检查发现可疑病灶后，使用奥林巴斯 PW-5L 喷洒管喷洒 20ml N- 乙酰半胱氨酸，2 分钟后用温水充分地冲洗。冲洗结束后，再将 20ml 亚甲蓝溶液喷洒到病灶表面，2 分钟后再用 100~300ml 的温水冲洗掉多余的染色剂。然后再对病灶进行观察和活检。第二，间接法。患者肌注山莨菪碱及地西泮 5 分钟后，口服链霉蛋白酶 2 万单位、1% 碳酸氢钠 100ml 和十倍稀释二甲硅油 80ml；转动体位 10~15 分钟，使处理液与胃壁各部分充分接触。再行胃镜下染色检查。胃镜检查结束后要告知患者亚甲蓝染色后尿液和大便中可能出现蓝色。

（四）良恶性疾病表现

1. Barrett 食管　常用的食管黏膜染色剂（Lugol 液）缺乏特异性。亚甲蓝可被小肠和结肠上皮主动吸收，而在鳞状上皮和胃黏膜等非吸收上皮并不着色。当食管出现肠上皮化生时，可被亚甲蓝染成蓝色。长节段的 Barrett 食管有多量的肠上皮化生，几乎呈弥漫性着染，而短节段 Barrett 食管因有胃型上皮化生夹杂其中，染色呈局灶或斑片状。

2. 伴有肠上皮化生的萎缩性胃炎　肠化生的胃黏膜呈蓝色，色度中等，因有胃型上皮夹杂其中，染色呈局灶或斑片状。

3. 胃黏膜异型增生　异型增生多伴有肠上皮化生的存在，因此其放大内镜像具有肠上皮化生小凹的特点，如绒毛、粗条纹、斑块状等，但也有其自身的特点，尤其是重度的异型增生与肠上皮化生相比，亚甲蓝着色更深，小凹大小不一，形态不规则，排列结构更加紊乱。

4. 早期胃癌　小凹形态与重度异型增生类似，排列紊乱，大小不等，形态不一。可出现三角形、不对称的闭合环形等，与绒毛、斑块状的小凹相混杂，但与周围的非癌黏膜区域相比，小凹较小，局部可有小凹结构的消失。亚甲蓝染色呈深染，与周边不着色的正常黏膜形成鲜明的对比。

（五）不良反应及预防、处理方法

不良反应有使尿液和大便着色，恶心，膀胱刺激征等。一般不需要特殊处理。

三、醋酸染色在消化道疾病中的应用

（一）概述

除广泛应用于宫颈癌的筛查外，醋酸染色（diluted acetic acid）结合放大内镜也可用于判断消化道病变的性质，提高消化道早期癌的检出率。醋酸染色最初用于评估 Barrett 食管的黏膜肠化，指导活检或残留 BE 上皮的内镜下治疗。随后研究发现，醋酸和靛胭脂联合应用能更准确地判断早期胃癌的边界，根据腺管开口类型醋酸染色还可用于鉴别结直肠腺瘤性息肉和增生性息肉。醋酸染色可显示消化道黏膜微小病变的形态特征，且具有经济、安全、染色均匀及动态观察的优点，可作为其他常用染色剂的补充。

（二）作用机制

醋酸喷洒黏膜表面后，使细胞内染色质及胞质中角蛋白空间结构发生可逆性改变，从而使黏膜表面出现一过性"白化"，突出黏膜表面形态结构，增加病变组织和正常组织的对比度。此外，醋酸还可溶解黏液，使病变的微细结构显示更为清晰。

（三）配置方法及操作技巧

醋酸作为染色剂常用浓度为 1.5%~3%，醋酸染色产生的白化效应通常不超过 3 分钟，需要重复使用。

（四）良恶性病变表现

1. Barrett 食管　将醋酸喷洒食管黏膜，2~3 分钟后食管黏膜鳞状上皮仍维持白色，而柱状上皮变成微红色，从而使交界处界限明显。结合放大内镜可显示 BE 的腺管开口形态，Toyoda 等将 BE 黏膜像分成 3 型，其中小圆型和网格型大多为胃底型；脑回/绒毛型提示为肠上皮化生或异型增生；不规则或缺失的腺管开口形态则提示为异型增生或癌。

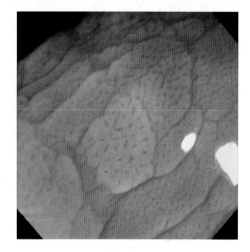

2. 早期胃癌及癌前病变　Yagi 等发现醋酸染色后黏膜白化持续时间与病变的组织学类型有关，肿瘤异型增生的程度越高，白化持续时间越短，褪色越快。联合应用醋酸和靛胭脂染色，刚开始肿瘤区域和非肿瘤区域均被染成蓝色，几分钟后，肿瘤区域逐渐褪色，而非肿瘤区域保持蓝色。

3. 结直肠息肉及早期结直肠癌　同靛胭脂类似，醋酸染色下根据腺管开口的类型可鉴别结直肠肿瘤性与非肿瘤性息肉，以及判断肿瘤的浸润深度。非肿瘤性息肉表现为规则的圆形或星芒状腺管开口（图 2-11-2）；排列整齐的管状、树枝状或脑回状小窝提示为管状或绒毛状腺瘤（图 2-11-3）；小窝形状不规则或缺则提示为癌。

图 2-11-2　醋酸染色后显示腺管开口呈圆形或星芒状，病理结果为增生性

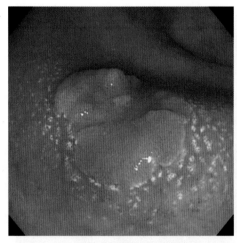
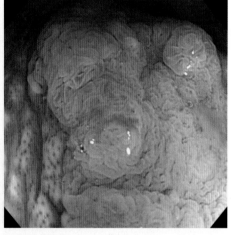

图 2-11-3　直肠Ⅱa+Ⅱc 型病变，大小 14mm×18mm，醋酸染色显示腺管开口呈工藤分型 Ⅳ+Ⅲs 型。ESD 切除病理示早期癌

（五）不良反应及预防、处理方法

醋酸染色的不良反应尚未有报道，反复的冲洗可能会引起少量出血，应注意避免。

四、靛胭脂染色在消化道疾病中的应用

（一）概述

自 1999 年于临床推广以来，内镜下靛胭脂染色（indigo carmine）便应用于鉴别胃肠道的肿瘤性或非肿瘤性病变，其准确率高达 88%~95.6%。以靛胭脂染色在结直肠的应用为例，其诊断肿瘤性病变

的准确率为 94%,浸润性癌的准确率为 85%;区分腺瘤与早期癌或浸润癌的特异性为 98%,敏感性为 50%。为达到这样高的诊断水平,往往必须经过 200~300 例病灶的实践,因此相比日本,这一染色方法在西方学者中并未受到广泛推崇。

（二）配置方法

术前现配靛胭脂溶液 100ml,浓度 0.1%~0.5% 皆可;选用放大内镜为宜。

（三）作用机制

靛胭脂染色剂通过活检孔道直接喷洒于胃肠道黏膜表面,它不与黏膜结合,仅留存于隐窝使其着色,可清晰显示隐窝的形态、大小与边缘,与周围正常黏膜的色泽形成鲜明对比,有利于病灶的检出。内镜下靛胭脂染色的优点:①染色结果与病理活检有较高的一致性,有助于初步判断病变的良恶性;②操作简单,价格低廉,无需特殊设备;③靛胭脂易被水冲洗且复原快,故可反复染色至观察满意为止;④靛胭脂在胃肠道不被吸收,也不和黏膜结合,可排出体外并无致癌作用,故临床应用安全。不足之处:①可能发生染色不均,病灶局部凹陷处潴留染色剂而影响观察;②病变表面覆盖非癌组织,如黏液、苔、坏死组织等时,容易出现假阳性或假阴性,从而导致漏诊或误诊;③其判断在一定程度上易受主观因素的影响,与检查者的临床经验有很大的关系。

（四）适应证

靛胭脂染色可用于胃内糜烂、隆起性病变、良恶性溃疡的鉴别诊断,并可辅助 EMR、ESD 等治疗。该法更常用于结直肠病变的染色检查,以观察病变表面的腺管开口形态(pit pattern),鉴别结直肠病变的种类(图 2-11-4)。

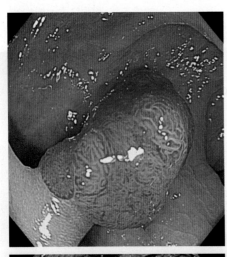

图 2-11-4　结肠腺瘤经靛胭脂染色后表现

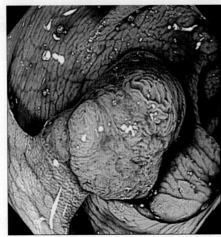
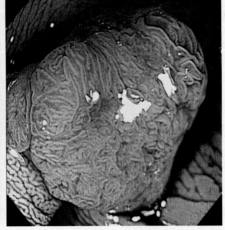

（五）操作步骤

1. 白光内镜下发现胃肠道黏膜隆起、凹陷、红肿、糜烂、表面粗糙不平、血管纹理消失等可疑病灶。

2. 反复冲洗抽吸病灶表面黏附的污秽物。

3. 用注射器抽取靛胭脂溶液 20~30ml，通过活检孔道对黏膜病灶表面直接喷洒行镜下黏膜染色。

4. 待染料均匀涂布黏膜表面后，认真观察病灶的范围和形态 10~15 秒。

5. 对不染色区行多点活检，或将摘除的组织送病理检查。

（六）良恶性疾病表现

早期胃癌表现为胃小区结构凹凸不平或消失，黏膜面色彩和微血管发生变化；病变处黏膜隆起或凹陷，皱襞细化、肥大或融合，局部病变处黏膜僵硬、中断或变形。靛胭脂染色后使上述黏膜变化更加鲜明。

结直肠病变的靛胭脂染色法大多依据工藤分型来判断腺管开口的类型：Ⅰ型为排列整齐的规则圆形小窝，提示正常腺管开口或黏膜下病灶；Ⅱ型为规则星芒状或乳头样小窝，腺管开口大小均匀，提示非腺瘤性病变；Ⅲ型为规则管状或圆形小窝（其中另分为ⅢL及Ⅲs型），提示管状或绒毛状腺瘤；Ⅳ型为树枝状或脑回状，多为腺瘤性，亦有部分为黏膜内癌；Ⅴ型小窝形状不规则（Vi型小窝形状极不规则，Vn型为小窝形状缺如呈无结构），此型多为黏膜内癌至浸润癌。其中Ⅰ~Ⅱ型定义为非肿瘤性病变；Ⅲ~Ⅴ型定义为肿瘤性病变。

（七）不良反应及预防、处理方法

靛胭脂因刺激 α 受体可引起血压升高，心动过速，对疑有并发症的患者应予心电监护观察，根据病情变化作相应处理。

（李晓波　戈之铮）

参考文献

1. 张集昌，王贵齐．现代消化内镜．北京：清华大学出版社．2006.

2. 都超群．内镜下碘染色技术在早期食管癌及癌前病变的应用价值．Inner Mongolia Med J，2010，42：1200-1201.

3. 李学良，林琳，施瑞华．染色放大内镜的操作要领、用法及注意点．中国消化内镜杂志，2006，6，23（3）：228-229.

4. Areia M，Amaro P，Dinis-Ribeiro M，et al.External validation of a classification for methylene blue magnification chromoendoscopy in premalignant gastric lesions.Gastrointest Endosc 2008，67：1011-1018.

5. Wasielica-Berger J，Baniukiewicz A，Wroblewski E，et al.Magnification endoscopy and chromoendoscopy in evaluation of specialized intestinal metaplasia in Barrett's Esophagus.Dig Dis Sci 2011，56：1987-1995.

6. Réaud S，Croue A，Boyer J.Diagnostic accuracy of magnifying chromoendoscopy with detection of intestinal metaplasia and dysplasia using acetic acid in Barrett's esophagus.Gastroenterol Clin Biol 2006，30：217-223.

7. Yagi K，Aruga Y，Nakamura A，et al. The study of dynamic chemical magnifying endoscopy in gastric neoplasia.Gastrointest Endosc 2005，62（6）：963-969.

8. Sakai Y，Eto R，Kasanuki J，et al. Chromoendoseopy with indigo carmine dye added to acetic acid in the diagnosis of gastric neoplasia：a prospective comparative study. Gastrointest Endosc，2008，68：635-641.

9. Togashi K，Hewett DG，Whitaker DA，et al.The use of acetic acid in magnification chromocolonoscopy for pit pattern analysis of small polyps. Endoscopy 2006，38（6）：613-616.

10. Matsuda T，Fujii T，Saito Y，et al. Efficacy of the invasive/non-invasive pattern by magnifying chromoendoscopy to estimate the depth of invasion of early colorectal neoplasms.Am J Gastroenterol 2008，103：2700-2706.

第十二章
消化道及胆、胰管黏膜活检与细胞学检查

内镜直视下活体组织检查是诊断胃肠道疾病常用手段,往往具有决定性意义。内镜检查时发现胃肠黏膜有异常情况,如黏膜粗糙、色泽改变、表面苔藓样分泌物,正常黏膜纹消失,蠕动减弱或有僵直,黏膜受碰撞后易出血等,溃疡、片状浅凹、糜烂、息肉、结节、串球状或丘疹状隆起,一般均需作活检。此外,逆行胰胆管造影发现管道不规则狭窄也需要做活组织或细胞学检查。内镜直视下作活检或细胞刷检是内镜检查的一项突出优点,为内镜形态诊断提供了病理依据,对于鉴别良、恶性病变起到决定性作用。

第一节 上消化道黏膜活组织及细胞学检查

一、黏膜活组织检查(简称活检)

（一）活检钳选择

上消化道内镜活检,一般于内镜检查完毕前进行,全面检查后根据不同病灶及部位选择不同的活检钳。目前世界各地厂家生产的活检钳已达几十种类型,不同类型的活检钳适合消化管的不同部位和不同病变。一般性活检可用普通活检钳;如欲保护活检标本的完整性不受挤压破坏,可选用钳瓣有窗孔的活检钳;如遇在侧壁上易滑动的部位或息肉样病变,可选用钳瓣中间带针型的活检钳;如遇较硬肿瘤,可使用带牙的锷鱼嘴形活检钳;如遇严重狭窄内镜不能通过时,则可选用向一侧开放的活检钳。

（二）活检部位

活检组织的部位也很重要,不同病变对活检组织部位的选择亦不同,如选择恰当,可大大提高活检的阳性率,否则往往造成假阴性。一般隆起性病灶,应重点于隆起顶端取材,其次也要在基底部取材;顶部有糜烂溃疡的病变,也要在糜烂或溃疡边缘取材;对于黏膜下肿瘤,由于表面覆盖正常黏膜,必要时可使用高频电烧灼法在肿瘤表面制造一人工溃疡,然后再活检,或使用旋转或大钳瓣的活检钳进行深挖式活检。浅凹陷性病变主要在基底部取材,有环堤的溃疡应在环堤内缘四周取材。另外要格外重视第一块活检标本的取材部位,发现病变后,首先应仔细观察其全貌,选择病变最显著、最典型或最可疑的部位作为第一块取材的活检部位,尤其当病变尚处于早期,其范围很小时更应注意这一点。活检时还应注意不应集中在一处,分散取材获得阳性率的机会较多,有时临床上为了进一步研究某一疾病的性质、分布、范围及程度,还可采用多处定位活检法,每一块标本最好分开保存,标上不同的编号,并附上草图对应不同的活检部位。在不同部位作活检时,根据部位高低,先在低处活检,后在高处活检,这样避免血液流至低处遮盖病灶(图 2-12-1)。

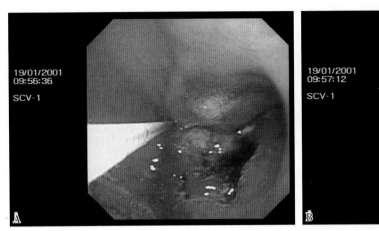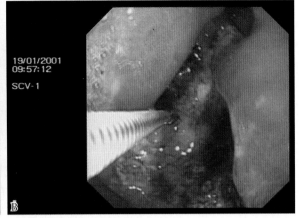

图 2-12-1　黏膜活检的部位

A. 正确部位；B. 错误部位

(三) 活检方法

无论使用何种活检钳均应采用一人一钳法。助手选好活检钳后站在术者的右后侧，术者接过活检钳后缓缓插入活检阀门口，如遇阻力，切勿猛插，以免损伤器械管道，必要时可在钳头涂一些润滑剂。活检钳从活检孔插出约 2.0cm 作活检较为适宜，如侧视型十二指肠镜，活检钳插出活检管道后抬起抬钳器方可进入视野。然后调整内镜的插入深度和角度，尽量获得病变的正面图像，并使活检钳尽可能垂直地指向活检部位。如遇溃疡性病变，通过旋转活检钳手柄和金属螺旋管，使张开的钳瓣与溃疡边缘垂直，稍稍用力，确切地夹住组织，最后稍猛一拉，将活检钳退出活检管道。若为侧视镜，先放下抬钳器再退出活检钳，以保证获得最满意的标本并保护好活检钳。理想的组织块应当包括黏膜肌层在内，才适合病理学诊断。当呼吸影响活检时可令患者暂时屏住呼吸，如患部有蠕动时可稍等片刻蠕动过后再活检，如蠕动过频者可肌注解痉灵 20mg 或 654-2 10mg。另外，夹取的组织标本要及时地放在盛有 10% 甲醛溶液的小瓶内，并在小瓶的标签上写明患者姓名、瓶号、活检部位与块数。

活检一定要在直视下进行，当遇血迹或黏液较多掩盖病灶时，要冲洗或吸引，待看清病灶及钳瓣时再活检。同时一定要避开血管，避开出血灶，以免引起或加重出血。疑及静脉曲张或静脉瘤时，禁止作活检，一般也不要在溃疡中心最深处活检，以防穿孔。

为了进一步提高活检阳性率，必要时可进行染色，通过染色黏膜表面的细小凹凸变化、隆起灶病变表面的性状、起始部的形态，凹陷性病变的溃疡边缘黏膜等都能更清楚地显示出来，这对于鉴别良恶性病变指导活检具有重要意义。

主要的染色方法包括复方碘溶液染色法、亚甲蓝染色法、靛胭脂染色法、结晶紫染色法、刚果红染色法以及利用两种性能的染料的复合染色法和荧光染色法。通过在消化道黏膜喷洒各种染料或经静脉或动脉注射染料色素将有助于判断病变的良恶性、能显示普通内镜检查不易发现的病灶，尤其对平坦型病变，特别是 Ⅱa 型早期胃癌的诊断较为实用，还能观察癌肿病灶浸润范围及深度，从而有助于术前决定采用何种手术方式，而其中荧光色素检查主要用于观察黏膜血流情况，根据荧光出现时间差异为判断各种疾病提供重要依据。

大块黏膜活检又称内镜黏膜切除术 (endoscopic mucoresectomy) 是在内镜下应用局部注射和切除息肉的方法，切除足够大的黏膜组织，以达到诊断和治疗的目的。1984 年日本的多田医生首先开展此项技术，迄今全世界已有很多报道，并获得了满意效果，该技术分注射切除和吸引切除法两种。

(四) 活检并发症及预防

内镜下活检组织检查一般说是比较安全的，活检时除患者有轻度虫咬感及延长了检查时间外，一般并不增加患者痛苦,但若不按操作规程办事,或视野不清,也会发生下面一些并发症。

1. 出血　虽然每次活检都会引起少量渗血,但活检后便会自行停止,如在出血部位活检,或有食管胃底静脉曲张误取血管,或存在出血性疾病及凝血功能障碍,亦可发生出血。出血量多时可引起黑便或呕血。预防措施:术前应询问病史,口服抗凝药物如双香豆素类药物或氯吡咯雷等,或有出血倾向,或静脉曲张可疑者应尽量避免活检,必要时术前检查出凝血时间、血小板计数及凝血酶原时间。活检时一定要保持视野清晰,看清病灶,避开血管,活检结束发现出血要及时采取止血措施,包括喷洒冰盐水、去甲肾上腺素溶液,注射 1∶10 000 肾上腺素溶液或硬化剂,血管性出血必要时可用金属止血夹止血,一定要观察到出血停止后再退镜。

2. 穿孔　发生原因主要由于活检取材过深或撕拉过甚,或在较深的溃疡底部活检,一旦发生穿孔,应立即中止检查,可行 X 线透视观察膈下是否有游离气体以确诊,应使用金属止血夹夹闭并放置胃管,禁食 24~48 小时,只要早期发现经上述处理后一般均能康复。

3. 感染　正常人咽喉部及消化道均有细菌存在,乙型肝炎患者的血液、唾液及胃液内均能检测出 HBsAg,活检钳是损伤胃肠道黏膜的器械,其杆部又是弹簧式环绕结构,因此,活组织检查有引起交叉感染导致菌血症及传播乙型肝炎病毒和幽门螺杆菌、艾滋病的可能性。据报道经内镜检查传播的最常见病原菌为沙门菌、假单胞菌以及分枝杆菌属。预防措施:严格按照中国内镜洗消标准流程进行内镜的清洗消毒,内镜洗消条件较差的内镜中心检查前均应抽血检查肝功及肝炎标志物,每例患者检查后对内镜和活检钳进行彻底清洗和消毒,HBsAg 阳性者使用专门内镜和活检钳,并用戊二醛及环氧乙烷作为消毒剂。

(五) 特定消化系统疾病的病理取材

对于具有典型的食管反流症状,但内镜检查阴性的患者行食管下端黏膜活检可能会发现诸如乳头伸长、基底细胞增生以及细胞间隙增宽等食管炎症的微小变化;如怀疑嗜酸细胞性食管炎则需在近端食管及远端食管各行 2~4 块活检;病毒性食管炎需在病灶的边缘及基底部行多块活检,标本除了行标准组织学检测外,还需行免疫组化,必要时行病毒培养及聚合酶链(PCR)检测;对于念珠菌感染型食管炎细胞刷检要优于活组织检查;针对慢性胃炎,根据 2013 年中华医学会"中国慢性胃炎共识意见",取材块数和部位由内镜医师根据需要决定;一般取 2~5 块。如取 5 块,则胃窦 2 块取自距幽门 2~3cm 处的大弯和小弯,胃体取自距贲门 8cm 的大弯(胃体大弯中部)和距胃角近侧 4cm 的小弯以及胃角各 1 块;对可能或肯定存在的病灶应另取材,并行幽门螺旋杆菌的检测。用于科研的标本按照悉尼系统要求取 5 块活检;单个胃息肉需行病理活检,大于 1cm 的胃底腺息肉或大于 0.5cm 的增生性息肉需行息肉切除,所有的腺瘤性息肉不管大小均应切除;对于多发胃息肉,可选择最大的行息肉切除,然后根据病理结果进行相应处理;乳糜泻病灶也许局限在十二指肠球部,因此对临床怀疑乳糜泻时推荐应在十二指肠球部及降段用标准活检钳行 4~6 块活检,虽然内镜下发现黏膜异常处会考虑优先活检,但有时病灶可被正常黏膜所覆盖,因此多点活检对诊断乳糜泻是非常重要的;对于炎症性肠病则需在病变和正常黏膜处多点取材。从盲肠至直肠(包括回肠末端)每隔 10~20cm 黏膜活检 1~2块。原则上在炎症受累区域多点取材;对溃疡病灶,应在溃疡基底、边缘、周围黏膜以及溃疡之间多点活检。

二、上消化道管腔黏膜细胞学检查

内镜下的细胞学检查方法简便,耗时少且准确率高,可与组织学相辅,尤其在管腔严重狭窄或病灶比较局限时,内镜直视下的细胞学检查可提高诊断阳性率。所有细胞学检查法均在内镜观察完毕及活检后进行,内镜下作细胞学检查的方法有以下几种。

(一) 直视下细胞刷检(又称擦拭法)

其具体方法是,将细胞刷经活检管道插至病灶周围,靠近病灶表面,来回或左右反复刷动,同时应捻转细胞刷滑杆,以改变与病灶的接触面,使刷头的各面都能沾上细胞。擦拭范围不能过大,以免损伤消化道黏膜,引起出血等并发症,但为了提高刷检的阳性率,应注意对病灶区的糜烂面、出血灶、活检后的创面等部位的刷检,对内镜不能通过的狭窄部位,可把细胞刷伸进狭窄的腔内来回刷动。刷毕,轻轻地抽拉细胞刷至器械出口处,随镜一起退出。伸出刷头,在玻片中央自上而下地从左向右涂片4~6张,若刷头上血迹黏液较多时可用棉花签吸去后再行涂片。涂片时应同时转动刷头方向。刷片干后立即放入盛有95%酒精及乙醚各半的固定液中进行固定并及时送检。刷检法除应用消化道外,也可用于胰胆道,在ERCP中先通过导管插入导丝通过病灶狭窄部,然后退出导管留置导丝,再沿导丝插入缩入导管内的胰胆管细胞刷,到达病变部位后,伸出细胞刷进行反复推拉刷检,刷完后将细胞刷退回导管内将其通过内镜活检管道拉出体外进行涂片检查。

(二) 直视下冲洗法

通过内镜活检管道插入冲洗用的塑料管对准病灶,用注射器进行冲洗,冲洗液常用pH为5.6的醋酸缓冲液(醋酸钠13.6g,冰醋酸0.6g,加蒸馏水至10 000ml),一次冲洗约需250~300ml左右。冲洗后,通过塑料管或直接用内镜吸引吸出冲洗液(须回收80%以上),立即将冲洗液离心沉淀(2000r/min×5min),弃去上层清液,将沉渣涂片4~6张,干后固定并作染色检查。

冲洗液的沉渣内有较多的红细胞,影响观察,可用特制的离心管,使红细胞沉积于最低层,取上层沉渣作涂片。若冲洗液内黏液较多,可加入α-糜蛋白酶5mg,待黏液溶解后再作离心沉淀。

(三) 直视下吸引法

其操作过程与冲洗法大致相似。发现病灶后,由活检管道内插入一外径为2mm的塑料导管,外接50ml注射器,塑料管头端轻轻贴近病灶,利用注射器抽吸的负压吸取病灶处的黏液及细胞。然后退出塑料导管,将吸入端部的黏液作涂片检查。若为多个病灶,应分别用不同塑料管吸引。本法的优点是简便,涂片之细胞直接来自病灶处,本法亦可用来作胆汁或胰液的细胞涂片检查。

(四) 组织印片法

本法较简便,内镜下在病灶处钳取病变组织,随即用小镊子从活检钳杯中取下组织,放在载玻片上,按同一方向由上而下轻轻滚动或者印按4~5行,然后固定染色,进行显微镜下观察。快速印片检查阳性率稍低于活组织检查,但对活检不能确诊的病例,细胞形态学检查可弥补其不足。有人报道,特别在溃疡型胃癌伴有坏死、感染或假性愈合时,若按常规方法活检取不到癌组织,印片亦可会帮助诊断。对一些可疑癌患者,可以连续在内镜下更换部位或加深钳取组织进行印片,染色观察,这对早期癌、胃溃疡、微小胃癌的诊断有重要价值。

(五) 细针抽吸法

其方法为通过内镜活检管道插入内镜注射针,在直视下刺入隆起病灶的中心部位或溃疡病灶的边缘部位,注射针后部连接50ml注射器进行负压抽吸,亦可在注射针刺入组织后在原处作3~4次进退动作,再作抽吸动作2~3次,最后拔出注射针,将穿刺组织置入10%甲醛溶液液内固定送检。该方法简单,取材部位正确,损伤少,出血少。穿刺进针4mm,所以尚可发现黏膜下癌或向黏膜下浸润的癌肿,抽吸出的组织在镜下观察见癌细胞多成堆分布,且细胞核也较完整,有利于诊断并易于观察细胞分化程度;另一优点是快速诊断,1~2小时就可得报告,有人报告诊断35例上消化道癌,抽吸法32例阳性,阳性率91.42%,术中均未发生出血、穿孔、感染等并发症。

(王凯旋 李兆申)

第二节 内镜下胆胰管黏膜活检检查

一、概述

迄今为止,病理检查仍为诊断胆管癌及胰腺癌最为可靠的依据。内镜下胆胰管黏膜活检可在诊断性 ERCP 检查的同时即可进行。活检取材能掌握组织结构上的异常,诊断特异性强,对鉴别良恶性困难的病例有重要的临床应用价值。近年来由于医疗器械与设备的改进,发展了胰胆管专用活检钳,大大提高了胆胰管活检的成功率和准确率。

二、适应证与禁忌证

(一) 适应证

1. 胰胆管良恶性狭窄的鉴别诊断。
2. 胰腺肿瘤和慢性胰腺炎的鉴别诊断。
3. 可疑有早期胰腺肿瘤、胆管癌。
4. ERCP 检查有可疑发现,作进一步检查。
5. 原发灶不明的转移性腺癌,怀疑来自胰腺者。
6. 胰腺囊肿性病变。

(二) 禁忌证

1. 有 ERCP 检查禁忌者。
2. 凝血功能明显障碍有出血倾向者。全身情况衰竭,或心、肺、肝、肾等重要器官功能失代偿者。
3. 急性胰腺炎或慢性胰腺炎急性发作期。
4. 胆管急性炎症及化脓性胆管炎。
5. 严重腹水,伴有肝硬化或 PT 时间明显延长。

三、术前准备

(一) 器械准备

1. 内镜及附属用具

(1) 常用侧视式的纤维及电子十二指肠镜,如 Olympus 的 JF 及 TJF 系列产品,婴幼儿检查应选用特殊的专用十二指肠镜操作,前视式胃镜或小儿结肠镜限于胃次全切除术、Billroth Ⅱ式术后。为了便于操作,最好选用电子内镜及电视内镜。

(2) 导管:目前种类较多,有内置导丝的导管如 ERCP-1、ERCP-1-BT、ERCP-1-ST、ERCP-1-LT、ERCP-1-LMT 及 ERCP-1-T35 等(Wilson-Cook 公司生产)。常用 PR-4Q 外径 1.6~1.7mm,长 1.6m 的塑料导管,对胰管造影主要用 PE-10Q,末端标有刻度借以了解插入乳头的深度(Olympus 公司生产)。

(3) 造影剂:常用 60% 的泛影葡胺(Urografin),其他如泛影钠(Hypaque sodium)、Renografin 等也可用。

(4) 配有电视荧光屏的 X 线机。

(5) 操作人员的防护设备。

(6) 常规 ERCP 检查所必需的用品。

2. 活检钳　Olympus 公司专门设计针对胰胆管活检的活检钳主要有 FB-39Q-1、FB-40Q-1、FB-45Q-1 和 FB-46Q-1 型,有效长度 1950mm,适用管道 2.2mm 和 2.8mm。该活检钳外套管为聚四氟乙烯材料,摩擦性极低,柔韧性好,易于通过弯曲的胰胆管(图 2-12-2)。

3. SpyGlass 下胆胰管活检设备　SpyGlass 是一种新型的子镜系统,完全不同于以往胆管镜及胰管镜系统。SpyGlass 探头包括一根 6000 像素的传像素。在远端尖端有一个镜头连接至传像素,且具有 2 个工作孔道,可以通过导丝及专用活检钳。SpyGlass 工作长度 231mm,最大插入部 0.81mm,最大直径 0.9mm,所需最小工作孔道直径 1mm。在 SpyGlass 下可进行胆胰管直视下活检,专用活检钳 SpyBite(图 2-12-3),直径 0.99mm,钳口外径 1.0mm,钳口开度 4.1mm,工作长度 286cm,所需内镜工作通道 1.2mm。

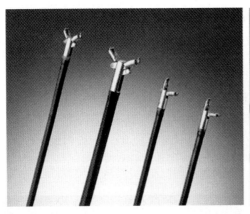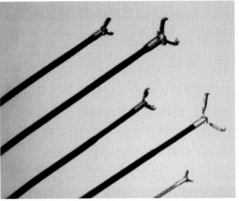

图 2-12-2　胰胆管活检钳

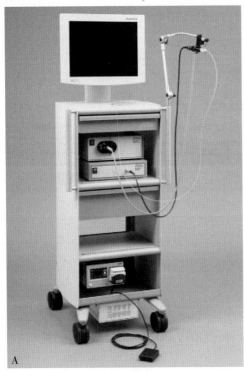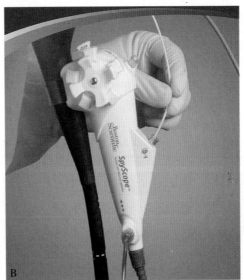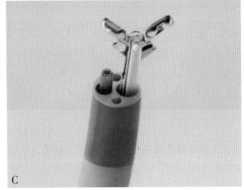

图 2-12-3　Spyglass 镜系统

A. 主机及内镜全景图；B. Spyglass 镜操作部；C. Spybite 活检钳

（二）患者准备

1. 做静脉碘过敏试验，检查出血时间、凝血时间、血小板计数，凝血酶原时间和肝功能。

2. 阻塞性黄疸患者须常规肌内注射维生素 K 3~5 天。

3. 术前禁食 6 小时以上。

4. 行局部咽喉麻醉，术前 15 分钟静注解痉剂、镇静剂，如解痉灵 20mg 地西泮 5~10mg 或杜冷丁

50mg肌注或静脉注射。对有胆系感染患者,术前需用抗生素。

5. 资料准备　B超、CT等有关胰胆影像检查资料。

四、操作方法

作胆胰管活检时,通过ERCP对胰胆管进行全面的观察,初步确定活检的部位,然后调整内镜插入的深度和角度,在透视下将活检钳经乳头插入胆胰管,必要时可行乳头切开,并使活检钳尽可能垂直指向活检部位,在病变处活检,每例活检组织至少2块以上(图2-12-4)。活检钳取组织的部位极为重要,如选择恰当,可大大提高活检阳性率。

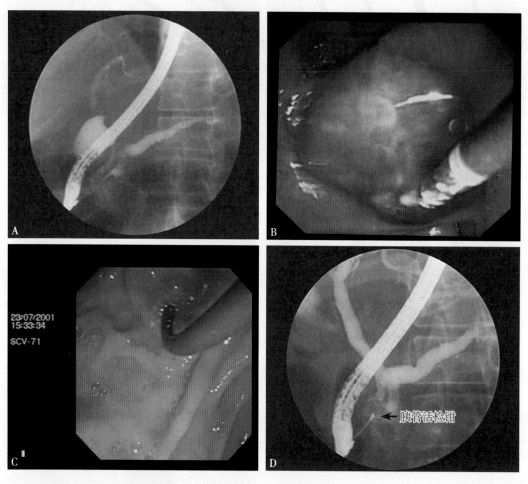

图 2-12-4　胰管活检

A. ERCP提示胰头部胰管狭窄;B. 插入胰管活检钳;C. 胰管活检钳在病变处活检;D. X光下观察调整活检钳位置

活检标本的处理,用小镊子将组织块由活检钳中取出放在小纸片上,然后连同小纸片一起放入10%的甲醛溶液中固定,石蜡包埋,苏木素-伊红染色后切片观察(图2-12-5)。

五、注意事项

1. ERCP及胆胰管活检均是微创伤性检查,仍有较多并发症,有时还会很严重,家属应予理解并签署知情同意书。

2. 注意器械的消毒和无菌技术,或造影剂中加入庆大霉素。

3. 碘过敏者禁忌检查,过敏性体质者应作过敏试验。

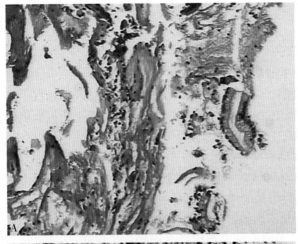
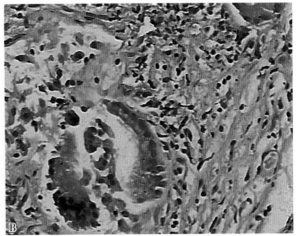
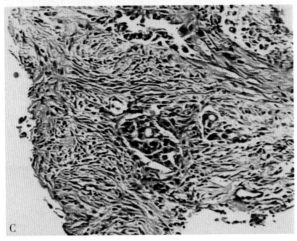

图 2-12-5 胰管活检组织 H-E 染色

A. 正常胰腺组织(H-E×200);B. 慢性胰腺炎(H-E×200);

C. 胰腺癌胰腺组织(H-E×200)

4. 操作应轻柔,如出现局部不适,可给予局部护理或适量解痉止痛药物等对症处理。

5. 胰胆管活检操作应避免暴力,活检组织也应避免过大、过深。

6. 术后应注意观察有否发热、腹痛和便血等。检查血清淀粉酶及白细胞计数。

六、术后处理

1. ERCP 下胆胰管活检术后应卧床休息,4~6 小时及翌晨抽血查血清淀粉酶,第二天常规检查血白细胞计数与分类。注意观察血压和脉搏和全身状况的变化,应特别注意有否发热、腹痛便血及黄疸。必要时行 B 超及 X 线腹透检查。

2. 术后禁食 1~2 天,逐渐恢复流质及半流质。

3. 术后应常规应用抗生素,并加用止血药和维生素 K 2~3 日,注意补充电解质 3~5 日,并发重症胰腺炎须胃肠减压,必要时给予输血。

七、并发症

ERCP 下胆胰管活检的并发症除 ERCP 引起外,与胆胰管活检或相关的并发症发生率是较低的,未见有严重并发症及死亡的报道。可能的并发症有以下几种:

1. 化学性胰腺炎 其发生的危险性要高于单纯 ERCP,主要表现为手术后 24 小时内腹痛、血清淀粉酶或脂肪酶增高四倍以上。

2. 出血、穿孔 胆胰管活检以及乳头切开时可出现术中或术后出血,一组 119 例 ERCP 下胰胆管活检仅 1 例(0.8%)发生出血。胆胰管活检亦可致穿孔,故应该避免暴力及钳取的组织过大、过深。

3. 感染 胆道感染及胰源性败血症是较严重的并发症。

八、临床应用

结合 ERCP 进行胆胰管活检组织学检查,也是术前获取病理学的一个重要诊断依据。Rustgi 等在乳头括约肌切开(EST)后进行胆管活检,5 例胆管癌中 4 例阳性。山崎等在非乳头切开的情况下进行胰管活检,6 例胰腺癌中 4 例阳性。Aabakken 等报道 7 例胰腺癌,其中一例通过内镜下活检获取诊断。Foerster 等在非乳头切开下利用 1.5mm 活检钳在 10 例胰腺癌患者中获得 9 例活检组织学标本,而用 2.2mm 活检钳仅获得 3 例组织学标本。因此对胰腺活检技术尚需进一步积累资料。Kubota 等对 43 例胰胆导管狭窄进行了胰胆管活检,活检成功率为 95.3%,胰腺癌活检阳性率为 71.4%。综合文献报道其敏感性为 40%~60%,技术失败率高达 15%,假阴性的原因主要是由于取材小或者胰胆管中断以致不能在病变中心处活检。近年来有人联合应用超声内镜定位可提高诊断正确率。

胰管活检阳性率虽不及刷检,但有较多的优点:①能够确定组织学类型和分化程度;②能显示胰腺癌形成的腺管及对神经周围和血管的浸润现象;③对于一些分化较好的胰腺癌、囊腺癌、产黏蛋白肿瘤等细胞诊断较为困难,特别是胰管刷检细胞对慢性胰腺炎异型细胞与高分化胰腺癌细胞有时难以区别,而组织学可作出明确诊断;④对于慢性胰腺炎细胞学仅能报告未见癌细胞,而组织学可作出明确诊断;⑤胰腺硬癌,特别在大量增生的纤维组织中间分布少量癌细胞的病例;胰管刷检可能取不到癌细胞,而胰管活检组织学诊断却很有帮助。但目前临床上应用仍有限制:需要有熟练的 ERCP 诊断和活检技术;另需配备专用活检钳。但 ERCP 下胆胰管活检组织学检查不失为一种安全可靠的胆胰疾病诊断和鉴别诊断方法。

综上所述,ERCP 中胆胰管活检组织学诊断其临床价值是肯定的,术前常常借此明确诊断及拟定治疗方案,是胆胰恶性肿瘤早期诊断的重要手段,应大力推广、应用。

(王凯旋 李兆申)

第三节 ERCP 下胆胰管细胞学检查

一、概述

内镜逆行胰胆管造影(endoscopic retrograde cholangiopancreatography,ERCP)下胆胰管刷检细胞学诊断为胆胰肿瘤的诊断与鉴别诊断开辟了一条新的途径。经内镜途径胆胰管刷检细胞学检查在诊断性 ERCP 的同时即可完成,便于临床应用。近年来分子生物学技术不断发展,在胆胰管刷检细胞学诊断中亦得到应用,如 *K-ras* 基因 12 密码子点突变以及 DNA 多倍体分析对判断病变良恶性有较高的特异性,尤其是标本量便少时尤为适应。

目前,ERCP 下胆胰管刷检在国外已得到广泛开展,国内一些医疗单位也开始用于临床诊断,除具有较高的正确率外,该方法也相对安全可靠。随着 ERCP 检查技术的普及,它将成为一项有前途的临床诊断技术。

二、适应证与禁忌证

(一)适应证

1. 胆胰管良恶性狭窄的鉴别诊断。
2. 疑有胰腺肿瘤,特别对早期、仅局限于胰管的小胰腺癌的诊断。
3. 胰腺肿瘤和局限性胰腺炎的鉴别诊断。
4. 阻塞性黄疸的鉴别诊断。

5. 原发灶不明的转移性腺癌,怀疑来自胰腺者。

6. 胰腺囊肿性病变。

（二）禁忌证

1. 有 ERCP 检查禁忌者。

2. 凝血功能明显障碍,有出血倾向者。全身情况衰竭,或心、肺、肝、肾等重要器官功能失代偿者。

3. 急性胰腺炎或慢性胰腺炎急性发作时。

4. 碘过敏。

三、术前准备

（一）患者准备

1. 检查出血时间、凝血时间、血小板计数、凝血酶原时间和肝功能。

2. 阻塞性黄疸患者须常规肌内注射维生素 K_1 3~5 天。

3. 术前禁食 6 小时以上。

4. 一般患者不需术前用药,但对病情较重、精神紧张的患者,宜用地西泮 5mg 或哌替啶 50mg 肌注。对有胆系感染患者,术前需用抗生素。

（二）器械准备

1. 内镜及附属用具　十二指肠镜如 Olympus 公司的 JF 及 TJF 系列产品等。

2. 细胞刷　目前常用的 ERCP 细胞刷大多为一次性刷子,如 Olympus BC-17W 型,适用管道 1.7mm,有效长度 2500mm,刷径 1.0mm,刷长 5.0mm。而 Cook 公司特殊设计的细胞刷子主要由一个外套管、导丝及细胞刷体组合在一起。细胞刷体远端有一个 30mm 长的柔韧的引导端,外套管为一聚乙烯管,其远端和细胞刷体末端均有一个不透 X 线的标记(图 2-12-6)。该细胞刷可提高刷检的准确率和阳性率。BOSTON 公司的细胞刷还具有负压吸引的作用,可能会提高刷检的阳性率。

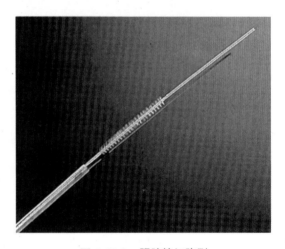

图 2-12-6　胆胰管细胞刷

四、操作方法

ERCP 下胆胰管细胞刷检一般在 ERCP 显影后进行,其方法为导丝插入胆胰管,沿导丝推入细胞刷,透视下将细胞刷送至病变部位,将刷头推出,病变处反复磨擦 5~10 次,然后把细胞刷头退至外套管中拔出,以避免将细胞遗落在管道内(图 2-12-7)。细胞刷取出后应当立即置入液基细胞保存液中,为提高细胞收集率,可以将细胞刷头剪断,一同置入液基细胞保存液中送病理科检验,也可以涂片做 HE 染色。

五、注意事项

1. ERCP 及胆胰管刷检通常是安全的,但偶有并发症发生,如胆道感染、急性胰腺炎等,家属应予理解并签署知情同意书。

2. 注意器械的消毒和无菌技术。

3. 操作应轻柔,如出现局部不适,可给予局部护理或适量解痉止痛药物等对症处理。

4. 碘过敏者禁忌检查,过敏性体质者应作过敏试验。

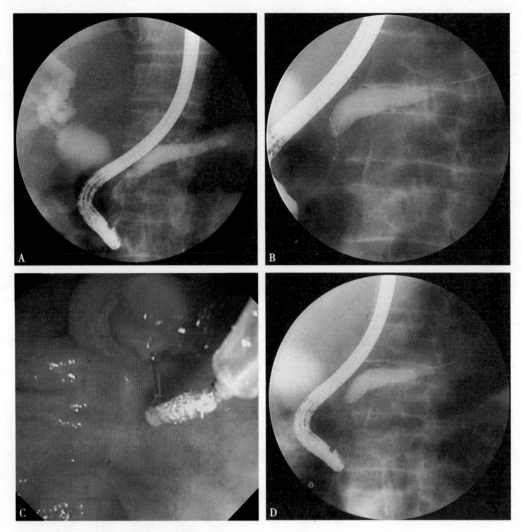

图 2-12-7　胰管细胞刷检操作过程

A.胰管造影确定病变部位;B.插入导丝通过狭窄段;C.插入细胞刷;D.在病变部位反复磨擦

5. 术后应观察发热、腹痛和便血等。检查血清淀粉酶及白细胞计数。

六、术后处理

(一) ERCP 中胆胰管刷检术后应卧床休息,4~6 小时及翌晨抽血查血清淀粉酶,第二天常规检查血白细胞计数与分类。注意观察血压和脉搏和全身状况的变化,应特别注意有否消化道出血。

(二) 术后禁食 1~2 天,逐渐恢复流质及半流质。

(三) 根据有否感染选用抗生素,并加用止血药和维生素 K_1,注意补充电解质 3~5 日。

七、并发症

ERCP 下胆胰管刷检的并发症除 ERCP 引起外,与胆胰管刷检或相关的并发症发生率是较低的,未见有严重并发症及死亡的报道。可能的并发症有以下几种:

1. 术后胰腺炎　其发生的危险性为 0~10%。最近文献报道 42 例胰管刷检患者中,9 例出现术后胰腺炎(21.5%),明显高于常规 ERCP 术后胰腺炎(7.4%)。主要表现为手术后 24 小时内腹痛、血清淀粉酶或脂肪酶增高四倍以上,其中 6 例为轻度,3 例为中度。

2. 出血　胆胰管刷检以及乳头切开时可出现出血,偶有胃肠道出血。

3. 感染　胆道感染因刷检后常规放置引流而较为少见。胰源性败血症是较严重的并发症,发生率为 0.3%。

八、临床应用

在各种胰腺细胞学检查方法中,ERCP 中胰管刷检细胞学诊断最为简单、实用。一般 ERCP 中胰管刷检细胞学检查可与 ERCP 结合进行,ERCP 显示胰胆管狭窄,怀疑胰腺肿瘤的病例,均可作此检查。由于 ERCP 下胰管刷检能正确地到达病变部位,获得新鲜的细胞标本,且刷取的细胞数量较胰液脱落细胞数为多,其细胞质、细胞核染色质及核仁保存较好,不似胰液脱落细胞因酶的作用易于变性,故比胰液脱落细胞学检查更为精确。

ERCP 下胰管刷检可在 X 线直视下对胰管狭窄部位反复刷取,因此常有较高的阳性率,收集文献中证实为胰腺肿瘤的胰管刷检细胞学检查结果,总阳性率为 64.4%,高于 ERCP 下胰液脱落细胞学检查的阳性率(56%)。

胰腺癌病变部位亦影响 ERCP 下胰管刷检细胞学检查结果,头、体部胰腺癌胰管刷检细胞学检查阳性率高于钩突、尾部细胞学检查阳性率。若行乳头括约肌切开后,可提高胰管刷检准确率,头、钩突部及体部胰腺癌胰管刷检细胞学检查准确率可达到 100%,尾部仅为 50%。

针对胆管癌患者,胆管细胞刷文献报道其阳性率为 26%~68.8%,但特异性接近 100%。细胞刷检存在较高的假阴性率,原因可能在于细胞量获取不足;胆道肿瘤引起纤维组织增生而被包埋;胆道肿瘤以高分化或中分化腺癌居多,胆道肿瘤表层细胞分化程度比深层的高,细胞刷只能获取胆道肿瘤表层的细胞;检查者根据细胞的形态判断肿瘤良性或恶性,分化良好的腺癌细胞又是难以与不典型增生细胞区别等。而胰管细胞刷检诊断胰腺癌的特异性很高,但是敏感性较低。这主要是因为 ERCP 下刷检的标本可能较少不足以做出恶性的诊断,另外,一些高分化的癌细胞在显微镜下有时也难以与正常细胞进行鉴别。Burnett 等的文献回顾纳入 2002~2012 年公开发表的报道,结果表明细胞刷诊断的敏感性为 15%~64%,汇总敏感性为 42%。造成敏感性差异的原因有很多,比如研究人群的不同,有的研究对象为影像学可见明显肿块的患者,这类患者较之早期的癌症患者阳性率肯定高。此外,还有诊断标准的差异,有的研究者把疑似恶性细胞均归为恶性细胞的诊断等。为了进一步提高细胞刷诊断的敏感性,细胞学刷检的方法及技巧不断改进。有研究报道随着 ERCP 技巧的提高,胰管细胞刷检的阳性率也随之提高。另外,在病变部位来回摩擦 30 次以上的刷检方法可以将刷检的敏感性从 43.8% 提高至 85.7%。

除了技术因素对细胞刷阳性率的影响外,更重要的是细胞学本身由于标本获取问题而固有的敏感性低的缺点。因此许多针对脱落细胞的分析方法应用于临床研究。如利用数字影像分析技术(digital image analysis)分析刷检细胞的 DNA 倍体,判断细胞的良恶性。一般来说恶性细胞染色体呈非整倍体改变。近年来研究均表明利用 DIA 技术可以提高常规细胞学诊断的敏感性。荧光原位杂交技术(fluorescence in-situ hybridization,FISH)是利用荧光标记的 DNA 探针来评估细胞染色体的异常。近年来 FISH 技术开始应用于胰管刷检标本。有报道 FISH 技术与常规细胞刷诊断良恶性胆胰管狭窄的敏感性分别为 34% 和 15%,特异性为 91% 和 98%。Levy 等认为 FISH 和 DIA 技术可以提高单程细胞学诊断的准确性。Ito 等分析了 71 例胆管狭窄患者的细胞刷检物中 MSX2 的表达水平,结果发现恶性胆道狭窄中 MSX2 表达水平显著高于良性胆管狭窄($P=0.004$)。其敏感性和特异性分别为 100% 和 58.3%。

胰管刷检 K-ras 突变检测诊断胰腺癌的敏感性、特异性和准确性分别为 70%,90% 和 3%。有学者在 ERCP 下对胰管造影见有主胰管狭窄的 45 例患者进行刷检,检测刷检物 K-ras 点突变,并与传统的细胞学涂片进行比较,24 例胰腺癌中有 20 例 K-ras 点突变,突变率为 83%,16 例慢性胰腺炎及 5 例胰管内黏蛋白高分泌瘤均阴性,尤其重要的是,其中 6 例肿瘤直径小于 2cm 的胰腺癌均有 K-ras 点突变,而细胞学检查的阳性率仅有 54%。Finkelstein 等对胰管细胞刷标本上清液进行了 K-ras 点突变的检测,结果发现28例胰腺癌患者中有25例检测到了点突变,而手术证实为良性病灶的5例患者均未检测到K-ras的点突变。ERCP下刷检物K-ras点突变率明显高于传统的细胞学检查,并且K-ras点突变发生在胰腺癌早期,更有利于临床早期诊断。

有报道分析了MSX2在胰管细胞刷样本中的表达水平,研究这是否会区分慢性胰腺炎和胰腺癌。刷检细胞学标本取自ERCP发现的胰管狭窄患者82例。他们对刷检物进行细胞学诊断和RNA的提取。通过实时定量PCR法进行检测MSX2的表达水平,结果发现胰腺癌中的MSX2表达水平显着高于慢性胰腺炎($P=0.0000007$),表达水平与细胞学阳性呈正相关($P=0.013$)。胰腺癌细胞学和MSX2表达的敏感性,特异性和诊断准确率分别为:47.4%、100%、63.4%、73.7%、84.0%和79.3%。MSX2的表达水平在诊断的灵敏度和准确度均远高于细胞学。

(王凯旋　李兆申)

参考文献

1. 陈晓宇,施尧.胃镜活组织检查和内镜下黏膜切除标本的病理检查规范.内科理论与实践,2010,5(3):252-255.
2. 陈晓宇.胃肠道活检和手术标本的病理检查要点.胃肠病学,2012,17(11):641-645.
3. 黄晓俊,金实琴,王祥.经内镜胆管细胞刷检和组织活检诊断胆管癌的价值.兰州大学学报:医学版,2009,35(1):91-94.
4. ASGE guideline.Endoscopic mucosal tissue sampling.Gastrointest Endosc,2013,78:216-224.
5. Evans J,Early DS,Fukami N,et al.The role of endoscopy in Barrett's esophagus and other premalignant conditions of the esophagus. Gastrointest Endosc 2012,76:1087-1094.
6. Banerjee S,Cash B,Dominitz J,et al.The role of endoscopy in the management of patients with peptic ulcer disease. Gastrointest Endosc 2010,71:663-668.
7. 黄平,张筱凤,张啸,等。经内镜逆行胰胆管造影途径下腔内超声及细胞刷对胆管恶性狭窄的早期诊断价值.中华肝胆外科杂志,2013,19(9):661-664.
8. Fogel EL,DeBellis M,McHenry L,et al. Effectiveness of a new long cytology brush in the evaluation of malignant biliary obstruction:a prospective study. Gastrointest Endosc,2006,63:71-77.
9. Parsi MA,Deepinder F,Lopcz R,et al. Factors affecting the yield of brush cytology for the diagnosis of pancreatic and bill ary cancers. Pancreas,2011,40:52-54.
10. Stoos VeiOT. BilieB,KaieG,et al. Biliary brush cytology for the diagnosis of malignancy:a single center experience. Coil Antropol,2010,34:139-143.
11. Kawada N,Uchara H,Katayama K,et al. Combined brush cytology and stent placement in a single session for presumed malignant biliary stricture. J Gastroentero Hepato,2011,26:1247-1251.
12. Nasim Mahmoudi,Robert Enns,Jack Amar,et al. Biliary brush cytology:factors associated with positive yields on biliary brush cy tology. World J Gastroentero1. 2008,14:569-573.
13. Ito H,Satoh K,Hamada S,et al.The evaluation of MSX2 mRNA expression level in biliary brush cytological specimens. Anticancer Res.2011 Mar,31(3):1011-1017.
14. Chen YK. Panereatoscopy:present and future role. Curr Gastroenterol Rep,2007,9:136-143.
15. Peter S,Eloubeidi MA. Feasibility of combined EUS-FNA and ERCP for obstructive jaundice from presumed pancreatic malignancy. Nat Clin Praet Gastroenterol Hepatol,2009,6:132-133.
16. Rosch T,Hofichter K,Frimberger E,et al. ERCP or EUS for tissue diagnosis of biliary strictures. A prospective comparative study. Gastrointest Endosc,2004,60:390-396.
17. Domagk D,Poremba C,Dietl KH,et al. Endoscopic transpapillary biopsies and intraductal ultrasonography in the diagnostics of bile duct strictures:a prospective study. Gut,2002,51:240-244.
18. Uchida N,Kamada H,Tsutsui K,et al. Utility of pancreatic duct brushing for diagnosis of pancreatic carcinoma. J Gastroentero1. 2007,42:657-662.
19. Lee JG. Brush cytology and the diagnosis of pancreaticobiliary malignancy during ERCP. Gastrointest Endosc. 2006,63:78-80.

第十三章
肝胰壶腹括约肌测压术

肝胰壶腹括约肌(即 Oddi 括约肌)是由包绕胆管、胰管开口处及胆管和胰管的共同管道周围的括约肌组成。消化间期其以自发紧张性收缩调节胆汁流量,使肝脏分泌的胆汁约 80% 进入胆囊,餐后括约肌松弛,配合胆囊收缩,使胆汁流入十二指肠。早在 1887 年 Oddi 发现该括约肌时就指出,部分患者不明原因的腹痛、发热或黄疸可能是括约肌功能异常或器质性病变引起,但由于缺乏令人信服的诊断手段,肝胰壶腹括约肌运动功能障碍(sphincter of Oddi dysfunction,SOD)一直未得到普遍认可。随着多种胃肠道激素的发现,胆道动力学研究技术和设计的改进,推动了肝胰壶腹括约肌运动功能的研究。近年来随着测压导管的革新和计算机收集整理数据等新技术的广泛应用,使该项技术日益成熟。目前认为 SOD 是胆囊切除术后患者腹痛的主要原因,而 Oddi 括约肌压力测定是确定 SOD 的金标准。

一、器械

(一) 测压导管

根据测压原理不同可分为水灌注性测压导管和非灌注性测压导管两类。以前应用较广泛的连续灌注导管为三腔导管,由微量压力泵向导管内注水,水在导管末端侧孔逸出时所要克服的压力,即为括约肌压力。该导管由聚乙烯制成,顶端常有三个侧孔,开口于不同方向,每一侧孔间相距 2mm。因测压导管较柔软,插管较困难,成功率仅 60%~75%,为此,现已研制出带导丝侧孔的测压导管,先插入导丝,再顺导丝插入测压导管,可大大提高成功率(图 2-13-1)。因灌注的水会流进胆管或胰管,测压所致的胰腺炎并发症较多;此外,三腔导管测压所得的数据较复杂,较难分析。因此,近年来又出现了袖套式感受器型带导丝侧孔的测压导管,先插入导丝,再顺导丝插入测压导管,可大大提高成功率;另外,灌注的水直接流入十二指肠腔,不会流入胆管或胰管,因此大大降低测压所致胰腺炎的发生率(图 2-13-2)。有研究者对两种测压导管进行了比较,发现两种测压导管测得的括约肌基础压、收缩压、收缩振幅和收缩频率无显著差异。认为,袖套式测压导管的准确率与标准的三腔式导管相当,且无需牵拉,故无因牵拉所致的人为干扰。非灌注性测压导管顶端带有微型换能器,可直接感受管腔内压力。该导管无需灌水,故适合进行长时间压力监测。

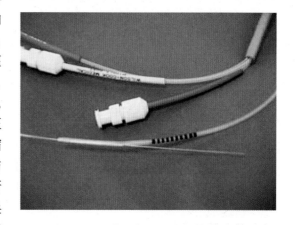

图 2-13-1　灌注式三通道胆道测压导管

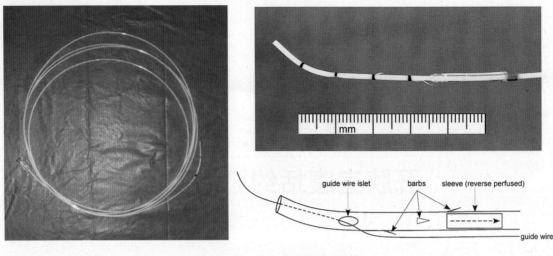

图 2-13-2　袖套式胆道测压导管

（二）灌注系统

目前常用低顺应性毛细血管水灌注系统,并用氮气压力泵以恒定压力向灌注系统内注水(图 2-13-3)。进行肝胰壶腹括约肌测压时,一般要求水流速度为 0.12~0.25ml/min,氮气压力泵压力为 50~53.3kPa。要求无菌操作,盛水容器及注水通道均应严格消毒。

（三）压力换能器

管腔内的压力通过导管内的水流传递到压力换能器,压力信号在此转换成数据信号,并输入计算机进行处理。

（四）记录仪

以前常用生理记录仪与压力换能器连接,测压信号均记录在纸带上,以供分析。随着实用软件的不断开发,压力换能器的信号可直接输入计算机,进行实时显示压力及波形,快速进行数据处理、储存、描绘和打印。避免了人为误差,并可以对测压系统进行非线性补偿;可根据需要画出各种图形,进行多种计算(图 2-13-4)。

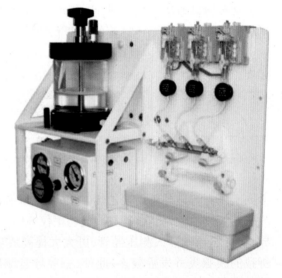

图 2-13-3　袖套式胆道测压压力泵

（五）其他

如十二指肠镜、测压导丝、ERCP 材料,包括造影导管及造影剂、X 线机、铅衣及甲状腺护领等。

二、适应证与禁忌证

（一）适应证

一般认为临床疑有 SOD 患者均为本检查的适应证。SOD 指肝胰壶腹括约肌运动异常致患者胆汁、胰液排出受阻,使胆管、胰管内压升高,临床上表现为胆源性腹痛、梗阻性黄疸,胰源性腹痛或急性胰腺炎。

（二）禁忌证

ERCP 检查禁忌患者均为本项检查禁忌证,其中包括有上消化道狭窄、梗阻,估计内镜不可能抵达十二指肠降段者;有心肺功能不全及其他内镜检查禁忌者;急性胰腺炎或慢性胰腺炎急性发作者。

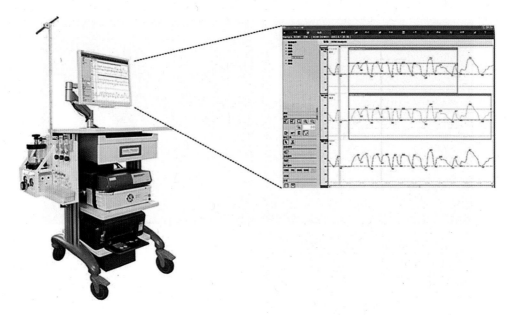

图 2-13-4　Oddi 括约肌压力测定仪(包括灌注系统、压力换能器、记录仪)

三、术前准备

肝胰壶腹括约肌测压应在 ERCP 检查室进行,专职护士协助。检查前向患者说明检查的必要性和注意事项,征得患者同意及密切配合。术前常规作碘过敏试验并检查血淀粉酶及白细胞计数及分类。检查时至少空腹 6 小时以上,24 小时停服全部药物。在可能的情况下,应当停用已知可能改变平滑肌运动的药物,如 H_2 受体阻滞剂、胃肠动力药、止痛药(哌替啶)等应至少停服 3 天以上。检查前详细检验测压仪性能,并进行校正。值得一提的是,镇静剂使用不会改变 Oddi 括约肌的运动。因此,为了保证术前局部麻醉患者咽喉部,静脉注射咪达唑仑或地西泮,直到达到适当的镇静水平。禁用影响肝胰壶腹括约肌运动功能药物,常用地西泮 5~25mg 静脉推注。

四、手术步骤

(一) 体位

插镜时患者取左侧卧位,为了便于俯卧位插管造影,可事先让患者手臂置于背侧,操作熟练者亦可一开始即让患者取俯卧位。

(二) 插管

十二指肠镜插至十二指肠降段后,应拉直,直视十二指肠乳头,减少内镜对胃、十二指肠的膨胀作用。可以采用下列两种方法中的一种来放置测压导管:①通过在十二指肠镜观察下,直接将测压导管经内镜活检查孔道,通过十二指肠乳头插入总胆管(或胰管),从而放置好测压导管,随后通过导管腔注入少量造影剂来检验导管的位置。约 45%~60% 患者可一次性选择插管成功,伴发十二指肠乳头旁憩室患者插管较困难。②测压导管插管失败者,将 ERCP 导管插入奥迪括约肌。通常注入造影剂观察胆管树并测定导管在总胆管中的放置位置。将直径为 0.018F 的导引丝,通过 ERCP 导管插入 Oddi 括约肌内。抽出 ERCP 导管,并将测压导管滑到导引钢丝上。一旦测压导管固定到位,取出导引钢丝进行测压(图 2-13-5)。

(三) 检测

应用三腔式测压导管进行检测时,测压导管顶端进入肝胰壶腹括约肌后,即可在内镜下观察到导管顶端的刻度,继续插入导管,直至所有刻度均进入肝胰壶腹括约肌。开始测压时,由于插管的刺激图形可不稳定,待图形稳定后,用定点牵拉法(station pull-through technique)进行检测(图 2-13-6)。即

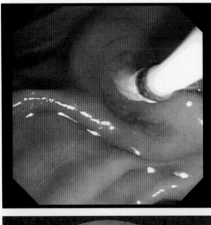
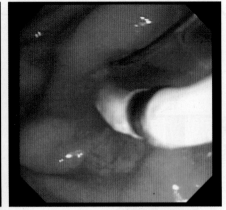
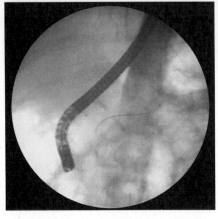

图 2-13-5　测压导管进入胰管

按每次外拽 1~2mm 速度向外牵拉导管,在每点进行检测至少 30 秒,直至导管完全退出肝胰壶腹括约肌。为使检测结果更加准确,常重复检测至少 3 次以上。肝胰壶腹括约肌测压需用十二指肠内压做参照,测压过程中常在内镜外附一单通道测压导管,持续记录十二指肠内压。亦可在测压导管进入或退出肝胰壶腹括约肌时分别记录十二指肠内压。

应用袖套式测压导管进行检测时,操作相对方便,无需进行牵拉导管。首先导管应当被放置在十二指肠中能够获得稳定的十二指肠压力并且压力置零处。将导管插入管道中,从总胆管或胰管获得压力读数。在开始操作之前等待几分钟,避免出现伪迹。连续几分钟记录总胆管压力,直到获得稳定的基线压力。软件实时记录括约肌的时相收缩(相波)传播以及波的振幅、频率和持续时间(图 2-13-7)。

(四) 资料分析

1. 资料分析　肝胰壶腹括约肌测压结果包括以下内容(图 2-13-8)。

(1) 十二指肠内压:十二指肠腔相对于大气的压力,以此作为基础压。

(2) 管腔内压:胆管或胰管相对于十二指肠的压力。

Manometric Procedure

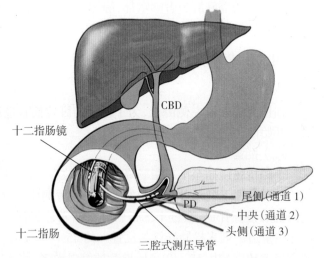

图 2-13-6　肝胰壶腹括约肌三腔式压力测定法示意图
SO= 肝胰壶腹括约肌,CBD= 胆总管,PD= 胰管

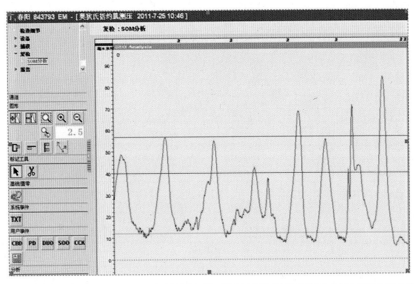

	实测平均值	正常参考值
基础压（mmHg）	12.1	<40
振幅压力（mmHg）	44.5	95~195
每分钟收缩	6.4	<7

图 2-13-7　袖套式 Oddi 括约肌压力测定法记录图形

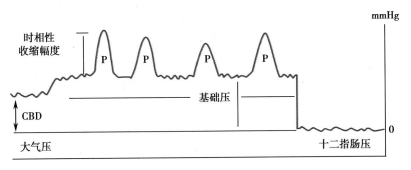

图 2-13-8　肝胰壶腹括约肌测压图形分析

（3）肝胰壶腹括约肌基础压：测压孔位于肝胰壶腹括约肌处测得压力，计算方法为两次基础收缩间平坦期相对于十二指肠的压力。

（4）肝胰壶腹括约肌时相性收缩幅度：在基础压基础上，肝胰壶腹括约肌时相性收缩幅度，为收缩起点至最高峰幅度。

（5）肝胰壶腹括约肌时相性收缩频率：每分钟肝胰壶腹括约肌时相性收缩次数。

（6）肝胰壶腹括约肌时相性收缩间期：肝胰壶腹括约肌时相性收缩的起止时间。

（7）肝胰壶腹括约肌时相性收缩传播方式：肝胰壶腹括约肌时相性收缩传播的方向，分顺行性、自发性和逆行性三种（图 2-13-9）。

2. 影响因素　肝胰壶腹括约肌测压资料应由专人负责分析，并统一标准，以减少分析误差。下列因素可影响测压结果，分析时应加以排除。①腹压：深呼吸、咳嗽、呃逆及疼痛刺激可致腹肌收缩，引起腹压变化。腹压变化可传至十二指肠和胆管、胰管，被测压导管感知，造成假象。因此测压过程中，对可致腹压变化的因素应加以标记，并在分析资料时排除。②灌注系统误差：测压检查时，必须先排出测压导管内的气体，否则将严重影响测压结果。此外，压力泵漏气，导管阻塞亦可降低测压仪的敏

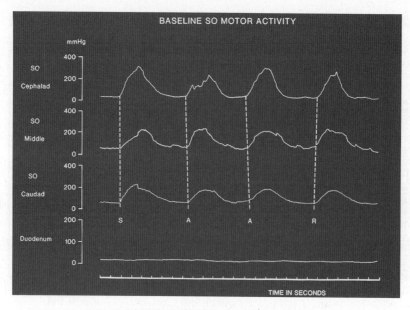

图 2-13-9　肝胰壶腹括约肌时相性收缩传播方式

感性。③测压导管位置：测压时，测压导管应保持在括约肌中央，并沿胆管或胰管方向走行。插管困难患者，如插管不当，可致测压导管楔入，紧贴管壁的测压通道即可显示异常增高的图形，并呈平台样改变，此时转动测压导管方向，放松抬钳器，即可清除这种人为误差。测压导管移位亦可致测压结果改变，测压过程中应密切观察导管位置，并加以标记。如基础收缩间期小于 3 秒，频率大于 13 次/分，则常为人为误差。

3. 正常人肝胰壶腹括约肌测压结果　肝胰壶腹括约肌测压正常值多取之于临床怀疑有肝、胆、胰疾病，经辅助检查无异常发现者，这部分患者本身可能存在肝胰壶腹括约肌运动功能障碍者。因此，将他们的测压结果来代表正常值不够准确。1990 年 Guelrud 等对 50 例健康自愿者进行肝胰壶腹括约肌测压，结果见表 2-13-1、表 2-13-2。

表 2-13-1　50 例健康自愿者肝胰壶腹括约肌测压结果

	范围	平均值		范围	平均值
基础压（mmHg）	4~30	14.8 ± 6.3	传播方式（%）		
收缩幅度（mmHg）	76~180	119.7 ± 32.6	顺行性	0~100	35
收缩间期（sec）	2~7	4.7 ± 1.0	自发性	0~100	53
收缩频率（/min）	3~10	5.7 ± 1.2	逆行性	0~40	11

表 2-13-2　肝胰壶腹括约肌测压正常值

	正常值		正常值
基础压（mmHg）	≤35（4.7kPa）	收缩频率（/min）	≤10
收缩幅度（mmHg）	≤220（29.3kPa）	逆行性收缩（%）	≤50
收缩间期（sec）	≤8		

五、术后处理

肝胰壶腹括约肌测压术后，患者应卧床休息，禁食 24~48 小时，术后 3 小时及次日晨监测血尿淀粉酶、血常规，观察体温、脉搏、腹痛、大便情况，注意有无发生急性胰腺炎或出血、穿孔、感染等并发症的发生。术后常规使用抑酸剂 2~3 天。单纯淀粉酶升高而无主诉症状者,可临床观察,并监测血淀粉酶变化因胰管造影后可有 1/3~1/2 患者有短暂高淀粉酶血症,此不属胰腺炎。如高淀粉酶血症同时伴发热、腹痛、白细胞增高等现象,则应按急性胰腺炎处理。为防止感染,术后 3 天应使用抗生素,为了减少对胰胆的刺激,术后宜采用清淡低脂饮食 2 天。

六、术后并发症及处理

肝胰壶腹括约肌测压最主要的并发症是急性胰腺炎,且其发病率高于 ERCP 检查,特别是有胰腺炎病史或进行胰管测压者,术后更易发生胰腺炎。肝胰壶腹括约肌测压术后胰腺炎以轻、中度为主,亦有少数可出现出血坏死性胰腺炎等严重并发症。胰腺炎的发生可能与以下因素有关:插管所致机械损伤;造影剂所致化学损伤;高压灌注所致机械损伤;胰酶自身消化;细菌感染;低渗灌注对管壁内皮细胞损害及原有慢性胰腺炎病史等。其中以前者影响最大,故乳头插管困难,长时间插管致乳头水肿患者不宜再行测压检查。预防测压术后胰腺炎的方法有:①尽量避免胰管测压:仅对原因不明反复发作急性胰腺炎患者进行胰管测压。②减少胰管测压时间:必须进行胰管测压者,检查时间应不超过 3 分钟。③术后引流胰管。④采用非灌注性测压导管。⑤采用袖套式测压导管:是目前降低测压术后胰腺炎较好方法。该导管袖套部分的设计,使得灌注液到达袖套内后从其后方的小孔倒流入十二指肠腔内,而非直接进入胆(胰)管内。⑥对所用仪器进行严格消毒。⑦减少胰液分泌,术后应禁食 24 小时,减少对胰外分泌功能的刺激。亦可使用抑制胰腺外分泌功能的药物,如生长抑素等。一旦发生术后胰腺炎,应给予禁食、抑制胰酶分泌、抗感染、补液等治疗措施,并动态监测血液学指标及进行胰腺 CT 检查。

七、临床评价

(一)肝胰壶腹括约肌功能障碍临床分型

胆源性腹痛或急性胰腺炎从病因分类其可分为继发性肝胰壶腹括约肌功能障碍和原发性肝胰壶腹括约肌功能障碍两类。前者主要的病因为胆管结石。结石或含结石的胆汁可直接作用于肝胰壶腹括约肌,使其运动功能障碍;胆固醇沉积和胰腺炎致十二指肠乳头纤维化;壶腹部结石嵌顿或排出结石过程损伤肝胰壶腹括约肌,发生炎症反应,甚至纤维化;感染胆汁致十二指肠乳头炎;此外,经手术或经内镜取石亦可损伤十二指肠乳头。其他的病因有胆管手术、内镜下十二指肠乳头切开术、克罗恩病、慢性胰腺炎、壶腹部肿瘤及纤维肌性狭窄、异位胰腺等先天性疾病。后者常无胆管结石等明确病因,肝胰壶腹括约肌狭窄或其运动功能紊乱为其主要病因。十二指肠乳头纤维化,腺体或平滑肌增生、平滑肌肥厚均可致肝胰壶腹括约肌狭窄。肝胰壶腹括约肌基础压力升高,静注胆囊收缩素或其他平滑肌松弛剂后压力下降,常提示肝胰壶腹括约肌紧张性增高;肝胰壶腹括约肌基础收缩频率加快,逆行性收缩增加,提示存在神经肌肉协调性紊乱;而对胆囊收缩素出现矛盾反应,则说明存在神经分布缺陷,使其仅表现为对平滑肌组织的直接兴奋作用。这些均为肝胰壶腹括约肌运动功能紊乱的表现。

本病多见于女性,患者常因胆囊结石而行胆囊切除术,术后症状常可改善,但常于术后 5 年发病,主要表现为腹痛,与胆囊切除术前相似。疼痛常位于上腹部或右上腹部,并可向肩背部放射,同时伴恶心、呕吐。每次发作可持续 3~4 小时,用解痉剂可减轻症状,约几周或数月发作一次。部分患者可表现为持续性上腹不适,在此基础上伴有急性发作。SOD 患者腹痛用阿片类镇痛药无效,甚至可加重发作。急性发作时,体检可发现患者辗转不安,不停更换体位,以求减轻腹痛,腹部触诊常无阳性发现,可有上腹部或右上腹轻压痛,无局限性腹膜炎表现。少数患者可有巩膜轻度黄染。实验室检查可见白细胞计数及分类正常,发作后 3~4 小时部分患者可出现血清丙氨酸氨基转移酶,血胆红素或碱性磷酸酶升高。逆行胰胆管造影(ERCP)检查可见胆总管直径大于 12mm,胆总管造影剂排空大于 45 分钟。部分表现为胰源性腹痛患者可出现血淀粉酶或脂肪酶升高。ERCP 检查可见胰管扩张,头部大于

6mm、体部大于 5mm,胰管造影剂排空时间大于 9 分钟。目前常根据患者的临床表现将 SOD 分为胆道型(biliary type)和胰腺型(pancreatic type)两类,每类根据症状轻重又分为Ⅰ、Ⅱ、Ⅲ型,其中Ⅰ型除临床症状外,既包括酶学异常又包括胆管或胰管排空障碍,Ⅲ型仅有临床表现,Ⅱ型介于两者之间(表2-13-3)。

表 2-13-3　SOD 临床分型

胆道型	Ⅰ型:胆源性腹痛
	一次以上谷丙转氨酶或碱性磷酸酶升高 2 倍以上
	ERCP 示胆总管扩张(>12mm)
	ERCP 示胆总管排空时间延长(>45 分钟)
	Ⅱ型:胆源性腹痛
	上述 1~2 项表现
	Ⅲ型:仅表现为胆源性腹痛
胰腺型	Ⅰ型:胰源性腹痛
	一次以上血淀粉酶或脂肪酶升高 2 倍以上
	ERCP 示胰管扩张(头部 >6mm,体部 >5mm)
	ERCP 示胰管排空时间延长(>9 分钟)
	Ⅱ型:胰源性腹痛
	上述 1~2 项表现
	Ⅲ型:仅表现为胰源性腹痛

（二）肝胰壶腹括约肌测压分型

肝胰壶腹括约肌测压是目前诊断 SOD 最有价值的检查方法,通过该项检查可了解胆管或胰管内压;肝胰壶腹括约肌基础压;肝胰壶腹括约肌时相性收缩幅度、收缩频率与收缩间期;肝胰壶腹括约肌时相性收缩传播方式。经肝胰壶腹括约肌测压,SOD 可分为两类(表 2-13-4)。

表 2-13-4　SOD 测压分型

狭窄
基础压≥40mmHg
运动功能紊乱
收缩频率≥7/ 分钟
间断性基础压升高
逆行性收缩≥50%
对胆囊收缩素八肽起矛盾反应

1. 狭窄型　肝胰壶腹括约肌狭窄患者括约肌测压见基础压明显升高至 40mmHg 以上(图 2-13-10)。其原因可能是肝胰壶腹括约肌肥厚或纤维化,后者可能继发于排石或手术损伤,也可能是长期运动功能异常而致局部反复发生炎症。该类患者是 SOD 中最严重的一类,部分患者 ERCP 可查见胆管或胰管扩张,急性发作时还可伴血丙氨酸氨基转移酶或血淀粉酶升高。

2. 运动功能紊乱型　该类患者可表现为多种测压异常,目前尚无精确方法将它们完全区分,因此统称为肝胰壶腹括约肌运动功能紊乱。测压表现有:①基础收缩收缩频率过快,部分学者将其命名为"肝胰壶腹括约肌运动过速(tachyoddia)"。测压发现收缩频率每分钟超过 7 次即为异常(图 2-13-11);②间歇性基础压升高;③逆行性收缩过多(图 2-13-12);④胆囊收缩素矛盾反应(图 2-13-13)。

（三）SOD 临床分型与测压分型之间的关系

SOD 治疗的目的就是:促使胆汁与胰液顺利流通,减轻胆汁与胰液通过括约肌时的压力使引流通畅,以缓解腹痛、阻断病变的进展,避免进一步并发症的发生。因此,临床上确定 SOD 的类型和程度,

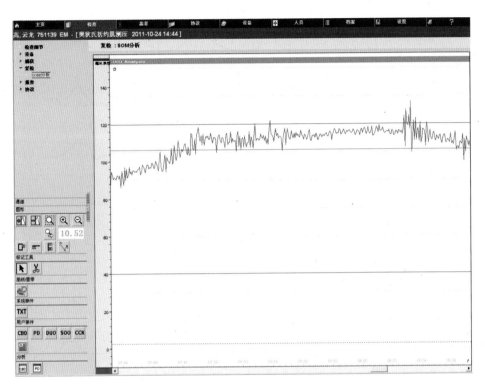

图 2-13-10 肝胰壶腹括约肌狭窄

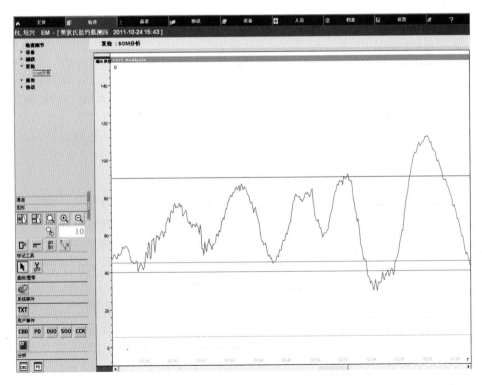

图 2-13-11 肝胰壶腹括约肌运动过速

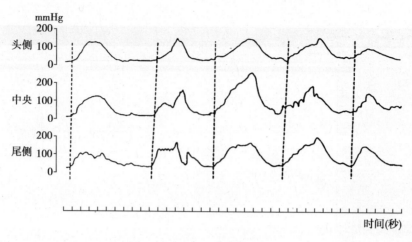

图 2-13-12　逆行性收缩过多

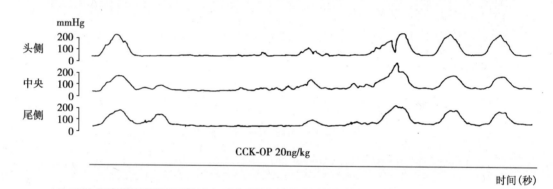

图 2-13-13　胆囊收缩素矛盾反应 (CCK-OP：胆囊收缩素八肽)。静注 CCK-OP 后,肝胰壶腹括约肌基础压升高,收缩频率增快

采用个体化治疗方案是至关重要的。有研究表明,没有比肝胰壶腹括约肌测压更特异、更敏感的指标,包括血清酶谱检测、超声诊断、胆系闪烁扫描成像及药物激发试验等,肝胰壶腹括约肌测压是选择对内镜治疗敏感的患者的唯一标准。两项随机对照试验证实,肝胰壶腹括约肌测压的结果对胆管括约肌切开疗效具有指导作用。SOM 同样对指导复发性胰腺炎治疗很关键,测压异常者进行切开治疗后,超过 90% 的患者长期随访无复发。

将肝胰壶腹括约肌测压与临床分型相结合,对治疗 SOD 有较高的指导意义。研究发现胆道型 I 型患者测压异常发生率高达 65%~95%；II 型为 50%~63%；III 型为 12%~28%。胰腺型 I 患者测压异常发生率高达 92%,II 型为 58%,III 型为 35%。国内第二军医大学附属长海医院报道胆道型 I 型患者测压异常发生率为 90%；II 型为 31.8%；III 型为 6.7%。提示测压分型与临床分型有较好的一致性。伴有测压异常的胆道型 I 型患者,内镜下肝胰壶腹括约肌切开术后症状 100% 改善,II 型患者症状改善 91%,III 型患者症状改善 50%。胰腺型 SOD 患者内镜下乳头切开术治疗疗效较差,但选择性进行胰管括约肌 EST 术可大大提高症状改善率。EST 对表现为胆囊收缩素起矛盾反应的肝胰壶腹括约肌运动功能紊乱者亦有较好疗效。国内第二军医大学附属长海医院报道对胆囊切除术后复发腹痛患者,肝胰壶腹括约肌测压发现基础压力明显升高时,进行 EST 治疗有效率为 91.7%。最后必须指出,虽然肝胰壶腹括约肌测压对 SOD 的诊断及治疗均有较大的指导意义,但该项检测对术者 ERCP 操作技术要求较高,对测压图形的分析也需要积累一定的经验。

（邹多武　林　寒）

参考文献

1. Lacy BE, Koch KL and Crowell MD. The stomach: Function and clinical disorders. In: Schuster MM, Crowell MD, Koch KL. Schuster Atlas of Gastrointestinal Motility in Health and Disease, 2nd ed. London: BC Decker Inc Hamilton, 2002, 135-149.

2. Y. Sonoda, M. Kawamoto, C.M. Woods, et al. Sphincter of Oddi function in the Australian brush-tailed possum is inhibited by intragastric ethanol. Neurogastroenterol Motil. 2007，(19): 401-410.

3. A Craig, D Peter, J Toouli, et al. Scintigraphy versus manometry in patients with suspected biliary sphincter of Oddi dysfunction. Gut 2003, 52: 352-357.

4. Monika Fischer, Ayman Hassan, Brian Sipe, et al. Endoscopic Retrograde Cholangiopancreatography and Manometry Findings in 1,241 Idiopathic Pancreatitis Patients. Pancreatology. 2010, 10: 444-452.

5. James Toouli. Sphincter of Oddi: Function, dysfunction, and its management. J Gastroenterology and Hepatology. 2009, 24(3): S57-S62.

6. Kawamoto M, Geenen J, Omari T, et al. Sleeve sphincter of Oddi(SO) manometry: a new method for characterizing the motility of the sphincter of Oddi. J Hepatobiliary Pancreat Surg. 2008, 15: 391-396.

7. Pfau PR, Banerjee S, Barth BA, et al. Sphincter of Oddi manometry. Gastrointest Endosc. 2011, 74(6): 1175-1180.

8. Bakman Y, Freeman ML. Update on biliary and pancreatic sphincterotomy. Curr Opin Gastroenterol. 2012, 28(5): 420-426.

9. Romagnuolo J, Cotton PB, Durkalski V, et al. Can patient and pain characteristics predict manometric sphincter of Oddi dysfunction in patients with clinically suspected sphincter of Oddi dysfunction? Gastrointest Endosc. 2014, 79(5): 765-772.

第十四章

胰胆管内超声检查术

一、概述

胰胆管内超声检查术（intraductal ultrasonography，IDUS）是指将微超声探头（miniatrure ultrasound probe）置入胆管或胰管内扫查诊断胆胰疾病的方法。由于所采用的微型超声探头直径外径仅 1.8~2.0mm，频率达 12~30MHz，因而不仅可以方便地通过内镜的活检通道，并进入狭窄的胆管或胰管，而且近距离高频率扫查，对局部病变的显示更为清晰，分辨率也更高，可发现管壁上皮内癌等浅表病变，临床上可用于多种胰胆疾病的诊断。但 IDUS 需在内镜逆行性胰胆管造影（endoscopic retrograde cholangiopa-ncreatography，ERCP）基础上进行，操作有一定难度，微超声探头较易损坏，且高频超声穿透力弱，较难显示病变与胆管或胰腺周围结构的关系，从而限制了其广泛应用。

微型超声探头由外鞘和换能器芯组成（图 2-14-1），探头直径约 1.7~3.4mm，长约 2000mm。工作频率一般为 12~30MHz，其动力由专用外驱动器马达提供（图 2-14-2）。测量系统采用数字化电子计算机系统。

微型超声探头扫查方式多为环扫式，声束与导管长轴垂直，成 10° 角发射和接收，扫查范围 360°，轴向分辨率 0.07~0.18mm，穿透深度 2~3cm。最常用的微超声探头为 Olympus UM-2R 或 3R（图 2-14-3）及 UM-G20-29R（图 2-14-4），后者因可以沿导丝插入，操作相对简单，探头也不易损坏。近年来应用于临床的三维腔内超声（three dimentional IDUS，3D-IDUS）探头为电子相控阵探头，采用扇扫和线阵相结合的

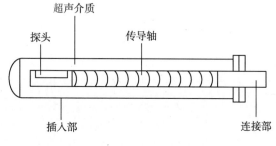

图 2-14-1 微型超声探头的结构示意图

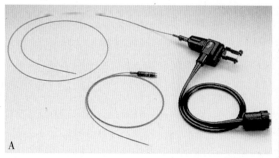
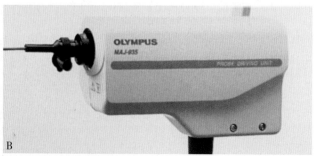

图 2-14-2 常用的微型超声探头驱动器

A. Olympus MH-240；B. Olympus MAJ-935

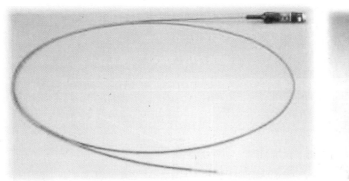
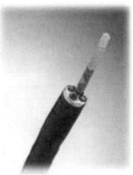

图 2-14-3　自动扫查型微型超声探头（Olympus UM-2R）

扫描方式。可经消化管扫描显示管壁及其周围组织，最小切面间隔为 0.25mm，最大取样长度为 40mm，成像的方式为主切面的双平面重建（dual-plane reconstruction，DPR）（图 2-14-5），然后对获得的多幅（40 幅以上）图像进行三维重建，以获得相应的三维图像和测量病变体积（图 2-14-6）。

　　微型超声探头种类较多，分类方法不一，按不同的分类方式可以分为不同的类型，例如，按探头运动方式可分为自动扫查型与手动扫查型；按是否带水囊可分为无水囊型与水囊型；按内芯与外鞘是否固定分类，可分为固定式与折卸式。

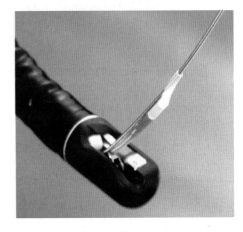

图 2-14-4　带导丝的微型超声探头（Olympus UM-G20-29R）

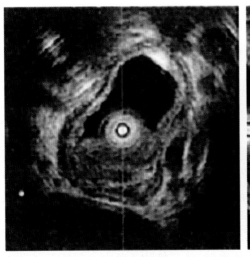
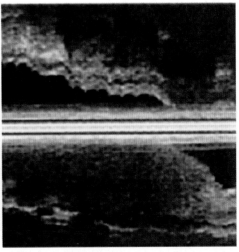

图 2-14-5　三维超声扫查获得的 DPR 图像

二、适应证与禁忌证

（一）适应证

（1）胰胆管狭窄的鉴别。

（2）判断壶腹癌、胆管癌及胰腺癌的进展程度。

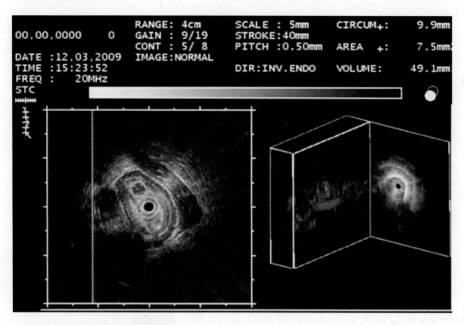

图 2-14-6 三维图像和病变体积

(3) ERCP 有可疑发现,CT、内镜超声(endoscopic ultrasonography,EUS)正常需进一步检查者。

(4) 疑诊早期胆管癌、胰腺癌。

(二) 禁忌证

(1) 有上消化道狭窄、梗阻,估计内镜不可能抵达十二指肠降段者。

(2) 严重心、肺、肾、肝功能不全及精神病患者。

(3) 胆道感染伴中毒性休克者。

(4) 急性胰腺炎或慢性胰腺炎急性发作期。

(5) 神志不清无法配合者。

(6) 有严重凝血机制障碍及出血倾向患者。

对于碘过敏者,为相对禁忌证,可改用非离子型造影剂,术前应做好急救准备工作,缓慢注射造影剂,并密切观察患者反应。

三、术前准备

(一) 器械准备

IDUS 的器械主要由 4 部分组成:十二指肠镜、EUS 主机、微型超声探头驱动器及微型超声探头。其中 EUS 主机、微型超声探头驱动器与 EUS 操作相同;所用的内镜为十二指肠镜,常用的型号有 Olympus IT30、JF 200、JF 240 等,均为侧视镜,有抬钳器,便于插管。最常用的微超声探头为 Olympus UM-2R/3R 及 UM-G20-29R,其中后者因可以沿导丝插入,操作相对简单,探头也不易损坏。

(二) 患者准备

患者禁食 8 小时以上,术前行咽部麻醉,服用祛泡剂,并经静脉或肌内注射地西泮类镇静剂和解痉剂。

经乳头胆管内超声检查(TPBS):微型超声探头经十二指肠乳头插至胆总管进行超声扫查,其术前准备同 ERCP 检查,如行十二指肠乳头括约肌切开术者,则术前应备血、并肌注维生素 K。通常术前采用肌注镇静药及解痉剂,也可用静脉麻醉,一般成年人,静脉注射 25~50mg 芬太尼,配合使用 0.5mg 胰高血糖素或 20mg 丁溴东莨菪碱,用于松弛十二指肠。

经皮经肝胆道引流术(percutaneous transhepatic cholangiodrainage,PTCD)胆管内超声检查:该检查

术前一般都已做好 PTCD,并对被引流的胆管进行扩张,以能插入微型超声探头。

四、手术步骤

(一) 胆管内微型超声探头的插入

1. 经十二指肠乳头插入　检查体位:经十二指肠乳头胆管内超声检查者先取左侧位,或半俯卧位,当内镜插至十二指肠乳头后改俯卧位。术中常须改变体位以排除一些干扰或显露一些遮蔽部分。

检查方法:系将探头沿胆道镜活检钳通道插入胆道即可。由于胆汁多较稠厚,易产生声影,因此,最好先对胆道用生理盐水进行冲洗,然后插入探头进行超声扫查,如此,常能得到较好的超声图像。所用内镜为十二指肠镜,微型超声探头直径为 1.7mm~3.4mm,长约 2000mm,工作频率一般为 7.5~30MHz,声束与导管长轴垂直为 10°角发射和接收,超声扫描方式为 B 型,360°环形机械扫描,轴向分辨率 0.1mm,穿透深度 2~3cm。以胆管内超声检查为例。①将十二指肠镜插至十二指肠乳头部,先行胆管造影;②插管成功后置入导丝,将微超声探头沿导丝经活检钳道插入胆管,轻调抬钳器,缓慢向胆管内插入,以免用力过度损坏超声探头;③X 线透视下将探头缓慢插至胆管病变部位,胆管严重狭窄者可先行扩张,再插入探头。

2. 经 PTCD 插入　检查体位:经 PTCD 胆管内超声检查者,如经右侧肝内胆管插入,则采取左侧卧位;如经左侧肝内胆管插入探头,则采取仰卧位。

检查方法:首先,对已施行 PTCD 的瘘孔进行分次扩张至 14~16F,或用较粗 PTCD 引流管一次完成,其引流管内径应能顺利插入微型超声探头。然后在 X 线透视下将探头经 PTCD 引流管插入胆管,边扫查边插至病灶处(图 2-14-7),探头插入前应以经生理盐水稀释的造影剂注入瘘孔,使胆管扩张,便以探头插入及造成良好的声场。

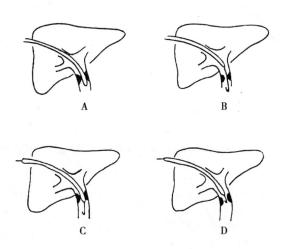

图 2-14-7　微型超声探头经胆道镜插入过程
A. PTCD;B. 插入胆道镜并置入导丝;C. 插入 16Fr PTCS;D. 拔出导丝,插入微型超声探头

(二) 胰管内微型超声探头的插入

胰管内微型超声的探头选择应比胆管内更细,以外径 2mm 的无囊型微型超声探头最理想。具体操作与胆管内微型超声探头的插入操作方法相似,首先完成 ERCP 插管。行胰管 IDUS 时需先将导丝通过狭窄处,最好置于胰尾,再循导丝插入探头,应尽量减少探头在胰管内滞留时间,以免诱发急性胰腺炎。

五、术中注意事项

由于超声微探头容易受损,因此在插入内镜活检通道微型超声探头经十二指肠乳头插入胰胆管时,应适当放下抬钳器,慢慢向胰胆管内插入,在 X 线透视下,将微型超声探头缓缓插至目标部位近端。如有胰胆管严重狭窄,微型超声探头插入过程中有明显阻力,应避免强行插入,可先试行探头扩张后再插入微型超声探头。对与主胰管或与主胰管相通的病灶,如胰腺假性囊肿和分支胰管型胰管内乳头状产黏蛋白肿瘤时,应尽量减少探头滞留的时间。

六、术后处理

患者术后禁食 24 小时,适当给予补液,并给予抗生素以预防感染。术后如出现腹痛,而血、尿淀粉酶正常,可对症处理。

七、术后并发症及处理

IDUS 本身并发症很少,一般与 ERCP 操作有关。主要是急性胰腺炎,术后如出现腹痛,且血、尿淀粉酶升高应疑诊,可给予抑制胰酶活力及胰腺分泌药物,呕吐明显者可行胃肠减压。

八、临床评价

（一）正常胰腺和胆管的 IDUS 图像特征

1. 胰腺实质　呈细网状,分布均匀。

2. 主胰管　胰管主要由黏膜及结缔组织构成,不同频率的 IDUS 对胰管层次的显示率不同。30MHz IDUS 的正常主胰管超声图像 82.1% 为三层结构,由内向外依次为强回声 - 低回声 - 强回声,其组织学组成为黏膜、结缔组织和实质细胞,17.9% 呈一高回声层;20MHz IDUS 显示主胰管 53.6% 呈一高回声层,17.9% 如 30MHz 的三层图像,28.5% 不成像(图 2-14-8)。

3. 胆总管　探头位于胰腺头部胰管内可显示胆总管胰段,探头位于胆管者,30MHz 常可显示三层结构,20MHz 常为一高回声层(图 2-14-9)。

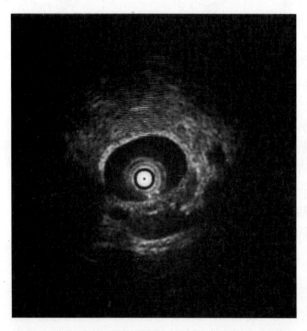
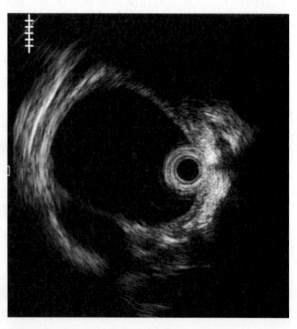

图 2-14-8　探头位于胆总管的胰段,下方为胰管,两者之间为正常胰腺组织

图 2-14-9　探头位于胆总管内,显示正常胆管壁为三层结构

4. 血管　探头位于胰腺体部和尾部可显示脾静脉。30MHz IDUS 7.2% 完全成像,82.1% 部分成像,10.7% 不成像;20MHz IDUS 100% 完全横扫成像。有时可显示门静脉、肠系膜上静脉或下腔静脉。

（二）胆胰管疾病的诊断

1. 胆管结石　IDUS 显示的胆总管结石声像图有别于超声内镜和体表 B 超,原因在于微型超声探头频率较高和探头插入胆管内贴近结石有关。其声像图特征为(图 2-14-10、图 2-14-11):

（1）胆管腔内的中等或强回声光团,伴有声影。

（2）扩张的胆总管呈非"等号样",表现为探头两侧的两条强回声带,且其间距离增宽。

（3）结石的强回声影随探头的上下移动而移动,此征象仅微超声探头所特有,有别于超声内镜和体表 B 超。

（4）泥沙样结石呈絮状强回声环绕探头周围,无声影,随着探头移动,絮状回声的形状改变。

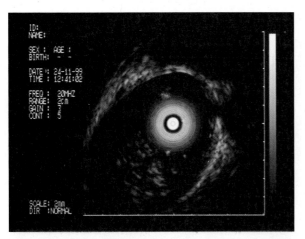

图 2-14-10 胆总管结石,IDUS 示胆管内泥沙样结石并胆管扩张

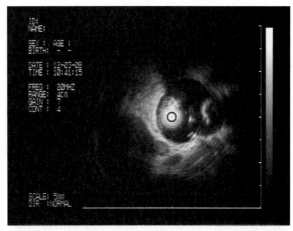

图 2-14-11 IDUS 显示胆总管内强光团伴声影(胆总管结石)

IDUS 在胆管腔内扫查能确定肝内外胆管结石的部位、大小、性状和胆管壁、胆管狭窄或扩张及其周围毗邻结构的情况,可弥补 EUS 对肝内胆管观察的不足。3D-IDUS 在 2D-IDUS 基础上一次操作可提供胆管的横断面超声图像,且纵向对组织扫描,从而得到更真实、连续性更好的胆管内结石的立体图像,准确测出结石的体积,为胆管结石治疗提供良好的诊断方案。此外,尚可用 IDUS 在 ERCP 取石术后行胆管内探查以了解是否有微小结石残留。

2. 胆管癌 可显示胆管不规则增厚,低回声浸润,壁外淋巴结肿大,对肝门部胆管癌的显示优于 EUS,尤其可发现早期胆管癌(图 2-14-12)。IDUS 诊断胆管癌的敏感性和特异性较高,可将肿瘤分为三型:①早期胆管癌,肿瘤局限于低回声层,胆管壁呈高、低回声层,界限清晰;②肿瘤及浆膜下脂肪组织呈高回声,胆管壁高、低回声带界限及其外高回声带不规则,呈"驼峰样";③肿瘤突破外侧高回声带,形如葵花,高回声带消失。

国内研究者进行了关于利用 IDUS 诊断胆管癌侵犯深度和进展度的研究,结果表明,IDUS 对各段胆管癌病灶的显示均达 100%,对胆管癌深度的判断准确率达 86.3%,对胆管癌进展度的判断准确率:胰腺受侵为 70%,门脉受侵为 100%,病灶周围淋巴结转移为 91.67%,因此 IDUS 对胆管癌浸润深度、浸润范围及某些进展度指标的判断均有较高价值。其临床诊断及鉴别诊断价值是其他影像学检查所不能比拟的。

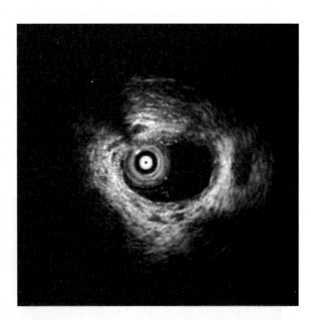

图 2-14-12 胆管壁结构破坏,低回声侵犯至浆膜,但病变较局限

3. 十二指肠乳头或壶腹癌 可显示乳头正常结构消失,为低回声病灶取代(图 2-14-13)。EUS 可清晰显示十二指肠乳头或壶腹癌的病变范围及与胰管、胆管的关系,其诊断价值优于 IDUS。

4. 胰腺癌 30MHz IDUS 的超声图像可分为:Ⅰ型:多见,低回声病灶外伴强回声区,正常胰腺实质网状图像消失,多为分化良好的管状腺癌(图 2-14-14);Ⅱ型:较少,胰管内病灶为高回声,胰实质正常网状图像存在,多为管内乳头状腺癌。胰管内乳头状癌 20MHz IDUS 超声图像分为:胰管壁增厚,壁内结节状回声;混合性团块影,胰管壁中断。IDUS 诊断胰腺癌敏感性和特异性较高。

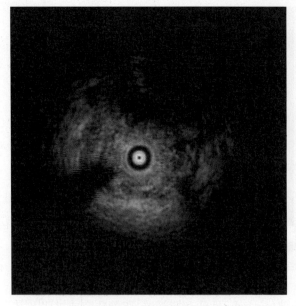

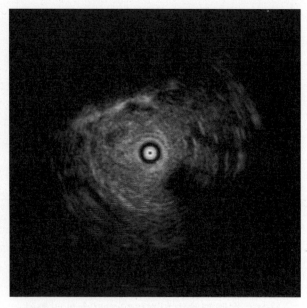

图 2-14-13 正常乳头结构为明显增厚的低回声病灶取代　　图 2-14-14 胰管 IDUS 显示胰实质内不规则低回声病灶

5. 对胰腺肿瘤浸润范围的诊断　一定程度上取决于 IDUS 探头直径和频率,频率越高则超声波穿透组织的深度就越小。30MHz 的 IDUS 显示直径 1cm 大小的病灶优于 20MHz 者。IDUS 可诊断胰腺恶性肿瘤的胰十二指肠部淋巴结转移,其诊断正确率为 66.7%,特异性为 91.3%。对侵犯范围较大的肿瘤可用 7.5MHz 的 IDUS,肿瘤分期诊断用 10MHz 以上的 IDUS 为佳。

6. 胰胆管狭窄的鉴别　IDUS 可显示胆管壁的三层结构,因此对胆管狭窄性质的判断有价值。通常胆管壁增厚,胆管外层高回声杂乱、断裂,胆管癌可能性大(图 2-14-15);胆管壁增厚,管腔狭窄伴壁内回声不均,以良性狭窄居多。

胰管狭窄尤其主胰管狭窄主要源于胰腺肿瘤和慢性胰腺炎,前者 IDUS 图像为胰管狭小、胰管周围低回声区伴一狭窄的高回声带,后者胰管狭窄程度轻于前者,胰管周围有环状无回声带,其外仍呈网状结构。IDUS 敏感性与 ERCP 和 EUS 相近,特异性高于后者。某些慢性胰腺炎小叶间纤维化致胰

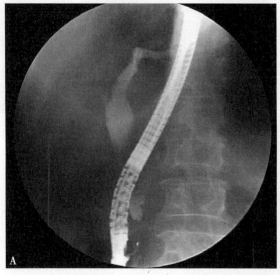

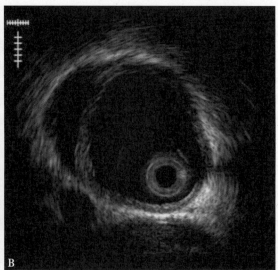

图 2-14-15 胆总管癌的 IDUS 检查

A.ERCP 显示胆总管狭窄;B.近端胆总管扩张

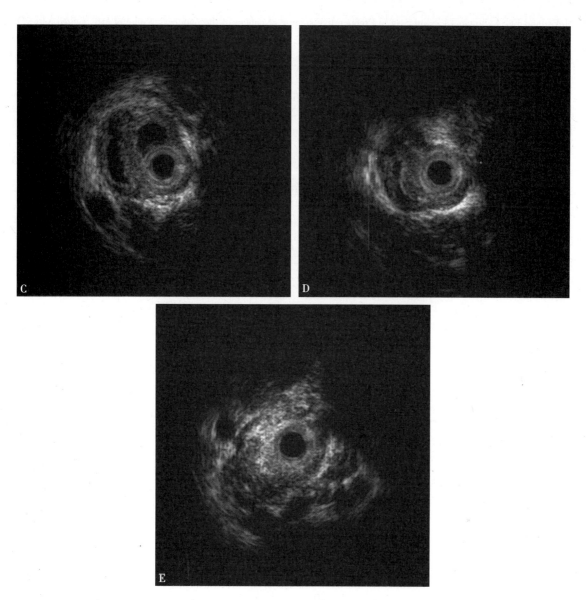

图 2-14-15(续)

C.癌组织浸润胆总管;D.胆总管狭窄;E.胆总管梗阻

管狭窄者,EUS、CT 和 ERCP 常难以诊断,而 IDUS 则多可准确诊断。

　　胆管腔内的 IDUS 扫查能够确定胆道狭窄的部位、胆道狭窄的长度、胆道狭窄的性质以及狭窄病灶周围毗邻结构的情况,是目前诊断胆道狭窄众多检查方法中最有价值的方法之一。

(金震东)

参考文献

1. Tamada K,Ueno N,Ichiyama M,et al. Assessment of pancreatic parenchymal invasion by bile duct cancer using intraductal ultrasonography. Endoscopy,1996,28(6):492-496.

2. Itoh A,Goto H,Naitoh Y,et al. Intraducta1 ultrasonography in diagnosing tumor extension of cancer of the papi1la of Vater. Gastrointest Endosc,1997,45(3):251-260.

3. Furukawa T,Oohashi k,Yamao K,et al.Intranductal ultrasonography of the pancreas:Development and clinical potential. EndoScopy,1997,29(6):561-569.

4. McFarland EG, Kaufman JA, Saini S, et al.Preoperative staging of cancer of the pancreas: Value of MR angiography versus conventional angiography in detecting portal venous invasion.AJR, 1996, 166(1): 37-43.

5. Soto JA, Barish MA, Yucel EK, et al.Pancreatic duct: MR cholangiopancreatography with a three-dimensional fast spin-echo technique. Radiology, 1995, 196(2): 459-464.

6. Tantau M1, Pop T, Badea R, et al.Intraductal ultrasonography for the assessment of preoperative biliary and pancreatic strictures.J Gastrointestin Liver Dis.2008 Jun, 17(2): 217-222.

7. Kim HK, Lo SK.Endoscopic approach to the patient with benign or malignant ampullary lesions. Gastrointest Endosc Clin N Am. 2013 Apr, 23(2): 347-383.

第三篇

消化内镜下介入治疗

第一章

内镜下黏膜剥离术

第一节　食管黏膜剥离术

一、概述

（一）内镜下黏膜剥离术定义

内镜下切除（endoscopic resection）包括内镜下黏膜切除术（endoscopic mucosal resection，EMR）和内镜下黏膜剥离术（endoscopic submucosal dissection，ESD）。

EMR 表述的是一次切除大块黏膜的概念，强调的是黏膜被整块切除时圈套病变后的切除过程，它分为非吸引切除法和吸引切除法。非吸引切除法包括：①单纯电凝圈环切法；②双孔道电凝圈环切法；③预切开 - 电凝圈环切法。吸引切除法包括：①透明帽法（EMR with a cap，EMR-C）；②套扎器法（EMR with ligation，EMR-L）。

ESD 表述的是一次完整剥离病变黏膜的概念，强调的是电切和（或）电凝设备，在内镜直视下逐渐分离黏膜层与固有肌层之间的组织，最后将病变黏膜完整切除的方法，因此 ESD 包含了两个过程，其一是切开病变黏膜与正常黏膜的过程，其二是剥离病变黏膜与固有肌层的过程，这两个过程可以根据病变的部位与操作者的习惯分别采取独立完成或交替完成，最终目的是完整切除病变黏膜，因此又有了通过黏膜下隧道技术完成切除的方法，称 ESTD（endoscopic submucosal tunnel dissection，ESTD）。

完整切除（en bloc resection）要求内镜下切除后的病变是一个整体，而不是被分片切除，且力争达到 R0 切除，手术切缘要求距离标记病变的边缘至少大于 5mm。在完整切除的概念中，确保所切标本在病理学水平达到水平切缘和垂直切缘均阴性是减少肿瘤术后复发的关键。

（二）历史

ESD 技术由内镜下黏膜切除术（endoscopic mucosal resection，EMR）发展而来。1973 年，Dyhle 等首先报道了黏膜下注射生理盐水后切除结肠无蒂息肉。1984 年，多田正宏等首次采用该技术治疗早期胃癌，并正式将之命名为内镜下黏膜切除术。由于 EMR 难以一次性切除较大范围病变，并且术后病理难以明确病变浸润深度、肿瘤的残存率，复发率较高，故适应证仅限于分化型无溃疡形成的 <20mm 黏膜内癌。1994 年，Takekoshi 等设计了顶端陶瓷绝缘刀（IT 刀）并将其用于治疗中，使一次性切除消化道较大黏膜病变成为可能。1999 年，Gotoda T 首次报道了使用 IT 刀进行病变的黏膜下整体切除，直至 2004 年此项技术被正式命名为内镜下黏膜剥离术（ESD）。

我国于 20 世纪 90 年代开始内镜下黏膜切除术，当时主要用于息肉切除，逐渐演变为切除癌前病变与早期癌。2006 年，中国人民解放军总医院消化内镜中心率先在国内开始 ESD 技术切除癌前病变与早期癌。到了 2008 年，内镜黏膜下层剥离术作为我国自己医师的成熟项目，在中华消化内镜会议、早期癌专题治疗会议上进行大会演示与推广。到目前为止我国许多医院已经成功开展此项技术。值得一提的是,在2009年,令狐恩强教授首次尝试利用隧道技术改良ESD操作过程,即经内镜隧道式黏膜下剥离术(ESTD)。

2009年,令狐恩强教授率先在国内开创了ESTD方法切除食管大面积病变。

(三)国内外现状

ESD方法首先在日本于1999年开创,在切除病变效果上优于EMR。目前已在亚洲地区广泛使用,用于切除消化道癌前病变及早期癌,完整切除率高,并发症发生率较低,术后对患者生活质量影响较小。西方国家对于ESD的应用也已经开展,已有文献报道ESD的相关应用及术后随访,但与亚洲地区相比,仍处于推广应用的阶段。

ESTD由令狐恩强教授率先开展,目前,ESTD已应用于切除食管环周病变、食管大面积病变、贲门部黏膜病变、胃大面积黏膜病变、结直肠病变,并证明是安全、有效的。对于切除大面积或近环周病变,与ESD相比,有着显著的优势,适用于临床。

二、适应证与禁忌证

(一)适应证

ESD适应证

1. 绝对适应证

(1)不超过M2层的鳞状细胞癌。

(2)无溃疡的黏膜内分化型腺癌。

(3)HIEN及Barrett食管伴有HIEN。

(4)反复活检仍持续存在的LIEN。

(5)息肉。

2. 相对适应证

(1)直径≤2cm无溃疡的黏膜内未分化型(G4)腺癌。

(2)直径≤3cm有溃疡的黏膜内分化型腺癌。

(3)直径≤3cm侵及SM1层的分化型腺癌。

(4)不符合上述三点要求,但心肺功能等全身状况差无法或不愿接受外科手术的不超过SM1层的腺癌。

(5)无法或不愿外科手术的侵及M3或SM1的鳞状细胞癌。

ESTD适应证

1. 食管大面积黏膜病变

2. 病变长度≥2cm的食管环周黏膜病变。同时,病变符合以下条件中的至少一项:

(1)术前病理活检提示食管HIEN或早期癌。

(2)术前病理活检提示食管LIEN,反复复查不能消失。

(3)胃镜及病理提示Barrett食管、食管胃黏膜异位等,患者要求治疗者。

(4)术前病理未提示食管HIEN或早期癌,但碘染、放大NBI内镜高度怀疑食管HIEN或早期癌。

(二)禁忌证

ESD禁忌证

1. 进展期癌(侵犯固有肌层的癌)。

2. 有淋巴结转移的早期癌。

3. 凝血功能障碍。

4. 无法耐受或配合内镜检查者。

5. 严重心、肺、肾等重要器官功能不全者。

6. 有高度麻醉风险者。

7. 严重贫血、感染未纠正或其他高风险状态患者。

ESTD 禁忌证

1. EUS 提示病变深度超过黏膜下层。

2. EUS 或 CT 或 PET-CT 提示淋巴结或远处转移。

3. 进展期癌变或未分化肿瘤。

4. 具有胃镜检查或麻醉禁忌证。

三、术前准备

(一) 术前诊断

1. 病变性质　使用内镜下活检标本的组织病理来明确病变的性质。

2. 病变深度　使用超声内镜确定病变深度。

3. 病变范围　食管病变常采用碘染色或者放大内镜联合色素内镜明确病变范围。

4. 转移情况　通过超声内镜、CT、MRI 或 PET-CT 排除早期癌的淋巴结转移。

明确以上情况以确定是否有行 ESD 或 ESTD 治疗的指征。

(二) 患者准备

术前完成血常规、生化、凝血等常规检查。

要求患者术前至少 7 天未服用长效抗凝药与抗血小板药,常用的药物有阿司匹林、噻氯匹定、氯吡格雷、华法林等,评估凝血机制。对患者有其他原因不宜长期停用抗凝药物的患者,可在术前 7 天停用长效抗凝药物,改用短效抗凝药物低分子肝素皮下注射代替抗凝药物,术前 24 小时停用短效抗凝药物,术后抗凝药物恢复时间依照患者是否脱离出血危险而定。

术前签署知情同意书,告知患者手术的过程、风险及预后,使患者达到充分的知情同意,对术后可能存在复发、转移、追加外科手术等可能性有充分思想准备。

手术当日禁食,建立静脉通道进行补液,术前 30 分钟口服去泡剂(二甲硅油)和黏膜溶解剂(链霉蛋白酶或乙酰半胱氨酸)。

(三) 器械准备

1. 内镜系统　多采用 Olympus TJF-260J 型内镜系统,包括主机及内镜镜身。

2. 附件系统　高频电发生器,氩离子凝固装置,IT 刀,HOOK 刀,Dual 刀,三角刀,O 型或 T 型海博刀,圈套器,止血钳,闭合夹,透明帽(需与内镜匹配),CO_2 气泵。

四、操作步骤(图 3-1-1)

1. 患者取平卧位行气管插管,后改为左侧卧位,全身静脉麻醉。

2. 确定病变边界　碘染色(碘液与生理盐水比为 3∶17~5∶15)后,通过放大色素内镜及窄带成像技术(NBI)观察病变表面腺管开口及毛细血管网的变化,确定病灶边界。

3. 标记切除边界　在距离病变边缘外 0.3~0.5cm 用高频电刀进行环形标记。对于边界较为清晰的扁平病变可以使用 APC、Hook 刀等直接进行电凝标记。

4. 黏膜下注射　注射液体为生理盐水、甘油果糖和透明质酸钠等。生理盐水与甘油果糖的混合液维持时间短,若病变范围较大,可选用甘油果糖与透明质酸的混合液,维持时间长。同时注射液中可加入肾上腺素和亚甲蓝,达到止血及标记的作用。于病灶边缘标记点外侧进行多点黏膜下注射,使病变完全抬举,治疗过程中可以追加注射,使病灶与肌层完全分离。

5. 环形切开　于标记点外 0.3~0.5cm 处环周切开部分黏膜至黏膜下层,首先切开的部位一般为病变的远侧端。ESTD 的方法为注射后先切开病变肛侧边界,再切开病变口侧边界。

6. 黏膜下剥离　逐渐将黏膜整块剥离。按照病灶具体情况选择合适的治疗内镜和刀具。按与

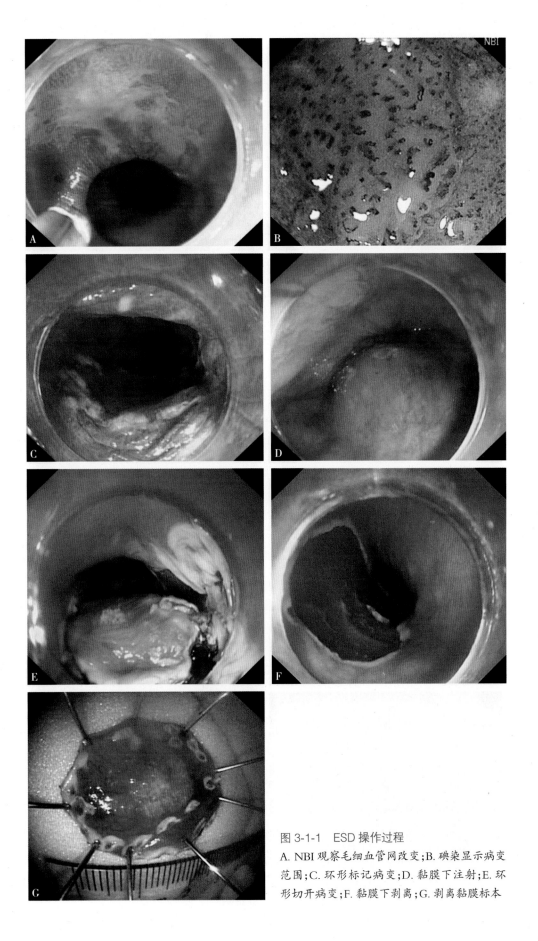

图 3-1-1 ESD 操作过程

A. NBI 观察毛细血管网改变;B.碘染显示病变范围;C. 环形标记病变;D. 黏膜下注射;E. 环形切开病变;F. 黏膜下剥离;G. 剥离黏膜标本

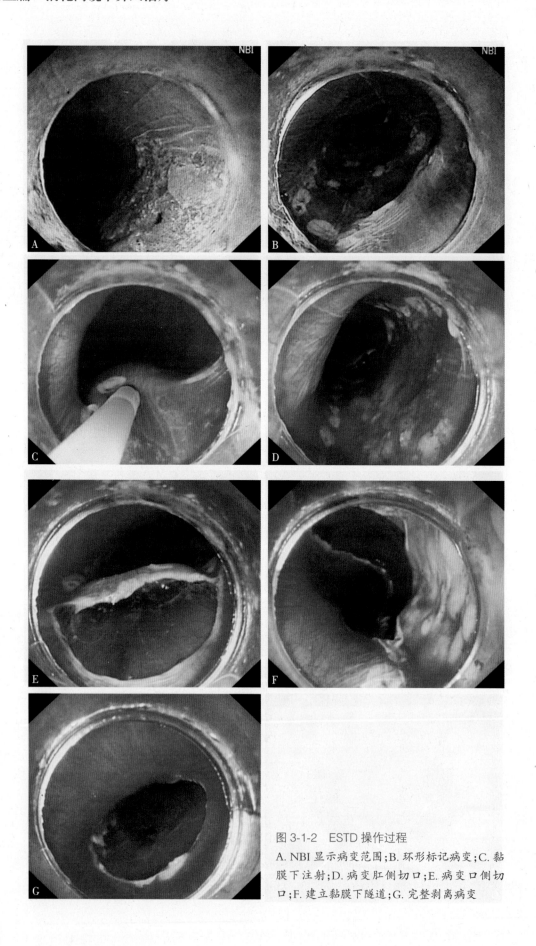

图 3-1-2 ESTD 操作过程

A. NBI 显示病变范围；B. 环形标记病变；C. 黏膜下注射；D. 病变肛侧切口；E. 病变口侧切口；F. 建立黏膜下隧道；G. 完整剥离病变

病灶基底切线方向剥离,对于暴露困难的病变部位,可利用透明帽推开黏膜下层结缔组织、旋转反转内镜、改变体位利用重力影响、使用金属夹挂线牵拉等方法改善 ESD 的操作视野,以方便操作,术后对凝固暴露血管。

ESTD 剥离方法(图 3-1-2):用钩刀或 T 型或 O 型海博刀从病变口侧至肛侧进行黏膜下剥离,建立黏膜下隧道,再用 IT 刀或钩刀或 T 型或 O 型海博刀切除隧道两个侧边,余操作及创面处理同 ESD。

五、术中注意事项

1. 一般手术切除的边界距离病变外缘约 5~10mm。Barrett 食管伴 HIEN 时,手术切除的边界应距离鳞柱状上皮近端 1cm。

2. 术中采用 CO_2 气体灌注,既能降低胃肠道气体积聚、腔隙间积气的发生率,也能减少静脉麻醉时咪达唑仑的使用量。术中可选择使用蠕动抑制剂(山莨菪碱或高血糖素),以更好地观察和切除病变。

3. 术后将整块切除的标本用大头固定、展平、染色、测量大小、拍照后浸泡于甲醛溶液。对完整切除的标本进行病理学检查前,连续平行切片应以 2mm 为间隔,切除标本的病理学报告须描述肿瘤的大体形态、部位、大小、组织学类型、浸润深度及切缘,是否有淋巴管和血管浸润,确定内镜下切除是否达到治疗效果或还需要补充治疗。

4. 手术依据术后病理评价可分为治愈性切除(curative resection)和非治愈性切除(non-curative resection)。早期癌的治愈性切除需同时满足:①整块切除;②术后病理评价水平切缘阴性;③垂直切缘阴性;④无淋巴管及血管浸润。若术后病理评价不符合上述标准,则为非治愈性切除。

其他黏膜层良性病变的治愈性切除需同时满足:①整块切除;②术后病理评价水平切缘阴性;③垂直切缘阴性。若术后病理评价不符合上述标准,则为非治愈性切除。

六、术后处理

(一)术后第一天应禁食、禁饮水,术后常规复查相关实验室指标及 X 线检查,若患者临床表现及实验室指标无异常,术后第二天可进食清流食,后逐渐完成饮食过渡。术后应口服质子泵抑制剂(proton pump inhibitor,PPI)和胃黏膜保护剂至创面愈合。

(二)术后随访

1. 治愈性切除 术后 3 个月、6 个月和 12 个月各复查 1 次胃镜,若未发现病变,此后每年复查 1 次胃镜。

2. 非治愈性切除

(1)早期癌:一般建议补充外科手术。但以下情况因为淋巴结转移的风险很低,也可考虑再次内镜下切除或者密切观察随访:①水平切缘阳性的整块切除的分化型腺癌,但是满足其他治愈性切除的标准;②分块切除的分化型腺癌,但是满足其他治愈性切除的标准。

(2)IEN 和其他良性病变:再次内镜下切除或外科手术。

3. 术后局部复发 依然按照上述绝对适应证和相对适应证进行再次内镜下或者外科治疗。

七、术后并发症及处理

(一)术后狭窄

狭窄一般发生在切除较大面积的病变后,食管是 ESD 术后狭窄常见部位。ESD 术后食管狭窄的发生率为 6%~26%,当病变大于 3/4 环周时食管狭窄的发生率会更高。

食管狭窄常用的治疗方法有内镜下球囊扩张(balloon dilation,BD),口服激素联合 BD,局部注射激素,局部敷用激素凝胶。此外,2009 年,令狐恩强等开创了放置食管全覆膜可回收金属支架预防治疗食管环周黏膜剥离后的食管狭窄的方法,国际上也逐渐得到了认可。

预防性 BD 与狭窄发生后 BD 相比,能够降低狭窄发生率,降低狭窄的严重程度,缩短治愈狭窄的疗程。预防性 BD 第一次扩张在术后 1 周内进行,此后每周 1 次,直至创面完全愈合。口服激素联合 BD(术后 2 天开始口服泼尼松龙,30mg/ 日,8 周内逐渐减量至停用)的效果优于单独使用 BD。局部注射激素有发生穿孔的风险,局部敷用激素凝胶的效果优于局部注射激素。对于食管狭窄环比较短的患者,可以进行内镜下放射状切开的方法治疗食管狭窄。

ESD 术后幽门狭窄发生率为 1.9%,一般 BD 治疗即可缓解。

术后狭窄是 ESTD 最常见的术后并发症,因此对于面积超过 4/5 食管环周病变,术后即刻放置全覆膜金属支架预防食管狭窄,术后 3 个月依据创面愈合情况,判定是否取出支架。

（二）出血

有报道术后出血率为 1.8%~8.2%,大多数出血发生在术中或术后 24 小时内。

内镜下治疗时可以通过调整电凝电切功率及模式对裸露的血管进行预防性止血处理,对于较粗的血管可以选用止血钳钳夹后电凝,对于小血管或者渗血部位可使用各种切开刀或氩离子血浆凝固术(argon plasma coagulation,APC)直接电凝。上述止血方法如失败,可采用金属夹夹闭出血点,但往往影响后续的黏膜下剥离操作。术后对症使用止血药物,并可给予质子泵抑制剂。

除了术中存在出血风险,操作后第 1 天也是出血最易发生的时段。少数患者会在术后 1 周至 1 个月时间中发生出血,但大多为少量出血,通过内镜下电凝或止血夹即可止血。

（三）穿孔

有报道 ESD 术后穿孔发生率为 4%~10%,多发生在胃,发生在食管的穿孔较为少见。小的穿孔可以保守治疗仅给予临床密切观察;局部剥离较深或肌层有裂隙者应用止血夹夹闭穿孔;术后胃肠减压,予以禁食和抗炎等治疗,严密观察胸、腹部体征,镜下或保守治疗无效者,应立即予以腹腔镜或外科开腹手术修补穿孔。ESD 操作过程中必须时刻注意抽吸消化道腔内气体,防止较大的消化道腔内压力使较小的肌层裂隙扩大为穿孔。

ESD 术前评估时,对于范围大、操作时间长和可能引起消化道穿孔,可以考虑预防性使用抗生素:上消化道 ESD 选用第一、二代头孢菌素。术后用药总时间一般为 72 小时,但也可酌情延长。

（四）纵隔积气

纵隔积气见于食管病变的内镜下切除。食管 ESD 术后 X 线下发现的纵隔积气的发生率为 6.6%,CT 下为 62.9%,纵隔积气绝大多数没有临床处理,仅予临床观察。术中采用 CO_2 气体灌注可以降低纵隔积气的发生率。

（令狐恩强）

参考文献

1. 令狐恩强 . 消化道癌前病变与早癌内镜下完整切除术 . 第 1 版 . 北京:中华医学电子音像出版社 . 2009.
2. 令狐恩强 . 消化内镜隧道技术治疗学 . 第 1 版 . 北京:北京出版社 . 2012.
3. 李兆申 . 胃肠道疾病内镜诊断与治疗学 . 第 1 版 . 北京:人民卫生出版社,2009.
4. Chennat J,Ross AS,Konda VJ,et al.Advanced pathology under squamous epithelium on initial EMR specimens in patients with Barrett's esophagus and high-grade dysplasia or intramucosal carcinoma:implications for surveillance and endotherapy management.Gastrointest Endosc 2009,70:417-421.
5. Dehle P,Largiader F,Jenny S,et al.A method for endoscopic lec-troresection of sessile colonic polyps.Endoscopy,1973,5:38-40.
6. Eduardo Redondo-Cerezo.Endoscopic submucosal dissection for removal of superficial gastrointestinal neoplasms:A technical review.World J Gastrointest Endosc 2012 April 16,4(4):123-136.
7. Ezoe Y,Muto M,Horimatsu T,et al. Efficacy of preventive endoscopic balloon dilation for esophageal stricture after endoscopic resection.J Clin Gastroenterol 2011,45:222-227.
8. Fujishiro M,Yahagi N,Kakushima N,et al. Endoscopic submucosal dissection of esophageal squamous cell neoplasms.Clin Gastroenterol Hepatol 2006,4:688-694.

9. Fukase K, Kato M, Kikuchi S, et al. Effect of eradication of Helicobacter pylori on incidence of metachronous gastric carcinoma after endoscopic resection of early gastric cancer: an open-label, randomised controlled trial. Lancet.2008, 372: 392-397.

10. Goto O, Fujishiro M, Kodashima S, et al. A second-look endoscopy after endoscopic submucosal dissection for gastric epithelial neoplasm may be unnecessary: a retrospective analysis of postendoscopic submucosal dissection bleeding. Gastrointestinal Endoscopy 2010, 71: 241-248.

11. Gotoda T, Kondo H, Ono H, et al. A new endoscopic mucosal resection (EMR) procedure using an insulationtipped diathermic (IT) knife for rectal flat lesions [J]. Gastrointest Endosc, 1999, 50: 560-563.

12. Hanaoka N, Ishihara R, Takeuchi Y, et al. Intralesional steroid injection to prevent stricture after endoscopic submucosal dissection for esophageal cancer: a controlled prospective study. Endoscopy 2012, 44: 1007-1011.

13. Iizuka H, Kakizaki S, Sohara N, et al. Stricture after endoscopic submucosal dissection for early gastric cancers and adenomas. Dig Endosc 2010, 22: 282-288.

14. Isomoto H, Yamaguchi N, Minami H, et al. Management of complications associated with endoscopic submucosal dissection/endoscopic mucosal resection for esophageal cancer. Dig Endosc 2013, 25 Suppl 1: 29-38.

15. Japanese Gastric CancerAssociation. Japanese classification of gastric carcinoma: 3rd English edition. Gastric Cancer 2011, 14: 101-112.

16. Japanese Gastric CancerAssociation. Japanese gastric cancer treatment guidelines 2010 (ver.3). Gastric Cancer 2011, 14: 113-123.

17. Kantsevoy SV, Adler DG, Conway JD, et al. Endoscopic mucosal resection and endoscopic submucosal dissection. Gastrointest Endosc 2008, 68: 11-18.

18. Maeda Y, Hirasawa D, Fujita N, et al. A pilot study to assess mediastinal emphysema after esophageal endoscopic submucosal dissection with carbon dioxide insufflation. Endoscopy 2012, 44: 565-571.

19. Matsumoto S, Miyatani H, Yoshida Y, et al. Cicatricial stenosis after endoscopic submucosal dissection of esophageal cancer effectively treated with a temporary self-expandable metal stent. Gastrointest Endosc 2011, 73: 1309-1312.

20. Mori H, Rafiq K, Kobara H, et al. Steroid permeation into the artificial ulcer by combined steroid gel application and balloon dilatation: prevention of esophageal stricture. J Gastroenterol Hepatol 2013.

21. Sato H, Inoue H, Kobayashi Y, et al. Control of severe strictures after circumferential endoscopic submucosal dissection for esophageal carcinoma: oral steroid therapy with balloon dilation or balloon dilation alone. Gastrointest Endosc 2013.

22. Tada M, Shimada M, Murakami F, et al. Development Of the strip-Off biopsy. Gastroenterol Endosc, 1984, 26: 833-839.

23. Takekoshi T, Baba Y, Ota H, et al. Endoscopic resection of early gastric carcinoma: results of analysis of 308 cases. Endoscopy, 1994, 26: 352-358.

24. Toyonaga T, Man-i M, East JE, et al. 1635 Endoscopic submucosal dissection cases in the esophagus, stomach, and colorectum: complication rates and long-term outcomes. Surg Endosc 2013, 27: 1000-1008.

25. Uemura M, Ishii N, Itoh T, et al. Effects of carbon dioxide insufflation in esophageal endoscopic submucosal dissection. Hepatogastroenterology 2012, 59: 734-737.

第二节　胃黏膜剥离术

一、概述

参见本篇第一章第一节。

二、适应证和禁忌证

(一) ESD 适应证和禁忌证

1. 适应证

(1) 胃病变的绝对适应证

1) 无溃疡的黏膜内分化型腺癌。

2) 高级别上皮内瘤变(High grade intraepithelial neoplasia,HIEN)。

3) 反复活检仍持续存在的(Low grade intraepithelial neoplasia,LIEN)。

4) 息肉。

(2) 胃病变的相对适应证

1) 直径≤2cm 无溃疡的的黏膜内未分化型(G4)腺癌。

2) 直径≤3cm 有溃疡的黏膜内分化型腺癌。

3) 直径≤3cm 侵及 SM1 层的分化型腺癌。

4) 不符合上述 3 点要求,但无法或不愿外科手术的不超过 SM1 层的早期癌。

2. 禁忌证　参见本篇第一章第一节。

3. 适应证的临床应用

(1) 病变的性质:分化程度越好的黏膜内肿瘤治愈率越高,低分化鳞癌、腺癌及印戒细胞癌具有较高的淋巴转移风险。病变的性质主要依据内镜下活检标本的病理来明确。但术前活检与整块切除后的病理结果不完全一致,存在低估病变严重程度的情况(比如术前活检是 LIEN 而术后病理是 HIEN,或者术前是 HIEN 而术后是早期癌),因此不能完全依赖术前活检病理来决定是否手术切除。对于内镜下怀疑有 IEN 或早期癌而活检病理为慢性炎症者,可结合窄带成像联合放大内镜(NBI-ME)或其他电子染色放大内镜的结果来综合判断,例如在胃里 NBI-ME 若可观察到规则的白色不透光物质 WOS(white opaque substance) 常为腺瘤,而不规则 WOS 则为腺癌的特点,NBI-ME 下若观察到亮蓝色嵴状结构 LBC(light blue crest) 常提示该区域存在肠上皮化生。若电子放大染色内镜检查提示病变为 IEN 或者早期癌者,可以考虑内镜下切除。

(2) 病变的边界:胃 IEN 及早期腺癌可应用靛胭脂染色后确定病变的边界,也可应用 NBI 放大内镜,通过黏膜的表面形态和微血管分型来判断病变的边界。若内镜下边界判断困难,还可以采用环绕病变进行多点活检的方法来判断安全切除的边界。近年来出现的新的其他光学染色内镜如:高清智能电子染色内镜(i-Scan)、智能分光比色技术(FICE)、自体荧光内镜(AFI) 以及共聚焦显微内镜(CLE) 等微小病变的发现及病变边界的识别也有一定的意义。

(3) 病变的浸润深度:通过影像学检查(EUS 或 PET) 或依据病变的内镜下形态来判断病变的浸润深度。临床上研究表明,NBI-ME 对病变侵犯深度的判断的准确度等同或好于 EUS:在胃里,通过 NBI-ME 观察黏膜微血管(microvascular,MV) 以及表面微结构(microstructure,MS) 的形态来评估病变的性质及侵犯深度,使用鼠齿钳提起病变的办法,有助于判定病变与固有肌层粘连与否,为胃内病变是否可行 ESD 切除提供依据,该方法在胃内更显优势。

(4) 淋巴结转移情况:没有淋巴结转移的早期癌内镜下完整切除后可以达到治愈。临床上可通过影像学检查(EUS、CT 或 PET) 判断早期癌有无淋巴结转移,也可通过病变的浸润深度预测淋巴结转移的风险,术后可以根据病变浸润深度、有无脉管癌栓确定是否要补充外科手术。

(二) ESTD 适应证和禁忌证

ESTD 能够安全和更快速地整块切除胃的大面积病变:长径≥2.5cm 且横径≥3.0cm。胃壁较食管壁厚,从隧道内观察病变标记点较难,而且胃腔非直管结构,所以在隧道建立过程中,要从胃腔一侧观察隧道建立情况及黏膜面标记点,避免过多剥离或偏离方向。

1. 适应证　主要是胃大面积病变,并符合以下条件中的一项。

(1) 术前病理活检提示胃高级别上皮内瘤变或早期癌。

(2) 术前活检病理提示胃低级别上皮内瘤变,反复复查不能消失。

(3) 胃镜及病理提示胃黏膜腺瘤或扁平息肉等,患者要求治疗者。

(4) 术前病理未提示胃高级别上皮内瘤变或早期癌,但放大 NBI 内镜高度怀疑胃高级别上皮内瘤变或早期癌。

2. 禁忌证　即黏膜剥离术后易发生转移的病变。

(1) EUS 提示病变深度超过黏膜下层。

(2) EUS 或 CT 或 PET-CT 提示淋巴结或远处转移。

(3) 进展期癌变或未分化肿瘤。

(4) 具有胃镜检查或麻醉禁忌者。

三、术前准备

参见本篇第一章第一节。

四、ESD 操作步骤（图 3-1-3）

（一）明确病变位置及边界

白光胃镜下确定病变位置，采用 NBI 放大内镜、靛胭脂染色或环绕病变进行多点活检等方法确定病变的边界。

（二）病变标记

在距离病变边缘外 0.3~0.5cm 处用高频电刀环形标记，一般手术切除的边界距离病变外缘约 5~10mm。

（三）治疗体位

主张采用左侧卧位或右肩抬高位，后者介于左侧卧位与仰卧位之间，颈部扭曲小，患者口部直接面向操作者。

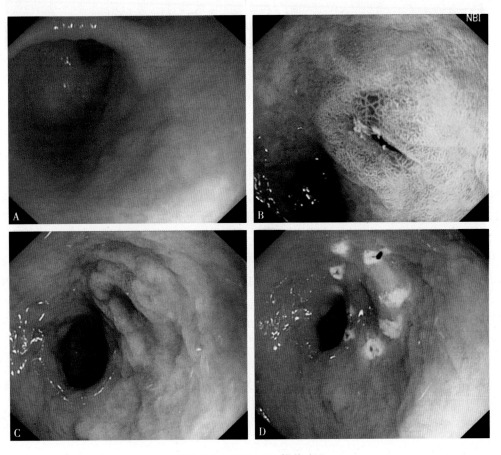

图 3-1-3　胃部 ESD 操作步骤

A. 白光镜观察病变；B. NBI 内镜观察病变；C. 靛胭脂喷洒后观察病变；D. 环周标记病变

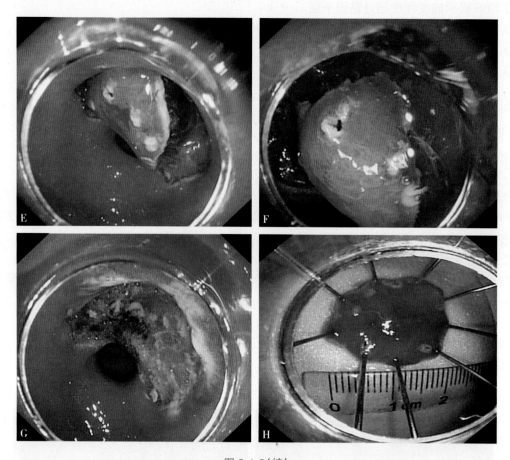

图 3-1-3(续)

E. 病变远端切开;F. 病变近端切开;G. 完整切除后的创面;H. 切除病变标本测量

(四) 麻醉和预防性用药

术前专业麻醉医师对患者进行麻醉风险评估后决定采用麻醉方式,如果预计内镜下操作时间相对较长,清醒状态下患者难以耐受,一般在静脉麻醉和气管插管状态下进行 ESD 较为安全。上消化道病变一般采用麻醉状态下进行内镜治疗,近端胃的病变切除,必须使用气管插管全麻下进行手术,远端胃可根据情况选用全麻插管或无痛条件下进行手术,但必须高度警惕误吸事件的发生。

采用术中 CO_2 气体灌注能够降低胃肠道气体积聚、腔隙间积气的发生率,也能减少静脉麻醉时咪达唑仑的使用量。术中可选择使用蠕动抑制剂(山莨菪碱或高血糖素),以更好地观察和切除病变。

(五) 术中监测

ESD 治疗时应密切观察患者,并全程进行氧饱和度及心电监护。患者出现严重不适不能继续 ESD 治疗或心电监测提示严重心电紊乱时,应立即终止治疗,并紧急处理。

(六) 病变剥离

1. 黏膜下注射 注射液体有生理盐水、甘油果糖和透明质酸钠等,于病灶边缘标记点外侧进行多点黏膜下注射,使病变完全抬举,治疗过程中可以追加注射,使病灶与肌层完全分离。

2. 切开 于标记点外 0.3~0.5cm 处环周切开部分黏膜至黏膜下层,首先切开的部位一般为病变的远侧端。

3. 黏膜下剥离 逐渐将黏膜整块剥离。按照病灶具体情况选择合适的治疗内镜和刀具。按与病灶基底切线方向剥离,对于暴露困难的病变部位,可利用透明帽推开黏膜下层结缔组织、旋转反转内镜、改变体位利用重力影响、使用金属夹挂线牵拉等方法改善 ESD 的操作视野,以方便操作。

4. 术后创面处理 切开刀或氩离子血浆凝固术直接电凝较小暴露血管及渗血部位,较大血管应以止血夹夹闭后电凝。

(七) 治疗终点判断

术后将整块切除的标本用大头固定、展平、染色、测量大小、拍照后浸泡于甲醛溶液。对完整切除的标本进行病理学检查前,连续平行切片应以 2mm 为间隔,切除标本的病理学报告须描述肿瘤的大体形态、部位、大小、组织学类型、浸润深度及切缘,是否有淋巴管和血管浸润,确定内镜下切除是否达到治疗效果或还需要补充治疗。

术后标本病理评价:分为治愈性切除(curative resection)和非治愈性切除(non-curative resection)。早期癌的治愈性切除需同时满足:①整块切除;②术后病理评价水平切缘阴性;③垂直切缘阴性;④无淋巴管及血管浸润。若术后病理评价不符合上述标准,则为非治愈性切除。

其他黏膜层良性病变的治愈性切除需同时满足:①整块切除;②术后病理评价水平切缘阴性;③垂直切缘阴性。若术后病理评价不符合上述标准,则为非治愈性切除。

五、ESTD 操作步骤(图 3-1-4)

ESTD 技术的应用改变了经典 ESD 操作方法,从环周标记→注射→环周切开→剥离的方式转变为环周标记→注射→肛侧开口→口侧开口→建立隧道→切开隧道侧边的方式。

与食管 ESTD 操作过程类似,简要操作过程如图 3-1-4 所示。

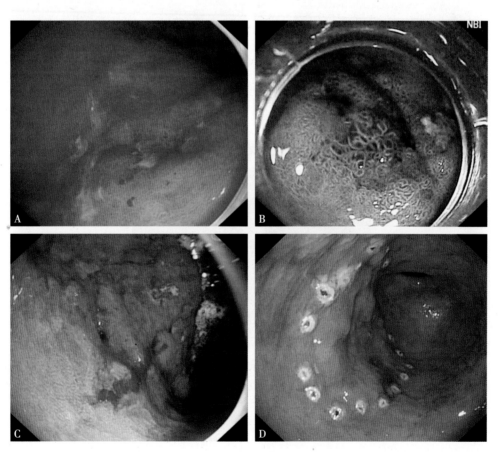

图 3-1-4 胃部 ESTD 操作步骤

A. 白光镜观察病变;B. 放大 NBI 内镜观察病变;C. 靛胭脂喷洒后观察病变;D. 环周标记病变

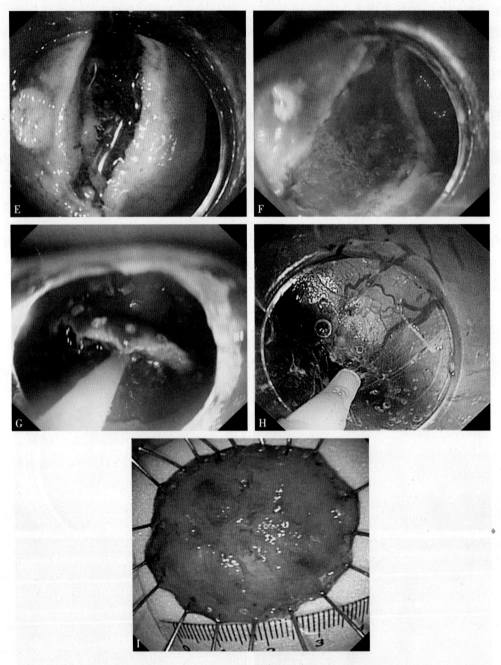

图 3-1-4(续)

E. 病变肛侧切开;F. 病变口侧切开;G. 从口侧向肛侧剥离;H. 黏膜层与固有肌层间建立的黏膜下
隧道;I. 切除病变标本测量

六、术后处理

参见本篇第一章第一节。

七、并发症及其处理

参见本篇第一章第一节。

八、其他

给初学者的建议：①临床手术之前接受在动物模型的 ESD 训练；②尽量选取较小和无溃疡、比较容易切除的病变（如胃部下 1/3），胃 ESD、结直肠 ESD 及食管 ESD 治疗难度依次增大；③最好在有经验的医师的现场指导下进行；④操作间抢救措施完善。

（令狐恩强）

参考文献

1. 令狐恩强 . 消化道癌前病变与早癌的内镜下切除术 . 北京 : 中华医学会电子音像出版社 .2009.

2. 冯秀雪，令狐恩强，卢忠生，等 . 内镜下胃粘膜剥离术后出血的相关危险因素分析 . 中国继续医学教育，2011：12：81-85.

3. 李兆申，金震东，邹多武，等 . 胃肠道疾病内镜诊断与治疗学 . 北京 : 人民卫生出版社，2009.

4. 张游，令狐恩强，卢忠生，等 . 术前活检在胃黏膜病变内镜下剥离术治疗中的价值分析 . 中华消化内镜杂志，2012，29：151-154.

5. Akutsu Y，Uesato M，Shuto K，et al.The Overall Prevalence of Metastasis in T1 Esophageal Squamous Cell Carcinoma：A Retrospective Analysis of 295 Patients.Ann Surg 2012.

6. Chennat J，Ross AS，Konda VJ，et al.Advanced pathology under squamous epithelium on initial EMR specimens in patients with Barrett's esophagus and high-grade dysplasia or intramucosal carcinoma：implications for surveillance and endotherapy management.GastrointestEndosc 2009，70：417-421.

7. Con SA，Saito Y，Matsuda T，et al.Application of endoscopic submucosal dissection for removal of deep invasive submucosal colon carcinoma.Case Rep Med 2009：573981.

8. Ezoe Y，Muto M，Horimatsu T，et al. Efficacy of preventive endoscopic balloon dilation for esophageal stricture after endoscopic resection.J ClinGastroenterol 2011，45：222-227.

9. Fujishiro M，Yahagi N，Kakushima N，et al.Endoscopic submucosal dissection of esophageal squamous cell neoplasms.Clin Gastroenterol Hepatol 2006，4：688-694.

10. Fukase K，Kato M，Kikuchi S，et al.Effect of eradication of Helicobacter pylori on incidence of metachronous gastric carcinoma after endoscopic resection of early gastric cancer：an open-label，randomised controlled trial. Lancet.2008，372：392-397.

11. Goto O，Fujishiro M，Kodashima S，et al.A second-look endoscopy after endoscopic submucosal dissection for gastric epithelial neoplasm may be unnecessary：a retrospective analysis of postendoscopicsubmucosal dissection bleeding. Gastrointestinal Endoscopy 2010，71：241-248.

12. Hanaoka N，Ishihara R，Takeuchi Y，et al.Intralesional steroid injection to prevent stricture after endoscopic submucosal dissection for esophageal cancer：a controlled prospective study.Endoscopy 2012，44：1007-1011.

13. Huikai L，Enqiang L.Hot biopsy forceps vs.endoscopic ultrasonography in determining the depth of gastric epithelial neoplasia：a simple novel method to decide whether or not to perform endoscopic submucosal dissection. Hepato-Gastroenterology 2013，60：54-57.

14. Iizuka H，Kakizaki S，Sohara N，et al.Stricture after endoscopic submucosal dissection for early gastric cancers and adenomas.Dig Endosc 2010，22：282-288.

15. Isomoto H，Yamaguchi N，Minami H，et al.Management of complications associated with endoscopic submucosal dissection/endoscopic mucosal resection for esophageal cancer.Dig Endosc 2013，25 Suppl 1：29-38.

16. Jang JS，Choi SR，Graham DY，et al.Risk factors for immediate and delayed bleeding associated with endoscopic submucosal dissection of gastric neoplastic lesions.Scandinavian Journal of Gastroenterology 2009，44：1370-1376.

17. JapaneseGastricCancerAssociation.Japanese gastric cancer treatment guidelines 2010(ver.3).Gastric Cancer 2011,14:113-123.

18. JapaneseGastricCancerAssociation.Japanese classification of gastric carcinoma:3rd English edition.Gastric Cancer 2011,14:101-112.

19. Jeon SW,Jung MK,Cho CM,et al.Predictors of immediate bleeding during endoscopic submucosal dissection in gastric lesions.Surgical Endoscopy 2009,23:1974-1979.

20. Kantsevoy SV,Adler DG,Conway JD,et al.Endoscopic mucosal resection and endoscopic submucosal dissection.Gastrointest Endosc 2008,68:11-18.

21. Katada C,Muto M,Tanabe S,et al.Surveillance after endoscopic mucosal resection or endoscopic submucosal dissection for esophageal squamous cell carcinoma.Dig Endosc 2013,25 Suppl 1:39-43.

22. Koike T,Nakagawa K,Iijima K,et al.Endoscopic resection (endoscopic submucosal dissection/endoscopic mucosal resection)for superficial Barrett's esophageal cancer.Dig Endosc 2013,25 Suppl 1:20-28.

23. Lee KJ,Kim JH,Kim SI,et al.Clinical significance of colonoscopic examination in patients with early stage of gastric neoplasm undergoing endoscopic submucosal dissection. Scand J Gastroenterol 2011,46:1349-1354.

24. Linghu E,Feng X,Wang X,et al. Endoscopic submucosal tunnel dissection for large esophageal neoplastic lesions.Endoscopy 2013,45:60-62.

25. Maeda Y,Hirasawa D,Fujita N,et al. Mediastinal emphysema after esophageal endoscopic submucosal dissection:its prevalence and clinical significance. Dig Endosc 2011,23:221-226.

26. Maeda Y,Hirasawa D,Fujita N,et al.A pilot study to assess mediastinal emphysema after esophageal endoscopic submucosal dissection with carbon dioxide insufflation.Endoscopy 2012,44:565-571.

27. Mannen K,Tsunada S,Hara M,et al.Risk factors for complications of endoscopic submucosal dissection in gastric tumors:analysis of 478 lesions. Journal of Gastroenterology 2010,45:30-36.

28. Matsumoto S,Miyatani H,Yoshida Y,et al.Cicatricial stenosis after endoscopic submucosal dissection of esophageal cancer effectively treated with a temporary self-expandable metal stent.GastrointestEndosc 2011,73:1309-1312.

29. Mori H,Rafiq K,Kobara H,et al.Steroid permeation into the artificial ulcer by combined steroid gel application and balloon dilatation:prevention of esophageal stricture.J GastroenterolHepatol 2013.

30. Nakajo M,Tani A,Kajiya Y,et al.Clinical significance of primary lesion FDG uptake for choice between oesophagectomy and endoscopic submucosal dissection for resectable oesophageal squamous cell carcinomas.Eur Radiol 2011,21:2396-2407.

31. Ning-Li C,En-Qiang LH,Morita Y,et al.Magnifying endoscopy in upper gastroenterology for assessing lesions before completing endoscopic removal. World J Gastroenterol 2012,18:1295-1307.

32. Okada K,Yamamoto Y,KasugaA,et al. Risk factors for delayed bleeding after endoscopic submucosal dissection for gastric neoplasm.Surgical Endoscopy 2011,25:98-107.

33. Okano A,Hajiro K,Takakuwa H,et al.Predictors of bleeding after endoscopic mucosal resection of gastric tumors.Gastrointestinal Endoscopy 2003,57:687-690.

34. Ono S,Kato M,Nakagawa M,et al.Outcomes and predictive factors of "not self-completion" in gastric endoscopic submucosal dissection for novice operators.Surg Endosc 2013.

35. Oyama T. Diagnostic strategies of superficial Barrett's esophageal cancer for endoscopic submucosal dissection.Dig Endosc 2013,25 Suppl 1:7-12.

36. Sano T,Okuyama Y,Kobori O,et al.Early gastric cancer.Endoscopic diagnosis of depth of invasion.Dig Dis Sci 1990,35:1340-1344.

37. Sato H,Inoue H,Kobayashi Y,et al.Control of severe strictures after circumferential endoscopic submucosal dissection for esophageal carcinoma:oral steroid therapy with balloon dilation or balloon dilation alone. Gastrointest Endosc 2013.

38. Toyonaga T,Man-i M,East JE,et al. 1635 Endoscopic submucosal dissection cases in the esophagus,stomach,and colorectum:complication rates and long-term outcomes.Surg Endosc 2013,27:1000-1008.

39. Uedo N,Takeuchi Y,Yamada T,et al.Effect of a proton pump inhibitor or an H2-receptor antagonist on prevention of bleeding from ulcer after endoscopic submucosal dissection of early gastric cancer:a prospective randomized controlled trial. American Journal of Gastroenterology 2007,102:1610-1616.

40. Uemura M,Ishii N,Itoh T,et al.Effects of carbon dioxide insufflation in esophageal endoscopic submucosal dissection. Hepatogastroenterology 2012,59:734-737.

41. Wang SF,Yang YS,Yuan J,et al.The value of esophageal intrapapillary capillary loop visualized by magnifying narrow-band imaging endoscopy in diagnosing esophageal mucosal pathology.Zhonghua Nei Ke Za Zhi 2012,51:284-288.

42. Yao K,Nagahama T,Matsui T,Iwashita A.Detection and characterization of early gastric cancer for curative endoscopic submucosal dissection.Dig Endosc 2013,25 Suppl 1:44-54.

第三节　内镜下贲门黏膜剥离术

一、概述

参见本篇第一章第二节。

二、适应证和禁忌证

参见本篇第一章第二节。

三、术前准备

参见本篇第一章第二节。

四、操作步骤

(一) 明确病变位置及边界(图 3-1-5)

参见本篇第一章第二节。

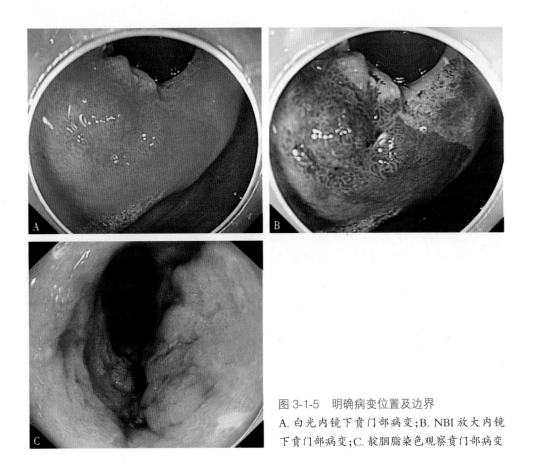

图 3-1-5　明确病变位置及边界

A.白光内镜下贲门部病变;B.NBI放大内镜下贲门部病变;C.靛胭脂染色观察贲门部病变

（二）病变标记（图3-1-6）

参见本篇第一章第二节。

（三）治疗体位

参见本篇第一章第二节。

（四）麻醉和预防性用药

术前专业麻醉医师对患者进行麻醉风险评估后决定采用麻醉方式，如果预计内镜下操作时间相对较长，清醒状态下患者难以耐受，一般在静脉麻醉和气管插管状态下进行 ESD 较为安全。上消化道病变一般采用麻醉状态下进行内镜治疗，贲门处的病变切除，必须使用气管插管全麻下进行手术。

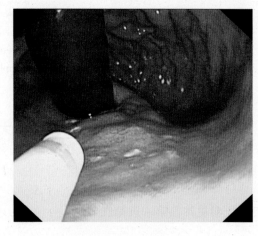

图 3-1-6　高频电刀环形标记病变

采用术中 CO_2 气体灌注能够降低胃肠道气体积聚、腔隙间积气的发生率，也能减少静脉麻醉时咪达唑仑的使用量。术中可选择使用蠕动抑制剂（山莨菪碱或高血糖素），以更好地观察和切除病变。

（五）术中监测

参见本篇第一章第二节。

（六）病变剥离（图3-1-7）

1. 黏膜下注射　注射液体有生理盐水、甘油果糖和透明质酸钠等，于病灶边缘标记点外侧进行多点黏膜下注射，使病变完全抬举，治疗过程中可以追加注射，使病灶与肌层完全分离。

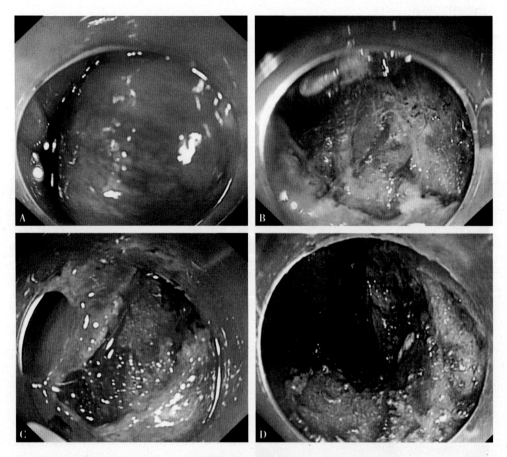

图 3-1-7　病变剥离

A. 黏膜下注射；B. 黏膜切开；C. 黏膜剥离；D. 切除病变后的创面

2. 切开 于标记点外 0.3~0.5cm 处环周切开部分黏膜至黏膜下层,首先切开的部位一般为病变的远侧端。

3. 黏膜下剥离 逐渐将黏膜整块剥离。按照病灶具体情况选择合适的治疗内镜和刀具。按与病灶基底切线方向剥离,对于暴露困难的病变部位,可利用透明帽推开黏膜下层结缔组织、旋转反转内镜、改变体位利用重力影响、使用金属夹挂线牵拉等方法改善 ESD 的操作视野,以方便操作。

4. 术后创面处理 切开刀或氩离子血浆凝固术直接电凝较小暴露血管及渗血部位,较大血管应以止血夹夹闭后电凝。

(七) 治疗终点判断(图 3-1-8)

参见本篇第一章第二节。

1. 术后标本病理评价 分为治愈性切除(curative resection)和非治愈性切除(non-curative resection)。早期癌的治愈性切除需同时满足:①整块切除;②术后病理评价水平切缘阴性;③垂直切缘阴性;④无淋巴管及血管浸润。若术后病理评价不符合上述标准,则为非治愈性切除。

2. 其他黏膜层良性病变的治愈性切除需同时满足:①整块切除;②术后病理评价水平切缘阴性;③垂直切缘阴性。若术后病理评价不符合上述标准,则为非治愈性切除。

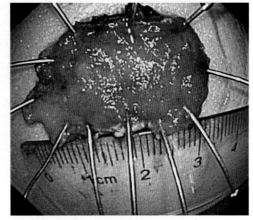

图 3-1-8 切除的病变标本

(八) 隧道技术 ESD(endoscopic submucosal tunnel technique,ESTD)

隧道技术能够安全和更快速地整块切除贲门的大面积病变:长径≥2.5cm 且横径≥3.0cm。贲门区解剖结构比较复杂,尤其是固有肌层,外层为食管纵行肌与胃纵行肌延续形成,食管的环形肌层在与胃连接处以上 3cm 左右纤维数量增加,呈现向下逐渐增厚的趋势,在胃小弯侧的纤维维持着以前的状态,变成了不完整的半环状卡环纤维。在建立黏膜下隧道过程中,隧道通过贲门时,由于胃与食管壁形成折角,操作时应格外小心,以免损伤黏膜层。

1. 适应证和禁忌证

(1) 适应证:主要是贲门大面积病变,并符合以下条件中的一项:

1) 术前病理活检提示贲门高级别上皮内瘤变或早期癌。

2) 术前活检病理提示贲门低级别上皮内瘤变,反复复查不能消失。

3) 胃镜及病理提示贲门黏膜腺瘤或扁平息肉等,患者要求治疗者。

4) 术前病理未提示贲门高级别上皮内瘤变或早期癌,但放大 NBI 内镜高度怀疑贲门高级别上皮内瘤变或早期癌。

(2) 禁忌证:即黏膜剥离术后易发生转移的病变。

1) EUS 提示病变深度超过黏膜下层。

2) EUS 或 CT 或 PET-CT 提示淋巴结或远处转移。

3) 进展期癌变或未分化肿瘤。

4) 具有胃镜检查或麻醉禁忌者。

2. 操作步骤 ESTD 技术的应用改变了经典 ESD 操作方法,从环周标记→注射→环周切开→剥离的方式转变为环周标记→注射→肛侧开口→口侧开口→建立隧道→切开隧道侧边的方式。

贲门部黏膜病变的 ESTD 操作过程如下:

1. 明确并标记病变位置及边界(图 3-1-9)。

2. 病变剥离及切除后标本固定(图 3-1-10)。

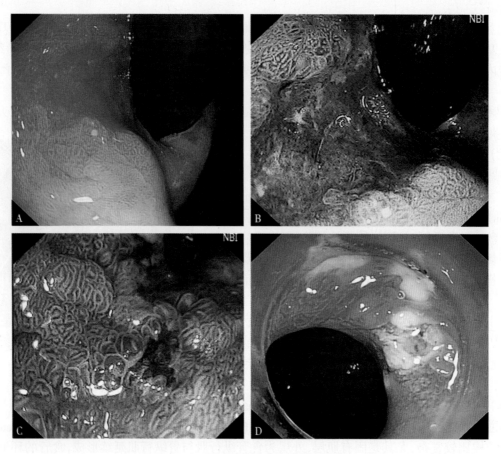

图 3-1-9　明确并标记病变位置及边界

A. 白光内镜下贲门部病变；B. 放大 NBI 观察病变边界；C. 放大 NBI 观察病变中心；D. 环周标记病变

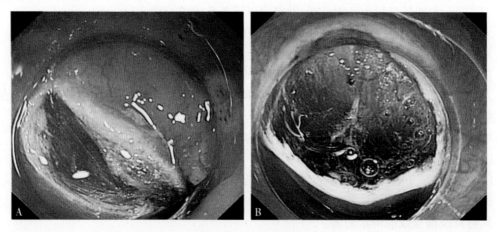

图 3-1-10　病变剥离

A. 病变肛侧开口；B. 病变口侧开口

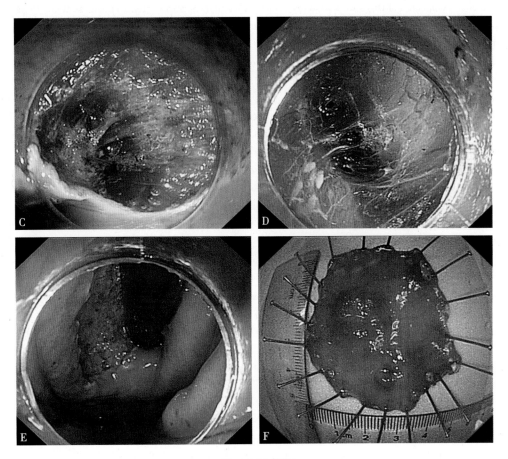

图 3-1-10(续)

C.从病变口侧向肛侧开始行黏膜下剥离;D.黏膜层与固有肌层间建立黏膜下隧道;E.完整切除病变后的创面;F.切除的病变标本

五、术后处理

参见本篇第一章第二节。

六、并发症及其处理

参见本篇第一章第二节。

(令狐恩强)

参考文献

1. 李兆申,金震东,邹多武,等.胃肠道疾病内镜诊断与治疗学.北京:人民卫生出版社,2009.
2. 令狐恩强.消化道癌前病变与早癌的内镜下切除术.北京:中华医学会电子音像出版社,2009.
3. 令狐恩强,王向东,孟江云.利用经口隧道技术切除食管大面积病变的体会.中华腔镜外科杂志(电子版),2011,4:397-398.
4. 张游,令狐恩强,卢忠生,等.术前活检在胃黏膜病变内镜下剥离术治疗中的价值分析.中华消化内镜杂志,2012,29:151-154.
5. Dehle P,Largiader F,Jenny S,et al.A method for endoscopic lec-troresection of sessile colonic polyps.Endoscopy,1973,5:

38-40.

6. Enqiang Linghu.Therapeutics of Digestive Endoscopic Tunnel Technique Springer Science+Business Media Dordrecht,2013.

7. Fujishiro M,Yahagi N,Kakushima N,et al. Endoscopic submucosal dissection of esophageal squamous cell neoplasms.Clin Gastroenterol Hepatol 2006,4:688-694.

8. Fukase K,Kato M,Kikuchi S,et al.Effect of eradication of Helicobacter pylori on incidence of metachronous gastric carcinoma after endoscopic resection of early gastric cancer:an open-label,randomised controlled trial. Lancet.2008,372: 392-397.

9. Goto O,Fujishiro M,Kodashima S,et al.A second-look endoscopy after endoscopic submucosal dissection for gastric epithelial neoplasm may be unnecessary:a retrospective analysis of postendoscopic submucosal dissection bleeding.Gastrointestinal Endoscopy 2010,71:241-248.

10. Gotoda T,Kondo H,Ono H,et al.A new endoscopic mucosal resection(EMR)procedure using an insulationtipped diathermic(IT)knife for rectal flat lesions. Gastrointest Endosc,1999,50:560-563.

11. Huikai L,Enqiang L.Hot biopsy forceps vs. endoscopic ultrasonography in determining the depth of gastric epithelial neoplasia:a simple novel method to decide whether or not to perform endoscopic submucosal dissection. Hepato-Gastroenterology,2013,60:54-57.

12. Jang JS,Choi SR,Graham DY,et al.Risk factors for immediate and delayed bleeding associated with endoscopic submucosal dissection of gastric neoplastic lesions.Scandinavian Journal of Gastroenterology,2009,44:1370-1376.

13. JapaneseGastricCancerAssociation.Japanese classification of gastric carcinoma:3rd English edition.Gastric Cancer,2011, 14:101-112.

14. JapaneseGastricCancerAssociation.Japanese gastric cancer treatment guidelines 2010 (ver. 3). Gastric Cancer,2011,14: 113-123.

15. Jeon SW,Jung MK,Cho CM,et al.Predictors of immediate bleeding during endoscopic submucosal dissection in gastric lesions. Surgical Endoscopy,2009,23:1974-1979.

16. Katada C,Muto M,Tanabe S,et al.Surveillance after endoscopic mucosal resection or endoscopic submucosal dissection for esophageal squamous cell carcinoma.Dig Endosc,2013,25 Suppl 1:39-43.

17. Koike T,Nakagawa K,Iijima K,et al.Endoscopic resection (endoscopic submucosal dissection/endoscopic mucosal resection)for superficial Barrett's esophageal cancer.Dig Endosc,2013,25 Suppl 1:20-28.

18. Lee KJ,Kim JH,Kim SI,et al.Clinical significance of colonoscopic examination in patients with early stage of gastric neoplasm undergoing endoscopic submucosal dissection. Scand J Gastroenterol,2011,46:1349-1354.

19. Linghu E,Feng X,Wang X,et al.Endoscopic submucosal tunnel dissection for large esophageal neoplastic lesions. Endoscopy,2013,45:60-62.

20. Maeda Y,Hirasawa D,Fujita N,et al.A pilot study to assess mediastinal emphysema after esophageal endoscopic submucosal dissection with carbon dioxide insufflation.Endoscopy,2012,44:565-571.

21. Mannen K,Tsunada S,Hara M,et al.Risk factors for complications of endoscopic submucosal dissection in gastric tumors: analysis of 478 lesions. Journal of Gastroenterology,2010,45:30-36.

22. Nakajo M,Tani A,Kajiya Y,et al. Clinical significance of primary lesion FDG uptake for choice between oesophagectomy and endoscopic submucosal dissection for resectable oesophageal squamous cell carcinomas.Eur Radiol,2011,21:2396-2407.

23. Nam KW,Song KS,Lee HY,et al.Spectrum of final pathological diagnosis of gastric adenoma after endoscopic resection. World J Gastroenterol,2011,17:5177-5183.

24. Ning-Li C,En-Qiang LH,Morita Y,et al.Magnifying endoscopy in upper gastroenterology for assessing lesions before completing endoscopic removal. World J Gastroenterol,2012,18:1295-1307.

25. Okada K,Yamamoto Y,Kasuga A,et al.Risk factors for delayed bleeding after endoscopic submucosal dissection for gastric neoplasm.Surgical Endoscopy,2011,25:98-107.

26. Okano A,Hajiro K,Takakuwa H,et al. Predictors of bleeding after endoscopic mucosal resection of gastric tumors. Gastrointestinal Endoscopy,2003,57:687-690.

27. Oyama T.Diagnostic strategies of superficial Barrett's esophageal cancer for endoscopic submucosal dissection.Dig Endosc, 2013,25 Suppl 1:7-12.

28. Sano T,Okuyama Y,Kobori O,et al.Early gastric cancer. Endoscopic diagnosis of depth of invasion.Dig Dis Sci 1990,35: 1340-1344.

29. Tada M,Shimada M,Murakami F,et al.Development Of the strip-Off biopsy. Gastroenterol Endosc,1984,26:833-839.

30. Takekoshi T,Baba Y,Ota H,et al.Endoscopic resection of early gastric carcinoma:results of analysis of 308 cases. Endoscopy,1994,26:352-358.

31. Toyonaga T,Man-i M,East JE,et al. 1635 Endoscopic submucosal dissection cases in the esophagus,stomach,and colorectum:complication rates and long-term outcomes.Surg Endosc,2013,27:1000-1008.

32. Uedo N,Takeuchi Y,Yamada T,et al.Effect of a proton pump inhibitor or an H2-receptor antagonist on prevention of bleeding from ulcer after endoscopic submucosal dissection of early gastric cancer:a prospective randomized controlled trial. American Journal of Gastroenterology,2007,102:1610-1616.

33. Uemura M,Ishii N,Itoh T,et al.Effects of carbon dioxide insufflation in esophageal endoscopic submucosal dissection. Hepatogastroenterology,2012,59:734-737.

34. Urabe Y,Hiyama T,Tanaka S,et al.Advantages of endoscopic submucosal dissection versus endoscopic oblique aspiration mucosectomy for superficial esophageal tumors.J Gastroenterol Hepatol,2011,26:275-280.

35. Wada M,Yamamoto H.From EMR to ESD. Gan To Kagaku Ryoho,2007,34:1163-1167.

36. Wang SF,Yang YS,Yuan J,et al.The value of esophageal intrapapillary capillary loop visualized by magnifying narrow-band imaging endoscopy in diagnosing esophageal mucosal pathology.Zhonghua Nei Ke Za Zhi,2012,51:284-288.

37. Yao K,Nagahama T,Matsui T,et al.Detection and characterization of early gastric cancer for curative endoscopic submucosal dissection. Dig Endosc 2013,25 Suppl 1:44-54.

第四节　结直肠病变的 ESD

一、概述

内镜黏膜下剥离术(endoscopic submucosal dissection,ESD)是指利用各种电刀对大于 2cm 的病变进行黏膜下剥离的内镜微创技术。这一技术可以实现较大病变的整块切除,并提供准确的病理诊断分期。

ESD 最早是由 1973 年 Dyhle 等首先报道的黏膜下注射生理盐水切除结肠无蒂息肉的方法,即内镜下黏膜切除术(endoscopic mucosal resection,EMR)发展而来。1984 年,Tada 等首次将该技术用于诊断早期胃癌,并将其定名为"剥离活检术",又可称为"内镜黏膜切除术"。后至 1994 年,Takekoshi 等发明了尖端带有陶瓷绝缘头的新型电刀,即 IT 刀(insulation tipped knife)。因头端绝缘能够使黏膜切开更为安全,也使得对较大的胃肠道黏膜病变行一次性完整切除成为可能。1999 年,Gotoda 等首先报道了使用 IT 刀到进行病变的整体黏膜下切除,开创了现代 ESD 技术的先河。我国的 EMR 技术始于 20 世纪 90 年代,当时主要用于无蒂息肉切除,逐渐演变为切除癌前病变与早期癌。在国内中山医院最早从日本引进并开展 ESD 技术,通过多年的摸索与推广,目前技术已极为成熟。

相较于早期胃癌,ESD 技术应用于结直肠病变则开展相对较晚。由于结直肠肠壁相比胃壁而言较薄且柔软,肠管走向变异度大,位置不固定,有伸缩性,易在腹腔内弯曲,不同的部位需要采用不同的体位和手法,这些因素对结直肠 ESD 治疗造成了一定的困难,使其发展显著受制于其本身的技术难度以及较高的穿孔风险。但经过多年的发展,目前结直肠病变 ESD 已经能够达到 96% 的整块切除率与 88% 的完整切除率,而其出血与穿孔两大术后并发症发生率仅为 2% 与 4%,其中需要手术治疗者仅为 1%。近年来,我国结直肠癌的发病率逐年升高。与所有肿瘤一样,早期发现、早期诊断和早期治疗是成功治疗结直肠癌的关键。由于绝大多数散发结直肠癌是由腺瘤性息肉癌变而来,因而对癌前病变或早期癌变进行诊断和治疗可以预防结直肠癌发生或显著提高其治疗效果和预后。结肠镜筛查是早期诊断的主要手段,而在早期治疗方面,由于 ESD 技术的及时开展,结肠镜下切除目前已可取代外科手术,治疗绝大部分的结直肠息肉,尤其是侧向发育性息肉(laterally sreading tumor,LST),和早期癌变。

与胃部的 ESD 相比,结直肠部位的 ESD 具有以下特点:

(一) 不利因素

1. 由于结直肠肠壁非常薄,肠管走向变异度大,位置不固定,并且存在弯曲、结肠袋、蠕动及逆向蠕动等特点,使结直肠病变 ESD 的操作难度高,穿孔等并发症发病率也高。

2. 并发症的后果较为严重。由于结直肠内的细菌量和毒力比胃部要多、要强,一旦发生穿孔,容易导致严重的腹膜炎,往往只能采取开腹手术进行修补,甚至是进行造口。

(二) 有利因素

1. 结直肠黏膜相比其他脏器黏膜较薄,容易切开,其黏膜下层也比较疏松,容易进行剥离。且相比胃部,黏膜下层血管较少,易于控制出血。同时,可以变换体位,利用重力来改善操作条件。

2. 结直肠治疗对咽喉部及呼吸道刺激影响较小,只需使用轻量镇静药即可。并且因上消化道分泌物较少,可行静脉麻醉。

其实只要具备良好的内镜定位操作经验,结直肠 ESD 的操作也并不十分困难。但是为了确保操作的顺利进行,内镜医生必须进行严格培训和学习,掌握一些窍门,努力克服结直肠操作的不利因素,充分发挥其有利因素,安全有效地进行结直肠 ESD 操作。

二、适应证与禁忌证

早期结直肠癌及癌前病变。

(一) 相关术语定义

1. 早期结直肠癌　指病变局限于黏膜及黏膜下层的结直肠癌,而无论其大小及是否有淋巴结转移。

2. 结直肠的癌前病变　已证实与结直肠癌发生密切相关的病理变化,包括腺瘤、腺瘤病、炎症性肠病相关的异型增生、畸变隐窝灶(aberrant crypt foci,ACF)伴异型增生。

3. 结直肠黏膜的腺管开口(Pit-pattern 分型)　分为五型,Ⅰ型:正常黏膜;Ⅱ型:炎性病变或增生性息肉;Ⅲs 型:Ⅲc 型大肠癌;ⅢI 型:管状腺瘤;Ⅳ型:绒毛状腺瘤;Ⅴ型:癌。

(二) 适应证

1. 无法通过 EMR 实现整块切除的 >20mm 腺瘤和结直肠早期癌。术前需通过放大内镜或 EUS 评估是否可切除。

2. 抬举征阴性(non-lifting sign positive)的腺瘤和早期结直肠癌。

3. 大于 10mm 的 EMR 残留或复发病变,再次 EMR 切除困难的病变。

4. 反复活检仍不能证实为癌的低位直肠病变。

(三) 禁忌证

严重的心肺疾病,血液病、凝血功能障碍以及服用抗凝剂的患者,在凝血功能未纠正前严禁行 ESD。病变浸润深度超过 sm_1 为 ESD 的相对禁忌证。

三、术前准备

(一) 知情同意

实施 ESD 前,术者应向患者及家属详细讲解 ESD 操作过程、可能的结果以及存在的风险,并签署知情同意书。知情同意书应明确表述 ESD 可能发生的并发症及其后果。对于行 ESD 的消化道早期癌患者,应在术前告知患者术后可能存在复发或转移的风险。

(二) 患者准备

术前必须行凝血功能检查,包括血小板计数、凝血酶原时间(PT)或国际标准化比值(INR)等,指标异常可能增加 ESD 术后出血的风险,应予以纠正后实施 ESD。对服用抗凝药患者,需心内科医生评估原发病高危或低危风险,并酌情停药。

（三）麻醉与监护

ESD 手术耗时相对较长，清醒状态下患者难以耐受，术前应对患者的病情及全身状况做全面评估，结合患者情况决定采用麻醉方式，对不具备麻醉要求的单位，不主张开展 ESD。相较于上消化道，下消化道 ESD 麻醉要求较低，可采用静脉麻醉，无须插管。

（四）器械准备

一般采用 Olympus CF Q260 电子肠镜、各类电刀、NM-4L-1 注射针、FD-1U-1 热活检钳、HX-610-90 及 HX-600-135 止血夹等。ERBE ICC-200 高频电切装置和 APC 300 氩离子凝固器。内镜前端需附加特制透明帽。

结直肠 ESD 和其他消化道病变的 ESD 的基本操作一样，有以下剥离刀可以选择：尖端绝缘刀（IT knife）、螺旋伸缩刀（Flex-knife）、钩刀（Hook-knife）、三角顶刀（Triangle tip-knife）、针形切开刀（Needle-knife）和海博刀等。具体操作中，可根据操作者个人的习惯、对剥离刀熟悉和喜好，以及病变所处的部位和手术时具体情况选择上述不同的内镜手术刀。

IT 刀较为安全，能够一次剥离较多的组织，因此其手术速度较快，还可以通过高频电凝起到止血的作用，是结直肠 ESD 手术最常用的内镜手术刀。但也应注意到由于结直肠壁薄而软，位置不固定，有伸缩性，蠕动及逆向蠕动容易折叠缠绕，使用硬质的尖端绝缘刀切割容易穿孔，因而在结直肠 ESD 的操作中使用 IT 刀要注意必须保证视野清晰，使病变充分显露，避免过度牵拉导致结肠壁成角折叠，以免误切穿孔，确保手术安全。

螺旋伸缩刀（Flex-knife）的最大特点在于其可以根据病变和具体的手术情况，改变和选择手术刀的长度，并由于其柔软、操作性能较好，也比较适于肠壁较薄的大肠 ESD 手术。为了确保手术安全，使用时每次从钳道伸出手术刀时都必须对准镜头确认刀头的长度。由于结直肠黏膜薄且黏膜下组织柔软容易切开，所以刀头长度 1~2mm 已经足够，也就是说，只要刀鞘尖端能看见一点金属刀头就足以用于切开。在具体操作中，确认刀头长度时要注意避免将刀鞘伸出钳道过长，这样反而不易看见刀头。

钩刀（Hook-knife）头端呈钩形，其切割方向可以任意改变，能够从不同角度钩提、分离黏膜下层，能够保持良好的操作视野，避免对剥离面深层的损伤，从而最大限度地预防穿孔。一般在结直肠 ESD 操作不顺利，剥离面无法充分暴露时使用，小心进行钩提剥离。

三角顶刀（Triangle tip-knife），是一种头端为三角形金属的切割刀，其三角头的宽度大约为 1.8mm，厚度约为 0.6mm，可以与被切割黏膜平行。TT 刀的主要特点是，切割过程中无需改变切割方向，可从不同的角度钩住黏膜进行剥离，且可以通过高频电凝起到止血的作用，但是不当的操作，其三角很容易造成术中穿孔。一般用于低位直肠病变的 ESD 手术。

针形切开刀（Needle-knife）一般情况只用来进行病灶范围的标记，不用于结直肠病变的黏膜下剥离。

海博刀　海博刀是将精细水束分离技术和电外科技术结合的新型内镜手术刀，能够同时完成染色、标记、黏膜下注射、黏膜切开切缘、黏膜下剥离、冲洗、止血等功能。利用一把刀可以完成整个 ESD 操作。临床常用的是 I 型和 T 型海博刀，其中 T 型海博刀多用于结直肠手术。

不同剥离刀具有各自的特点，在结直肠病变的 ESD 操作过程中，可以根据具体情况选择，如用 IT 刀或 Flex 刀对病灶周围的一圈黏膜进行预切开，TT 刀和 Hook 刀进行黏膜下剥离等，使整个剥离过程完成得更快、更好，降低出血和穿孔等并发症的发生率。

四、操作步骤

（一）确定病变范围、性质和浸润深度

治疗开始前必须以水清洗肠腔，尽可能吸引肠腔内残留的液体和残渣，以利于观察和治疗病变。接着首先进行常规肠镜检查，明确病灶的部位、大小、形态，确定病灶的范围、性质和浸润深度。对于已经怀疑恶性肿瘤的病变,要明确是黏膜内癌还是黏膜下癌,如果是黏膜下癌则需改行外科手术。通常采用内镜下黏膜染色技术加放大内镜观察腺管开口类型,有条件的医院可采用 NBI+ 放大内镜的方法,初步判断是否肿瘤上皮以及肿瘤的浸润深度(图 3-1-11A~D),如表面的腺管结构完整存在及腺管开口类型清楚可见,无凹陷无糜烂溃疡,则多未发生黏膜下浸润。内镜下进一步判断肿瘤浸润深度的方法有:①空气介导变形试验:使用结肠镜对准病灶,先向肠腔内充气使病变完全展开,然后吸气,如果病变及其周围的黏膜形态出现明显突起和凹陷样改变,则可以初步判断肿瘤没有浸润至黏膜下全层,如果病变形态无论如何吸气,形态无改变,则肿瘤可能已经浸润达黏膜下层或更深层,病变应是外科手术的适应证。②抬举试验:黏膜下注射靛胭脂 - 肾上腺素 - 生理盐水,如果病变黏膜可以完全与固有肌层分离,明显隆起,则为抬举征阳性,可进行 ESD 治疗;如果病变不能与固有肌层分离,则抬举征阴性,表明肿瘤组织已浸润至黏膜下层甚至固有肌层,不能采用 ESD 切除病变。①+②判断肿瘤浸润深度的敏感度为 97.2%,特异度为 44.4%,阳性预测值为 97.6%,阴性预测值为 40.0%。③超声内镜检查判断肿瘤浸润深度。

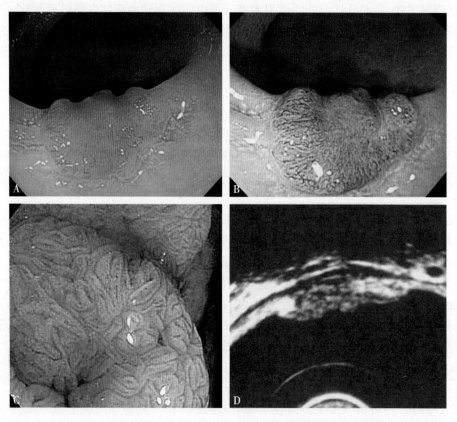

图 3-1-11　结直肠病变 ESD 治疗前范围、性质和浸润深度评估
A. 结直肠扁平病变;B. NBI;C. 染色放大内镜;D. 超声内镜

（二）标记

在明确了病变范围、性质和浸润深度,决定可行 ESD 治疗时,由于结直肠病变一般边界较为清晰,可直接应用针形切开刀距病灶边缘 3~5mm 处进行一周的电凝标记,必要时在 NBI 或者普通靛胭脂染色技术的辅助指引下,明确标记范围(图 3-1-12A~C)。结直肠黏膜层较薄,电凝功率宜小,以免损伤肌层。对于直肠中上段以上的病变,为防止标记时导致的损伤,可以采用 APC 进行标记。在标记时要注意顺序,可顺时针,亦可逆时针。

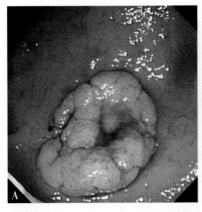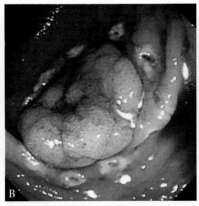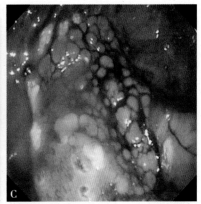

图 3-1-12 标记切除范围

A. 染色观察扁平病变;B. 针刀电凝标记;C. APC 电凝标记

（三）黏膜下注射

由于结直肠壁比胃壁薄而柔软,因此,ESD 穿孔风险较高,不易安全实施 ESD 剥离,但可以通过局部注射抬举病变在一定程度上降低风险。目前临床可供黏膜下注射的液体有生理盐水、甘油果糖、透明质酸钠等。与生理盐水相比,甘油果糖和透明质酸钠等吸收较慢,局部潴留时间较长,可以减少治疗中的反复注射次数,在抬举病变的同时还能在一定程度上增硬黏膜并使之厚实,是比较理想的注射液。注射液中加入少量靛胭脂和肾上腺素可以显著提高注射效果及作用,其中靛胭脂可以使黏膜下注射的区域更清晰,即黏膜下层和肌层很好的分离,而肾上腺素可以收缩小血管,减少术中出血。目前我们常用的是 3~5ml 靛胭脂、1ml 肾上腺素和 100ml 生理盐水混合配置的注射液,其优点为配置简单、成本较低,但缺点是这种注射液在黏膜下层弥散渗透快,需要多次补充注射。

若以甘油果糖和透明质酸作为注射液。首先用甘油果糖注射液开始局部注射。穿刺前局部注射液清空管内空气,局部注射后确认黏膜下隆起处。确认最初隆起点后,将局部注射液换为透明质酸,根据需要进行 1~2ml 的局部注射。充分的膨胀突出后再注以甘油果糖。每次在 2~3 处进行局部注射。

周围切开到一定的程度后,转为黏膜下层剥离。为减轻穿孔风险,在剥离之前反复局部注射。注射方法与周围切开前一样,不过需要注意的是,不要直接穿刺到黏膜下层血管,避免出血的发生。由于纤维化等原因,如果黏膜下层隆起不充分,增加局部注射次数。如果术前深度诊断是黏膜下层浅层（不满 1000μm）,因为除了残留复发病例外,很少涉及纤维化,剥离过程中追加注射黏膜下层会有很好的抬举。

在大肠 ESD 中,如进行全周切开,黏膜下隆起的持续时间会变短。通过交替进行周围切开和黏膜下层剥离能延长每一次注射的隆起突出时间。

结直肠 ESD 黏膜下注射的关键在于,通过局部注射液体使黏膜下层始终保持一定厚度和适当的硬度,可以在直视状态下进行剥离。注射顺序应由口侧向肛侧,否则肛侧先注射后将影响口侧病灶的观察和注射（图 3-1-13A~C）。有时病变横跨皱襞,视野受限,内镜治疗较为困难,可以应用内镜前端的透明帽展开皱襞,以帮助操作的顺利进行。

（四）切开病变周围黏膜

顺利预切开病变周围黏膜是 ESD 治疗成功的关键步骤。在结直肠病变时,由于正常黏膜与病变黏膜厚度不同,进行局部黏膜下注射后,病变与正常黏膜的分界更加清晰。充分完成局部注射后,准备切开前再次确认所选择的切开线是否有利于下一步的内镜操作。一般切开线选择由口侧开始,顺时针方向沿标记点外侧缘使用 Hook 刀或设定 Flex 刀尖端 1~2mm,完全接触黏膜状态下切开,使用

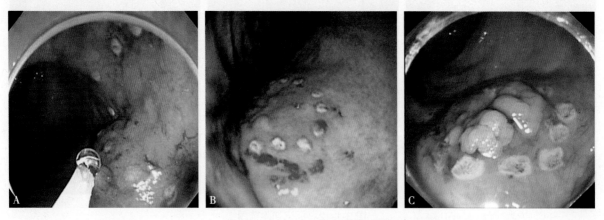

图 3-1-13　黏膜下注射

A. 自口侧向肛侧进行注射；B、C. 黏膜下注射后病变明显抬举

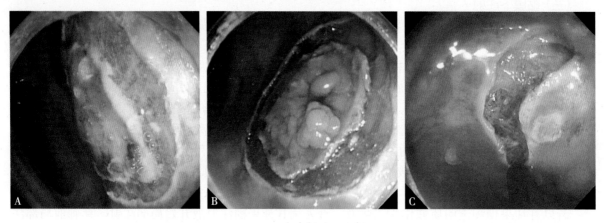

图 3-1-14　切开病变周围黏膜

A、B. 预切开病变周围一圈黏膜；C. 预切开病变周围部分黏膜

ICC 200 时，使用 Endocut 60W（Effect 2）。在使用 Endocut 时，应间歇踩击足部开关，主动控制切开速度。切开中应注意保证在看见切开刀尖端的安全状态下进行操作。可以一次切开周围全部黏膜。但应当注意，如果完全切开病变组织周围黏膜整圈后，黏膜下注射液流失迅速，隆起会很快消失，而此后的剥离也将变得十分困难。因此，一般不对黏膜作整圈切开，而是切开至可以一气呵成的剥离范围，完成这一范围病变的剥离后再逐次切开黏膜进行剥离。特别是治疗时间较长的大型病变和伴有瘢痕的病变时，如一周切开后即使追加黏膜下局部注射，注射液仍会自切开的创口漏出，无法形成隆起导致无法确保手术安全，因此，第一阶段不可做一周切开（图 3-1-14A～C）。

切开过程一旦发生出血，冲洗创面明确出血点后以切开刀直接电凝出血点，或应用热活检钳钳夹出血点电凝止血。

（五）剥离

部分切开后立即进行黏膜下层剥离，此时可以根据病变不同部位和术者操作习惯，选择应用 Hook 刀、Flex 刀或 IT 刀等刀具沿黏膜下层剥离病变，有时联合使用几种剥离器械可以提高剥离效率（图 3-1-15A～C）。使用 ICC 200 时，Forced 凝固用 40W，操作时应间歇踩踏足部开关，主动控制速度。开始剥离时，应把剥离刀贴于切开边缘内侧（肿瘤侧），反复小幅度地进行剥离。完成一定范围的剥离后再逐次切开黏膜进行剥离。进一步进行剥离时，内镜先端透明帽可以整个伸入黏膜下层形成的空间，这样不仅可以保证黏膜下层良好的视野，同时还能适度牵动、推拉黏膜下层的纤维，易于剥离，这

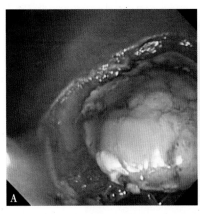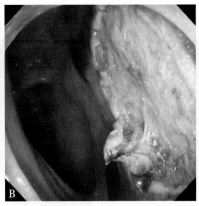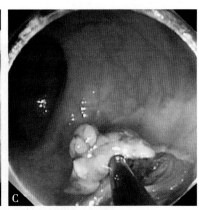

图 3-1-15 沿黏膜下层剥离病变

A. IT 刀剥离黏膜下层；B、C. Hook 刀剥离黏膜下层

一操作是使用透明帽的重点所在。当开始黏膜切开和黏膜剥离时，局部注射液会从切开处直接漏出，随着时间的推移，黏膜下层的隆起也渐渐缩小，因此，自黏膜切开至黏膜剥离要求敏捷的、迅速的内镜操作技术，良好的医护配合。对于治疗时间较长的病变，剥离的过程中需反复黏膜下注射，始终保持剥离层次在黏膜下层。在完成一定程度的剥离时，可通过变换体位来利用重力剥离并卷起肿瘤，以便于进一步的剥离。剥离中可以通过拉镜或旋镜沿病变基底切线方向进行剥离。对于皱襞及弯曲部的病变及大块病变，可以利用透明帽和体位变换进行剥离。对于低位直肠病变，往往需要采用胃镜倒镜进行剥离。

剥离过程中必须有意识地预防出血。对于较小的黏膜下血管，应用切开刀或 APC 直接电凝止血；而对于较粗的血管，用热活检钳钳夹后电凝血管。黏膜剥离过程中一旦发生出血，应用生理盐水（含去甲肾上腺素）冲洗创面，明确出血点后应用 APC 或热活检钳钳夹出血点电凝止血，但 APC 对动脉性出血往往无效。上述止血方法如不能成功止血，可以采用金属止血夹夹闭出血点，但往往影响后续的黏膜下剥离操作。

术中一旦发生穿孔，应用金属止血夹自穿孔两侧向中央缝合裂口后继续剥离病变，也可先将病变剥离再缝合裂口。由于 ESD 操作时间较长，消化道内积聚大量气体，气压较高，有时较小的肌层裂伤也会造成穿孔，因此 ESD 过程中必须时刻注意抽吸消化道内气体。

（六）创面处理

病变剥离后创面及创缘经常可见裸露的小血管或在剥离过程中没能彻底处理的出血点，可以应用切开刀、热活检钳或 APC 进行电凝，预防术后出血，必要时应用止血夹夹闭血管，预防迟发性出血（图 3-1-16A、B）。对于局部剥离较深、肌层有裂隙者，金属夹缝合裂隙当属必要（图 3-1-16C、D）。对直肠病变剥离后可以应用复方角菜酸酯栓（太宁栓剂）两枚入肛保护直肠创面。

（七）ESD 切除标本的组织学处理

结直肠腺瘤或早期癌 ESD 术后通常很少需再追加切除，因为切开前注明的标记点已完全包括在整块切除的标本之内。为提高病理学诊断的准确性，将标本浸泡于 4% 甲醛前须展平并用细针固定标本的四周（黏膜的下层面紧贴于固定板上），测量病变大小（图 3-1-17A、B）。以 2mm 间隔连续平行切片，然后对完整切除的标本进行详尽的病理学检查，确定其浸润深度，病变基底和切缘有无肿瘤累及、有否淋巴、血管浸润等，根据病理诊断结果判断是否需追加外科手术。整块切除大的肿瘤组织不仅可以避免局部复发，且能使病理组织学分期更加精准。切除标本的病理学报告须描述肿瘤的大体形态、部位、大小、组织学类型和浸润深度，若有溃疡或淋巴管和血管累及者，应详细报告切除标本的边缘情况以便判断治愈的可能性。

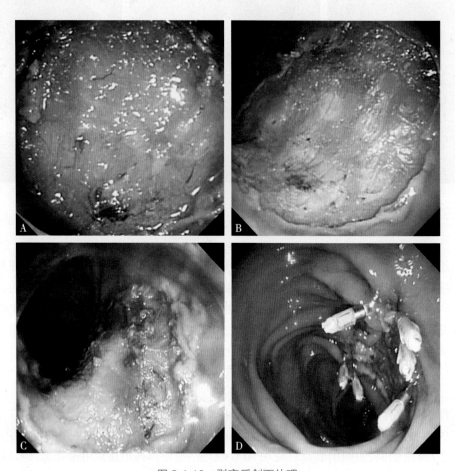

图 3-1-16　剥离后创面处理

A. 剥离后创面小血管；B. APC 处理小血管后创面；C. 剥离后创面见局部剥离较深；
D. 金属夹缝合部分创面

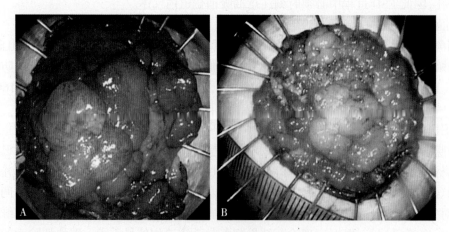

图 3-1-17　ESD 剥离标本的处理

A. 细针固定标本四周于平板上；B. 测量病变大小

五、特殊部位与技巧

(一)低位直肠病变

直肠位于盆腔内,解剖与生理上已失去结肠的特点,特别是低位直肠。从解剖上看,已位于腹膜外,与肛管相连,被众多的肌肉、韧带和筋膜所包裹,其肠壁相对较厚,而且位置固定,没有结肠袋和伸缩性,基本没有弯曲和蠕动。另一方面,正是由于这种特殊解剖位置,由于外科手术牵涉到“保肛”和“造瘘”的问题,所以对低位直肠病变的处理才愈显重要,才会引起广大外科和内镜医生重视和研究。对于直径 >2cm 直肠腺瘤性病变及其他良性病变,包括大的 LST,或者是低位直肠早期癌,病变没有浸润至黏膜下层,传统的外科手术方式创伤大,一般不易保留直肠肛门的生理储便、排便功能和术后性功能,而且术后并发症发生率高,术后恢复慢,生活质量相对较低。近年来随着内镜诊断和治疗技术的发展,特别是 EMR 与 ESD 技术的开展,绝大部分这类直肠病变实现肠镜下的切除,而不再需要外科手术治疗。

操作步骤与技巧

低位直肠病变 ESD 操作的步骤和方法与结肠病变的 ESD 基本相同(图 3-1-18A~F)。但是,考虑到低位直肠特殊的解剖生理特点——腹膜外、位置固定、没有弯曲和伸缩性、肠壁相对较厚等,低位直肠病变的 ESD 操作相对容易,出血并发症也易于控制,手术中剥离至肌层也不会出现穿孔并发症所致的严重后果——腹膜炎。但是要注意,直肠周围间隙是与整个后腹膜间隙是相通相连的,一旦 ESD 手术中剥离至肌层,甚至是切断部分肌层,肠腔内高压力的气体就可能进入后腹膜间隙,临床可以出现后腹膜气肿、纵隔气肿、气胸、阴囊气肿和皮下气肿。且若病变在肛门管,可能存在痔疮,疼痛,存在

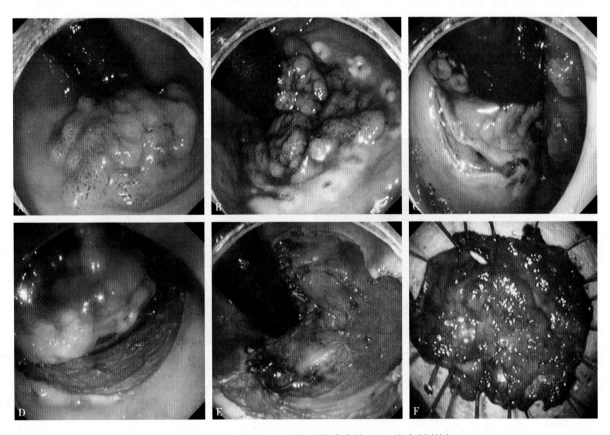

图 3-1-18　低位直肠巨大绒毛状腺瘤的 ESD 治疗(倒镜)

A.直肠紧贴齿状线巨大息肉;B.染色后标记切除范围;C.切开病变外侧缘黏膜;D.剥离病变;E.剥离病变后创面;F.切除病变标本

肛门括约肌这些下部直肠特有的特征,有时也会造成 ESD 操作的困难。

1. 观察病变和拟定治疗方案　方法与结肠 ESD 相同,但是要注意治疗前必须确认治疗使用的内镜的操作性能良好,能够做反转倒镜动作。通常倒镜操作能够使钳道口接近病变部位口侧进行治疗。推荐使用胃镜进行低位直肠病变的 ESD 治疗。

2. 标记　由于低位直肠肠壁相对较厚,可以直接应用针形切开刀进行电凝标记,不会因电凝标记损伤肠壁,导致气腹。

3. 黏膜下注射　方法与结肠 ESD 相同。

4. 切开　切开时,病变的范围均在内镜直视下,可以选择由口侧开始,顺时针方向使用 Hook 刀或 Flex 刀切开一定范围的黏膜,剥离后再逐次切开黏膜。如果内镜观察整个病灶视野困难时,特别是病灶的口侧,可以采用反转倒镜,从口侧进行切开黏膜。但如反转困难、视野不佳或是病变位于肛管时,可由肛门侧进行黏膜切开,充分利用透明帽显露切开区域,充分进行切开边缘的修整。这样病变就能从肛管移动到直肠,之后的处理也能因此变得容易。

5. 剥离　由于肛管与低位直肠之间存在痔静脉丛,血供十分丰富,黏膜下血管较多,剥离过程中容易出血。考虑到低位直肠特殊解剖位置,不会因凝固过度导致迟发穿孔引起腹膜炎,剥离时可以将电凝的功率调大,ICC 200 时 Forced 凝固用 60~80W。黏膜剥离过程中一旦发生出血,应用生理盐水(含去甲肾上腺素)冲洗创面,明确出血点后可以直接用热活检钳钳夹后电凝,对于速度较快的出血,包括金属止血夹在内的各种止血方法如不能成功止血,马上退出内镜,以手指持小的纱布或棉球直接对创面按压止血,10 分钟左右出血往往明显改善,此时可以再从容不迫地进行内镜下止血。在完成一定程度的剥离时,反转倒镜变换剥离的方向,并卷起肿瘤,以便于进一步的剥离。剥离中可以通过拉镜或旋镜沿病变基底切线方向进行剥离。术中一旦发生肌层裂伤,应用金属止血夹尽可能地带着周围的直肠黏膜将裂伤封闭,同时注意抽吸肠道内气体,以免气体进入后腹膜间隙导致后腹膜气肿、纵隔气肿、阴囊气肿和皮下气肿。

6. 创面处理　低位直肠病变剥离后,创面及创缘裸露的小血管较多,需用切热活检钳或 APC 逐一进行电凝,预防术后出血。对于局部剥离较深、肌层有裂隙者,金属夹缝合裂隙(图 3-1-19A、B)。术后可以应用复方角菜酸酯栓(太宁栓剂)两枚入肛保护直肠创面。

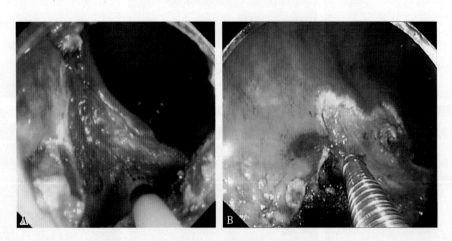

图 3-1-19　低位直肠病变 ESD 术后创面处理
A. APC 电灼创面小血管;B. 金属夹夹闭部分肌层裂隙

（二）体位变换

根据结直肠的解剖学特点,肠管走向变异度大,位置不固定,特别是乙状结肠和横结肠系膜游离,有很大的活动度和伸缩性,易在腹腔内弯曲成角,所以进行结肠镜检查和治疗时,不同的部位需要采用不同的体位和手法,这对 ESD 治疗造成很大的困难。

进行肠镜检查和 ESD 治疗时,根据不同需要而改变体位,就是利用重力的作用来改变肠管的走行和状态,特别是利用重力影响,使病变组织受到自重牵引垂挂,改善 ESD 的操作视野,便于切开及剥离。在多数情况下,进行切开剥离的过程中,选择切开线应位于重力上方,体位变换可使病变组织位于重力上方,此时剥离的黏膜因重力而呈垂挂状,有助于拉开切开的创口,同时可使手术视野清晰,易于实施剥离手术。此外,利用重力的作用还可以将病灶和操作视野与肠腔内的粪水、血液等物体分离,避免因浸于粪水和血液中而导致的操作困难,风险增大。因此,为使结肠 ESD 安全且顺畅,术中应不怕麻烦积极地进行体位的变换。而且在大肠中,与上消化道内镜不同,因为没有呕吐反射插入内镜时自身的痛苦很轻,又为了能多次进行体位变换,一般在能沟通的清醒性镇静下进行治疗。

在大多数情况下,未插入内镜进行检查至盲肠,很难了解和判断肠管的结襻和屈曲程度,也无法预知体位变化时病变组织相对位置的变化。笔者认为,当对结直肠病变进行 ESD 手术时,术前应常规进行全结肠镜检查,一方面可以对整个结肠病变状况有一个全面的了解,同时可以确认 ESD 病变两侧的结肠走行和状态,这样就可在内镜插入状态下设计 ESD 切开和剥离的初步方案。制定手术方案时,可以参照结肠镜检查时体位及其变换时病变组织的位置改变,重力与病变的位置关系可以参考粪水或染色色素的沉积方向来判断。结直肠 ESD 术中可能的体位变化为左侧卧体位、仰卧体位和右侧卧体位。变换体位,不仅可以改变病变组织和结肠镜的相对位置,还可以选择从病变口侧、肛侧以及侧方等各个方向进行 ESD 的最为理想体位。所以,制定方案时,应对各种体位进行判定,综合考虑重力与病变组织、结肠腔的走行和状态以及结肠镜位置是否利于电切刀进行切开和剥离等多种因素,选择一种适合 ESD 不同操作过程的最理想的体位。详见图 3-1-20~ 图 3-1-22。

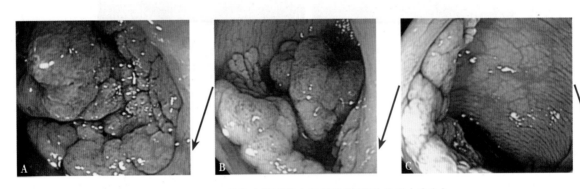

图 3-1-20 体位变换时的内窥镜影像(箭头为重力方向)

A. 右侧卧体位;B. 仰卧体位;C. 左侧卧体位

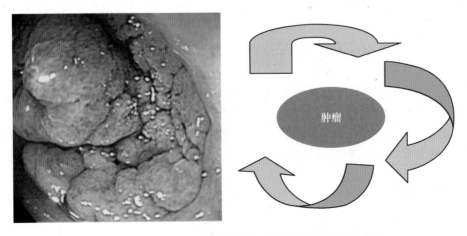

图 3-1-21 ESD 治疗中体位的确定

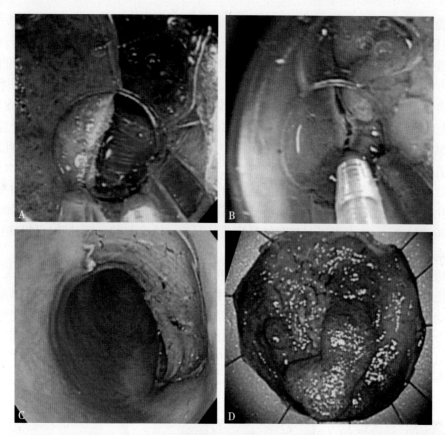

图 3-1-22 ESD 治疗中改变体位一次性完整切除病变

A. 以右侧卧体位对大部分进行切除；B. 以左侧卧体位切除肿瘤的肛门侧；C. ESD 治疗后创面；D. ESD 剥离病变大小 45mm×40mm

六、术后处理

(一) 操作报告

操作完毕后，术者应及时书写操作报告，详细描述治疗过程中的发现，全面叙述所采取的治疗方法、步骤及其初步结果；如有必要，还需要介绍操作中出现异常情况、可能发生的并发症及其处理建议。操作者应及时为经治医生提供完整的书面报告，医疗文书应按规定存档管理。

(二) 复苏与观察

采用深度镇静或麻醉的患者应按规定予以复苏，建议在专设的复苏区由专人照看，密切监察生命体征，直至患者意识清醒。患者转出前应交待相应注意事项。

(三) 术后抗生素与止血药的应用

ESD 术后应用抗生素的目的主要在于预防手术创面周围的后腹膜或游离腹腔的感染及术后可能发生的全身性感染，特别是手术范围过大、操作时间较长、反复进行黏膜下注射导致周围炎症水肿者，或可能并发消化道穿孔者。对于术前评估 ESD 范围大、操作时间长、可能引起消化道穿孔者，可以考虑预防性使用抗生素。药物的选择参照原卫生部抗菌素使用原则，结直肠 ESD 选用第二代头孢菌素或头孢曲松或头孢噻肟，可加用甲硝唑。术后用药总时间不应超过 72 小时。对有穿孔、大量出血、高龄患者及免疫缺陷人群，可酌情延长。ESD 术后可酌情使用止血药物。

七、并发症及处理

出血和穿孔是 ESD 治疗中常见的并发症。ESD 术中预防出血非常重要，术中出血应随时处理，反复的术中黏膜下注射有助于预防 ESD 术中出血的发生。在剥离过程中,少量渗血可直接用 0.9% NaCl 溶液或 2% 冰去甲肾上腺素溶液冲洗;小血管可直接电凝处理,大血管选用热活检钳烧灼,必要时可以止血夹夹闭血管预防出血。病灶完整剥离后,应用 APC 烧灼创面上所有裸露的小血管,必要时应用金属夹缝合创面,可同时达到术中止血和预防术后迟发出血的目的。术中并发穿孔时,应首先吸净消化管腔内的气体和液体,并尽量少注气,尽快切除病灶后,在内镜下予以止血夹夹闭或止血夹尼龙绳缝合等方法及时闭合穿孔,术后放置肛管 2~3 天可减少迟发性肠穿孔胃肠减压,予以禁食、抗炎等治疗,一般可避免外科手术修补;保守治疗无效者,应立即外科手术治疗(建议有条件者,行腹腔镜探查修补穿孔)。ESD 术后第一个 24 小时是并发症最易发生的时段,应密切观察症状及体征变化,手术当日应禁食、静脉补液,以后根据病情逐步恢复饮食;如有不明原因的腹痛,应及时行腹部透视、超声或 CT 检查;怀疑创面出血,建议尽早内镜介入,寻找出血部位并给予止血处理。

(姚礼庆　周平红　钟芸涛)

参考文献

1. 内镜黏膜下剥离术专家协作组.消化道黏膜病变内镜黏膜下剥离术治疗专家共识.中华胃肠外科杂志,2012,15:1083-1086.

2. 刘靖正,姚礼庆.内镜黏膜下剥离术(ESD)在消化道肿瘤治疗中的新进展.复旦学报(医学版),2012,39:198-202.

3. 周平红,徐美东,陈巍峰,等.内镜黏膜下剥离术治疗直肠病变.中华消化内镜杂志,2007,24:4-7.

4. 周平红,姚礼庆,陈巍峰,等.结直肠腺瘤性息肉和早期癌的内镜治疗.中华外科杂志,2008,46(18):1386-1389.

5. 周平红,姚礼庆.内镜黏膜切除及黏膜下剥离术操作方法和技巧.中华消化内镜杂志,2008,25:564-567.

6. 姚礼庆,周平红.内镜黏膜下剥离术治疗结直肠病变.中华胃肠外科杂志,2007,10:316-318.

7. 姚礼庆,周平红.内镜黏膜下剥离术.第 1 版.上海:复旦大学出版社,2009.

8. 钟旭辉,许岸高,张晓慧,等.平坦型大肠肿瘤内镜下浸润深度的判断与治疗方式的选择.中华消化内镜杂志,2010,3:131-133.

9. Dehle P, Largiader F, Jenny S, et al. A method for endoscopic lectroresection of sessile colonic polyps. Endoscopy. 1973, 5:38-40.

10. Fujishiro M, Yahagi N, Kakushima N, et al. Management of bleeding concerning endoscopic submucosal dissection with the flex knife for stomach neoplasm. Dig Endosc, 2006, 18 (Suppl.1):S119-S122.

11. Gotoda T, Kondo H, Ono H, et al. A new endoscopic mucosal resection (EMR) procedure using a insulation-tipped diathermic (IT) knife for rectal flat lesions: report of two cases. Gastrointest Endosc, 1999, 50:560-563.

12. Ishiguro A, Uno Y, Ishiguro Y, et al. Correlation of lifting versus non-lifting and microscopic depth of invasion in early colorectal cancer. Gastrointest Endosc, 1999, 50:329-333.

13. Kato H, Haga S, Endo S, et al. Lifting of lesions during endoscopic mucosal resection (EMR) of early colorectal cancer: implications for the assessment of respectability. Endoscopy, 2001, 33:568-573.

14. Rembacken BJ. Endoscopic therapy of lower gastrointestinal cancer. Best Practice & Research Clinical Gastroenterology, 2005, 19:979-992.

15. Repici A, Hassan C, De Paula Pessoa D, et al. Efficacy and safety of endoscopic submucosal dissection for colorectal neoplasia: a systematic review. Endoscopy, 2012, 44(2):137-150.

16. Tada M, Shimada M, Murakami F, et al. Development of the strip offbiopsy. Gastroenterol Endosc. 1984, 26:833-839.

17. Takekoshi T, Baba Y, Ota H, et al. Endoscopic resection of early gastric carcinoma: results of analysis of 308 cases. Endoscopy. 1994, 26:352-358.

18. Takeuchi Y, Ohta T, Matsui F, et al. Indication, strategy and outcomes of endoscopic submucosal dissection for colorectal neoplasm. Dig Endosc 2012, 24 Suppl 1:100-104.

第二章
经口内镜下肌切开术（POEM）

一、概述

贲门失弛缓症（esophageal achalasia）又称贲门痉挛、巨食管，是由于食管胃结合部（esophagogastric junction，EGJ）神经肌肉功能障碍所致的功能性疾病。其主要特征是食管缺乏蠕动，食管下端括约肌（lower esophageal sphincter，LES）高压和对吞咽动作的松弛反应减弱。临床表现为吞咽困难、胸骨后疼痛、食物反流以及因食物反流误吸入气管所致咳嗽、肺部感染等症状。贲门失弛缓症在我国缺乏流行病学资料，欧美等西方国家该病的发生率每年约为 1/10 万，男女相似，约为 1：1.15。

贲门失弛缓症病因迄今不明，一般认为是神经肌肉功能障碍所致。治疗目的在于降低食管下端括约肌压力，使食管下段松弛，从而解除功能性梗阻，食物顺利进入胃内。治疗方式主要包括药物治疗、内镜治疗及手术治疗三方面。内镜下治疗方法主要有内镜下扩张治疗、内镜下肉毒杆菌注射、内镜下放置食管支架治疗、微波治疗、硬化剂治疗等；但这些方法都不能最终解除 LES 梗阻，疗效不肯定，复发率较高；外科手术切开 LES 疗效确切，但手术创伤大，恢复慢，住院时间长，手术费用也较高。

经口内镜下肌切开术（peroral endoscopic myotomy，POEM）是一种通过隧道内镜技术进行肌切开的内镜微创新技术，2008 年首次应用于贲门失弛缓症临床治疗。我国起步于 2010 年，经过三年的迅速发展，目前已成为开展 POEM 手术治疗最多的国家。与外科 Heller 手术一样，POEM 手术于胃镜直视下进行肌切开，LES 梗阻可以得到即时解除，疗效肯定。由于 POEM 手术无皮肤切口，符合最新的经自然腔道内镜手术（natural orifice transluminal endoscopic surgery，NOTES）理念，创伤小，术后反流发生率较低，发展前景广阔。

二、贲门失弛缓症的诊断

（一）临床症状

吞咽困难、反流、胸骨后疼痛和体重减轻是贲门失弛缓症的四大主要症状。推荐采用 Eckardt 评分系统用于贲门失弛缓症患者的诊断和分级（表 3-2-1）。

表 3-2-1　贲门失弛缓症临床症状评分系统（Eckardt 评分）

评分	症状			
	体重减轻（千克）	吞咽困难	胸骨后疼痛	反流
0	无	无	无	无
1	<5	偶尔	偶尔	偶尔
2	5~10	每天	每天	每天
3	>10	每餐	每餐	每餐

注：贲门失弛缓症临床分级：0 级：0~1 分；Ⅰ级：2~3 分；Ⅱ级：4~6 分；Ⅲ级：>6 分

吞咽困难是本病最常见、最早出现的症状,占80%~95%以上;病初时有时无、时轻时重,后期则转为持续性。食物反流和呕吐发生率可高达90%。呕吐多在进食后20~30分钟内发生,可将前一餐或隔夜食物呕出。在并发食管炎、食管溃疡时,反流物可含有血液。患者可因食物反流、误吸而引起反复发作的肺炎、气管炎,甚至支气管扩张、肺脓肿或呼吸衰竭。约40%~90%患者有疼痛的症状,疼痛部位多在胸骨后及中上腹。体重减轻与吞咽困难影响食物的摄取有关。病程长久者体重减轻,营养不良和维生素缺乏等表现明显,极少数呈恶病质表现。疾病后期,极度扩张的食管可压迫胸腔内器官而产生干咳、气急、发绀和声音嘶哑等。

(二)影像学检查

上消化道钡餐 X 线造影检查见不同程度食管扩张、食管蠕动减弱、食管末端狭窄呈"鸟嘴"状、狭窄部黏膜光滑,是贲门失弛缓症患者的典型表现(图 3-2-1)。Henderson 等将食管扩张分为三级:Ⅰ级(轻度),食管直径小于 4cm;Ⅱ级(中度),直径 4~6cm;Ⅲ级(重度),直径大于 6cm,甚至弯曲呈 S 形(乙状结肠型)。实时吞钡检查尚可定量评估食管排空能力,是一种简单而易于重复的疗效评价工具。

CT、MRI 及 EUS 等其他影像学检查可作为上消化道钡餐的补充(图 3-2-2),用于排除炎症、肿瘤等器质性疾病导致的假性失弛缓症。

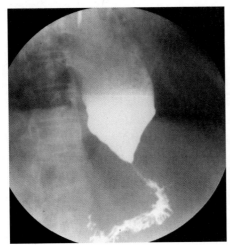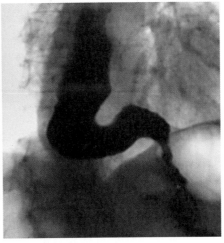

图 3-2-1　贲门失弛缓症典型的吞钡食管 X 线造影图像

可见典型"鸟嘴"状表现,疾病进展期可见食管扩张呈乙状结肠型

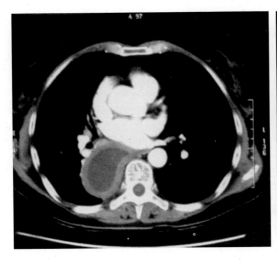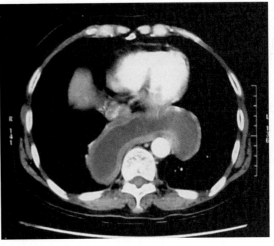

图 3-2-2　贲门失弛缓症 CT 影像,可见食管腔明显扩张

（三）食管动力学检测

食管测压仍是诊断贲门失弛缓症的金标准，通常表现为食管平滑肌蠕动消失，LES 松弛不全，以及往往存在的 LES 压力显著增高。依据高分辨率食管测压（high-resolution manometry，HRM）结果，贲门失弛缓症可分为三型：Ⅰ型为经典的失弛缓症，表现为食管蠕动显著减弱而食管内压不高；Ⅱ型表现为食管蠕动消失以及全食管压力明显升高；Ⅲ型表现为造成管腔梗阻的食管痉挛（lumen-obliterating esophageal spasm）。该分型可用于手术疗效的判断，Ⅱ型患者疗效最好，而Ⅲ型患者对手术治疗反应最差（图 3-2-3）。

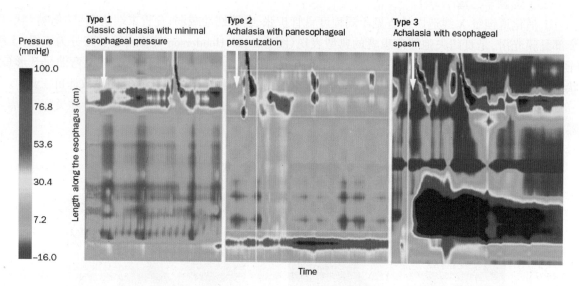

图 3-2-3 Ⅰ、Ⅱ 和 Ⅲ 型贲门失弛缓症典型的高分辨率食管测压图像

（四）胃镜检查

胃镜检查可排除器质性狭窄或肿瘤。内镜下贲门失弛缓症表现特点有：①食管内残留有中到大量的积食，多呈半流质状态覆盖管壁，且黏膜水肿增厚致使失去正常食管黏膜色泽；②食管体部扩张，并有不同程度扭曲变形；③管壁可呈节段性收缩环，似憩室膨出；④贲门狭窄程度不等，直至完全闭锁不能通过（图 3-2-4）。应注意的是，早期贲门失弛缓症内镜下可无明显异常表现，有时镜身通过贲门阻力感并不甚明显。

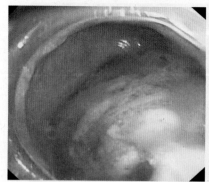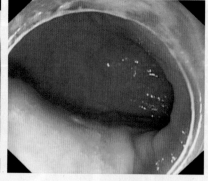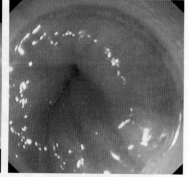

图 3-2-4 贲门失弛缓症内镜下表现特点
包括食物潴留，食管扩张变形和贲门狭窄

三、手术适应证与禁忌证

(一)适应证

确诊为贲门失弛缓症并影响生活质量者均可进行 POEM 手术。食管明显扩张,甚至呈 S 形或 U 形的患者,既往外科 Heller 和 POEM 手术失败或症状复发者,术前曾接受过其他治疗者(如球囊扩张、肉毒素注射和支架治疗等),可进行 POEM 手术,但手术难度可能较高。

(二)禁忌证

合并严重凝血功能障碍、严重心肺等器质性疾病等无法耐受手术者,以及食管黏膜下层严重纤维化而无法成功建立黏膜下隧道者为 POEM 手术的禁忌证(图 3-2-5)。食管下段或 EGJ 明显炎症或巨大溃疡者,作为 POEM 手术的相对禁忌证。

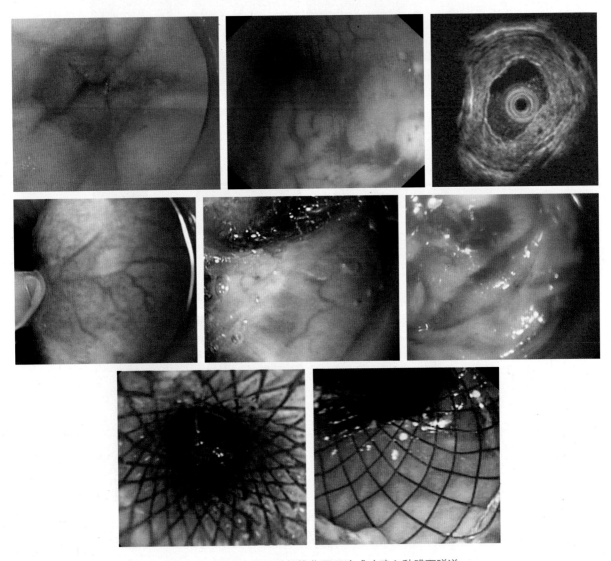

图 3-2-5 黏膜下层严重纤维化而无法成功建立黏膜下隧道

40 年贲门失弛缓症病史患者,由于反复扩张导致黏膜下层严重纤维化无法成功建立黏膜下隧道,POEM 手术失败。随后接受内镜下可回收金属支架置放

四、术前准备

(一)器械准备

使用的最基本设备包括:带附送水钳道内镜;CO_2 灌注装置;透明帽、切开刀、注射针、热活检钳、金属夹等;内镜专用的高频电发生器等(图 3-2-6)。所有器械应符合相关消毒灭菌要求,一次性物品应按有关规定处理,常用易损的器械应有备用品。

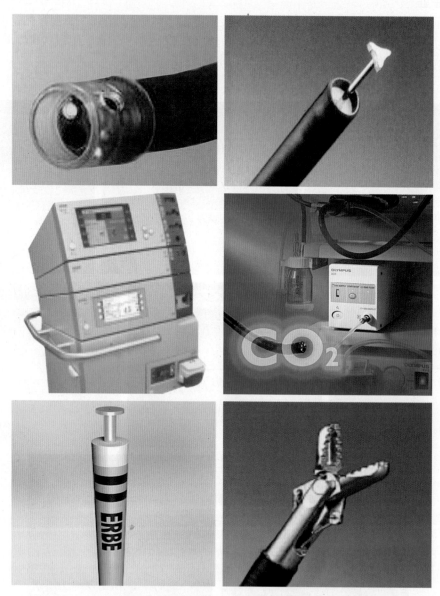

图 3-2-6 POEM 手术常用设备

依次为透明帽、三角刀、高频电发生器、CO_2 灌注装置、海博刀(T 型)和热活检钳

(二)术者准入

POEM 需要由有合法资质的医生、助手及护士团队协同完成。团队中应有高级技术职务的医生、须由高年资主治医师以上、经过正规培训的人员主持工作。

POEM 的主要操作者应该接受过规范化的专业技术培训,具有从事内镜切除手术(EMR、ESD 等)的经验,完成不少于 30 例的食管病变 ESD 治疗,有一定处理手术并发症如出血、穿孔的经验。建议初期在有经验医生指导下完成一定病例后,再独立操作;建议从病程短、未接受过其他治疗的简单病例开始,累积一定数量后,再逐步过渡到乙状结肠型以及术后复发等复杂病例的治疗。

（三）患者准备

1. 通过病程、症状评分、既往治疗情况及多种术前检查,完成患者信息登记表,明确贲门失弛缓症的诊断及分级,评估手术的难度及预期效果。严重肺部感染病史者术前行肺功能检查。

2. 术前签署知情同意书,并告知可能获得的益处和风险。

3. 术前流质饮食2天。手术当天行内镜检查,以确认食管内无内容物潴留,为手术提供良好的视野,并预防麻醉过程中的反流误吸。

五、手术操作步骤及要点

（一）麻醉及体位

所有患者均行气管插管全身麻醉,仰卧位或左侧卧位,术前预防性静脉应用抗生素。抗生素的选择参照原卫生部抗菌素使用原则,可选用第一、二代头孢菌素。

（二）食管黏膜层切开

胃镜前端附加透明帽,确定EGJ距门齿距离。常规于EGJ上方10cm处,行食管壁黏膜下注射,注射液为靛胭脂、肾上腺素和生理盐水的混合液。纵形切开黏膜层约1.5~2cm显露黏膜下层(图3-2-7)。理论上食管的任意方位均可建立黏膜下隧道,但选择食管右后壁5~6点方向往往使手术操作更加便利,缩短手术时间。

（三）分离黏膜下层,建立黏膜下"隧道"

沿食管黏膜下层自上而下分离,建立黏膜下"隧道"直至EGJ下方2~3cm(图3-2-8)。操作时尽量靠近肌层进行黏膜下层分离,分离中反复进行黏膜下注射,避免损伤黏膜层。

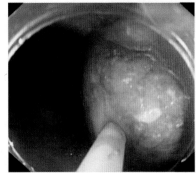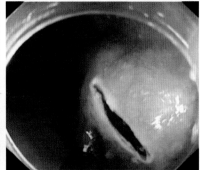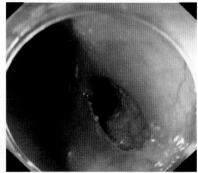

图 3-2-7 纵形切开黏膜层 2cm 建立"隧道"入口

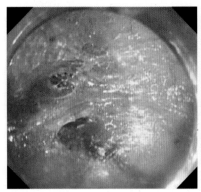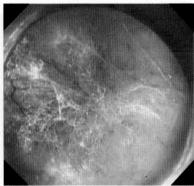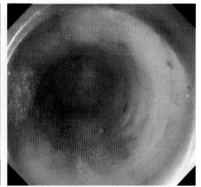

图 3-2-8 采用 ESD 技术,建立黏膜下隧道直至 EGJ 下方 3cm

分离中镜身退出黏膜下"隧道",进入胃腔,倒镜观察胃黏膜颜色改变,可判断分离止点与 EGJ 的距离(图 3-2-9)。在黏膜下层建立"隧道"过程中,对 EGJ 的判断可:①根据进镜深度判断;②根据进镜阻力判断,当镜身接近 EGJ 时可以感到阻力增加,而通过后到达胃黏膜下层时阻力则突然消失;③根据贲门处黏膜下栅栏状粗大平行血管判断;④根据黏膜下层内血管分布判断;食管黏膜下层血管较少,而胃黏膜下层血管明显增多呈蛛网状(见图 3-2-8)。

(四)肌切开

完全、有效、足够长度的肌切开是保证 POEM 疗效的关键。胃镜直视下从"隧道"入口下方 2cm 处开始,从上而下、由浅而深纵形切开环形肌束至 EGJ 下方 2cm 以上(图 3-2-10)。对于创面出血点随时电凝止血,肌切开完成后确认胃镜通过贲门无阻力。为保证手术疗效,肌切开长度常规 8~10cm,尤其是 EGJ 下方至少应超过 2cm;对于以胸痛和食管痉挛为主要表现的 III 型贲门失弛缓症患者,肌切开范围应包括所有异常收缩导致的狭窄环,具体切开长度可通过内镜或测压判断。

依据复旦大学附属中山医院内镜中心 1200 余例 POEM 手术经验,连同纵行肌在内的全层肌切开可明显缩短手术时间,同时并未增加手术相关并发症。因此,为保证长期疗效,对于症状严重患者,可

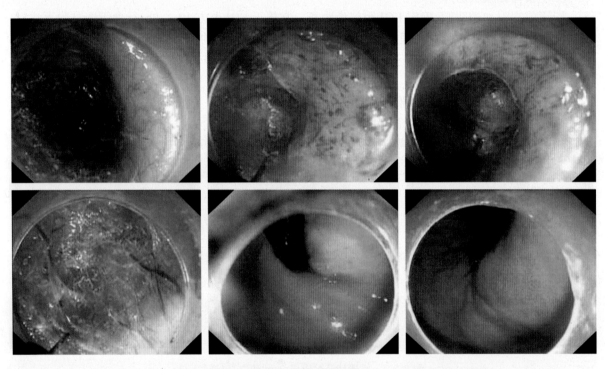

图 3-2-9 通过黏膜颜色改变和典型血管分布判断 EGJ 及隧道远端的位置

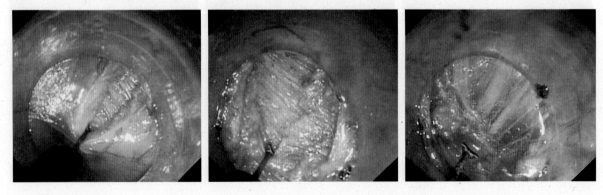

图 3-2-10 从上而下、由浅而深纵行逐层切开环形肌束

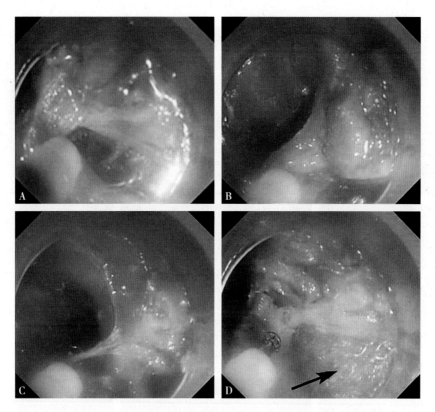

图 3-2-11　连同纵行肌在内的全层肌切开，箭头标示食管外膜

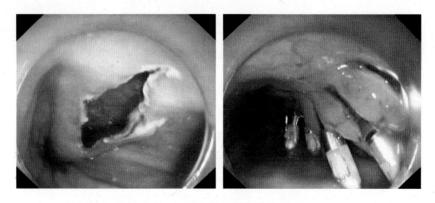

图 3-2-12　采用多枚金属夹缝合隧道入口

进行全层切开，尤其是 EGJ 上下 5cm 范围的全层切开（图 3-2-11）。

（五）金属夹关闭黏膜层切口

将黏膜下"隧道"内和食管胃腔内气液体吸尽，冲洗创面并电凝创面出血点和小血管；多枚金属夹对缝黏膜层切口（图 3-2-12）。

（六）特殊病例 POEM 治疗

对于既往外科 Heller 或 POEM 手术失败的患者，再次肌切开部位常规选择原手术区对侧，以避免既往手术瘢痕粘连的影响（图 3-2-13、图 3-2-14）。

对于乙状结肠型食管，可通过内镜前端附加的透明帽展平食管壁，但由于管腔冗长迂曲，建立隧道有时较为困难和费时（图 3-2-15）。

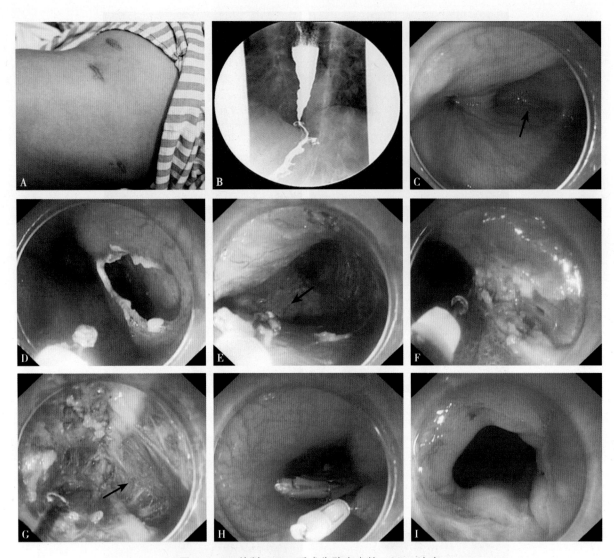

图 3-2-13 外科 Heller 手术失败患者的 POEM 治疗

A.胸部既往手术瘢痕;B.食管吞钡显示远端食管狭窄呈典型"鸟嘴"状;C.既往手术导致的食管憩室,显示 EGJ 下方肌切开不彻底;D.在原手术区对侧建立"隧道"入口;E.黏膜下"隧道"的建立,箭头标示原手术导致的食管憩室;F.环形肌切开;G.全层切开,箭头标示食管外膜;H.关闭"隧道"入口;I.POEM 术后贲门口明显松弛

尽管贲门失迟缓症并不是未成年人的常见疾病,但是却能造成一系列严重并发症,包括营养不良、精神和心理发育障碍等。早期 POEM 手术治疗,可改善生活质量,并降低癌变及其他长期并发症的发生率。由于未成年人食管较短,肌切开长度也可酌情缩短(图 3-2-16)。

六、术后处理

术后当天禁食、补液、半卧位、心电监护,观察有无颈部和胸前皮下气肿。术后静脉使用质子泵抑制剂(proton pump inhibitor,PPI)3 天。术后静脉使用抗生素,药物的选择参照原卫生部抗菌素使用原则,可选用第一、二代头孢菌素,但用药总时间不应超过 48 小时;对有气胸、大量出血、高龄患者及免疫缺陷人群,可酌情延长。术后胸片、胸部 CT 检查,了解有无纵隔气肿、气胸、气腹和胸腔积液等。常规术后 3 天进食流质,术后 2 周进食半流质,术后口服 PPI 制剂 4 周。

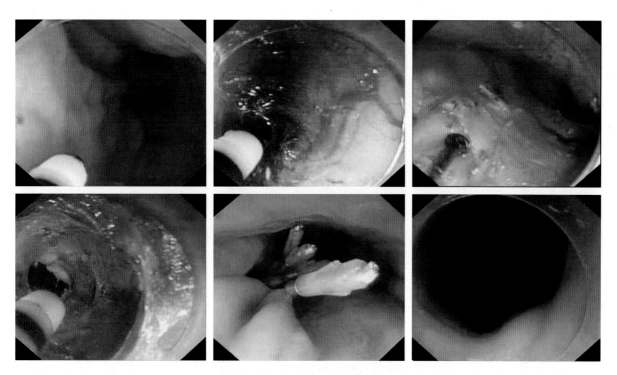

图 3-2-14　POEM 手术失败患者的再次 POEM 治疗

他院曾行 POEM 手术,但 4 个月后再次出现进食困难,分析原因可能是贲门周围肌切开不充分,再次 POEM 治疗,全层切开环状肌和纵行肌

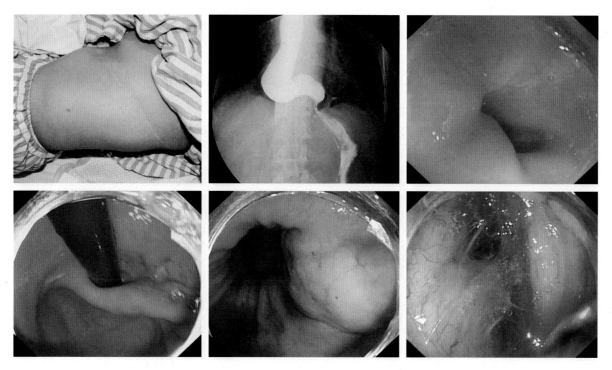

图 3-2-15　乙状结肠型食管患者 POEM 治疗

曾行经胸 Heller 手术及胃底折叠术,选择在原手术区对侧建立隧道,食管迂曲导致隧道建立困难

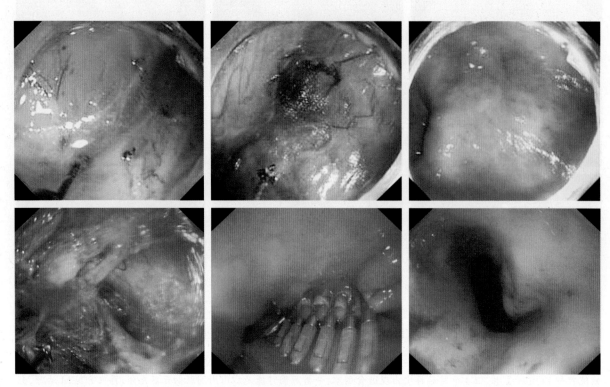

图 3-2-15(续)

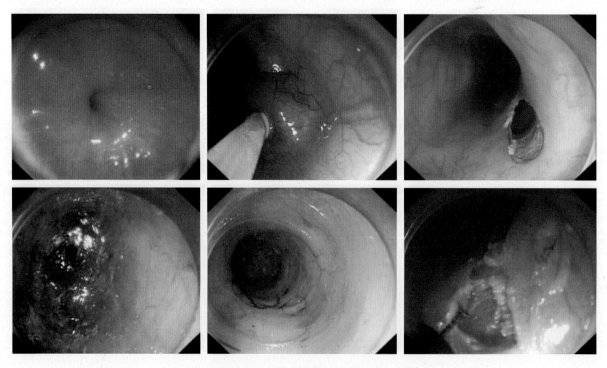

图 3-2-16 一例 6 岁患儿 POEM 手术治疗过程

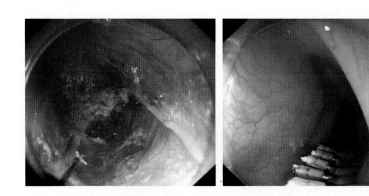
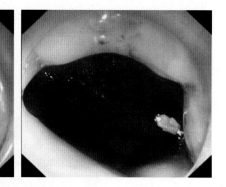

图 3-2-16(续)

七、并发症及处理

（一）术中并发症的处理

1. 黏膜层损伤　对于手术过程中出现的黏膜层损伤甚至穿孔,特别是贲门部位,可在肌切开完成后于食管腔内采用金属夹夹闭,必要时胃镜监视下放置胃肠减压管(图 3-2-17)。

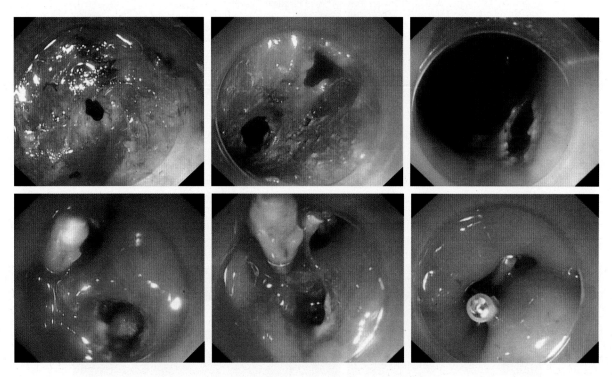

图 3-2-17　严重纤维化导致贲门部位黏膜穿孔,采用金属夹成功夹闭

2. 术中气肿、气胸和气腹　术中皮下(表现为面部、颈部、胸壁、阴囊等气肿)和纵隔气肿(胃镜可发现会厌部肿胀)常无需特殊处理,一般会自行消退。术中发生严重气胸(手术过程中气道压力超过20mmHg,SpO_2<90%,行急诊床旁胸片证实)者,给予胸腔闭式引流后,常可继续手术。术中明显气腹者,通过 14G 穿刺针于右下腹麦氏点穿刺放气后,常无需特殊处理。由于体内 CO_2 较空气弥散和吸收快,建议内镜治疗中使用 CO_2 灌注,一旦发生气肿、气胸或气腹,CO_2 可很快吸收,症状得到及时控制。

（二）术后并发症的处理

1. 皮肿、气胸和气腹　术后如有纵隔、皮下气肿及轻度气胸(肺压缩体积<30%),患者呼吸平稳、血氧饱和度(SpO_2)>95%,常无需特殊处理(图 3-2-18);对于肺压缩体积超过30%的气胸,可使用临床常用的静脉穿刺导管于锁骨中线与第二肋间隙交界处行胸腔穿刺闭式引流。对于膈下少量游离气体，无明显症状者，气体一般可自行吸收；如腹胀明显，可行胃肠减压，必要时可用14G穿刺针进行腹腔穿刺放气（图3-2-19）。

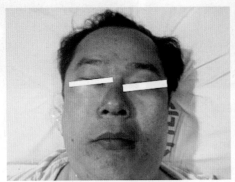
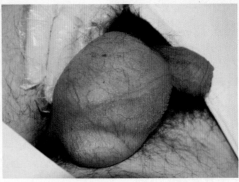

图 3-2-18　POEM 术后皮下气肿及阴囊气肿

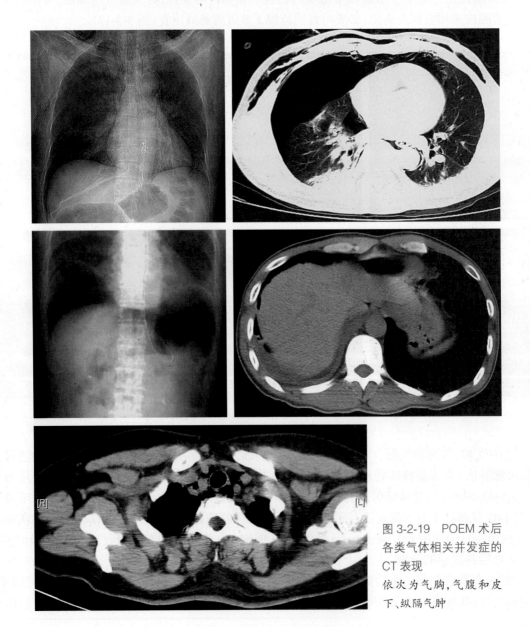

图 3-2-19　POEM 术后各类气体相关并发症的 CT 表现

依次为气胸，气腹和皮下、纵隔气肿

2. 胸腔积液　POEM术后胸腔积液发生比例在40%左右。积液量少、无发热者，一般可自行吸收，无需特殊处理；对于较大量胸腔积液、影响呼吸、高热者，及时于超声引导下置管引流（图3-2-20）。

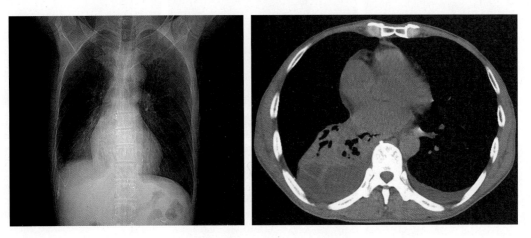

图 3-2-20　POEM 术后双侧胸腔积液

3. 出血　POEM术后出血的发生率较低。由于食管下段肌间隙小血管及侧支循环较为丰富，手术时应随时冲洗创面，对于创面出血点及时电凝，彻底止血。术后出现心率增快，血压下降，胸痛进行性加重或呕血黑便，应考虑"隧道"内出血可能。术后CT检查可在临床症状出现之前显示隧道内血肿（图3-2-21）。及时行胃镜探查，将创面及黏膜下隧道内的积血清除，尽可能暴露创面，用热活检钳电凝止血；如不能明确活动性出血点，可用三腔管食管囊压迫止血。术后出血者应治疗性应用抗生素（图3-2-22）。

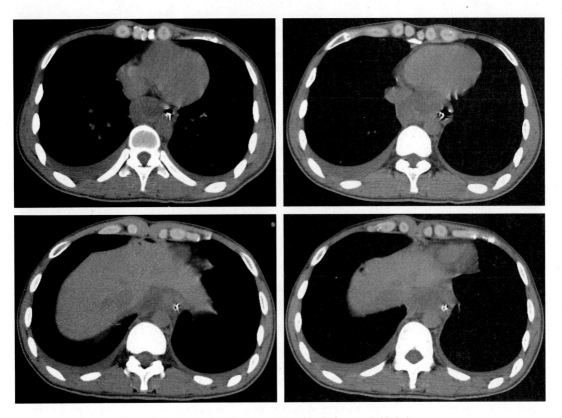

图 3-2-21　术后 CT 显示隧道内血肿，提示迟发性出血

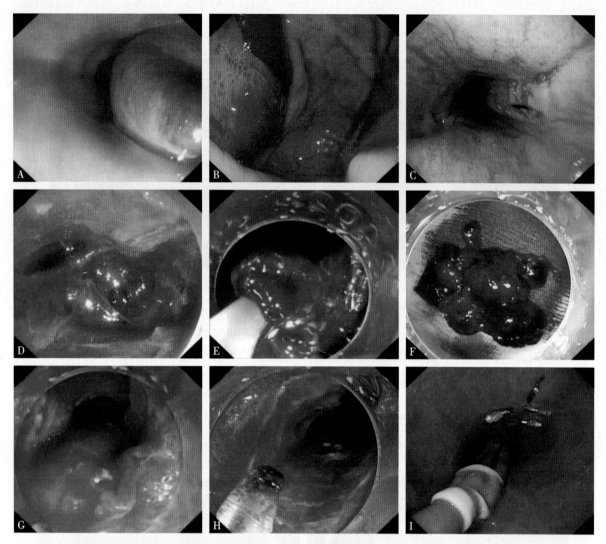

图 3-2-22 POEM 术后隧道内迟发性出血的急诊内镜诊断和止血

A、B. 急诊胃镜显示隧道内血肿；C. 移除隧道入口的金属夹；D. 隧道内可见大量凝血块；E、F. 清除积血；G. 创面可见活动性出血点；H. 热活检钳电凝止血；I. 三天后再出血，三腔管压迫止血

4. 感染　主要包括黏膜下"隧道"感染、纵隔感染和肺部感染等，是 POEM 术后可能发生的严重并发症。发生感染的原因主要包括：术前食管清洁不充分；术中、术后黏膜下隧道内出血、积液等。因此，术前应充分清洁食管，预防性使用抗生素；气管插管过程中防止误吸；术中创面严密止血，夹闭"隧道"入口前反复无菌生理盐水冲洗，保证黏膜切口夹闭严密确切（图 3-2-23）。术后肺部炎症、节段性肺不张者，加强化痰、静脉应用抗生素（图 3-2-24）。

5. 消化道瘘　主要包括食管纵隔瘘和食管胸腔瘘等。保持食管黏膜完整性是预防瘘的关键。术中需尽量减少黏膜层损伤，对于出现的损伤尤其是穿孔，采用金属夹夹闭；保证"隧道"入口夹闭严密确切。一旦瘘出现，可采用金属夹夹闭或食管覆膜支架堵塞瘘口，同时行胸腔闭式引流等，保持通畅引流（图 3-2-25）。

八、随访

术后随访主要目的在于评估疗效，早期发现症状复发以及监测远期并发症（胃食管反流等）。

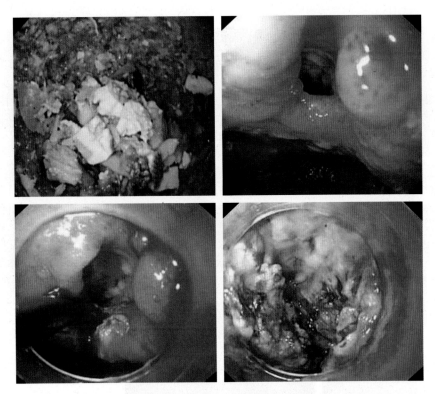

图 3-2-23 POEM 术后隧道内感染

隧道入口金属夹脱落导致隧道内感染,窦道形成;内镜下 hook 刀切开窦道表面组织,敞开引流

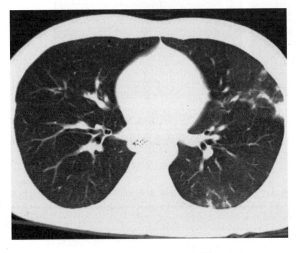

图 3-2-24 术后 CT 显示双侧肺部炎症

(一)疗效评估

疗效评估通常于术后 2~4 周左右进行。方法包括主观症状评估和客观检查两方面。主观症状评估可采用症状评分系统,术后 Eckardt 评分≤3 分者,认为手术有效;术后 6 个月内 Eckardt 评分≥4 分者,考虑手术失败。客观检查包括胃镜检查、食管测压以及实时吞钡检查等。胃镜检查可了解食管创面愈合和通过贲门口阻力状况。术后 LES 静息压≤10~15mmHg 是治疗长期有效的良好预测指标。实时吞钡食管 X 线造影检查可了解食管腔扩张和贲门口通畅度;吞钡 1 分钟后残留钡剂高度低于术前基础值 50% 以上也是治疗长期有效的良好预测指标(图 3-2-26、表 3-2-2)。

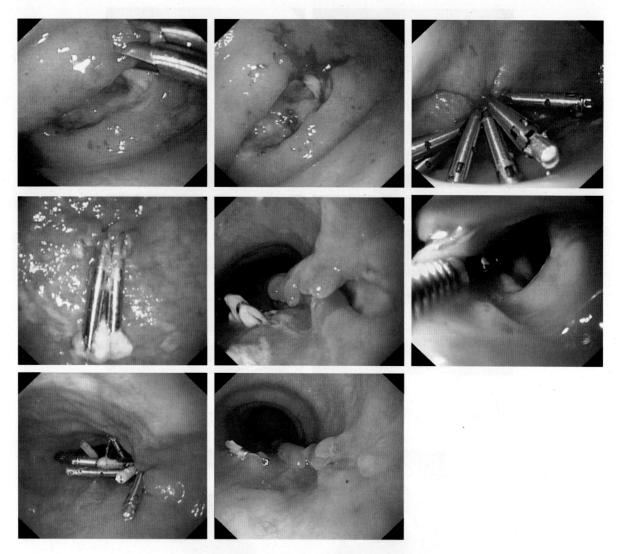

图 3-2-25   POEM 术后消化道瘘

隧道入口金属夹脱落导致消化道瘘,金属夹成功夹闭瘘口;2 个月后胃镜显示瘘口已愈合

表 3-2-2   贲门失弛缓症患者肌切开术后疗效的预测指标

良好预测指标	不良预测指标
年龄 <40 岁	术前严重吞咽困难
Ⅱ型贲门失弛缓症(HRM)	术前低 LES 压力
早期疾病	既往内镜治疗(肉毒素注射)
术后 LES 静息压≤10~15mmHg	Ⅰ型或Ⅲ型贲门失弛缓症(HRM)
吞钡 1 分钟后残留钡剂高度低于术前基础值 50% 以上	重度食管扩张
	术后 LES 静息压 >10~15mmHg
	吞钡 1 分钟后残留钡剂高度高于术前基础值 50% 以上

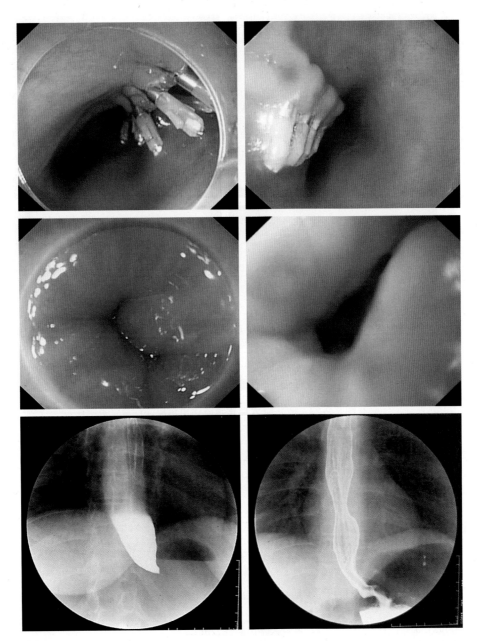

图 3-2-26　POEM 术后胃镜随访显示食管创面愈合良好,贲门口明显松弛;吞钡食管 X 线造影显示钡剂顺利通过 EGJ

(二) 术后复发的早期发现

术后 6 个月以上、Eckardt 评分≥4 分者,结合食管测压、吞钡造影以及胃镜检查结果,可诊断为术后复发。术后复发的早期发现有赖于定期、规则的症状评估。通常术后每 1~2 年通过门诊或电话随访一次,进行 Eckardt 症状评分,也可直接通过周期性客观检查来监测术后复发。对于术后复发者,可进一步治疗,包括再次 POEM 手术、内镜下球囊扩张和可回收支架置放等。

(三) 远期并发症的监测

远期并发症主要为胃食管反流。由于 POEM 手术并不破坏食管裂孔周围结构,术后胃食管反流发生率较低,但尚需进一步随访观察。术后每 1~2 年应定期随访,评估有无烧心、反酸等反流症状,并行胃镜检查观察有无反流性食管炎发生(图 3-2-27);必要时可进行 24 小时食管 pH 监测,进一步确诊胃食管反流。对于胃食管反流者,给予 PPI 治疗常可以有效控制。对于年龄大、病程 10~15 年以上、

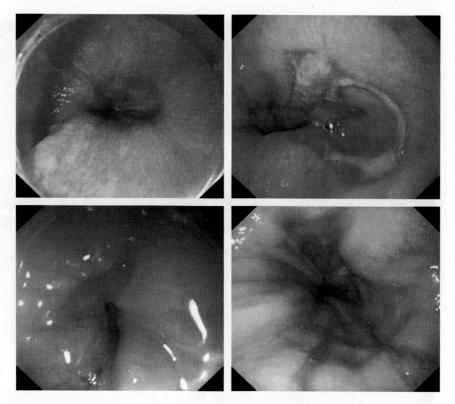

图 3-2-27　POEM 术后胃镜随访显示反流性食管炎

近期体重减轻明显患者,应警惕贲门癌变的发生。

（周平红　李全林　姚礼庆）

参考文献

1. 周平红,蔡明琰,姚礼庆,等.经口内镜下环形肌切开术治疗 42 例贲门失弛症.中华胃肠外科杂志,2011,14(9):705-708.

2. 周平红,姚礼庆,蔡明琰,等.经口内镜下肌切开术治疗贲门失弛缓症的初探.中华消化内镜杂志,2011,28(2):63-66.

3. 周平红,姚礼庆.消化内镜切除术.上海:复旦大学出版社,2012.

4. 周平红,李全林,姚礼庆.开展经口内镜下肌切开术治疗贲门失弛缓症的要点.中华消化内镜杂志,2012,289(11):601-603.

5. 李亮,朱博群,周平红,等.贲门失弛缓症的内镜治疗进展.中华消化内镜杂志,2011,28(2):116-118.

6. 任重,钟芸诗,周平红,等.经口内镜肌切开术治疗贲门失弛缓症并发症及其防治探讨.中华消化内镜杂志,2011,28(11):615-618.

7. Cai MY,Zhou PH,Yao LQ,et al.Peroral endoscopic myotomy for idiopathic achalasia:randomized comparison of water-jet assisted versus conventional dissection technique.Surg Endosc 2014,28(4):1158-1165.

8. Eckardt VF,Aignherr C,Bernhard G.Predictors of outcome in patients with achalasia treated by pneumatic dilation. Gastroenterology 1992,103(6):1732-1738.

9. Eckardt AJ,Eckardt VF.Treatment and surveillance strategies in achalasia:an update.Nat Rev Gastroenterol Hepatol 2011,8(6):311-319.

10. Francis DL,Katzka DA. Achalasia:update on the disease and its treatment. Gastroenterology 2010,139(2):369-374.

11. Inoue H,Minami H,Kobayashi Y,et al.Peroral endoscopic myotomy(POEM) for esophageal achalasia.Endoscopy 2010,42(4):265-271.

12. Inoue H,Tianle KM,Ikeda H,et al.Peroral endoscopic myotomy for esophageal achalasia:technique,indication,and

outcomes.Thorac Surg Clin 2011,21(4):519-525.

13. Li QL,Chen WF,Zhou PH,et al. Peroral Endoscopic Myotomy for the Treatment of Achalasia:A Clinical Comparative Study of Endoscopic Full-Thickness and Circular Muscle Myotomy.J Am Coll Surg 2013,217(3):442-451.

14. Li QL,Zhou PH,Yao LQ,et al.Early diagnosis and management of delayed bleeding in the submucosal tunnel after peroral endoscopic myotomy for achalasia(with video). Gastrointest Endosc,2013,78(2):370-374.

15. Pandolfino JE,Kwiatek MA,Nealis T,et al.Achalasia:a new clinically relevant classification by high-resolution manometry. Gastroenterology,2008,135(5):1526-1533.

16. Park W,Vaezi MF.Etiology and pathogenesis of achalasia:the current understanding.Am J Gastroenterol,2005,100(6): 1404-1414.

17. Ren Z,Zhong Y,Zhou P,et al.Perioperative management and treatment for complications during and after peroral endoscopic myotomy(POEM)for esophageal achalasia(EA)(data from 119 cases). Surg Endosc,2012,26(11):3267-3272.

18. Swanström LL,Rieder E,Dunst CM. A stepwise approach and early clinical experience in peroral endoscopic myotomy for the treatment of achalasia and esophageal motility disorders.J Am Coll Surg,2011,213(6):751-756.

19. Von Renteln D,Inoue H,Minami H,et al.Peroral endoscopic myotomy for the treatment of achalasia:a prospective single center study.Am J Gastroenterol,2012,107(3):411-417.

20. Zaninotto G,Costantini M,Portale G,et al.Etiology,diagnosis,and treatment of failures after laparoscopic Heller myotomy for achalasia. Ann Surg,2002,235(2):186-192.

21. Zhou PH,Li QL,Yao LQ,et al.Peroral endoscopic remyotomy for failed Heller myotomy:a prospective single-center study. Endoscopy,2013,45:161-166.

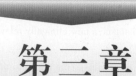

第三章
内镜下曲张静脉的介入治疗

第一节 食管胃底静脉曲张基础

一、概述

近年来,我国肝硬化的患病率(约 1.2‰)有所下降,但年死亡率仍高达 6/10 万人,其中近 1/3 的肝硬化患者死于门静脉高压所致的食管胃静脉曲张破裂出血。门静脉高压症常导致消化道不同部位的静脉曲张,其中以食管胃静脉曲张最常见,约 90% 系肝硬化所致,也是危及患者生命的常见急症。消化内镜不仅是诊断门静脉高压消化道静脉曲张及其出血的首选方法,而且是止血和预防再出血的主要方法。内镜下静脉曲张硬化治疗(endoscopic injection sclerotherapy,EIS)和组织胶栓塞治疗是目前效果肯定的内镜治疗技术。

二、食管胃底静脉曲张发病机制

食管胃静脉曲张内镜治疗技术和治疗效果有赖于对食管胃静脉局部解剖的充分认识。食管下端黏膜层有丰富的静脉性毛细血管网,门静脉高压时胃左静脉内压增加、静脉扩张和血流量增加,使食管下端黏膜毛细血管扩张、发展成为食管曲张静脉(图 3-3-1)。食管黏膜层与肌层和食管壁外有交通支相通,后者系内镜治疗后食管静脉曲张复发的解剖学基础。孤立性胃底静脉曲张常见于门静脉或脾静脉血栓形成和免疫性疾病所致肝硬化等,主要系胃左静脉与左肾静脉或脾静脉间的交通支开放和建立侧支循环有关(图 3-3-2)。

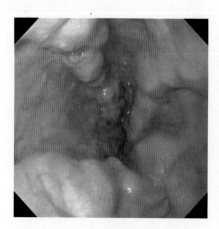
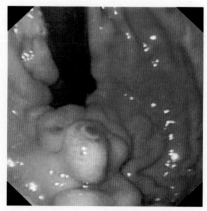

图 3-3-1 食管静脉曲张　　　　图 3-3-2　胃静脉曲张

三、食管胃底曲张静脉的记录方法（LDRF 分型）

对于食管胃静脉曲张的分型，以往多采用日本 FLCE 分类和欧洲 PALMER 分型方法，但此分型方法较繁琐，不便记忆。为此，2008 年令狐恩强教授等提出了曲张静脉的 LDRf 分型，2009 年消化内镜学会将 LDRf 分型写入消化道静脉曲张及出血的内镜诊断和治疗规范中。LDRf 分型，即参照以下三个因素进行记录，曲张静脉位置（location，L），曲张静脉直径（diameter，D），危险因素（risk factor，Rf）。统一表达式 LxxD、3-5 Rf0、1、2；Lxx 第一个 x 为脏器首字母，即食管 e（esophageal），胃（gastric）。具体记录方法见表 3-3-1。

表 3-3-1　食管胃底静脉曲张记录方法

项目	表示方法
位置（L）	Le：曲张静脉位于食管
	Le_s 表示曲张静脉位于食管上段
	Le_m 表示曲张静脉位于食管中段
	Le_i 表示曲张静脉位于食管下段
	Lg：曲张静脉位于胃部
	Lg_f 表示曲张静脉位于胃底
	Lg_b 表示曲张静脉位于胃体
	Lg_a 表示曲张静脉位于胃窦
	Le,g：食管曲张静脉与胃曲张静脉完全相通
	Le,Lg：食管曲张静脉与胃曲张静脉各自独立
	Le,g,Lg：一支以上胃曲张静脉与食管曲张静脉完全相通，但还有胃孤立静脉曲张存在
	Ld：曲张静脉位于十二指肠
	Ld1 表示曲张静脉位于十二指肠第一段
	Ld2 表示曲张静脉位于十二指肠第二段
	Ld1,2 表示曲张静脉位于十二指肠第一、二段交界
	Lb：曲张静脉位于胆管
	Lj：曲张静脉位于空肠
	Li：曲张静脉位于回肠
	Lc：曲张静脉位于结肠
	Lr：曲张静脉位于直肠
	多段或多部位曲张静脉使用相应部位代号联合表示
直径（D）	D0：无曲张静脉
	D0.3：曲张静脉≤0.3cm
	D1.0：曲张静脉最大直径在 0.3~1.0cm
	D1.5：曲张静脉最大直径在 1.0~1.5cm
	D2.0：曲张静脉最大直径在 1.5~2.0cm
	D3.0：曲张静脉最大直径在 2.0~3.0cm
	D4.0：曲张静脉最大直径在 3.0~4.0cm
	曲张静脉最大直径 >4cm，按 D+ 直径数字方法表示
危险因素（Rf）	Rf0：RC−，未见糜烂、血栓及活动性出血
	Rf1：RC+ 或 HVPG>12mmHg，未见糜烂、血栓及活动性出血
	Rf2：可见糜烂、血栓、活动性出血，或镜下能够见到新鲜血液，并能够排除非静脉曲张出血因素

注：RC 为红色征。HVPG 为肝静脉压力梯度，可用于判断胃食管静脉曲张的发生及其预后，其正常值为 3~5mmHg；首次内镜检查时无静脉曲张的肝硬化患者中，HVPG>10mmHg 者发生静脉曲张的可能性最大；静脉曲张出血 24 小时内测得 HVPG>20mmHg 的患者发生早期再出血、止血失败和较高的 1 年病死率的危险较大；曲张静脉内的压力与 HVPG 直接相关；HVPG 降到 12mmHg 以下或从基线水平下降 20% 以上的患者（"HVPG 反应者"）发生静脉曲张再出血的可能性降低

四、食管胃底静脉曲张内镜下的介入治疗及方法选择（表 3-3-2，表 3-3-3）

表 3-3-2 不同位置静脉曲张的解剖特点和治疗方法选择建议

解剖特点	治疗方法建议
Le：曲张静脉位于食管,由于位于该部位的曲张静脉与纵隔内大静脉交通较多,其突出问题是注射进该部位的物质可在极短的时间内进入肺、心脏等	① 组织胶注射:在该部位注射发生异位栓塞机会高出其他部位许多倍,且注射进纵隔的组织黏合剂不易排出,造成食管狭窄等并发症 ② EIS:大剂量注射易导致成人呼吸窘迫综合征等
Le_i：食管下段有括约肌的作用多处于收缩状态,因此下段进行注射等操作后,有局部自然压迫止血作用静脉曲张是从下段向上延伸	① EIS:下段硬化剂注射较中、上段安全 ② 下段 EIS、EVL 能起到对中、上段曲张静脉的治疗作用
$Le_{m,s}$：食管中、上段缺乏下段括约肌的作用,局部压迫止血作用较下段差	EVL 使用相对 EIS 安全
Le,g：食管曲张静脉与胃曲张静脉相通	① EIS:从食管注射的硬化剂可以对胃内血管进行治疗 ② 组织胶注射:从胃注射的组织胶可以对食管静脉曲张达到治疗作用 ③ EVL:套扎食管静脉会加重胃底静脉曲张
Lg_f：曲张静脉位于胃底,胃底腔是一直含有气体的空腔,曲张静脉直径可能很粗、单腔,局部不存在胃腔本身的压迫止血作用	① 组织胶注射:能够迅速填塞血管腔,不易发生异位栓塞 ② EIS:注射后局部易形成溃疡,近期再发大出血发生率在 30% 以上 ③ EVL:套扎器直径小,很难完全套扎血管,套扎环对血管易形成切割等副作用,导致致死性出血
Lg_b：曲张静脉位于胃体,易形成丛状血管,多与胰腺炎、肿瘤等导致脾静脉局部回流不畅有关,对此部位的静脉曲张治疗经验相对较少	① 组织胶注射:能够迅速填塞血管腔,不易发生异位栓塞 ② EIS:注射后局部易形成溃疡,近期再发大出血发生率在 30% 以上 ③ EVL:套扎器直径小,很难完全套扎血管,套扎环对血管易形成切割等副作用,导致致死性出血,病例少,经验少
$Ld_{1,2}$：曲张静脉位于十二指肠,腔内情形介于食管中段与胃底之间,但曲张静脉不像胃那样粗,局部不存在胃腔本身的压迫止血作用	① 组织胶注射:能够迅速填塞血管腔,不易发生异位栓塞 ② EIS:注射后局部易形成溃疡 ③ EVL:套扎器对于直径相对理想的血管效果比较理想
Lr：曲张静脉位于直肠,曲张静脉直径可能很粗、单腔,局部存在直肠收缩的压力,存在局部压迫止血作用	① 组织胶注射:能够迅速填塞血管腔,不易发生异位栓塞 ② EIS:注射后局部易形成溃疡,近期再发大出血可能性大 ③ EVL:痔疮专用套扎器直径,对于发生于肛门括约肌的曲张血管有确定的治疗作用;但对发生于直肠中部的血管经验少

注:EIS 为内镜下硬化剂注射术;EVL 为内镜下曲张静脉套扎术;组织胶注射为内镜下组织黏合剂栓塞术

表 3-3-3 不同直径静脉曲张的治疗方法选择建议

曲张静脉直径	治疗方法建议
D0	表示无曲张静脉,曲张静脉治疗后消失
D0.3	适用:APC、激光 不适用:EVL、EIS、组织胶注射
D1.0	适用:EVL、EIS 不适用:APC、激光

续表

曲张静脉直径	治疗方法建议
D1.5	适用：EVL、EIS 不适用：APC、激光
D2.0	适用：EIS（在食管），组织胶注射主要在食管外 不适用：EVL、APC、激光等
D3.0	适用：EIS+贲门部组织胶注射（在食管），组织胶注射（主要在食管外） 不适用：APC、激光等
D4.0 及以上	适用：组织胶注射 不适用：EIS、EVL、APC、激光等

注：APC 为氩离子凝固术；EVL 为内镜下曲张静脉套扎术；EIS 为内镜下硬化剂注射术；组织胶注射为内镜下组织黏合剂栓塞术

第二节　内镜下食管曲张静脉套扎术

一、概述

(一) 食管静脉曲张套扎术的提出

近 20 年来，食管静脉曲张套扎术（esophageal varices ligation，EVL）的应用已取得较大进展。在临床上内镜下食管静脉曲张套扎术疗效好，并发症少已为国内外专家所共识，成为治疗食管静脉曲张出血的一线首选治疗手段。目前套扎术的应用范畴已扩大到消化内镜治疗的其他领域，成为一种简便安全高效的广义内镜下套扎治疗术。

食管静脉曲张套扎术是由 20 世纪 50 年代的痔疮套扎术技术演变而来的。1986 年 Stiegmann 等人首次提出了内镜下食管静脉曲张套扎术这一词，并且还研制出了原始的食管静脉曲张套扎装置，这一方法受到了各国学者的关注，随后的一系列后续研究显示其有效性。20 世纪 90 年代初我国内各大医院开始开展这项技术，取得了满意的疗效。

(二) 食管静脉曲张套扎术原理

食管静脉曲张套扎术的基本原理是以橡皮环结扎为基础。操作时在胃镜的前端安装一个套扎器，通过胃镜将套扎器送到食管下端，利用负压将曲张静脉吸入透明帽内，而后将套扎的皮圈推出，直接套扎在曲张静脉上。利用该方法将曲张静脉分段进行套扎，就可以使曲张静脉血流中断，局部发生炎症反应，累及曲张静脉的内膜，形成血栓，血管闭塞，然后组织缺血、坏死，黏膜逐渐脱落，局部形成浅表溃疡，并逐渐被纤维瘢痕组织取代，最终使曲张静脉消失。有动物模型显示，食管静脉曲张套扎术后 24 小时套扎食管黏膜及黏膜下层缺血坏死，3~7 天出现急性炎症反应，存活及坏死的组织产生分界，肉芽组织出现，14~21 天黏膜及黏膜下层被成熟的瘢痕组织代替，并产生完整的上皮化生，人体的 EVL 治疗后的病理生理过程与此相似。

(三) 国内外现状

自套扎术发明以来，一直主要用于食管静脉曲张的套扎止血治疗，国外对 EVL 的认可程度远高于国内，应用更加普及，在欧美日等发达国家尤其如此。以 "endoscopic variceal ligation" 为关键词在医学专业数据库进行检索，显示近 30 年在国外有 600 余篇有关 EVL 文献发表，涉及 EVL 的各个方面，从基础到应用，从单独治疗到对比观察及联合其他介入治疗，一直到罕见并发症的报道。国内近 20 年来正式发表的有关 EVL 论文也达 300 多篇，据此粗略推测我国现在应用 EVL 技术的医院应不少于 1000 家，可能实际使用者更多，后续使用者也将逐年增加。根据以往的临床研究表明，EVL 在近期疗效方面优于内镜下硬化剂注射术（endoscopic injection sclerotherapy，EIS），但远期效果 EIS 仍具有优势，主要表现在食管静脉曲张再发指标上。然而,EVL 经 20 年的大量临床应用验证,权衡利弊,目前国内外大多数学者就 EVL 作为治疗食管静脉曲张出血的首选方法这一观念已达成共识。

二、适应证与禁忌证

(一) 适应证

原则上各种原因所致的肝硬化门静脉高压症引起的食管静脉曲张(esophageal varices,EV)出血和可能发生出血的病例均为内镜套扎术的对象。

1. 急性食管静脉曲张破裂出血,即内镜套扎距离出血发作时间在 8~72 小时,在积极复苏,输液,输血,应用止血药的同时,应尽早予以 EVL。

2. 食管静脉曲张急性出血时的延迟出血,即非手术方法使出血得以暂时停止,病情初步稳定,此后逐渐恢复稳态水平,约需 3 个月,这段时间往往为时甚短而易复发出血,因而在这个相对稳定的时间内施行 EVL 术很有必要。

3. 静脉曲张的二级预防,即治疗目的是为了根除曲张静脉,防止再次出血。术者可根据曲张静脉的直径及所在位置选择是否选用 EVL。

4. 食管静脉曲张的一级预防,即治疗目的是为了预防中重度曲张静脉等高危患者的首次破裂出血,尤其适用于不能耐受 β 受体阻滞剂的患者。

5. 外科术后静脉曲张再发,即无论是分流术还是断流术,再手术难度均较大,推荐对断流术或分流术失败或术后复发出血者应首选 EVL。

(二) 禁忌证

1. 肝性脑病≥2 级。

2. 有严重的肝、肾功能障碍、大量腹水、重度黄疸。

3. 曲张静脉 >2cm 或曲张静脉细小者($D_{2.0}$ 及以上,$D_{0.3}$)。

4. 食管静脉曲张与胃静脉曲张相通(Le,g),且胃静脉曲张 >2cm。

5. 乳胶过敏者。

6. 食管狭窄扭曲者。

三、术前准备

(一) 术前器械准备

1. 普通胃镜

2. 专用套扎器　至今,包括我国在内世界上已经有 10 余种不同类型的 EVL 套扎器相继问世,各有优缺点。根据其一次操作可以释放套扎圈的数量可以分为单发式和连发式套扎器,前者在一次胃镜插入的过程中仅可以发射一个套扎圈,而后者在相同条件下可连续发射 5~10 环套扎圈。而根据其释放发射套扎圈的机制又可以分为线动式、气动式和液压式套扎器。

(二) 术前患者准备

术前准备同普通胃镜检查,同时必须获得患者知情同意,常规建立静脉通道,术前备好 1~2 单位的同型血以备急用。为减少食管蠕动,术前 5~10 分钟肌注解痉灵 20mg 或 654-2 10mg 或阿托品 0.5~1mg,并肌注或静注地西泮 10mg 或哌替啶 50mg。患者口咽做黏膜局部麻醉,取左侧卧位,头轻度前屈。

四、操作步骤

以赛德多连发套扎器(Wilson-Cook)为例叙述 EVL 具体过程。

1. 常规进行上消化道内镜检查,确定食管静脉曲张的诊断,排除溃疡等其他原因引起的出血。仔细观察食管静脉曲张的位置、直径及有无糜烂、血栓及活动性出血等危险因素,是否合并胃静脉曲张,确定好结扎部位后,退出内镜。

2. 安装并调试赛德多连发套扎器,打开内镜活检通道入口橡皮盖,将套扎器转轴安装在活检通道,经转轴手柄上的白色孔插入牵拉绳牵引钩并经活检通道将牵拉绳引出,将装有多枚橡皮圈的塑料帽安装在镜头端,牵拉绳卡在转轴手柄上,旋转手柄,拉紧牵拉绳并调整其方向,使其保持一定张力。其工作原理是在转轴手柄的控制下,通过三根细丝线的牵拉,逐个释放橡皮圈,分别套扎曲张静脉。然后将润滑剂涂抹在内镜前端和装有套扎圈的透明帽上。

3. 再次进镜,至食管下段齿状线上 2~3cm 处,显示好要套扎的曲张静脉,将塑料帽全面与之接触,持续负压吸引,使曲张静脉充满于装有套扎环的透明帽内,这时,被吸入的曲张静脉呈现"红色征",顺时针转动转轴手柄,直至感觉橡皮圈已完全释放,提示此圈结扎完成,放松内镜吸引纽,释放已套扎好的静脉,同时稍退出内镜观察套扎情况。

4. 同法,自食管下段向上段呈螺旋式套扎曲张静脉,直至所有橡皮圈完全释放。若需要进行使用第二套套扎器,可退出胃镜重新安装新的多环套扎器,再进行套扎,首次套扎推荐套扎数为 6~12 枚,第二次治疗需要完全套扎所有可见的曲张静脉。

5. 套扎完毕后,退出内镜卸去套扎器,再次进镜观察套扎情况。若在套扎前,发现曲张静脉有出血点或血栓头时应该在出血点的下方进行套扎,发现交通支可以在交通支上加固套扎,直接正对出血点或血栓进行套扎,是非常危险的操作,因为在负压吸引时会引发大出血。若在套扎过程中少量渗血,可不必处理,仔细观察出血情况。EVL 过程见图 3-3-3。

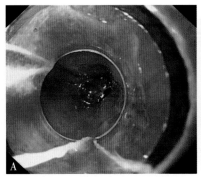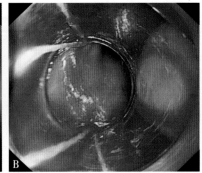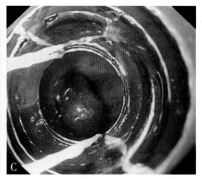

图 3-3-3　食管静脉曲张套扎术的过程

A.装有多环套扎器的内镜进入食管;B.开始套扎,负压吸引曲张静脉,尚未充满透明帽;C.套扎好的静脉呈"紫葡萄状"

五、术中注意事项

1. 由于 EVL 使用的套扎器均是在内镜前端带一个透明帽,若透明帽内存入血凝块,将影响视野。所以对于活动性出血的患者,可先行短期双囊三腔管压迫止血或持续静点生长抑素,12 小时后待出血基本稳定后再行 EVL。

2. 套扎曲张静脉时,应该从贲门口向头侧依次进行套扎,即从下而上,逐段螺旋套扎,尽量减少套扎器往返于套扎过的食管,以免引起静脉的机械切割。

3. 套扎时力求完全、彻底,套扎时一定要持续吸引待视野完全红时再释放圈套。套扎不完全会导致橡皮圈早脱,影响疗效,甚至会导致出血。

4. 若遇到吸引不利,视野不能完全变红,往往是因为外套柱贴黏膜过紧,此时适当退镜或调整内镜前端方向可见视野突然变红。

5. 如果遇到静脉曲张上有红色征或有糜烂灶、血栓头应避开,若直接在其上进行套扎,是非常危险的操作,因为负压吸引时会引发大出血。

6. 使用套扎术根除食管静脉曲张,如经过 4 次套扎治疗,仍见到中度曲张静脉,则应改换或联合应用硬化治疗。

六、术后处理

常规处理：术后严密监测生命体征，禁食水 24 小时，以防套扎圈因进食过早脱落导致大出血；静脉给予抑酸，营养支持等对症；结合患者临床症状，逐步过渡至正常饮食。

七、术后并发症及处理

动物实验及临床研究表明由于套扎术后食管肌层是完好的，因而该治疗是安全的，并发症发生率低。EVL 常见并发症有出血，食管狭窄，发热，胸骨后疼痛，吞咽不适感等。术后数小时内发生出血的主要原因多为吸引不全或吸引后未套扎造成，也有因过早进非流质食物使橡皮圈过早脱落而致出血，此时应对出血静脉再次进行套扎。发热、胸骨后疼痛及吞咽不适感多为一过性的，持续时间不超过 24 小时，一般无需特殊处理。食管狭窄，多为反复套扎脱落形成溃疡，愈合后瘢痕形成而造成的。此外，也有食管穿孔、急性胰腺炎、食管完全梗阻、脑脓肿、急性胰腺炎等罕见并发症的报道。

八、临床评价

1. 活动性出血控制的判断　内镜套扎术后，吸尽食管腔内血液，若无持续性出血，且治疗后 72 小时没有活动性出血证据，表示急性出血已控制。相反，若内镜治疗后 2~72 小时，又发生新鲜呕血，或者没有输血情况下血红蛋白继续下降 30g/L 以上，表明内镜治疗止血失败。

2. 食管静脉曲张根治的判断　根除是指内镜治疗结束后，食管溃疡糜烂完全消失后，食管末端 5cm 以内及胃近端 1~2cm 内完全看不到曲张静脉，食管黏膜呈现其基本色泽。而基本消失是指食管溃疡糜烂完全消失后，内镜下仍可见残留的细小血管。一般套扎静脉团块 4~10 天开始坏死，随后坏死组织腐落、橡皮圈脱落，遗留大小约 10~12mm 的浅溃疡（图 3-3-4），2~3 周后覆盖修复的上皮组织。故建议 EVL 每两周一次，直至曲张静脉根治。

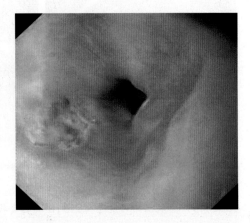

图 3-3-4　EVL 后显示曲张静脉消失，见一圆形浅溃疡形成

3. 远期疗效的判断　采用内镜套扎治疗进行较长期的随访，对再出血率，静脉曲张的复发率及生存率的研究已受到重视。多项对比 EVL 和 EIS 的随机对照研究，均显示两者在控制活动性出血同样有效，静脉曲张根治率均在 90% 以上，生存率无明显差异，EVL 早期并发症少，再出血率低，达到根治的平均治疗次数较少。但经长期的随访，EVL 组静脉曲张复发率高于 EIS 组，原因在于 EVL 只能套扎浅静脉，而硬化剂却能流至深静脉及营养静脉，以闭塞更深更广泛地曲张静脉。另外，硬化剂可引起纤维组织增生以加固食管内壁。鉴于 EIS 较 EVL 有较高的静脉曲张复发率，国内外学者提倡采用 EVL 连续套扎联用小剂量硬化剂静脉内、曲张静脉旁注射，认为闭塞曲张静脉疗效更明显，最近几年有大量文献报告，但其消退曲张静脉效果、治疗次数及时间是否比单纯 EVL 和 EIS 更优越，还有待深入研究。

（令狐恩强）

参考文献

1. 李兆申,金震东,邹多武.胃肠道疾病内镜诊断与治疗学.第 1 版.北京:人民卫生出版社,2009.
2. 令狐恩强.一种新的内镜下静脉曲张分型方法初步探讨.中华消化内镜杂志,2008,25:505-506.

3. 令狐恩强.消化道静脉曲张及出血的内镜诊断和治疗规范(2009)解读与示范.北京:中华医学电子影像出版社,2010.
4. 令狐恩强,食管胃静脉曲张上消化道出血的内镜下诊治.中国实用内科杂志,2005,25(3):200-202.
5. 刘明.消化内镜套扎器的发展与套扎术的应用进展.世界华人消化杂志,2008,16(10):1078-1085.
6. Altinta E,Sezgin O,Kaqar S,et al. Esophageal variceal ligation for acute variceal bleeding:results of three years follow-up. Turk J Gastroenterol,2004,15:27-33.
7. Bhuiyan MM,Rahman MM,Kibria MG,et al.Comparative study of endoscopic band ligation and scleroherapy for treatment of esophageal varices in cirrhotic patients.Bangladesh Med Res Counc Bull,2007,33:31-39.
8. Haroncini D,Milandri GL,Borioni D,et al.A prospective randomized trial of sclerotheraphy versus ligation in the elective treatment of bleeding esophageal varices.Endoscopy,1997,29(2):235-238.
9. Hou MC,Lin HC,Kuo BIT,et al.Comparison of endoscopic variceal injection sclerotherapy and ligation for the treatment of esophageal variceal hemorrhage:a prospective randomized trial.Hepatology,1995,21(7):1517-1522.
10. Stiegmann GV,Sun JH,Hammond WS.Results of experimental endoscopic esophageal varix ligation.The American Surgeon,1988,54(2):105-108.
11. Villanueva C,Piqueras M,Aracil C,et al.A randomized controlled trial comparing ligation and sclerotherapy as emergency endoscopic treatment added to somatostatin in acute variceal bleeding.J Hepatol,2006,45:560-567.

第三节　内镜下曲张静脉硬化治疗

一、概述

(一) 静脉曲张硬化治疗的原理

硬化剂可使注射局部黏膜和曲张静脉壁发生化学性炎症。血管内注射可损伤静脉血管内皮,促进曲张静脉内血栓形成、阻塞血管,血栓被肉芽组织取代、机化,使血管闭塞从而起到止血和预防出血的作用。黏膜下血管旁注射可使曲张静脉周围黏膜发生凝固性坏死和纤维化,压迫曲张静脉达到止血目的。硬化剂主要用于食管静脉曲张和轻度胃静脉曲张的治疗。

(二) 历史

1939 年 Crafoord 和 Frenekuer 首先报道了经内镜注射硬化剂治疗食管静脉曲张,直到 20 世纪 70 年代之后该项技术才被广泛应用。随着内镜技术的不断发展,尤其是软式内镜取代硬式内镜以来,门静脉高压食管静脉曲张破裂出血患者的生存率明显提高,内镜下曲张静脉硬化治疗术已成为预防及治疗食管静脉曲张破裂出血安全、有效的方法,已被众多国家的医生所采用。

(三) 国内外现状

近年来治疗食管胃静脉曲张破裂出血的方法很多,如经颈静脉肝内门体分流术(transjugular intrahepatic portosystemic shunt,TIPS),置入新型覆膜支架可以明显降低分流道狭窄发生率;对存在胃肾分流的患者行经球囊导管阻塞下逆行静脉栓塞术(balloon-occluded retrograde transvenous obliteration,B-RTO)等;但内镜下曲张静脉套扎术(endoscopic variceal ligation,EVL)、EIS 及栓塞治疗仍为食管胃静脉曲张出血的主要治疗方法。研究表明,硬化治疗是食管静脉曲张的有效治疗技术,急诊止血率达81.6%~96.8%,硬化治疗后 5 年与 10 年的生存率明显提高。特别是 EVL 术后序贯应用 EIS 治疗取得了很好的临床疗效,达到了静脉曲张消失快和不易复发的双重效果。

二、适应证与禁忌证

(一) 适应证

1. 急性食管及食管胃交界区曲张静脉破裂出血。
2. 食管静脉曲张破裂出血的二级预防。

3. 外科手术治疗后食管静脉曲张破裂再出血。

4. 内镜下套扎治疗术中大出血。

(二) 禁忌证

1. 2级以上肝性脑病患者。

2. 长期应用三腔二囊管压迫造成食管广泛溃疡及坏死者。

3. 严重肝肾功能障碍、大量腹水及重度黄疸。

4. 严重心肺疾患而无法耐受内镜检查者及不能配合的精神病患者。

三、术前准备

(一) 患者准备

1. 检查前充分向患者和(或)家属详细交代操作过程中可能出现的风险、术后并发症及补救替代治疗措施,签署知情同意书。

2. 评估患者肝脏、心肺和凝血功能状态等,行血液和凝血常规检查、肝功能、肾功能和生化学检查等。

3. 急性出血患者应建立两条以上静脉通路,补液、输血或备血;行液体复苏、纠正失血性休克,确保呼吸道通畅并监测生命体征。

4. 肝硬化上消化道出血患者,治疗前预防性使用抗生素。

5. 根据情况酌情使用安定类镇静剂,以保证操作顺利进行;亦可由麻醉医师协助进行无痛条件下内镜检查与治疗。

6. 患者咽部行黏膜表面麻醉,眼睛应采取保护措施。

(二) 医务人员

应由以下成员组成:内镜操作医师即术者1名;内镜助手1名协助术者完成内镜诊疗操作;1名护士监护患者,保持呼吸道通畅,保持内镜位置和固定口圈;1名护士器械准备。若行无痛内镜诊治尚需有麻醉医师。

(三) 器械准备

1. 内镜 首选内镜工作通道直径为3.7mm以上的治疗用前视性单通道或双通道上消化道内镜,便于出血时吸引和止血;次选工作通道为2.8mm的普通内镜。内镜最好有辅助送水功能。

2. 注射针 宜选择针头直径尽可能细的注射针,常选25G注射针,以减少退针时穿刺点出血。一般针头直径为0.5mm,长度≤5.0mm,斜面应尽可能短(图3-3-5)。

3. 注射器 不同容积注射器用于硬化剂注射等。

4. 防护眼镜 操作者应戴防护眼镜,以防硬化剂溅入眼睛造成伤害。

(四) 药物

常用的硬化剂有1%聚桂醇(lauromacrogol)、1%乙氧硬化醇(aethoxysclerol)和5%鱼肝油酸钠(sodium morrhuate)(图3-3-6)。

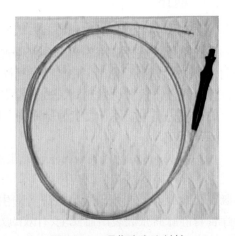

图 3-3-5 硬化治疗注射针

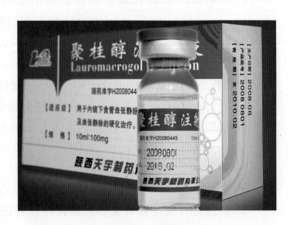

图 3-3-6 聚桂醇注射液

四、手术步骤

(一) 体位

一般为左侧卧位,根据内镜视野情况可加以调整,但要特别注意避免发生呼吸道吸入性窒息。

(二) 麻醉和预防性用药

一般应用咽喉部局部黏膜表面麻醉即可,可以保证患者处于清醒状态,配合操作;若系不合作或昏迷患者应由麻醉医师插管麻醉,以保证操作顺利实施。

(三) 术中监测

在实施内镜治疗过程中要确保患者呼吸道通畅,行心电监护、指脉氧和生命体征监测等。

(四) 硬化治疗技术

静脉曲张硬化治疗注射方法有三种:曲张静脉内注射法、曲张静脉旁注射法和静脉内静脉旁联合注射法,临床以静脉内注射法为主。对较小的曲张静脉行血管内注射,较粗大的曲张静脉采取联合注射法,即先在曲张静脉旁注射,以压迫曲张静脉使其管腔缩小,随后再行静脉内注射。以下以聚桂醇为例进行描述。

1. 曲张静脉内注射法　①先自食管胃接合部以上2cm的食管下段曲张静脉开始注射;②选好注射点后,将注射针(针头处于外套管内)插入内镜工作通道,伸出镜头约1cm,对准目标曲张静脉;③伸出针头刺入曲张静脉,快速注射聚桂醇。每次注射1~4点,每支血管注入10ml左右硬化剂为宜。一次总量一般不超过40ml,之后依照血管的具体情况减少剂量(图3-3-7A)。

2. 曲张静脉旁注射法　①前两步同曲张静脉内注射法;②使食管腔足够充气,伸出针头并刺入曲张静脉旁的黏膜下,每点注射硬化剂约1ml,以注射局部出现灰白色隆起为标准;③以同样手法注射曲张静脉的对侧(图3-3-7B)。

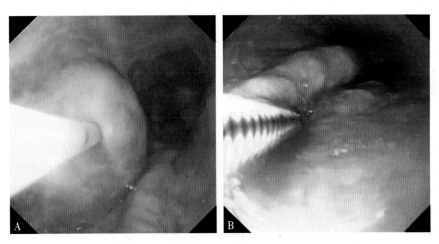

图3-3-7　曲张静脉内(A)和静脉旁注射法(B)

3. 曲张静脉内静脉旁联合注射法　先行曲张静脉旁注射,之后在已被硬化的曲张静脉两旁注射针眼之间,直接穿刺曲张静脉,在静脉腔内注入聚桂醇3~5ml。

(五) 治疗终点和疗程

1. 治疗终点　单次治疗终点为内镜下观察无活动性出血。总体治疗终点目标为食管静脉曲张根除或基本消失。根除系曲张静脉经内镜治疗后,消化道溃疡、糜烂完全愈合的情况下内镜下观察无静脉曲张,消化道黏膜呈现其基本色泽;基本消失时内镜治疗结束,内镜下仍可见残留的细小血管。

2. 治疗计划　硬化治疗操作简单,损伤小,能够根除食管曲张静脉,但需要连续多次注射才能使曲张静脉完全消失,疗程较长。首次治疗后第2次重复治疗应在1周内实施,以后每周1次,直至曲张静脉根除或基本消失。多数病例在治疗 3~5 次后可根除曲张静脉。

3. 跟踪治疗　首次跟踪复查胃镜应在曲张静脉根除后 1 个月,此后 1~2 年内每 3 个月复查 1 次胃镜,随后 6~12 个月随访 1 次,3 年后每年复查 1 次胃镜。在每次内镜复查时,只要发现曲张静脉则按照治疗计划行硬化治疗,直至曲张静脉消失。长期内镜随访是硬化治疗的基本环节,其目的在于通过反复注射完全根除曲张静脉,使食管黏膜下层组织纤维化,从而降低再出血率。

五、术中注意事项

1. 硬化治疗时应用生长抑素或其类似物可有效降低门静脉压力,减少术中出血。
2. 对中重度曲张静脉采用联合注射法,可降低出血风险。
3. 若系活动性食管曲张静脉出血或发现出血点,应在出血点的远侧(胃腔侧)注射。

六、术后处理

1. 密切监测患者血压、心率和呼吸生命体征,观察再发出血及一般情况。
2. 禁食、补液 1 天,此后流质饮食 2 天,1 周内半流食,在 1 周后逐渐恢复正常饮食,但要终身避免进食硬质食物。
3. 术后要卧床休息,少活动。
4. 酌情使用抗生素。
5. 口服黏膜保护剂,促进创面修复。

七、术后并发症及其处理

1. 出血　穿刺点渗血一般会自行停止,亦可喷洒凝血酶止血。曲张静脉破裂较大出血,可再次行硬化治疗或组织胶栓塞止血。溃疡出血以渗血多见,可采用 APC、电凝或药物等止血。
2. 穿孔　发生率较低,多因注射针头过粗和(或)过长,硬化剂注射过深引起食管肌层广泛坏死而穿孔。穿孔后应立即行胃肠减压引流,若发生胸腔积液必要时行胸腔引流,肠外营养支持并使用有效抗生素等治疗。
3. 食管狭窄　见于长期反复硬化治疗患者,血管旁注射容易发生,系食管壁坏死过深所致。此类患者可使用球囊扩张治疗。
4. 溃疡　硬化治疗后常引起食管溃疡,一般无症状,也可自行愈合。溃疡愈合后的瘢痕可阻塞静脉,因此,有学者认为溃疡并非并发症。但较深的溃疡可并发出血,应予治疗。
5. 其他　如胸骨后疼痛、吞咽哽噎感和发热等较为常见,术后 2~3 天常自行消失。尚可发生菌血症、纵隔炎、胸腔积液和食管旁脓肿等,应预防性使用抗生素,同时避免应用过粗过长的注射针,对并发症行相应的治疗。

(姜慧卿)

第四节　内镜下曲张静脉栓塞治疗

一、概述

(一)静脉曲张栓塞治疗的原理

组织胶系快速固化的水溶性制剂,静脉注射后与血液接触能在瞬间产生聚合反应而固化,迅速栓塞破裂出血的曲张静脉。组织胶主要用于胃静脉曲张的治疗,也可用于食管或其他部位静脉曲张破裂出血的补救治疗。

（二）历史

1978 年 Lundequist 等首次报道了经皮经肝应用组织胶治疗食管及胃静脉曲张。德国 Soehendra 等在 1986 年首次报道了内镜下胃曲张静脉注射组织胶治疗后,国内外内镜医师应用组织胶治疗胃静脉曲张破裂出血的文献报道越来越多。我国于 20 世纪 90 年代开始应用组织胶治疗胃静脉曲张破裂出血,取得了满意的治疗效果。

（三）国内外现状

内镜下胃静脉曲张组织胶注射治疗术,提高了急性出血的止血率,降低了再出血的发生率,避免了绝大部分胃静脉曲张破裂出血患者外科手术治疗,病死率明显降低。在欧洲及日本等发达国家,应用此技术治疗胃曲张静脉破裂出血将近 30 年,我国也有 20 年的历史。多年来的临床研究证明,此技术系治疗胃曲张静脉破裂出血的首选方法,急诊止血率几乎达到 100%,再出血率 2.2% 左右,曲张静脉的消除率约为 87.5%。因此,内镜下胃曲张静脉组织胶注射已经成为治疗出血的一种简便、安全和有效的方法。

二、适应证与禁忌证

（一）适应证

1. 择期治疗食管外消化道静脉曲张,尤其是胃静脉曲张。

2. 急诊治疗所有消化道静脉曲张破裂出血,食管静脉曲张出血时小剂量使用。

（二）禁忌证

禁忌证:同硬化治疗。

三、术前准备

（一）患者准备

1. 组织胶栓塞治疗前行碘过敏试验,以防患者注射碘油后出现过敏反应。

2. 余同硬化注射治疗术。

（二）医务人员

同硬化注射治疗术。

（三）器械准备

1. 内镜　同硬化治疗,但为了预防组织胶与内镜前端及工作通道黏合而损伤内镜,应在栓塞治疗前使用碘油涂抹内镜前端及预充工作通道以保护内镜。

2. 注射针　宜选择针头直径稍粗些的注射针,常选 23G 注射针,针头直径约为 0.7mm,工作长度 7mm,易于组织胶推注（图 3-3-8）。

3. 注射器　不同容积多只注射器,用于组织胶与碘油注射。

4. 防护眼镜　操作者应戴防护眼镜,以防组织胶溅入眼睛造成伤害。

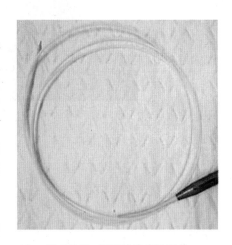

图 3-3-8　组织胶治疗注射针

（四）药物

1. 人体组织黏合剂（康派特,α- 氰基丙烯酸正丁酯,α-cyanoacrylate）和 Histoacryl（N- 丁基 -2- 氰基丙稀酸酯,N-butyl-2-cyanoacrylate）（图 3-3-9）。

2. 碘油（lipiodol）和丙酮　丙酮用于擦拭内镜前端被黏合的组织胶。

四、手术步骤

（一）治疗体位、麻醉和预防性用药及术中监测同硬化治疗

（二）静脉曲张栓塞治疗技术

1. 常规内镜检查，寻找合适的注射部位。胃底曲张静脉选取最隆起处为注射点；食管曲张静脉要于出血点的近贲门侧注射，但注射剂量要小。活动性出血要排除其他原因所致出血，确定曲张静脉出血点，尽可能接近出血点注射。

2. 临床常采用碘油 - 组织胶 - 碘油"三明治夹心法"静脉内注射术。将碘油预充注射针，针头退入外套管内，将注射针插入内镜工作通道，用注射针外套管前端触探静脉，判定确实为曲张静脉后确定针头穿刺部位。

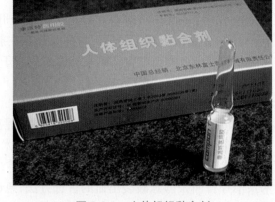

图 3-3-9 人体组织黏合剂

3. 将备好组织胶的注射器与注射针尾部相连接，同时用另一注射器备好碘油。

4. 伸出针头使之穿刺入血管腔内，避免刺入静脉旁及穿刺过深。

5. 快速、强力推注组织胶，根据曲张静脉的直径或容积选择组织胶的注射量。

6. 组织胶注射后，快速更换为备好碘油的注射器，将注射针管内的组织胶快速推入血管腔内。

7. 然后迅速将注射针头退出血管腔，并将针头退入注射针外套管内，使针先端远离镜面（图 3-3-10）。

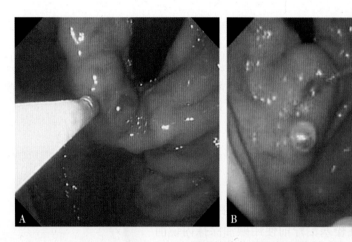

图 3-3-10 胃底静脉曲张栓塞治疗术
A. 注射中；B. 注射后

（三）治疗终点和疗程

1. 治疗终点 单次治疗终点为内镜下观察无活动性出血。总体治疗终点目标为胃静脉曲张根除或基本消失。

2. 治疗计划和跟踪治疗 胃底静脉曲张组织胶注射一般治疗 1 次，但在曲张静脉栓堵效果不佳时亦可重复治疗。

五、术中注意事项

1. 确保组织胶注射至静脉内，此时针头自曲张静脉拔出时可见有血液滴出；静脉旁注射会导致局部深溃疡。

2. 注射结束后应立即拔出注射针，以避免组织胶将注射针黏合至静脉壁；拔出注射针后 20 秒内避免吸引，以免将从注射部位漏出的组织胶吸入内镜工作通道造成阻塞。

3. 碘过敏试验阳性者可用 50% 葡萄糖代替碘化油,但预充组织胶的注射器勿提前与充满高糖的注射针连接,以防组织胶凝固堵塞注射针。

4. 食管曲张静脉破裂出血难以止血者行组织胶注射时,由于发生异位栓塞的风险较高,且注射入纵隔的组织胶不易排出,造成食管狭窄等并发症,故应慎重、小剂量使用。

六、术后处理

术后处理同硬化治疗术。

七、术后并发症及其处理

1. 异位栓塞　组织胶及碘油随血液循环进入脑、肺等器官导致异位栓塞,偶发生门静脉及其属枝栓塞。单次组织胶注射量不超过 1ml 一般无系统栓塞危险,应掌握组织胶及碘油的用量。

2. 出血　主要系未完全栓塞曲张静脉近期排胶或栓塞技术操作原因所致。应按照操作步骤规范操作,合理掌握组织胶用量。

3. 溃疡和穿孔　组织胶未注射至静脉腔内,而注射至静脉旁、黏膜下或固有肌层,会导致局部深溃疡,甚至穿孔。操作时要确认组织胶注射至静脉腔内。

4. 菌血症或败血症　患者抵抗力低下、未严格无菌操作或胃内细菌繁殖,可诱发菌血症甚至败血症,术前和术后酌情应用抗生素预防。

(姜慧卿)

参考文献

1. 中华医学会消化内镜学分会食管胃静脉曲张学组. 消化道静脉曲张及出血的内镜诊断和治疗规范试行方案(2009年). 中华消化内镜杂志,2010,27(1):1-4.
2. 李兆申,金震东,邹多武. 胃肠道疾病内镜诊断与治疗学. 第1版. 北京:人民卫生出版社,2009.
3. Soehendra,N 著. 内镜手术学-消化内镜手术技巧图谱. 第2版. 王永光译. 西安:世界图书出版西安公司,2007.
4. Garcia-Tsao G,Bosch J.Management of varices and variceal hemorrhage in cirrhosis.N Engl J Med,2010,362(9):823-832.
5. Garcia-Tsao G,Sanyal AJ,Grace ND,et al.Prevention and management of gastroesophageal varices and variceal hemorrhage in cirrhosis. Hepatology.2007,46(3):922-938.
6. De Franchis R,Baveno V Faculty. Revising consensus in portal hypertension:report of the Baveno V consensus workshop on methodology of diagnosis and therapy in portal hypertension.J Hepatol,2010,53(4):762-768.
7. Hashizume M,Kitano S,Koyanagi N.Endoscopic injection sclerotherapy for 1000 patients with esophageal varices:a nine-year prospective study. Hepatology,1992,15(1):69-75.

第四章
内镜下非静脉曲张止血治疗

一、概述

消化道出血(gastrointestinal bleeding,GIB)是内科常见的严重疾病之一,常见的临床表现为呕血、黑便或血便,或能从胃内抽出血性液体,血常规显示血红蛋白及红细胞压积进行性下降,出血量大时可导致失血性休克可致死亡,病死率高达 8%~13%。但随着质子泵抑制剂(PPI)的临床应用,尤其是急诊内镜止血技术的联合应用,病死率下降至 6%~10%。由于临床上部分患者夹杂较多心脑血管病,所以一旦发生消化道出血,但仍有较高临床风险。

消化道出血按照出血性质可分为静脉曲张性消化道出血(variceal gastrointestinal bleeding,VGIB)和非静脉曲张性消化道出血(non-variceal gastrointestinal bleeding,NVGIB);按照出血部位可分为上消化道出血(upper gastrointestinal bleeding,UGIB)和下消化道出血(lower gastrointestinal bleeding,LGIB)。非静脉曲张性上消化道出血(NVUGIB)是指食管、胃、十二指肠等 Treitz 韧带以上的出血,包括消化性溃疡、胃食管肿瘤、贲门黏膜撕裂(Mallory-Weiss syndrome)、应激性溃疡及胆道、胰腺疾病等,其中尤以消化性溃疡引起的出血最常见。非静脉曲张性下消化道出血(NVLGIB)随着相关内镜技术的发展(胶囊内镜、双气囊小肠镜等),临床上已被愈来愈多的认识并得到治疗。

急诊内镜止血技术已成为治疗 NVUGIB 的首选重要方法之一。急诊内镜检查可及时明确出血原因,并能在内镜下采取多种治疗手段进行即时止血,如药物注射、喷洒、微波、电凝、激光及止血夹等,立即止血率可高达 80%~90% 以上。除药物注射及机械止血(止血夹)外,其余的手段均与热凝固止血有关,因此又属于热治疗(Thermal therapy)范畴,进一步按照器械是否直接接触出血部位,又可分为接触型(微波、热探头、电凝)和非接触型(激光、氩离子凝固术 APC)。对于下消化道出血,随着双气囊电子小肠镜的应用,只要具备了相应的器械,在 NVUGIB 中应用的内镜止血技术均可用于小肠和结肠出血。目前临床常用的内镜止血技术包括下列几种(表 3-4-1)。

表 3-4-1 常用的消化道出血内镜止血技术及分类

药物止血		热止血		机械止血
黏膜下注射	局部喷洒	接触型	非接触型	
0.01% 肾上腺素溶液	凝血酶	微波	Nd∶YAG 激光	止血夹
高渗盐水	组织胶	热探头	氩离子凝固术(APC)	套扎
硬化剂	生物蛋白胶	高频电凝		

总体来说,各种热治疗内镜止血技术的止血效果近似,但以 APC 止血的安全性最高。内镜治疗的再出血率通常在 10% 以下,显著低于单纯药物治疗(30%~40%)。经过大量的随机对照研究证实,联合黏膜下注射、热治疗和止血夹可以进一步提高立即止血率。2009 年,Laine 等通过荟萃分析 75 项

随机对照研究，认为单一热治疗或止血夹的立即止血效果和黏膜下注射肾上腺素近似，但对预防再出血和减少外科手术优于单一注射肾上腺素，对于活动性出血患者，建议在注射肾上腺素的同时，采用热治疗或止血夹联合，能显著降低再出血率。此外，在最新的欧美及我国的各项消化道出血诊治指南中，内镜止血后使用大剂量的PPI(单次80mg，随后以8mg/h剂量静脉维持72小时)也被证明可减少再出血率。

本章主要介绍内镜下对非食管静脉曲张破裂引起的消化道出血的具体操作方法。

二、适应证与禁忌证

(一) 适应证

按照2011年的亚太地区非静脉曲张性上消化道出血专家共识意见，是否需要立即行内镜止血治疗，取决于患者的出血病因和内镜表现。对于生命体征平稳者，争取在12~24小时内进行急诊内镜检查，内镜止血的适应证包括下列疾病：

1. 消化性溃疡　并不是所有的消化性溃疡出血均需要内镜治疗，活动性出血也不是内镜止血的唯一指征。按照溃疡出血病灶的内镜下近期出血征象，可分为再出血高危组(Forrest Ⅰ~Ⅱb，再出血率22%~55%)和低危组(Forrest Ⅱc~Ⅲ)，高危组是内镜止血治疗的适应证(Ⅱa和Ⅱb尽管没有活动性出血，也应行内镜止血治疗)，对于低危组，可采用保守治疗(表3-4-2、图3-4-1)。

表 3-4-2　消化性溃疡出血的内镜止血指征

Forrest 分级		镜下表现	是否需要内镜止血	图例
Ⅰ	Ⅰa	喷射状出血	需要	图 3-4-1A
	Ⅰb	活动性渗血	需要	图 3-4-1B
Ⅱ	Ⅱa	血管裸露	需要	图 3-4-1C
	Ⅱb	血凝块附着	需要	图 3-4-1D
	Ⅱc	平坦黑色或红色基底	不需要	图 3-4-1E
Ⅲ		溃疡基底洁净	不需要	图 3-4-1F

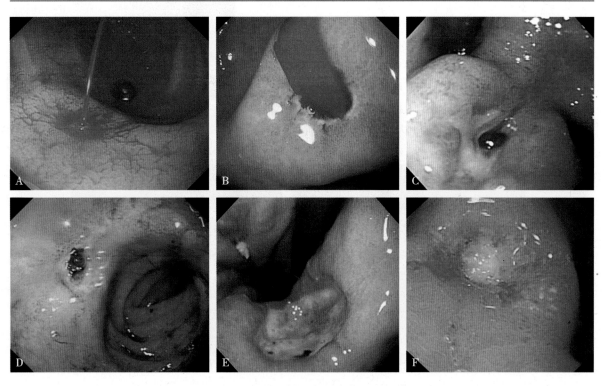

图 3-4-1　消化性溃疡出血的内镜下表现

A.喷射状出血;B.活动性渗血;C.血管裸露;D.血凝块附着;E.平坦红色基底;F.溃疡基底洁净

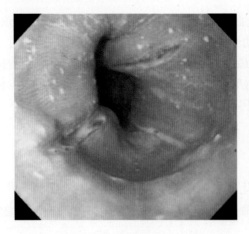

图 3-4-2　Mallory-Weiss 综合征

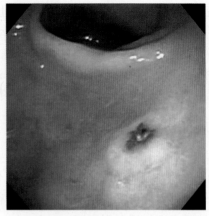

图 3-4-3　胃窦血管扩张

2. Mallory-Weiss 综合征　尽管部分贲门黏膜撕裂的出血可以自行停止,但是有必要在病灶处注射肾上腺素或使用热治疗,以减少再出血可能(图 3-4-2)。

3. 血管畸形　包括毛细血管扩张和胃窦血管扩张(图 3-4-3),使用 APC 或热探头效果较好。

4. 杜氏病变(Dieulafoy 病变)　即恒径小动脉出血,建议行注射结合热疗或金属钛夹治疗,有作者推荐套扎的方法,各种方法间的效果无显著性差异(图 3-4-4)。

5. 医源性出血　随着内镜治疗技术的不断发展,在内镜诊疗过程中可能出现各种活动性出血,如(食管下段、贲门等处)病变的活检、(胃、结肠等)息肉摘除术、狭窄扩张后、十二指肠乳头切开术后、内镜黏膜下剥离术(ESD)、内镜下隧道技术等,如术中出血速度较快,必须予以即时内镜下止血(图 3-4-5),如果发生迟发性出血,必要时亦需要内镜下急诊止血或其他抢救措施。

6. 小肠及结肠出血　小肠血管病变的种类繁多,包括血管发育不良、Dieulafoy 血管出血、动静脉畸形、异位静脉曲张、血管瘤等。如在十二指肠水平部间质瘤合并溃疡出血(图 3-4-6A)。出血在回肠中下段常可见树枝状扩张的血管,通常认为无病理意义,除非内镜检查时可见该血管有

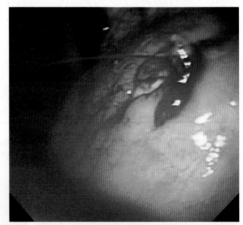

图 3-4-4　Dieulafoy 病

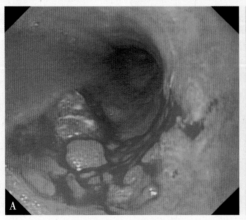

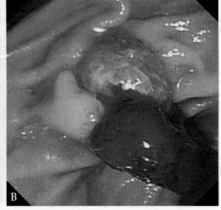

图 3-4-5　医源性出血

A.食管活检术后出血;B.乳头切开术后出血

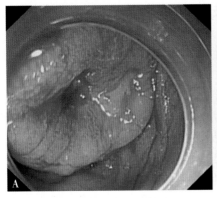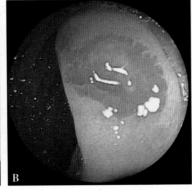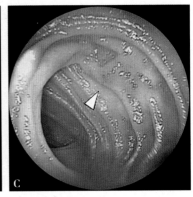

图 3-4-6　小肠及结肠出血

A. 十二指肠横部间质瘤出血；B. 空肠血管发育不良；C. 空肠血管畸形（白色箭头）

活动性出血。血管发育不良内镜下可见小片状充血和糜烂，不突出于黏膜面，大小常为 0.3~0.5cm，有时可见活动性渗血（图 3-4-6B）。Dieulafoy 血管出血特征为黏膜表面无明显异常改变，或微小的红色斑点，可有活动性出血，向肠腔内注射多量注射用水后可见出血为搏动性，较血管发育不良出血速度略快。血管畸形表现为条状或团块状较粗大隆起血管，部分表面可有红色症或搏动跳跃（图 3-4-6C）。血管瘤可表现为红色不规则地图样改变或圆形隆起，在隆起表面可有血痂，易出血。对于小肠出血的内镜治疗指征目前尚未统一，但建议对活动性出血行立即内镜治疗，对于非活动性出血可考虑保守或外科手术切除病灶。结肠活动性出血也必须行内镜下治疗。

对于患者是否需要紧急行急诊内镜检查、判断出血部位和开展相应内镜治疗，是急诊消化内镜检查的适应证而非内镜下止血治疗的适应证，通常建议采用出血程度评分 Rockall 或 Blatchford 系统。当然，紧急内镜检查前应准备好相应的器械和设备，以便发现需要内镜止血的病变时予以及时治疗。

下面列出各种内镜下止血方法的适用范围：

1. 药物喷洒　主要用于黏膜糜烂渗血，肿瘤破溃出血或面积较大但出血量不大的情况。

2. 药物注射　适应证广泛，可用于溃疡、Dieulafoy 病、贲门黏膜撕裂、血管畸形等多种消化道出血情况。

3. 高频电止血　适用于喷射状出血、活动性渗血、有半球型血管显露及散在的出血点等各种出血情况。

4. APC 止血　APC 已应用于治疗消化道出血、早期癌肿、良恶性狭窄、息肉、血管畸形等。

5. 止血夹止血　止血夹多用于血管性出血，例如内镜下息肉摘除术后、胃肠道黏膜血管畸形、食管贲门黏膜撕裂症及消化性溃疡的血管性出血等。

以往的内镜下止血方法还包括微波止血、热探头止血、激光止血。由于前两种方法止血时，易出现组织焦痂黏附止血器械头端，造成焦痂撕脱再次出血，止血效果不稳定。激光止血由于设备昂贵且易损坏，临床上不易搬动，止血中易发生穿孔等。故本文对这三种止血方法不做介绍。

（二）禁忌证

1. 大量漏出性出血　如主动脉 - 食管瘘、主动脉 - 十二指肠瘘。

2. 弥漫性黏膜病变　如巨大血管瘤、毛细血管瘤、应激性溃疡等。

3. 出血合并穿孔　如十二指肠球部溃疡穿孔出血。

4. 食管、胃或十二指肠大动脉（直径 >2mm）破裂出血。

三、术前准备

（一）器械准备

对操作内镜本身无特殊要求，但是各种方法需准备不同的器械和仪器。

1. 药物喷洒 专用喷洒导管(如无,可用一般塑料管代替)及各种准备要喷洒的药物。

(1) 冰盐水去甲肾上腺素溶液:浓度 8mg/100ml(8%),该溶液对胃内血管有强烈的收缩作用,使血流量明显减少,因而能延缓出血,最后止血。对局部黏膜创面渗血效果较好,因为该药在肝脏灭活,所以不会对全身产生影响。

(2) 孟氏溶液(Monsell 溶液):即碱式硫酸铁溶液,系硫酸亚铁经硫酸和硝酸处理后加热制成,是一种强烈的表面收敛剂,遇血后发生凝固,在出血的创面形成一层棕黑色、黏附在表面的收敛膜。以 5%~10% 浓度最为适宜,一般喷洒剂量 5~10ml。动物实验结果表明,Monsell 溶液能收缩出血灶周围组织的血管,甚至使血管痉挛使出血减少或停止,并有促使血液凝固的作用。本品主要用于溃疡边缘渗血、出血、糜烂性胃炎、息肉摘除术后表面渗血等,对动脉喷射性出血效果较差。

(3) 凝血酶:喷洒凝血酶促进血液在表面凝固。正常血液从流动状态转变为胶状的凝固态过程基本上分为三个阶段:在内源性途径和外源性途径作用下生成凝血酶原复合物,将凝血酶原转变成具有凝血活性的凝血酶,纤维蛋白原在凝血酶的作用于下形成纤维蛋白。凝血酶须在临用前新鲜配制,并用 pH 7.6 的磷酸缓冲液稀释,浓度以 400U/20ml 为宜。

(4) 立止血:又叫蛇凝血酶。本品是从巴西蛇毒液分离精制而成的止血剂,含有两种促血液凝固的酶,其中一种具有类凝血激酶样作用,另一种具有部分类凝血酶样作用,此外本品尚有局部血小板激活作用,在出血部位激发白色血栓的形成而产生止血效果。通常 2kU 用生理盐水 10ml 稀释后局部喷洒,对局部创面止血较好。

(5) 另外可于镜下喷洒的药物尚有复方勃溶液、复方五倍子液、精氨酸钠、羟基氰化丙烯酯、聚氨酯、或环氨酯(MBR419)、铁磁合剂等,因疗效不肯定,在此不一一介绍。

2. 药物注射 需内镜专用的注射针(图 3-4-7),尚需准备用于注射的药物。

(1) 无水乙醇:无水酒精有脱水固定作用,使血管收缩,血管壁变性坏死,内皮细胞破坏,血栓形成而止血;同时无水乙醇尚有刺激局部组织修复及保护作用。

(2) 硬化剂:目前国内常用的主要有 1% 乙氧硬化醇、5% 鱼肝油酸钠等。出血部位注射后局部组织水肿使出血灶周围压力增高,压迫血管,血管内血栓形成。

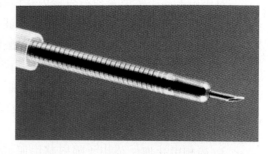

图 3-4-7 内镜注射止血常用的注射针

(3) 高渗钠 - 肾上腺素盐水溶液(hypertonic saline-epinephrine, HS-E):该溶液止血机制为肾上腺素有强力的血管收缩作用,而高渗钠可延长肾上腺素局部作用时间,并使黏膜下组织肿胀,使血管发生纤维化变性及血管内血栓形成。局部注射 HS-E 液后,胃壁局部血流缓慢,有利于止血。为预防溃疡形成,该溶液配制为 1.5% NaCl 溶液 20ml 加 0.1% 肾上腺素 1ml,为了减少疼痛还可酌情加入 2% 利多卡因。

(4) 1:10 000 肾上腺素溶液:配制 10~20ml。

(5) 凝血酶:凝血酶 1kU+ 生理盐水 20ml。

3. 高频电仪器 当高频电流通过电极与出血部位的组织相接触的时候,产生大量热能,使组织蛋白质发生凝固,血管收缩,进而止血。根据电流回路途径,又分单极电凝头、双极电凝头、四头双极电凝头及多头双极电凝头等。

单极电凝是指作用电极为单极性,在患者机体上另接一肢体电极,为高频电接地回路(图 3-4-8)。作用电极是高频电凝止血的主要器件,此类电极外径较细,可通过普通内镜到达作用部位。单极电凝头末端可为棒状、球状(图 3-4-9)或钳子式(热凝钳),前两类主要用于表面渗血,后者用于动脉活动性出血和内镜微创治疗过程中医源性出血的治疗。在作高频电凝时必须用冲洗或吸引的方法将出血表面洗净,以防电凝后探头与凝固组织粘连以致在除去电凝头时引起继发性出血。为此,电凝头末端均设置有喷头吸引孔(单孔或三孔)。

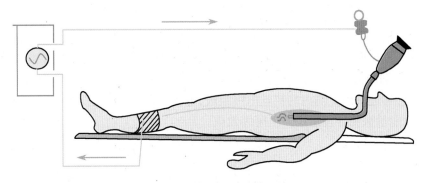

图 3-4-8　单极电凝止血原理

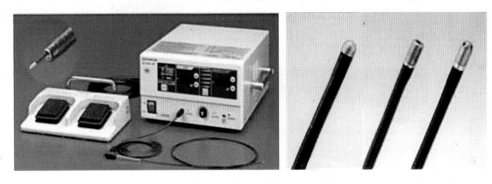

图 3-4-9　单极电凝仪器及电凝头

与单极电极不同的是,双极电凝电极与回路电极均置于同一电凝头内,这样,在电凝时无须再安装肢体电极,操作方便,使用更为安全(图 3-4-10)。双极电凝头外径为 2mm,两端各有 2 根圈套状细丝电极,中央有注水孔(图 3-4-11),其外径为 7F 及 10F 两种,因此应选用活检孔道为 2.8mm 和 3.8mm 的内镜。双极电凝头通电时,电流在与组织接触的两个电极间流动,故热量仅局限于黏膜表面而未及深层组织,凝固坏死范围较少。

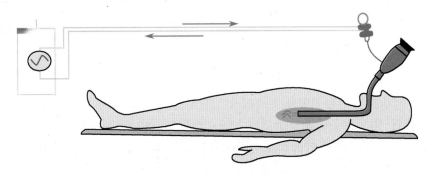

图 3-4-10　双极电凝止血原理

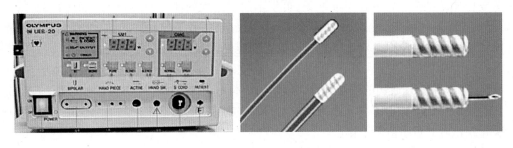

图 3-4-11　双极电凝仪器及电凝头

4. APC仪器　氩离子凝固术（argon plasma coagulation, APC）是一种新型的非接触性凝固方法，经离子化气将高频能量传送至靶组织，该组织表层可获有效凝固，从而起到止血和破坏有关组织等治疗作用（图3-4-12）。氩离子凝固器由两大部分组成，即离子器装置和电凝装置（图3-4-13）。术前首先开启氩离子器的氩气钢瓶阀门，注满氩气。胃肠内镜治疗术中使用的氩气流量为2.4L/min。APC探头由可屈式特氟隆管和远端陶瓷嘴内的钨丝电极组成，电离导电的氩气注入导管内，传导钨丝电极产生的高频电能，继而能量被传导至组织产生凝固效应。

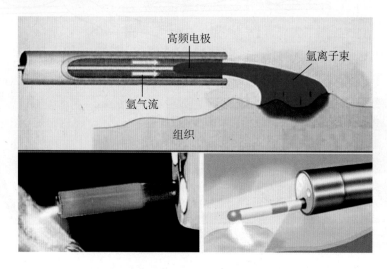

图 3-4-12　APC 的止血原理

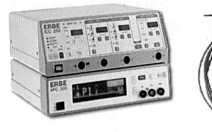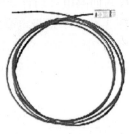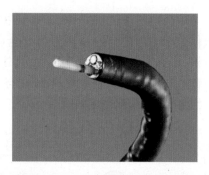

图 3-4-13　ERBE-200 型 APC 仪器及其探头

5. 止血夹　包括持夹钳和金属钛夹两部分。持夹钳由操作部、外管、内管及金属夹钩三部分组成，且均有旋转装置，用于钳夹前调整金属夹方向。根据所需内镜的长度及活检孔道不一样，其长度和外径亦不一致。金属夹根据夹臂的长度不同分为标准型、长夹子及短夹子三种类型，又根据夹子臂之间的夹角分90°、135°两种类型，根据用途又分为止血夹和病变标记夹（图3-4-14、图3-4-15）。

（二）患者准备

患者按普通内镜检查常规作术前准备，可于术前肌注地西泮10mg及山莨菪碱10mg或丁溴东莨菪碱（解痉灵）25mg，以减少胃肠蠕动及恶心、呕吐等反应，患者情况允许的话，可行无痛苦镇静麻醉下或气管插管麻醉下内镜止血。对大出血伴有休克者应先输血、输液纠正休克，血压稳定后再作内镜治疗。如胃内有大量积血，可插入胃管（图3-4-16），反复以生理盐水洗胃，直至抽出液体基本透明澄清。在急性出血期，应保证有通畅的静脉通路，监测生命体征，抢救休克，同时保证呼吸通畅，对于神志不清者尤其重要。一般要做好多种止血方法联合应用的准备，病情危重凶险者（图3-4-17），做好外科手术或放射介入止血的科室协调工作。

同时做好术前沟通记录、知情同意书的签字等工作。

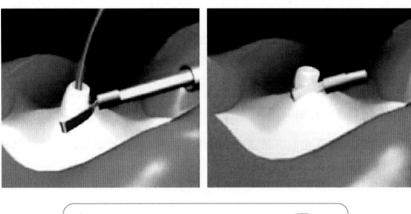

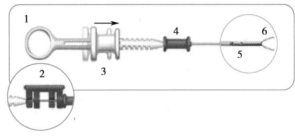

图 3-4-14 止血夹使用原理及示意图

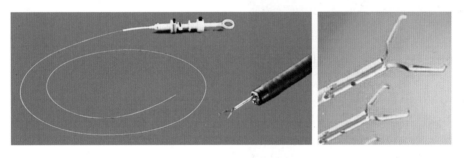

图 3-4-15 金属夹止血器械

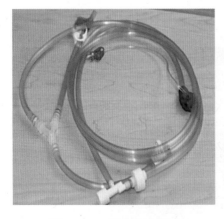

图 3-4-16 胃内容冲洗管

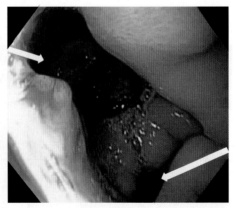

图 3-4-17 十二指肠溃疡出血伴穿孔

四、手术步骤

(一) 药物喷洒

当内镜检查发现出血灶后或出血灶不明确,从活检管道插入喷洒导管或塑料导管,在距离病灶1~2cm 处对准(可疑)出血灶直接喷洒止血药物,如出血灶模糊或视野不清楚,可先用冰盐水去甲肾上腺素溶液冲洗病灶处,首先清除凝血块,暴露出血病灶,待视野清晰,看清出血部位后再喷洒有效止血药物直至显性出血停止(图 3-4-18)。

(二) 药物注射

这是临床上最常用的内镜下止血方法之一,找到出血源,可在裸露血管周围 1~2mm 黏膜下注射3~4 处后,于裸露血管处注射一次,忌注射过深或一点注射量过大,见局部发白即可(图 3-4-19)。纯酒精或硬化剂用量一般 0.5~8ml,高渗盐水配制的肾上腺素液用 10~20ml 左右。24 小时及 48 小时后,可重复注射以预防再出血。

1. 无水乙醇注射法 注射时最好用结核菌素注射器,并先用无水酒精冲洗注射针并排尽导管内的空气。当内镜检查发现喷射出血或血管显露时,将内镜注射针经活检管道插入胃内,在距出血血管1~2mm 处分 3~4 点注射,每点注射 0.1~0.2ml,注射总量不超过 0.5ml,注射针刺入深度要浅,否则会引起穿孔。

2. 注射硬化剂 一般将硬化剂如 1% 乙氧硬化醇用生理盐水溶液稀释到 10 倍,于出血灶周围分4 点注射(图 3-4-20、图 3-4-21),每点注量 <2ml,总量不超过 8ml,可减少硬化剂引起的注射后溃疡,如

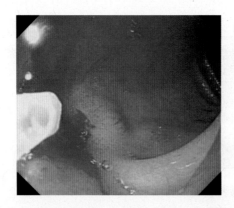

图 3-4-18 喷洒止血

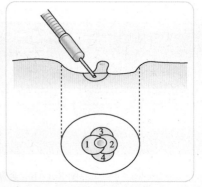

图 3-4-19 注射止血示意图(1~4 为出血点周围分 4 点注射的俯视图)

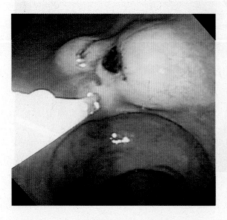

图 3-4-20 胃角溃疡出血硬化剂注射

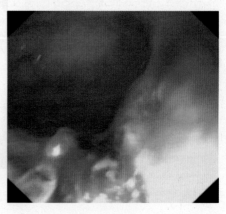

图 3-4-21 胃体后壁溃疡出血硬化剂注射

用1%乙氧硬化醇纯溶液,一点注射剂量如达3ml则可形成溃疡。注射深度不超过黏膜下层。注射硬化剂的不良反应有溃疡形成,血凝块脱落后继发性出血、菌血症等。

3. 注射HS-E液 当内镜下发现出血病变后,先经活检管道插入塑料导管,冲洗干净表面的血凝块并注意病灶表面有无血管显露,确认后在血管周围3~4处,注射HS-E液,每处3ml并可直接注入血管内。注射于胃及肠壁的肾上腺素经门静脉在肝脏内灭活,故不会吸收至全身引起血管的不良反应。

4. 注射肾上腺素溶液 是内镜注射止血治疗最常用的方法。当内镜下发现出血灶后,亦可直接注射1:10 000肾上腺素溶液,每点注射0.5~1ml,总量约为10ml,可多点注射于出血灶周围黏膜及出血处,直至出血停止(图3-4-22)。严重出血时一次性注射大剂量(13~20ml)可能更有效。

(三)高频电止血

1. 单极电凝 内镜检查发现出血灶后,即连接高频电流,并在患者小腿部固定电极板,开启电流,检查通电是否正常,确定合适的凝固电流强度。选择好电凝头插入内镜活检管道,在内镜直视下将电凝头按压在出血部位,踩脚踏开关,接通电流,持续时间为1~2秒,可反复数次,直至组织发白出血停止(图3-4-23)。电凝止血后,观察数分钟,确无再出血,方可退出电凝头及内镜。电凝后电极与灼焦组织可黏附在一起,若用力牵拉探头易带下焦痂组织,引起再出血,因而在去除电凝头时,必须先停止通电,带孔电极应先冲水后再予撤离,以防止继发性出血。

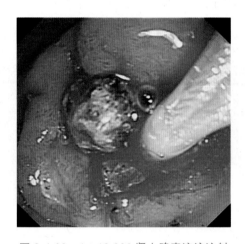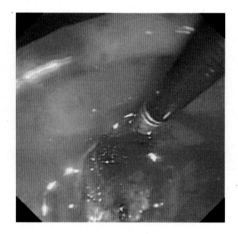

图3-4-22 1:10 000肾上腺素溶液注射 图3-4-23 十二指肠乳头切开术后高频电止血

2. 双极电凝 插入双极电凝头,使电凝头垂直对准出血病灶,探头轻轻按压在出血灶中央部位,适量注水,选择合适凝固电流强度,每次通电2秒,至出血停止为止。在变换探头位置前延长凝固时间,其效果更佳。术毕停止通电,注水撤离电凝头,再以注水孔对准病灶适量注水,观察止血是否可靠,若注水后未再见出血,退出胃镜。

(四)APC止血

操作时当内镜直视下发现病灶或出血灶时,即从内镜活检管道插入APC探头,对准病灶出血处,距病灶0.5~1.0cm进行治疗,选择功率40~70W,流量1.5~3L/min,每次持续3~5秒,连续治疗数次,直到创面泛白甚至呈黝黄色,出血停止(图3-4-24)。APC对于小肠出血(图3-4-25)、血管发育不良(图3-4-26)、动静脉畸形(图3-4-27)均有较好的止血效果。

(五)止血夹止血

治疗前需要安装好金属夹,即先推出挂钩,挂上金属夹,然后将金属夹收回至管鞘内。经内镜钳道将推送管送出内镜前端,推出金属夹,继而张开金属夹,对准病灶出血处,轻轻按住并稍加压,然后收紧并断离金属夹,金属夹即将病灶连同附近组织夹紧,阻断血流达到止血目的(图3-4-28)。为进一步确保止血效果防止再出血,可根据病灶性质,必要时可放置3~4枚甚至近10枚金属夹(图3-4-29)。

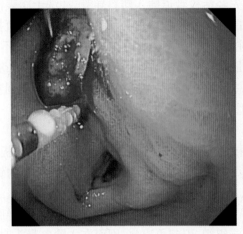
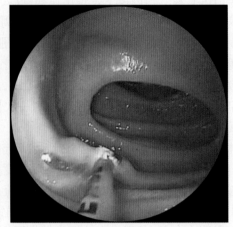

图 3-4-24 胃溃疡 APC 止血   图 3-4-25 空肠 APC 止血

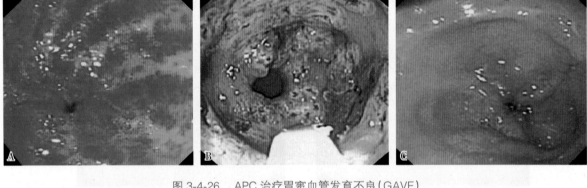

图 3-4-26 APC 治疗胃窦血管发育不良（GAVE）

（A~C 分别为治疗前后的图片，Vargo JJ. Gastrointest Endosc 2004）

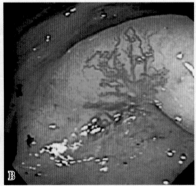
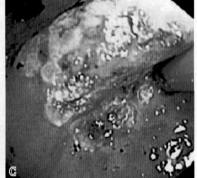

图 3-4-27 APC 治疗动静脉畸形

（A~C 分别为治疗前后的图片，Vargo JJ. Gastrointest Endosc 2004）

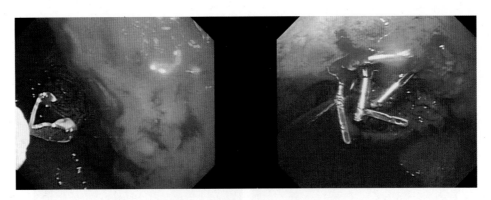

图 3-4-28 止血夹止血过程

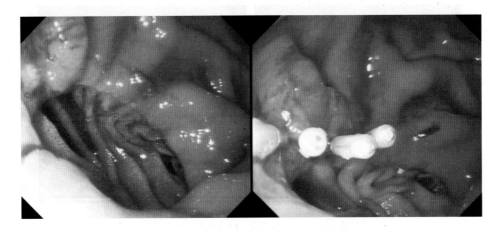

图 3-4-29 胃空肠吻合口出血止血夹治疗

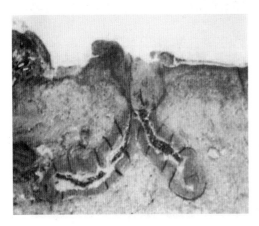

图 3-4-30 很深的溃疡出血

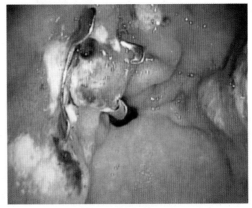

图 3-4-31 特殊的缝合夹夹闭

继而经内镜钳道插入喷洒导管,对准病灶喷洒冰盐水去甲肾上腺素,确认金属夹子钳夹位置适宜、准确。很深溃疡的出血,可以使用特制的金属夹夹闭(图 3-4-30、图 3-4-31)。

五、术中注意事项

出血病灶在内镜下不太明确时,除了常规的镜下冲洗等方法外,可采用放大内镜(图 3-4-32)、超声多普勒探头(图 3-4-33)或借助于透明帽等方法(图 3-4-34),可提高病灶的检出率。

接触型热止血方法(高频电、热探头)等电凝后电极与灼焦组织可黏附在一起,若用力牵拉探头易

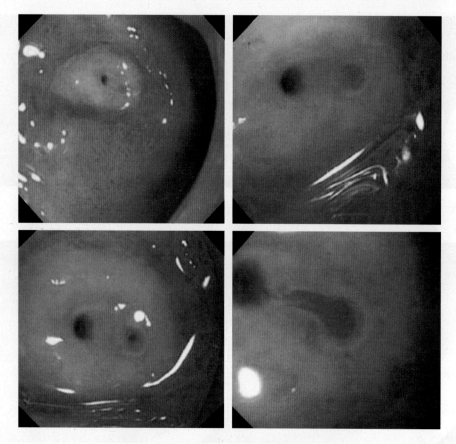

图 3-4-32　放大内镜下出血灶显示更为清晰

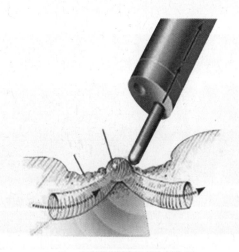

图 3-4-33　脉冲超声多普勒

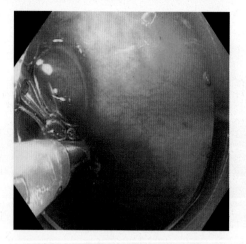

图 3-4-34　借助透明帽显示出血灶

带下焦痂组织,引起再出血,因而在去除电凝头时,必须先停止通电,带孔电极应先冲水后再予撤离,以防止继发性出血。在热凝后,热探头脱离凝固组织前应喷注水,使探头冷却后分离,再退出探头,否则易撕脱组织,导致再出血。使用时应注意保持极板与患者肢体皮肤紧密接触,要将极板紧敷于大腿或小腿表面,尽可能接近手术部位。皮肤表面多毛时应先剃毛,并用汽油或肥皂洗净体表油脂。对极板与皮肤之间应垫一层生理盐水浸湿的纱布,以保持良好的导电作用。对极板应保持平整,无凹凸变形,极板固定后与皮肤之间不留缝隙。

止血夹在遇到溃疡出血时,要夹边缘,因溃疡中心基底部均为坏死组织,其质地脆弱无法钳夹止血并有引起穿孔的可能。

六、术后处理

首次内镜止血治疗后是否再行内镜复查应酌情而定,在欧洲许多内镜中心24小时内常规复查内镜,但最近有证据显示此方法只能部分减少再出血率,而手术率和病死率并无改变,所以除非有活动性再出血表现或初次内镜治疗疗效不确切,不应短期内复查内镜。内镜止血后仍需密切监测血压、脉搏、尿量,判断有无再出血或继续出血,4~6小时后血流动力学稳定者可饮食或流质,无须延长禁食时间。再出血病例仍应首选内镜下止血。

上消化道出血需持续维持胃内pH在6.0以上,这样可稳定已形成的血栓,巩固内镜治疗疗效。因此,对NVUGIB患者希望胃内pH维持在>6,内镜治疗后大剂量PPIs可减少高危患者再出血率和病死率,且总费用降低。高危者应静脉给药,如奥美拉唑静脉推注80mg后,以8mg/h输注维持72小时,如低危者可口服给药,如奥美拉唑20mg,每6小时1次,持续5天。

内镜止血失败可考虑采用选择性胃左动脉、胃十二指肠动脉、脾动脉或胰十二指肠动脉血管造影。针对造影剂外溢或病变部位经血管导管滴注血管加压素或去甲肾上腺素止血。无效者可用明胶海绵栓塞。正规药物和介入治疗无效、诊断难以明确、无禁忌证者,可考虑手术结合术中内镜止血治疗。

止血成功后,应治疗原发病,Hp阳性的消化性溃疡患者,应予以根除Hp及抗溃疡治疗。需要长期服用非甾体抗炎药者一般推荐同时服用PPIs或黏膜保护剂。

七、术后并发症及处理

只要操作正确、处理得当,内镜下止血很少有并发症发生,有下述几种情况:

(一) 疼痛

多见于注射高渗盐水、酒精及硬化剂。孟氏溶液可使胃肠道平滑肌强烈收缩,剂量过大可致剧烈腹痛和呕吐,个别患者由于食管和喉头痉挛,以致胃镜拔出困难。

(二) 出血

多因止血方法的选择及操作不当。注射硬化剂之不良反应有溃疡形成,血凝块脱落后继发性出血、菌血症等。激光止血治疗技术难度大,尤其是十二指肠内很难正确对准溃疡,对血管性出血光凝后可能造成更严重的出血。

(三) 局部坏死与穿孔

注射高渗盐水和酒精过量过深,与注射剂量成正比,如超过正常最大剂量,坏死将扩大,最终可导致穿孔,胃肠壁坏死。激光治疗可引起一些严重的并发症,如胃肠道穿孔、出血及胃肠胀气等。造成胃肠穿孔的主要原因,一是选择功率过大,二是一次照射时间过长,穿孔的发生率约为1%。

(四) 全身副作用

很少发生。去甲肾上腺素可以导致心动过速,血压升高,降低浓度、减少剂量通常可避免副作用发生。组织黏合剂可导致栓塞,硬化剂注射可继发感染等。

(韩树堂)

参考文献

1. 许国铭,李兆申.上消化道内镜学.第1版.上海:上海科学技术出版社,2003.
2. 吴云林,冯莉.氩离子凝固术在内镜治疗中的应用.世界华人消化杂志,2000,8:607-609.
3. 李兆申.重视急性非静脉曲张性上消化道出血的规范化诊治.中华内科杂志,2005,44:3-4.
4. 唐洁婷,房静远.非静脉曲张性消化道出血的内镜治疗.临床内科杂志,2004,21:294-296
5. Barkun A,Bardou M,Marshall JK,et al.Consensus recommendations for managing patients with nonvariceal upper

gastrointestinal bleeding.Ann Intern Med 2003,139:843-857.

6. Celiński K,Cichoz-Lach H,Madro A,et al.Non-variceal upper gastrointestinal bleeding- guidelines on management.J Physiol Pharmacol 2008,59:215-229.

7. Cipolletta L,Bianco MA,Rotondano G,et al.Prospective comparison of argon plasma coagulation and heater probe in the endoscopic treatment of major peptic ulcer bleeding.Gastrointest Endosc,1998,48:191-195.

8. Kahi CJ,Jensen DM,Sung JJ,et al.Endoscopic therapy versus medical therapy for bleeding peptic ulcer with adherent clot:a meta-analysis. Gastroenterology,2005,129:855-862.

9. Laine L,McQuaid KR.Endoscopic therapy for bleeding ulcers:an evidence-based approach based on meta-analyses of randomized controlled trials.Clin Gastroenterol Hepatol,2009,7:33-37.

10. Lau JY,Leung WK,Wu JC,et al.Omeprazole before endoscopy in patients with gastrointestinal bleeding.N Engl J Med 2007,356:1631-1640.

11. Palmer KR.Non-variceal upper gastrointestinal haemorrhage:guidlines. Gut 2002,51:1-6.

12. Pang SH,Chan FK.Achievement of endoscopic hemostasis.Nat Rev Gastroenterol Hepatol,2009,6:263-265.

第五章
内镜下异物取出术

一、概述

上消化道异物系指各种原因造成的非自身所固有的物体潴留于上消化道内。小而光滑的异物对机体影响不大，可自行排除，较大和锐利的异物会对消化道黏膜造成伤害，严重者可导致消化道溃疡、出血甚至穿孔。在内镜检查和治疗开展以前，主要依靠外科手术剖胸或剖腹取异物。随着内镜器械和技术的进展，内镜下取异物以其方法简便、创伤小、并发症少、成功率高等优点逐渐成为上消化道异物诊断和治疗的主要方式。目前，多数异物可以通过内镜取出，减少了患者的痛苦和医疗费用。

上消化道异物处理原则包括：

1. 紧急内镜取异物 尽管有学者认为消化道异物自然排出率较高，成人和儿童分别达90%~95%和60%~80%。但近年来，众多学者则认为大多数消化道异物可经内镜安全取出，故主张凡是误吞、故意吞入异物者，在确定没有穿孔的情况下，均应作紧急内镜检查，并积极试取。尤其是对较大而锐利的异物、不规则硬性异物及有毒的异物，这些异物一般不易自行排出，而且久留易引起消化道损伤和中毒等严重后果。纽扣电池也应紧急取出，因为时间过长会因电池外壳破裂，而使大量的碱性溶液泄漏，造成消化管损害甚至穿孔。

2. 择期内镜取异物 对小而光滑的异物，估计能自行排出而对患者不会引起严重后果的，可先让其自行排出，待不能自行排出时，可择期内镜取出，对于吻合口残留的缝线、吻合钉患者，不管有无明显的临床症状，都应择期内镜拆除。

3. 口服药物溶解异物 对于小的植物性、动物性及药物性胃内结块，可先给患者口服药物溶解（如α糜蛋白酶、胰酶片、食醋等），使结块自行消化溶解，若药物治疗无效时，再择期行内镜下取出或碎石。

二、适应证与禁忌证

（一）适应证

上消化道内任何异物，凡自然排出有困难均可在内镜下试取，尤其是对锐利异物及有毒性异物更应积极试取。

（二）禁忌证

对估计可能已全部或部分穿出消化道外的异物，不宜在内镜室取；对一些胃内巨大异物（如胃石），估计不能通过贲门取出者不宜勉强用器械取，以免在食管和部分狭窄部位发生梗阻、嵌顿及黏膜损伤；对内镜检查有禁忌的患者，亦不能经内镜取异物；对于吞入可卡因小包的患者，取出异物最好的方法是外科手术，而不是内镜下取出，因操作中易致小包破裂，而发生急性中毒。

三、术前准备

(一) 患者准备

1. 对吞入金属性异物的患者应摄颈部及胸部正侧位片、腹部平片,以确定异物的位置、性质、形状、大小及有无穿孔;但切勿行吞钡检查,以免影响视野,延误取异物的时机。

2. 患者应禁食 6~8 小时。

3. 成人及能配合的大龄儿童按常规内镜检查作准备,并于术前肌注地西泮 10mg 和溴化东莨宕碱 20mg。

4. 儿童、精神失常、检查不合作者,异物直径大于 2.5cm,异物发生嵌顿、锐利异物、直径大于所用内镜外径或多件异物易损伤食管黏膜者,可用静脉麻醉,先静脉注射 α 羟基丁酸钠(40~60mg/kg 体重),5~10 分钟后再肌注氯胺酮(2~3mg/kg 体重),全麻可维持 1 小时。

(二) 器械准备

1. 内镜的选择 各种胃镜均可使用,但以前视镜较为方便,十二指肠降段异物可采用十二指肠镜。最好选择外径较粗的内镜,以便防止异物损伤食管黏膜。当异物取出有困难需要两种器件协助时,可用双孔道手术胃镜。儿童消化道异物应使用外径较细的内镜,如小儿胃镜(GIF-xp20),成人纤维胃镜(GIF-p10)等。第二军医大学附属长海医院曾用 GIF-P3 型纤维胃镜成功地从出生仅 1 天的患儿胃内取出塑料管,证实小儿应用成人内镜是安全的。

2. 钳取器械的选择 钳取器械的选择主要取决于异物的性质和形状。常用器械:活检钳、圈套、三爪钳、鼠齿钳、鳄嘴钳、"V"字钳、扁平钳、篮型取石器、网兜型取物器、气囊、内镜专用手术剪、拆线器、吻合钉取出器、磁棒、机械碎石器等(图 3-5-1)。另可根据异物的性质及形状自制一些器械,如胃

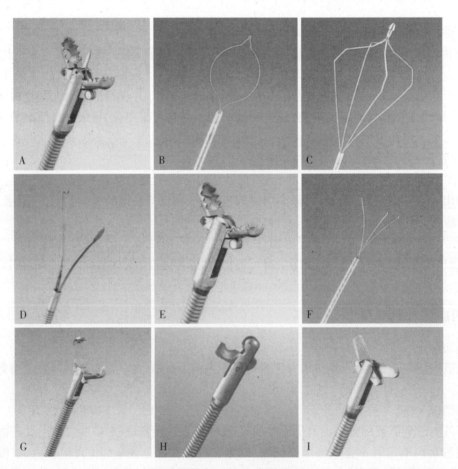

图 3-5-1 各种取异物器械

A. 活检钳;B. 圈套器;C. 篮式取物器;D. 扁平钳;E. 鳄嘴钳;F. 三爪钳;G. 鼠齿钳;H. 拆线器;I. 拆线剪刀

内特大的碎石器,橡胶保护套等(图 3-5-2)。钳取器械在插入前应先在体外进行模拟试验。

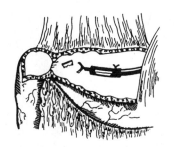

图 3-5-2　橡胶保护套

四、各种异物取出方法及操作步骤

(一)长条形异物

如体温表、牙刷、竹筷、硅胶管、药匙、汤勺、钢笔等,对此类异物可用圈套器取出。对外径较细、表面光滑的棒状物,用三爪钳、鼠齿钳、鳄嘴钳、"V"字钳、扁平钳钳取较为方便。如异物一端直径大而锐利,另一端小而光滑,光滑的一端常先吞入,进入胃内后光滑端常在远侧,而取出时最好要将光滑端先引出,因此,需要将异物在胃内调转方向。这类异物取出关键是圈套套取的位置要在一端。在初次套取时,若位于长条形异物中部,则须移动圈套器位置至离端部 <1cm 处,否则通过贲门及咽喉部会发生困难(图 3-5-3)。

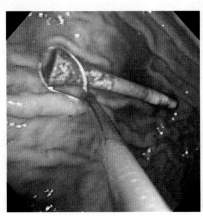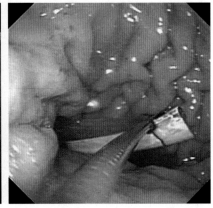

图 3-5-3　长条形异物的套取

(二)薄片状圆形金属异物

如各种硬币,一般用活检钳或异物抓取钳取出较方便(图 3-5-4)。对小的金属异物,可用磁棒吸住后随内镜退出。

(三)球形异物

如果核、胃石、玻璃球、纽扣电池等,此类异物表面光滑,钳取、套取均较困难,因此选用篮型取石器或网兜型取物器较适宜(图 3-5-5、图 3-5-6)。

(四)锐利异物

如张开的别针、缝针、刀片等异物。在大多数情况下,吞服的安全别针为关闭状态,很容易通过食管进入胃肠道排出体外。但有时安全别针张开嵌顿在食管,易引起食管穿孔等严重并发症。其内镜取出的原则为变开口向上为开口向下,然后连同内镜一起退回(图 3-5-7)。

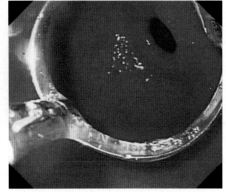

图 3-5-4　钳取戒指异物

缝针、刀片等锐利异物往往在取出过程中易继发损伤贲门及食管黏膜,甚至造成严重裂形损伤、穿孔,或使异物进入纵隔等脏器,此时需在内镜头部固定一个橡皮保护套管,插入胃腔后,张开异物钳夹住异物一端,使异物的长轴与食管平行一致,提起抓取钳,使之进入橡皮保护套管内,慢慢退出胃镜(图 3-5-8)。对张开型安全别针,带有钢丝的义齿也可用这种改良的胃镜试取。

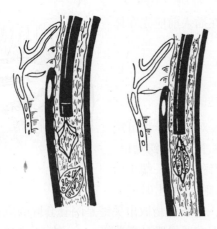

图 3-5-5 圆球形异物套取

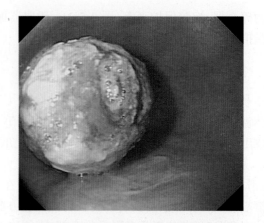

图 3-5-6 圆球形异物套取（果核）

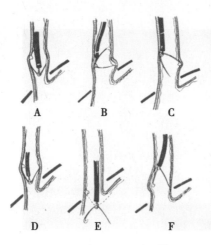

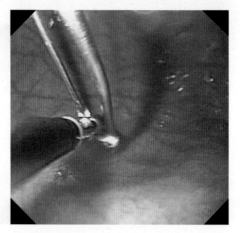

图 3-5-7 安全别针取出法

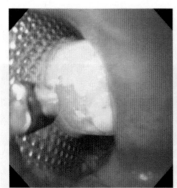

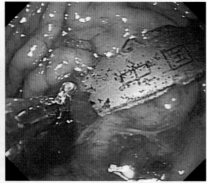

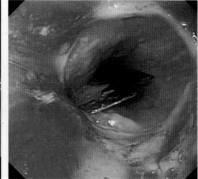

图 3-5-8 尖锐异物的抓取法

左、中为锐利异物,取出过程中用塑料管保护食管黏膜

（五）食物团块及胃内巨大结石

食管内的食物团块应让患者呕出或设法让食物团块进入胃内,以免引起窒息。对食管完全性阻塞或食管原有病变的患者往往需内镜取出,可采用内镜下钳咬将食物咬碎,然后用圈套器或三爪钳取出。胃内直径 40mm 以上的结石难以在内镜下直接取出时,可通过内镜用活检钳直接捣碎后成糊状物随胃肠道蠕动自然排出体外。较硬难以击碎的结石,可用圈套器分割成 20mm 左右的结石,也可用机械碎石器绞碎,或用特制的碎石圈套先将大结石逐块粉碎(图 3-5-9)。

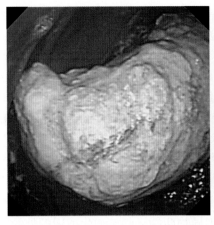
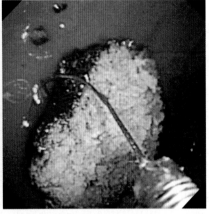

图 3-5-9　胃柿石与碎石术

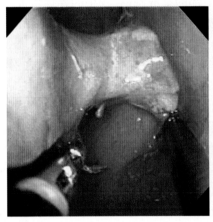
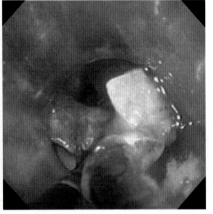

图 3-5-10　假牙（义齿）取出

双孔道内镜钳夹（左）套管内取出（右）

（六）假牙（义齿）

义齿是常见老年人食管、胃内异物。由于有钢丝存在，钳取不慎，易刺入消化管壁，导致出血与穿孔，尤其是在退出咽喉部时，更易损伤黏膜。因而取出义齿时，必须先插入套管，以保护黏膜。最好用双孔道内镜，分别用圈套器或异物钳夹住义齿钢丝，平稳退至套管内，以免损伤黏膜（图 3-5-10）。

（七）食管支架

当食管支架移位或掉入胃内时，应视为"异物"取出。若为可回收的支架，可用专用取出器械（钩），钩住一端尼龙绳，收紧后取出；若为螺旋或记忆合金支架，喝下冰水后，一端拉出；若为一般支架，可用双孔道内镜在套管配合下取出（图 3-5-11）。

（八）吻合口及胃内缝线和吻合钉残留

常规插入内镜，确定有几个线结，取何种缝合方式，拆除前先用水将缝线周围冲洗干净，采用下列方式。

1. 剪刀拆除法　此法较常用，对于手术时间不长、线结比较牢固、周围炎症不严重者采用。操作时，用剪刀剪断线结头，剪线时嘱患者屏住呼吸。剪断后用活检钳或拆线器夹住线的结头，上拉提出，用力适中，切勿暴力，以免强拉引起组织撕裂伤。

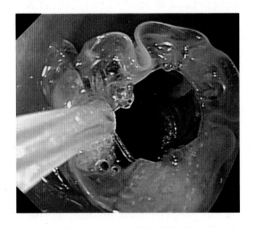

图 3-5-11　食管支架取出

367

2. 拆线器、活检钳拔除法　对间断缝合的线结，术后时间较长，丝质缝线有溃烂现象，线结周围有黄色脓点和红肿隆起者可采用。用拆线器或活检钳夹住线结上拉，并将整个线结全部拉出。

五、注意事项

（一）应注意取异物的适应证和禁忌证，详细了解病史和必要的体检，如患者不合作，异物为锐器、件数多或婴幼儿及精神失常者，特别是故意吞服者，应在具有全麻条件的手术室内全麻下取异物，了解重要器官的功能，特别是心脏功能，能否承受手术的负担。

（二）术前应作必要的辅助检查，如 X 线检查，以了解异物的性质、形状、大小、部位，以便选择合适的器械和确定手术方法。对选用取异物器械，可在术前行模拟试验，对非金属性异物，勿作 X 线钡剂检查，因钡餐检查可影响内镜视野，难以分辨异物，并易阻塞内镜的吸引管道，丧失内镜取异物时机。

（三）食管、贲门及胃内嵌顿性异物较难取出，因异物两端已刺破消化道嵌顿处的黏膜，可先将嵌顿较松的一端解除后或退入胃内再试取，切勿暴力牵拉，以免引起消化道损伤。

（四）胃内异物在平卧时大多位于胃底及胃体上部的黏液湖内，较小的异物常被掩盖其中。必要时可让患者作"V"字形屈曲位或抬高背部，使异物掉在胃体中下部，如黏液湖内黏液不易吸净，对金属异物也可在 X 线电视监视下试取异物。

（五）钳取异物时，力求牢固，常选择特定的支撑点，如金属异物之边缘、义齿之钢丝等处；长条异物应套住一端，并让尖锐端向下，以免损伤消化道黏膜。

（六）退出异物时，尽量将异物靠近内镜，不留间隙，否则有时可能发生异物与内镜"脱节"现象。当异物通过咽部时，助手应将患者头部后仰，使咽喉部与口咽部成一直线，以利异物顺利取出；若在退镜时发生黏膜损伤或出血，应重新插入胃镜观察损伤情况，必要时作止血治疗。

（七）术中要求视野清楚，及时调整患者体位，应充分暴露异物整体，操作者与助手及患者密切配合，有信心和耐心，最好在内镜电视监视下进行。

（八）证实有消化管穿孔及异物锐利、且体积较大取出困难时，不要勉强用内镜试取，应行外科手术治疗。

（九）吞入橡胶套包装的可卡因患者，禁在内镜下取出，以免刺破包装而引起中毒，最好的方法是施行外科手术取出。

（十）位于咽喉及咽肌水平的异物，应与耳鼻喉科医生合作，采用硬式喉镜取异物。

（十一）内镜取异物过程中，应特别注意保持呼吸道通畅及预防异物掉入气管内。

（十二）全麻取异物时，应待患者完全清醒后才能离开医院。

（十三）怀疑有消化管黏膜损伤者，应留观察室观察或收住院治疗。

（十四）对不宜经内镜取出的异物，应密切临床观察，一般对不透 X 线的异物，应每日进行 X 线透视检查，以了解异物所处的位置，透 X 线的异物应淘洗每次大便，以检查异物排出否；对有毒的异物如纽扣电池，毒品（可卡因），除每日行 X 线检查外，还应密切观察有无中毒症状及体征。吞入可卡因小包装的患者禁用灌肠或导泻，以免导致包皮破溃而引起中毒。

六、并发症及处理

（一）消化道黏膜损伤及出血

较大而锐利的异物，取出不慎时可能会造成消化管黏膜损伤、出血甚至穿孔。证实有消化管黏膜损伤及出血者，应禁食，并给予制酸剂及保护胃黏膜药物。一般数日内可自愈。出血较多者应行内镜下止血，有穿孔者应紧急外科手术治疗。

（二）消化管化脓性炎症及溃疡

在异物吞下或取出过程中若有黏膜损伤，可发生急性炎症、糜烂及溃疡，胃肠道细菌乘虚而入，引起化脓性炎症，患者出现高热、剧烈疼痛等症状。此类患者除禁食、制酸及减少消化液分泌外，应给予足量广谱抗生素及支持疗法,必要时施行外科手术治疗。

(三) 窒息及吸入性肺炎

常发生在吞入特大异物及全麻下取异物的婴幼儿,因胃内容物吸入或较大异物在咽中堵塞引起。一旦发生应紧急处理抢救。

七、临床评价

自从纤维内镜问世以来,上消化道异物的诊断率显著提高,而且95%的上消化道异物可经内镜成功地取出,使绝大多数误吞异物患者免除了外科手术取异物的痛苦。1972年国外学者首次报道应用纤维内镜成功地从胃内取出异物。1980年国内许国铭等首次报道在内镜下取出胃内异物。随着内镜技术和辅助器械的发展,国外在内镜下取异物的报道日趋增多。目前国内许多有内镜设备的医院都开展了内镜下取异物的手术。1989年综合报道国内17家医院56例76件上消化道异物经内镜取出,包括各种胃石、金属钥匙、各种小玩具、小日用品、牙刷、缝合线及吻合钉等,其中9例15个胃石,最大者为8cm×12cm,采用自制的圈套切割后取出,获得了较满意的效果,无任何并发症。第二军医大学附属长海医院在过去的12年间共经内镜处理上消化道异物212例,计250件,在198例中经内镜成功地取出各种性质的异物225件,件数和例数的成功率分别为94%和90%,未发生任何严重并发症。212例中,操作难度较大的小儿异物30例,最小的仅为出生后24小时,用成人胃镜(GIF-P3)成功地从胃内取出塑料导管,实属世界罕见,表明内镜取异物的安全性。对于食管及胃内嵌顿性异物经内镜处理有一定的难度,长海医院曾经内镜处理食管及胃内嵌顿性异物15例,除少数患者在取出过程中有轻度消化管黏膜擦伤外,未发生严重的并发症,可见经内镜处理上消化道异物是安全、有效的,应作为处理上消化道异物的首选方法。

1995年美国Webb医生报告经内镜处理上消化管异物242例,其中39例位于咽部,181例位于食管,19例位于胃内及3例位于小肠;211例次(87.2%)用前视软式胃镜取出,仅12例用硬式食管镜取出,239例经内镜取出,成功率为98.8%,仅1例失败,未发生任何并发症。

但是,内镜下取异物毕竟是操作技术要求较高的技术,如处理不当,适应证掌握不妥,一旦出现并发症,也极为凶险。目前国内外均有内镜下取异物造成食管穿孔、大动脉食管瘘、大出血死亡的报道。因此,对于大于2.5cm的锐利异物及不规则形状异物,不应勉强用内镜试取,硬质异物长度大于20cm,并有嵌顿现象也不宜试取,刀片、玻璃、带支架义齿在取出过程中易割破食管,引起大出血及穿孔,应谨慎小心,权衡利弊,必要时应采用外科手术治疗。

（王　东）

参考文献

1. 许国铭.消化系统疾病介入治疗.第1版.上海:上海科学技术文献出版社,1991.
2. 周岱云,李石,许国铭.上消化道纤维内窥镜临床应用.第1版.上海:上海科学技术出版社,1984.
3. 周岱云,许国铭,施雅芳.上消化道异物的内镜处理(67例报告).内镜,1986,3(1):1.
4. 黄英才,郭中和,杨静琴.内镜药头激光引爆击碎胃柿石.内镜,1990,7(1):6.
5. 孙振兴,王东.上消化道异物的内镜处理——附802例报告.解放军医学杂志,2004,29(1):48-51.
6. Brady PG.Endoscopic removal of foreign bodies In:Silvis SE.Therapeutic gastrintestinal endoscopy.1ˢᵗ ed. Tokyo:Igaku shoin Ltd,1985:67-93.
7. Spurling TJ,Zaloga GP,Richter JE.Fiberendoscopic removal of a gastric foreign body with overtube technique. Gastrointest Endosc,1983,29(3):226.
8. Webb WA.Management of foreign bodies in the upper gastrointestiral tract Update.Gastrointest Endosc,1995,41(1):39.
9. Mondal PJ,Saha S,et al.Removal of foreign bodies from esophagus with flexible endoscope-a case report.Indian J Otolaryngol Head Neck Surg. 2014 Jan,66(1):78-80.
10. Park YK,Kim KO.Factors associated with development of complications after endoscopic foreign body removal.Saudi J Gastroenterol.2013 Sep-Oct,19(5):230-234.

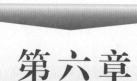

第 六 章
消化道狭窄内镜下扩张术

第一节 食管狭窄内镜下扩张术

一、概述

(一)消化道狭窄内镜下扩张原理

消化道狭窄的病因不一,常用的扩张方法有探条扩张术及气囊扩张术,通过物理方法强力扩张狭窄环周的纤维组织或其他增生组织,致狭窄一处或几处撕裂,使局部扩开、管腔扩大。探条扩张器包括非导丝引导和导丝引导两种,前者为充水银的探条,最常用的是 Maloney 扩张器,后者是中空性扩张器,最常用的是 Savary-Gilliard 扩张器(图 3-6-1)。气囊或水囊扩张器也包括导丝引导和非导丝引导两种,前者如 Rigiflex OTW(图 3-6-2),气囊是用硬塑料合成树脂制成,在导丝上气囊末端位置标有不透 X 线的标记,以便于 X 线定位,型号可由 18F-60F(6mm~20mm)。后者有 Rigiflex TTX 扩张器(图 3-6-3)。对于不同病因导致的狭窄,应针对狭窄形成的可能机制进行不同程度的扩张,如贲门失迟缓症的扩张要求达到食管下端括约肌(LES)肌层的撕裂,而炎性狭窄主要是伸张或断裂增生的纤维组织。食管狭窄可选择探条或气囊扩张术,胃、小肠、大肠多为气囊扩张术。

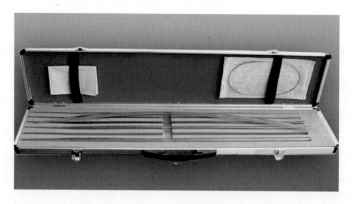

图 3-6-1 Savary-Gilliard 探条扩张器

(二)历史

自纤维内镜问世并用于临床以来,经内镜治疗消化道狭窄的技术便被广泛应用。1976 年 Chung, R. S.等首次成功利用纤维内镜直视下扩张溃疡性食管炎所致的食管狭窄 16 例。1977 年 Kukora, J. S.等在纤维结肠内镜下进行结肠扩张。20 世纪 80 年代后内镜下狭窄扩张逐渐广泛应用于消化道狭窄的

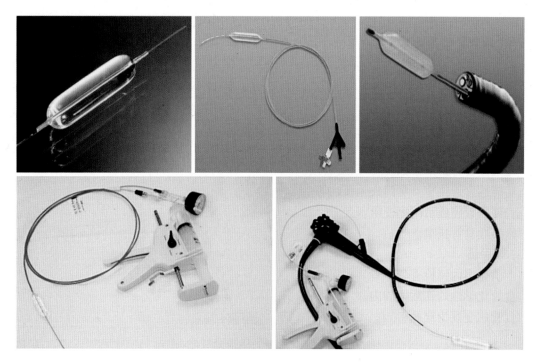

图 3-6-2　经导丝球囊 (over the wire, OTW)

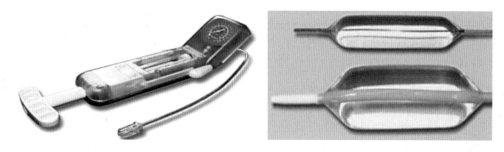

图 3-6-3　经内镜球囊 (through the scopy, TTS)

治疗,发展为探条扩张术和球囊扩张术。1981 年 Barkin,J. S. 等评估消化内镜下扩张术治疗食管狭窄的安全性。1985 年 Moses,F. M. 内镜下成功扩张晚期食管癌 46 例,其中 39 例吞咽困难的症状明显缓解。其中,球囊扩张术常用于大肠狭窄的治疗,常用于克罗恩病所致的良性狭窄。1994 年 Gevers,A. M. 等报道一项前瞻性研究显示结直肠水囊扩张术的有效性和安全性。

（三）国内外现状

探条、球囊扩张术治疗消化道狭窄其临床疗效得到了充分肯定,使大部分消化道狭窄患者避免了外科手术治疗,已成为消化道狭窄的重要治疗手段,更多新型器械的应用,为更大患者带来更多帮助。

从 1976 年开始应用于食管狭窄扩张,现已广泛用于胃、十二指肠、大肠、末端回肠。一项超过 10 年的前瞻性研究显示,31 例克罗恩病所致结直肠良性狭窄,其中 30 例（96%）得到成功的内镜狭窄扩张术治疗,平均随访 81 个月,其中 24 例患者中结直肠狭窄复发,并成功的进行狭窄再扩张治疗。文献资料显示,Wenkatesh 等报道经气囊扩张治疗良性结直肠吻合口狭窄 25 例,24 例（96%）有效,无并发症。Tejero 等报道结直肠恶性狭窄 38 例,其中 35 例（92%）经扩张治疗并放置支架解除狭窄,得到了肯定的姑息治疗效果。

在中国,第二军医大学附属长海医院消化内镜中心及复旦大学附属中山医院内镜中心率先开展结直肠狭窄的扩张治疗。同时,结直肠狭窄扩张治疗亦在国内正逐步推广应用。南昌大学第一附属医院经内镜狭窄扩张并置入金属支架治疗结肠高位癌性梗阻,临床症状改善明显,效果显著。

二、适应证与禁忌证

(一) 适应证

1. 食管炎性狭窄。
2. 食管术后吻合口狭窄。
3. 先天性食管狭窄　如食管环、食管蹼。
4. 功能性食管狭窄　贲门失弛缓症等。
5. 晚期食管癌或贲门癌梗阻。
6. 瘢痕性食管狭窄。

(二) 禁忌证

1. 上消化道内镜检查禁忌者。
2. 食管化学性灼伤后两周内。
3. 食管病变疑为穿孔者。

三、术前准备

完善术前检查,排除狭窄扩张治疗的禁忌证。术前检查包括三大常规、血生化、凝血功能、血型鉴定、心电图和胸部 CT。术前详细告知患者及家属治疗的适应证及可能发生的并发症,取得同意并签署手术治疗知情同意书。

术前禁食、水 8 小时,护士打静脉留置针,按需要使用术前预防性用药,常用地西泮 5mg 肌内注射,山莨菪碱(654-2)10mg 静脉内推注,以镇静、解痉。备好氧气管或氧气瓶,吸引器,心电、血压及血氧监测仪,抢救设备,扩张器等。

探条扩张术常使用 Savary-Gilliard 探条扩张器。气囊扩张术对食管狭窄可经内镜活检钳道通过气囊(through the scopy,TTS)或先经内镜通过导丝,退出内镜后再沿导丝通过气囊(over the wire,OTW),气囊直径因使用目的不同而异,食管气囊为 8~15mm,贲门气囊为 20~35mm。

四、操作步骤

(一) 探条扩张术操作步骤(图 3-6-4)

1. 内镜直视及 X 线监视下将导丝通过食管狭窄段。
2. 根据食管狭窄程度确定选用适宜的探条扩张器。
3. 扩张的手法　患者头稍后仰,使咽与食管稍成直线位,助手扶持导丝,术者左手用涂满润滑剂的纱布擦扩张器,右手按执笔式或在 X 线监视下徐徐推进探条,若遇导丝过度弯曲,助手可在透视下稍稍外拉,以支撑探条前进。
4. 通过狭窄区,将探条停留 30 秒左右,退出探条时,助手不断推进导丝,以免导丝脱出。
5. 逐级更换探条,尽可能将狭窄段扩至最大程度,术毕,将探条与导丝一并退出。
6. 再次通过胃镜,观察扩张后食管情况。

(二) 气囊扩张术操作步骤

1. 经内镜气囊技术(TTS)(图 3-6-5)

(1) 按常规插入胃镜,胃镜头端置于食管狭窄处上方。将涂布润滑剂的气囊导管从活检孔道中插入,在内镜监视下气囊通过狭窄部位。

(2) 气囊充气,通过外接压力泵控制气囊压力(5~15PSI),根据患者耐受情况持续扩张 30~60 秒,放气后休息几分钟,再重复操作,直至注气时阻力明显减少为止。

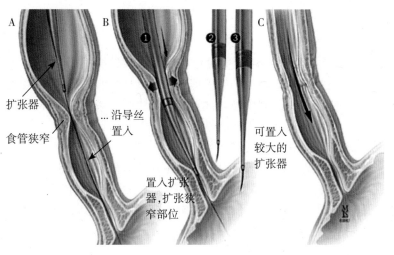

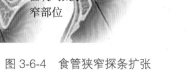

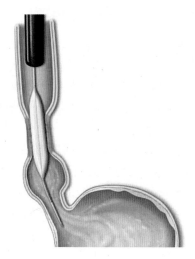

图 3-6-4 食管狭窄探条扩张

图 3-6-5 经内镜气囊技术（TTS）

2. 经导丝气囊扩张术（OTW）（图 3-6-6）

（1）插入内镜至狭窄部近端，在 X 线监视下，将导丝通过狭窄部，退出内镜。

（2）沿导丝将气囊通过狭窄部。

（3）在 X 线监视下，将气囊正确定位，注气，使压力至 6~8 PSI，持续 1~1.5 分钟。

（4）可反复操作 1~2 次，可见狭窄的"凹腰征"逐渐消失。

（5）抽尽气囊中的气体或液体，退出导丝和气囊导管。

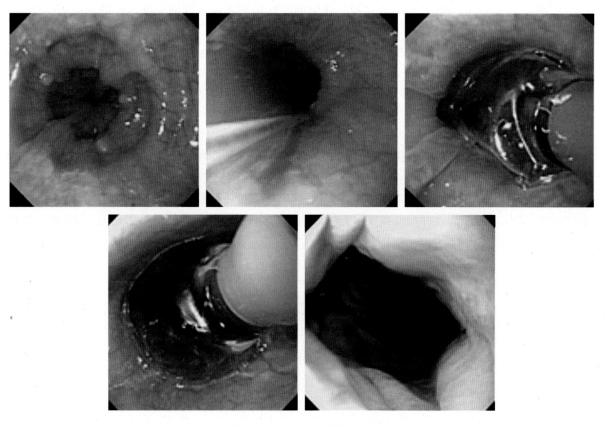

图 3-6-6 经导丝气囊扩张术

五、术中注意事项

1. 注意选择正确扩张位置,最好在导丝引导下进行。

2. 扩张原则 气囊扩张是助手注气,术者并无手感,因而并发穿孔的几率远较探条扩张者多,尤其是 OTW 气囊扩张法,因气囊直径较大,并发症也相应增加。应根据狭窄程度选择合适之气囊,探条号码 / 球囊压力由小到大,扩张气囊外径一般 <3.5cm。动作轻柔,切勿粗暴,当阻力较大时,不可强行用暴力通过。

3. 术中注意患者呼吸及血压情况。

4. 目前尚无关于扩张最佳大小的一致性意见,当食管窄于 13mm(39F)时,可出现吞咽困难,大多数研究报道直径扩张达 40~60F 可以很好地缓解症状,且并发症的发生率较低。尽管没有研究证明扩张器直径更大时发生穿孔的危险较高,但一般认为,扩张超过 50~54F 时得到的益处很少,却使危险性增加。

六、术后处理

常规处理:术后禁食水 24~48 小时,抑酸补液,严密监测,高龄患者可心电监护,观察有无不良事件(胸痛、呕血、便血、锁骨下皮下气肿)发生。结合患者临床症状,无不适 1 天后可逐步恢复饮食。

七、术后并发症及处理

1. 穿孔 患者可感剧烈胸痛,出冷汗及发热,继发纵隔及胸腔感染,口服液体造影剂 X 线透视,可见漏出食管外及纵隔气影,一旦证实应立即禁食、输液、胃肠减压、应用抗生素,保守治疗无效者应行手术治疗。

2. 出血 可再行内镜检查,明确原因,镜下止血。

3. 感染 发生机会较少,但不可忽视扩张创面引起局部感染及反流误吸导致的呼吸道感染,一旦发生应积极处理。

4. 反流性食管炎 发生率较高,治疗后常规抗反流治疗。避免暴饮暴食,少进油腻食物,常规服用制酸剂及黏膜保护剂。

5. 狭窄复发及再狭窄 食管狭窄探条扩张后部分患者会近期复发,可再次扩张。

八、临床评价

对于良性狭窄,扩张后梗阻症状缓解率可达 70%~100%,是一种安全有效的方法,部分重度狭窄的患者需多次扩张使食管直径达 12.8~14.0mm,大部分扩张 1~3 次可治愈,对于顽固性狭窄,需考虑外科手术。对于贲门失迟缓症,可暂时缓解症状,远期疗效较差,现已被经口内镜下食管括约肌切开术(POEM)取代。对于恶性肿瘤所致狭窄,肿瘤生长快,疗效差,若不能外科手术切除,多采用支架置入扩张术,因肿瘤生长的不均一性,扩张手术风险更大。

第二节 非食管性上消化道狭窄的扩张术

一、概述

参见第三篇第六章第一节。

二、适应证与禁忌证

(一) 适应证

各种原因引起的远端胃、幽门、十二指肠狭窄引起明显胃潴留者。

1. 良性疾病　包括术后吻合口狭窄、医源性狭窄(憩室切除术后、内镜下黏膜切除术后)、消化性溃疡瘢痕狭窄等。

2. 恶性疾病

(1) 进展期胃十二指肠原发恶性肿瘤导致的胃出口或十二指肠梗阻,已失去根治性切除机会或不能耐受手术者。

(2) 胃十二指肠恶性肿瘤术后吻合口复发,导致出口梗阻者。

(3) 邻近脏器恶性肿瘤浸润胃出口导致梗阻者。

(4) 盆腹腔恶性肿瘤淋巴结转移,浸润和压迫胃出口导致梗阻者。

(二) 禁忌证

1. 急性心肌缺血、严重心律失常、严重心肺功能不全。

2. 消化道急性穿孔。

3. 狭窄部位有活动性溃疡。

4. 患者不能配合。

三、术前准备

完善术前检查,排除狭窄扩张治疗的禁忌证。术前检查包括三大常规、血生化、凝血功能、血型鉴定、心电图、腹部立位片和腹部 CT。术前详细告知患者及家属治疗的适应证及可能发生的并发症,取得同意并签署手术治疗知情同意书。

术前禁食、水 8 小时,护士打静脉留置针,按需要使用术前预防性用药,常用地西泮 5mg 肌内注射,山莨菪碱(654-2)10mg 静脉内推注,以镇静、解痉。备好氧气管或氧气瓶,吸引器,心电、血压及血氧监测仪,抢救设备,扩张器等。

扩张器:

1. Savary Guiland 扩张器(bougie)　一套扩张器 7 根,直径分别为 5mm、7mm、9mm、11mm、12mm、14mm、15mm 的探条和 1 根导丝,每根探条长 70cm,为头端圆锥形的中空性探条。

2. Rififlex TTS 水囊扩张器　经内镜活检孔道插入,导管长度 180cm,可通过 2.8mm 的活检孔道。球囊长 8cm,有直径分别为 6mm、8mm、10mm、12mm、15mm 和 18mm 的导管与压力表相连。

四、操作步骤

(一) Savary Guiland 扩张器操作应在 X 线室进行,步骤如下

1. 直视下内镜靠近狭窄部,最好能通过狭窄处。

2. X 线透视下在体表用金属片标记狭窄部位。

3. X 线透视下导丝通过狭窄部位 15~20cm。

4. 沿导引钢丝插入探条扩张器,根据狭窄程度选用不同程度探条,探条通过时会有一定阻力,此时术者用力要适度,可轻轻旋转探条并推进,当锥形端最粗段通过后阻力可明显减小。在 X 线透视下可见到探条的标记已通过狭窄处,将探条保留 1~2 分钟。

5. 保留导丝于原位,缓慢退出探条,更换大一号的探条重复以上扩张治疗。

6. 扩张结束后将探条和导丝一同拔出。

7. 再次内镜检查确认狭窄扩张程度及确定有无出血和穿孔。

（二）Rififlex TTS 水囊扩张器操作步骤如下（图 3-6-7）

1. 进行常规内镜检查，找到狭窄口。

2. 在 X 线透视下导丝经内镜插入狭窄远端，沿导丝插入造影管，注入造影剂，观察狭窄病变的部位、形态和长度。

3. 在导丝引导下将扩张球囊引入狭窄部，是球囊中部位于狭窄最细处。

4. 用压力泵慢慢注入造影剂或无菌生理盐水。根据不同需要使压力保持在 6~8 ATM，水囊扩张直径为 12~20mm，保持扩张 2~5mm。

5. 扩张后再插入内镜，确认狭窄部位和长度以及扩张的效果。

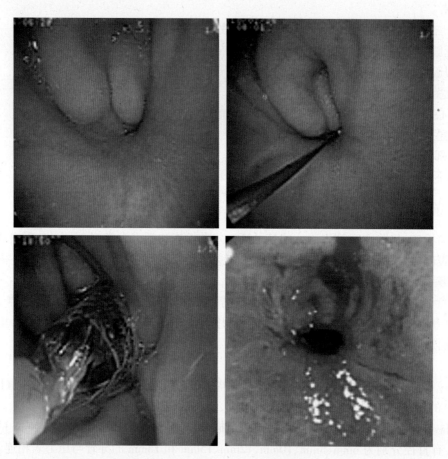

图 3-6-7　幽门狭窄 Rififlex TTS 水囊扩张术

五、术中注意事项

1. 注意选择正确扩张位置，最好在导丝引导下进行。

2. 扩张原则　探条号码 / 球囊压力由小到大，动作轻柔，切勿粗暴，当阻力较大时，不可强行用暴力通过。如推进的阻力不大，可一直更换到 15mm 的探条。如阻力太大，则本次更换的探条最好不要超过 3 根不同直径的探条。

3. 术中注意患者呼吸及血压情况。

六、术后处理

术后禁食 12 小时，然后进半流食。常规给予止血药、抑酸药和抗生素，密切观察 4 小时，注意腹痛和有无肝浊音界消失。如有应立即腹透以除外穿孔。再次扩张应一周以上。

七、术后并发症及处理

（一）出血

1. 常见原因

（1）置入器头端粗糙或技术操作不熟练导致消化道黏膜被擦伤。

（2）狭窄段扩张过大导致消化道黏膜撕裂。

2. 处理　对于扩张后局部出血量少者,在治疗后局部喷洒止血药物即可,肾上腺素、云南白药、凝血酶等,也可采用电凝、激光、微波等治疗;较大的血管破裂出血时,可采用胃镜末端附加气囊压迫或金属夹夹闭止血。一旦发生大出血,应及时给予抗休克、止血治疗,必要时手术止血。

（二）穿孔

穿孔多发生于探条扩张,气囊扩张少见。穿孔好发于严重狭窄伴有溃疡、憩室和放疗化疗术后病例。

1. 常见原因　操作手法不得当,盲目暴力操作,注气过多,扩张力量过大。

2. 处理　对于一般情况较好,症状和体征较轻的胃、十二溃疡穿孔患者,可采用胃肠减压、补液、抗感染等保守治疗,经非手术治疗 6~8 小时后病情加重需立即手术治疗。

（三）感染

1. 常见原因

（1）消化道内的细菌通过黏膜损伤处入血引起全身性的感染。

（2）内镜盲目通过咽喉部损伤咽部组织导致该部位发生感染,严重时可形成脓肿。

（3）胃内容物反流和误吸引起吸入性肺炎。

2. 处理　当发生术后感染后可全身使用抗生素,并给予支持、对症处理。

八、临床评价

部分患者扩张后可致溃疡。良性狭窄扩张效果较好,扩张后梗阻症状缓解率可达 70%~100%,大部分扩张 1~3 次可治愈,特别是接受持续抑酸治疗患者。对于狭窄,需警惕恶性肿瘤所致,对于恶性肿瘤所致狭窄,肿瘤生长快,疗效差,若不能外科手术切除肿瘤,多采用支架置入扩张术。

第三节　下消化道狭窄扩张术

一、概述

参见本篇第六章第一节。

二、适应证与禁忌证

（一）适应证

因器械限制,下消化道狭窄扩张适应证主要包括末端回肠、结直肠的良性狭窄和恶性狭窄。狭窄扩张治疗取决于肠道显著的功能损伤或超越狭窄本身的情况,如狭窄的类型,狭窄的部位和围术期的情况。包括以下疾病:

1. 大肠肿瘤或其他病变术后吻合口狭窄的扩张治疗。

2. 炎症性狭窄包括回结肠型克罗恩病、肠结核、溃疡性结肠炎等的扩张治疗。

3. 化学烧伤后瘢痕狭窄的扩张治疗。

4. 不能切除的晚期大肠肿瘤和盆腔肿瘤的扩张治疗。

5. 放射性肠炎引起的肠腔狭窄的扩张治疗。

（二）禁忌证

1. 急性心肌缺血、严重心律失常、严重心肺功能不全。

2. 肠腔狭窄长度过长，超过 5cm 者。

3. 狭窄弯曲度过大，如脾曲、肝曲等高位弯曲部位。

4. 狭窄部位有严重的炎症者，有发热、腹痛等，包括消化道穿孔。

5. 狭窄部有瘘道和活动性溃疡、狭窄部有较大憩室者。

6. 肠镜不能插到狭窄部位或视野不清者。

7. 患者不能配合。

三、术前准备

完善术前检查，排除狭窄扩张治疗的禁忌证。术前检查包括三大常规、血生化、凝血功能、血型鉴定、心电图、腹部立位片和腹部 CT。术前详细告知患者及家属治疗的适应证及可能发生的并发症，取得同意并签署手术治疗知情同意书。

不全梗阻者，可给予 25% 硫酸镁或复方聚乙二醇电解质散等缓泻剂作常规肠道准备；完全梗阻者可不需肠道准备。术前禁食、水 6 小时，护士打静脉留置针，按需要使用术前预防性用药，常用地西泮 5mg 肌内注射，山莨菪碱（654-2）10mg 静脉内推注，以镇静、解痉。在治疗前作体外球囊加压冲水试验，除外球囊漏水。备好吸引器，防止梗阻解除后大量粪水涌出，影响进一步治疗。

四、操作步骤

（一）确定结直肠狭窄位置以及结构

肠镜下找到结直肠狭窄口，经活检孔道插入冲水管，注入水溶性造影剂泛影葡胺，观察结直肠狭窄部位的大小、形态、长度。

（二）不同狭窄定位

低位狭窄可以在肠镜下直视定位并扩张，高位狭窄必须在 X 线透视下进行定位。

（三）具体步骤

术者插入肠镜观察狭窄部位，将斑马导丝经内镜活检孔道插入狭窄部上端，然后将球囊涂上液状石蜡，通过导丝置入狭窄部，使球囊中部位于狭窄最细处。用压力泵慢慢注入造影剂或无菌生理盐水。根据不同需要使压力保持在 3~8 个大气压，球囊扩张直径分别在 15~20mm，保持扩张 2~5 分钟，放球囊，将球囊导管退回肠镜活检孔内。这时可见狭窄部的肠黏膜因轻微撕裂而有少许渗血，可不需处理，若出血明显，予局部喷洒止血药物即可（图 3-6-8、图 3-6-9）。

（四）狭窄扩张终点判断

内镜球囊扩张后，内镜能顺利通过狭窄部位获得成功，肛门口既有大便或气体排出，症状可消失。

（五）复发及再操作

症状再发作时和首次一样进行同样的内镜水囊扩张术。一般良好的患者经初次扩张后两周内再扩张治疗 1 次，疗效将更好。

五、术中注意事项

1. 注意选择正确扩张位置，最好在导丝引导下进行。

2. 扩张原则　根据狭窄程度选择合适球囊，球囊压力由小到大，动作轻柔，切勿粗暴，当阻力较大时，不可强行用暴力通过。

3. 术中注意患者呼吸及血压情况。

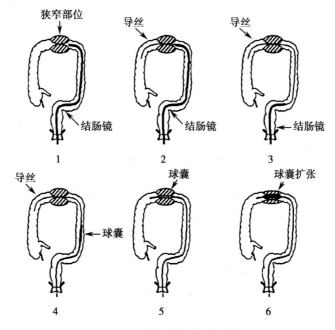

图 3-6-8　结肠狭窄扩张示意图

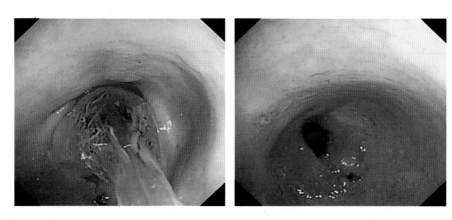

图 3-6-9　大肠狭窄球囊扩张

六、术后处理

常规处理:术后禁食水 24~48 小时,严密监测,观察有无不良事件(腹痛、便血和发热)发生。结合患者临床症状,可逐步恢复饮食。术后可复查腹部立位片、腹部 CT 和肠镜评价狭窄扩张程度。

七、术后并发症及处理

(一)肠穿孔

一般不易发生。常见于气囊扩张进入狭窄口,一次性球囊扩张太快、太大或狭窄部位的组织炎症明显等。进入结直肠梗阻段时,要尽量循腔进镜,切勿暴力。在结肠镜不能越过狭窄段时,用导丝作引导时,应确保导丝在肠腔内。穿孔时患者感到剧烈的腹痛,伴发热,有腹膜炎表现,腹部立位片可见隔下月牙形气肿,钡灌肠,可见造影剂漏出肠管外。

治疗和预防:①严格把握结直肠狭窄扩张的适应证;②气囊型号应由小至大;③扩张进入结直肠狭窄段时,梗阻部分不宜太长,动作应轻柔,阻力过大时,不可强行通过;④一旦疑有穿孔时应立即行腹部立卧位片和腹部 CT 检查,并禁食,留置胃肠减压,应用抗生素、支持治疗等,内科保守治疗无效者,应尽早置入带膜金属内支架或手术治疗。

(二) 下消化道出血

多为黏膜下血管机械性损伤,一般出血量少,可自行缓解,如出血量大,可予以止血药静脉点滴治疗或内镜下止血治疗,预后良好。药物治疗无效者,应尽快外科手术治疗。

(三) 腹痛

多为黏膜撕裂所致,程度较轻者,可密切观察,一般不需处理可自行缓解;疼痛剧烈者,在除外穿孔等情况,可以用吗啡类止痛剂对症治疗。

(四) 狭窄复发及再狭窄

发生率较高,多为扩张后组织损伤瘢痕化再狭窄,可以再次扩张,如反复扩张效果不佳,可考虑手术治疗。

八、临床评价

扩张后,大部分梗阻症状可明显改善,对于良性狭窄,扩张后梗阻症状缓解率可达 70%~100%,多扩张 1~3 次可治愈。克罗恩病所致狭窄,部分患者可避免外科手术。对于放射性狭窄,扩张风险较大,应听取患者意愿及外科会诊意见。对于恶性肿瘤所致狭窄,肿瘤生长快,疗效差,若无手术切除机会,多采用支架置入扩张术。

(陈幼祥　吕农华)

参考文献

1. 松井敏辛.大肠狭窄内视镜的扩张术.消化器内视镜,2000,12(6):938.
2. 李益农,陆星华.消化内镜学.北京:科学出版社,2004.
3. Barkin JS,Taub S,Rogers AI.The safety of combined endoscopy, biopsy and dilation in esophageal strictures.Am J Gastroenterol,1981,76(1):23-26.
4. Boyce HW Jr.Precepts of safe esophageal dilation.Gastrointest Endosc,1977,23(4):215.
5. Gerson Lauren B,Tokar Jeffrey,Chiorean Michael,et al.Complications associated with double balloon enteroscopy at nine US centers.Clin Gastroenterol Hepatol,2009,7(11):1177-1182.
6. Harrison M Edwyn,Anderson Michelle A,Appalaneni Vasu,et al.The role of endoscopy in the management of patients with known and suspected colonic obstruction and pseudo-obstruction.Gastrointest Endosc,2010,71(4):669-679.
7. Mandelstam P,Sugawa C,Silvis SE,et al.Complications associated with esophagogastroduodenoscopy and with esophageal dilation.Gastrointest Endosc,1976,23(1):16-19.
8. Tanaka Shu,Mitsui Keigo,Tatsuguchi Atsushiet al.Current status of double balloon endoscopy—indications, insertion route, sedation,complications,technical matters. Gastrointest Endosc,2007,66(3 Suppl):S30-33.
9. Xin Lei,Liao Zhuan,Jiang Yue-ping,et al.Indications, detectability,positive findings,total enteroscopy,and complications of diagnostic double-balloon endoscopy:a systematic review of data over the first decade of use.Gastrointest Endosc,2011,74(3):563-570.

第七章

内镜下射频消融术

一、概述

内镜下射频消融术是指内镜下插入射频消融附件,利用射频能量传导产生的热量作用于靶组织,导致病变组织汽化或凝固,从而达到治疗目的微创治疗技术。射频消融的深度为$500\mu m\sim1000\mu m$,可有效的毁损病变黏膜,而且非常安全,基本不会造成穿孔(图 3-7-1)。内镜下射频消融主要用于食管、胃黏膜层病变的治疗,在 Barrett 食管(Barett's esophagus,BE)的治疗中取得了显著的临床效果,最近研究显示其在食管早期癌的治疗中也有较好的疗效。

二、适应证与禁忌证

(一) 适应证

食管及胃黏膜层的病变,包括 BE 及食管、胃早期癌,不典型增生及肠化。

(二) 禁忌证

1. 严重凝血功能障碍。

2. 严重心肺疾患不能耐受内镜检查者。

3. 食管胃底静脉曲张患者。

4. 患者不配合以及不同意接受治疗者。

三、术前准备

(一) 器械准备

目前内镜下射频消融设备主要为 BARRX 公司的 HAO 系统,有两种 HALO 射频消融系统,它们在治疗早期食管癌和癌前病变上皮方面有各自的优势与作用。第一种是 HALO-360 射频消融系统,由射频能量发生器、消融导管和可测量食管内径的球囊组成(图 3-7-2)。射频能量发生器还可用来扩张放在食管内的球囊,以便测定食管目标区的食管内径。当病变区域的食管内径(mm)确定后,选择适当直径的 HALO-360 射频消融导管进行射频消融治疗。消融导管远端有一个被电极包裹的球囊,电极由许多间隔紧密的双极电极带组成。射频能量发生器通过放置在食管内的消融导管,传递一定量的射频能量到球囊电极上,以达到需要射频消融的效应。在我们推荐的能量密度和手术次数下,既往研究中表明所施行射频消融治疗的最大深度是黏膜肌层。第二种是 HALO-90 射频消融系统,由射频能量发生器和安装在内镜前端的指状电极组成(图 3-7-3)。HALO-90 射频消融系统在可以在内镜直视下,对小范围病变进行更精确地局灶消融治疗。无论是首次治疗还是第二次治疗,从射频能量的传导、消融的深度来看,HALO-90 系统和 HALO-360 系统本质上是相同的,两种系统的电极设计也是相同的。两种系统的区别在于 HALO-90 表面积更小,能对残余病变组织进行更精确的选择性

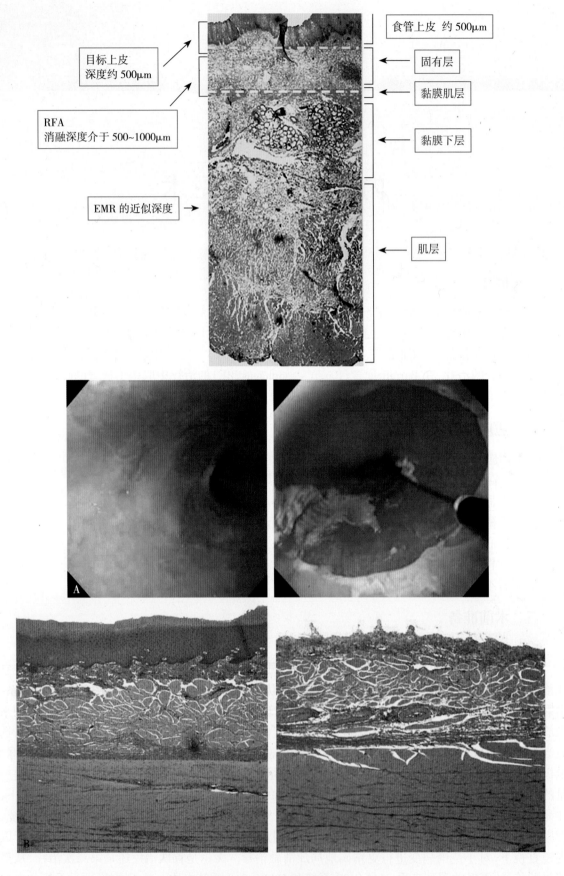

图 3-7-1 射频消融的深度

A. 示意图;B. 射频消融前后内镜及病理表现

局灶消融术治疗;HALO-90指装电极安装在内镜前端,而HALO-360是通过消融导管与球囊上的电极相连接。

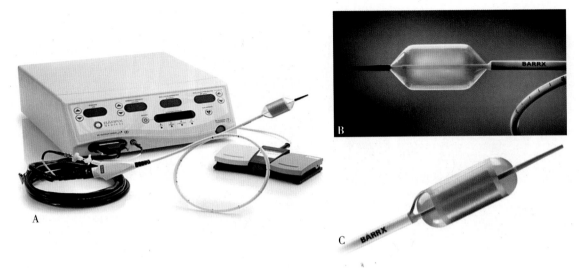

图 3-7-2 HALO-360 射频消融系统
A. HALO-360 能量发生器,功率:300W,能量密度:10J/cm² 或 12J/cm² ;B. HALO-360 测量球囊;C. HALO-360 测量导管

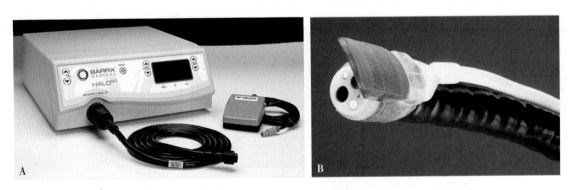

图 3-7-3 HALO-90 射频消融系统
A. HALO-90 能量发生器,功率密度:40W/cm²,能量密度:12J/cm² ;B. HALO-90 消融导管

(二)患者准备
患者准备同麻醉内镜检查。

四、操作步骤

(一)HALO-360 系统操作步骤
首先内镜下确定病变部位,导丝引导下插入测量球囊进行测量,从食管胃交界线(TGF)近端 12cm 开始测量,经导丝导引,将测量球囊向前推进,以 1cm 为间隔,测量内径,自近端至远程,一般需要的测量步骤为 5~7 个,测量时如发现资料跃变,说明球囊已在贲门内;退出测量球囊,插入消融导管,进行消融,选用合适尺寸的消融导管,经导丝导引,将消融导管向前推进,放在病变近端约 1cm 处,球囊充气,进行消融,球囊自动抽空,向前推进 3cm,再次消融,球囊自动抽空,将消融导管抽出,清除凝固物;导丝引导重复消融后完成治疗(图 3-7-4)。

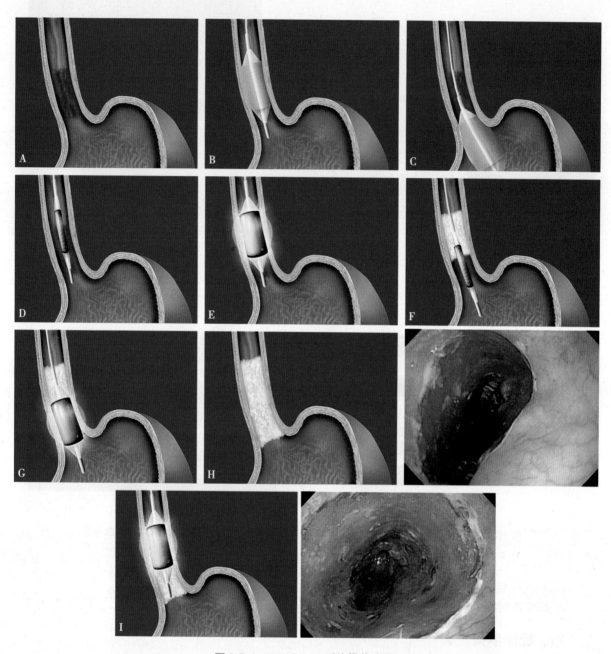

图 3-7-4　HALO-360 系统操作步骤

A. 内镜下确定病变部位;B. 导丝引导下插入测量球囊进行测量;C. 球囊在贲门内;D. 插入消融导管;E. 球囊充气进行消融;F. 球囊自动抽空,向前推进 3cm;G. 再次消融;H. 球囊自动抽空,将消融导管抽出,清除凝固物;I. 重复消融,治疗完成

(二) HALO-90 系统操作步骤

内镜头端预置 HALO-90 消融导管,贴近病灶进行消融,对每个病灶消融 2 次,清除凝固物,重复 2 次,治疗完成(图 3-7-5)。

五、术后处理

术后常规禁食 1 天,抑酸治疗两周即可。如有出血则适当给予止血治疗。

六、术后并发症

HAO 系统消融的特点是一致的消融和可控的深度,能有效去除病变黏膜,每个操作者之间差异性低,因此并发症发生率非常低。28 000 例患者的研究发现,狭窄发生率仅 0.13%,穿孔发生率为 0.03%。

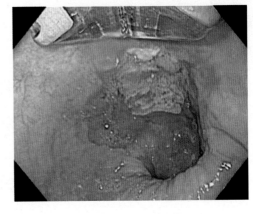

图 3-7-5 HALO-90 系统操作步骤

(王洛伟 李 汛)

参考文献

Shaheen NJ, Sharma P, Overholt BF, et a1.Radiofrequency ablation in Barrett's esophagus with dysplasia.N Engl J Med,2009, 360(22):2277-2288.

第八章
内镜下消化道支架置入术

一、概述

（一）消化道支架植入原理

消化道是人体最长的器官,包括食管、胃、肠、肝、胆、胰等脏器,本章主要介绍食管、胃流出道、十二指肠、小肠及结直肠支架置入治疗及进展。

支架按照材质可分为:塑料支架、金属支架、生物材料支架等。按照支架是否覆膜可分为:无覆膜支架、部分覆膜支架、全覆膜支架(图 3-8-1)。临床上需根据患者病变部位、性质的不同而选择适合的支架(表 3-8-1、表 3-8-2)。消化道支架常采用内镜直视、X 线透视或两者结合的途径置入病变部位。

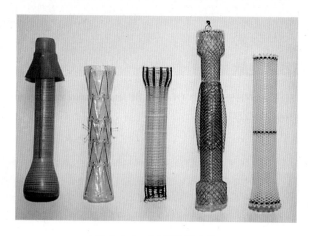

图 3-8-1 不同种类支架

表 3-8-1 食管不同种类金属支架特性

	材质	输送器直径/长度	无覆膜部分直径	无覆膜部分长度(覆膜长度)	特性
Ultraflex 覆膜支架	镍钛合金	5mm/87~95cm	18mm、23mm(近端喇叭口 23mm 或 28mm)	10cm(7cm);12cm(9cm);15cm(12cm)	可通过近端或远端释放,回缩率为48%~54%;可用于恶性食管病变
Ultraflex 无覆膜支架	镍钛合金	5mm/87~95cm	18mm(近端喇叭口23mm)	7cm;10cm;15cm	可通过近端或远端释放,回缩率为48%~54%;可用于恶性食管病变
Poly Flex 支架	聚酯纤维/硅胶	12~14mm/70cm	16mm(近端喇叭口20mm);18mm(近端喇叭口23mm);21mm(近端喇叭口28mm)	9cm;12cm;15cm	用于顽固性良性狭窄、恶性狭窄。置入数周后可安全取出,两端和中间有不透射线的标记,释放回缩率为36%~41%
Wall Flex 部分覆膜支架	镍钛合金/硅胶	6.2mm/78cm	18mm(两端喇叭口23mm);23mm(两端喇叭口28mm)	10cm(7cm);12cm(9cm);15cm(12cm)	需要18.5F输送器,有两端喇叭口,近端有取出支架的回收线,内镜下释放有缓冲区,可用于食管恶性狭窄伴(或不伴)食管瘘

	材质	输送器直径/长度	无覆膜部分直径	无覆膜部分长度（覆膜长度）	特性
Wall Flex 全覆膜支架	镍钛合金/硅胶	6.2mm/78cm	18mm（近端喇叭口25mm，中间膨胀23mm）；23mm（两端喇叭口28mm）	10cm；12cm；15cm	需要18.5F输送器，有两端喇叭口，近端有取出支架的回收线，内镜下释放有缓冲区，可用于食管恶性狭窄伴（或不伴）食管瘘
改良部分覆膜支架	镍钛合金	8mm/78cm	体部20mm；两端25mm	8cm（5cm）；10cm（7cm）；12.5cm（9.5cm）；15cm（12cm）	在支架的内外表面覆硅胶膜，上下端有不覆膜的喇叭口，上口有圈套器可用于支架置入后的再调整，支架置入回缩率30%~40%
改良全覆膜支架	镍钛合金	8mm/78cm	体部18mm，两端23mm；体部20mm，两端25mm	8cm；10cm；12cm	在支架的内外表面覆硅胶膜，上下端有不覆膜的膨大，上口有圈套器可用于支架植入后的再调整
Z型抗反流支架	不锈钢	10.3mm/70cm	体部18mm，两端25mm	8cm；10cm；12cm；14cm	支架置入胃食管连接处时，支架内风向袋的设计可减少胃食管反流，无释放回缩率，需手工将支架装入输送器
国产单丝网状支架	镍钛合金	8mm/78cm	体部20cm，两端22cm	8cm；10cm；12cm	有覆膜和无覆膜支架，用于顽固性良性狭窄、恶性狭窄。置入数周后可安全取出

表3-8-2　肠道不同种类金属支架特性

	材质	输送器直径/长度	无覆膜部分直径	无覆膜部分长度（覆膜长度）	特性
Ultra Flex 肠道支架	镍钛合金	22F/100cm	体部25mm，两端30mm	57mm；87mm；117mm	沿导丝在左半结肠释放，用于恶性肠道狭窄的姑息治疗或手术治疗的桥梁
Wallstent 支架	非磁性合金	3.3mm/135cm和230cm	20mm 22mm	60mm；90mm	可通过内镜下置入，完全释放前可调整位置，用于恶性肠道狭窄的姑息治疗或手术治疗的桥梁
Wall Flex 肠道支架	镍钛合金	10F/135cm和230cm	体部22mm，两端37mm；体部25mm，两端30mm	60mm；90mm；120mm	10F输送器经内镜/沿导丝输送，释放小于70%时可重新调整，用于恶性肠道狭窄的姑息治疗或手术治疗的桥梁
Wall Flex 十二指肠支架	镍钛记忆合金	10F/230cm	体部22mm，两端27mm	60mm；90mm；120mm	10F输送器经内镜/沿导丝输送，释放小于70%时可重新调整
Z形肠道支架	不锈钢	10.3mm/40cm	体部25mm	40mm；60mm；80mm；120mm	无回缩率，末端喇叭口35mm，需要手工将支架装入输送器

消化道支架置入术大多数应用于消化道狭窄的患者,选择合适的支架,经口或经肛置入体内,支架置入后通过膨胀产生的径向力将狭窄的管腔撑开并维持腔道的通畅。支架除发挥支撑作用外,覆膜支架还可以起到阻止肿瘤组织通过网孔向腔内生长和封堵瘘(漏)口的作用。近年来有报道,支架亦可以通过其压迫管壁的作用治疗食管静脉曲张性出血。

消化道支架是一种用于消化道通畅功能重建的治疗器械。为了安全准确地置入支架,需要专业的影像学技术人员、医护人员以及配套的设备如专门的操作室、高分辨的 X 光透视仪、齐全的内镜设备、操作过程中所需的辅助器械(如导丝、导管、输送器等)、氧气、吸引器、抢救仪器、心电监护仪、术后恢复室(图 3-8-2)。

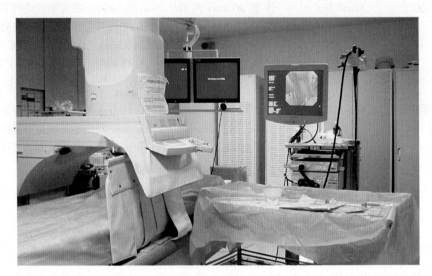

图 3-8-2 高分辨率 X 光透视仪(机器型号:EasyDiagnost, Philips, 荷兰)和植入支架所需的器械

(二) 发展史

20 世纪 50 年代,Coyas 和 Tiboulet-Piton 首次对在食管插管中使用塑料导管进行了报道,其后 Mousseau 和 Barbin 发展了食管导丝牵引技术,1959 年 Celestion 使得该技术得到扩展。1977 年 Atskinson 首次成功地在内镜下进行了食管支架置入术,开拓了内镜下食管支架置入的新领域,显著降低了手术操作的风险,得到了大范围的推广。

1983 年 Fremberge 首次应用自膨式螺旋状金属支架对食管恶性狭窄进行治疗并获得成功。1993 年 Knyrim 等人在新英格兰医学杂志上发表了关于自膨式金属支架和塑料支架食管恶性梗阻治疗的随机对照研究报道,自此,自膨式金属支架完全取代了塑料支架在食管狭窄中的应用。

如果说金属裸支架的出现是治疗消化道良恶性梗阻的一个重要的方法,那么,1996 年出现的覆膜金属支架则拓展了支架置入的适应证。覆膜支架被称之为“第二代支架”,是在裸支架即“第一代支架”的基础上发展而来的。覆膜金属支架除了可以保持管腔通畅,还可以减少对黏膜的刺激和肉芽组织的反应性增生,阻止肿瘤组织向腔内生长,并对封堵消化道瘘(漏)有良好疗效。近期,还有关于覆膜支架治疗食管静脉曲张破裂出血的文献报道。

随着支架的越来越广泛应用,支架置入后引起的局部黏膜的炎症反应或增生的炎性组织、肿瘤组织过度生长等导致支架再次发生狭窄的并发症一直没有得到彻底解决。因此,致力于抑制黏膜增生和抑制肿瘤生长的新型消化道支架即“第三代支架”受到越来越多的关注。目前研究较多的新型消化道支架有药物洗脱支架、生物可降解支架、载放射性粒子支架和纳米银胆道支架等。虽然目前这些新型消化道支架的研究还处于动物实验和小范围临床试验阶段,但无论是实验室研究结果还是临床疗效都显示了其有效的抗黏膜组织增生或抑制肿瘤生长的潜能。

（三）国内外概况

消化道支架的临床应用历史并不长，20世纪80年代中期，国外消化道金属支架逐渐应用于临床，首先是在食管和胆管狭窄治疗中应用，起到了良好的解除梗阻的效果，在随后的20年迅速发展。目前，在美国、德国、韩国、中国、爱尔兰等国家都有各种消化道支架的生产地。研究发现，在发展中国家和地区，消化道支架的应用还远不及发达国家和地区的水平。因其费用昂贵，在一定程度上限制了其使用范围。

消化道支架及支架技术于1990年前后进入我国市场，首先用于胆管狭窄的治疗，随后，国内也相继有学者研究出中国自主的支架品牌。范志宁等设计了镍钛记忆合金单丝网状支架用于食管狭窄的治疗，并于1997年在美国胃肠内镜杂志（Gastrointestinal Endoscopy）发表消化道裸支架研究与临床应用的论著，这是首次报道食管单丝网状结构裸支架的论文。

二、适应证与禁忌证

（一）适应证

对于不同部位的消化道往往需要选择不同类型的支架，而不同部位支架置入的适应证也不完全一致。

1. 食管支架置入术适应证

（1）食管恶性狭窄：对于食管肿瘤晚期不能手术治疗的患者，置入支架可以改善患者生存质量，延长生存时间。多选用覆膜金属支架，可以降低肿瘤向支架内生长以及支架内堵塞的发生率，也可选择载药支架或载放射性粒子支架。对于食管下段或贲门部肿瘤引起的狭窄，宜选择防滑和抗反流支架。

（2）食管良性狭窄：包括炎症性、放射性损伤、化学腐蚀性损伤、贲门失迟缓等引起的狭窄。传统金属支架由于取出困难，不适合用于食管良性狭窄的治疗。此类疾病可选择全覆膜可回收支架、自膨式塑料支架及生物可降解支架。

（3）食管气管瘘（漏）和食管纵隔瘘（漏）：选用覆膜金属支架。一方面可起支撑作用并防止肿瘤向腔内继续生长，更主要的是封堵瘘（漏）口；良性疾病患者可促进瘘（漏）口的愈合，为进一步治疗提供有力的保证。

（4）残胃支气管瘘（漏）、吻合口支气管瘘（漏），覆膜金属支架可用于封堵瘘（漏）口。

（5）食管静脉曲张破裂出血的止血：选用可回收的覆膜金属支架，凭借支架置入后的径向力压迫破裂的血管，达到即刻止血的目的。

2. 胃流出道、十二指肠及小肠支架置入术适应证

（1）胃窦恶性肿瘤引起的胃流出道狭窄：失去手术机会或不能耐受手术患者可置入胃流出道支架，需根据患者病情具体情况定制合适的金属支架。

（2）十二指肠原发恶性肿瘤导致的十二指肠恶性狭窄。

（3）邻近脏器的恶性肿瘤浸润十二指肠导致的十二指肠恶性狭窄。

（4）胃癌术后吻合口肿瘤复发导致的胃出口狭窄。

（5）胃手术后吻合口狭窄扩张无效。

（6）空回肠良恶性狭窄：虽然全世界仅有几例，但是其效果显著。

3. 结直肠支架置入术适应证

（1）可切除的结直肠恶性狭窄发生急性肠梗阻：术前解除梗阻，作为手术治疗的桥梁。

（2）不可切除的结直肠恶性或复发狭窄的姑息治疗。

（二）禁忌证

1. 不配合或不稳定的患者（如精神病患者或智力障碍患者）。

2. 有严重心、肺功能不全且无法纠正。

3. 伴有气腹或腹膜炎体征的上消化道穿孔。

4. 明确诊断有腹腔广泛转移、多发性狭窄梗阻，估计1~2根支架无法缓解。

5. 门静脉高压所致胃底重度静脉曲张出血期或有严重的出血倾向。

6. 距门齿≤20cm 的食管病变。

7. 绞窄性肠梗阻。

8. 距肛管齿状线上缘≤2cm 的直肠病变。

三、术前准备

（一）食管支架置入术前准备

1. 对症治疗

(1) 营养支持，纠正水、电解质紊乱。

(2) 做好对患者、家属的解释工作，缓解患者的紧张和恐惧心理。向患者交代术中可能出现的不适反应及并发症，取得患者的配合，并签署知情同意书。

2. 胃肠道准备　术前清洁食管是必不可少的，应至少禁食 6~8 小时，如果患者梗阻情况严重可适当延长禁食时间，也可以通过留置胃肠减压管、胃镜吸引冲洗来进行食管的清洁。

3. 术前检查

(1) 术前常规检查心电图、胸片等评估患者心肺功能。检查出凝血时间、血小板计数、凝血酶原时间等。告知患者术前至少 1 周停止服用影响凝血功能的药物，有凝血功能异常者应及时纠正。

(2) 术前 1~2 天行消化道钡剂或含碘水溶性造影剂造影、胃镜检查及活检组织学检查，明确狭窄部位、长度、狭窄程度及性质以及有无瘘管形成。对食管气管瘘（漏）的患者忌用钡剂造影，而用含碘水溶性造影剂。

(3) 术前行 CT 检查观察有无胸主动脉和气管的浸润。

4. 术前用药

(1) 镇静和镇痛药：包括地西泮和哌替啶。如患者完全可以配合，可不必使用镇静剂，使患者保持清醒状态，治疗过程更加安全。

(2) 平滑肌松弛剂：术前 10 分钟可肌内注射 654-2（山莨菪碱）。

(3) 基本抢救药物：以备出现意外情况可以及时抢救。

（二）胃流出道、十二指肠及小肠支架置入术前准备

1. 对症治疗　同食管支架置入前处理。因其并发症发生率要高于食管支架置入术，与患者沟通要更仔细。

2. 胃肠道准备　胃流出道支架置入前应术前禁食 24 小时，对严重狭窄者术前 2 天应放置胃引流管行胃肠减压，减小胃的容积。

3. 术前检查　同食管支架置入前检查。

4. 术前用药　同食管支架置入前用药。

（三）结直肠支架置入术前准备

1. 对症治疗　同食管支架置入前处理。

2. 胃肠道准备　肠道支架置入前，对尚无肠梗阻症状者限食流质，术前 12 小时口服聚二乙醇或磷酸钠盐口服液导泻，术前 6 小时完全禁食；对已有肠道梗阻症状者应提前禁食，忌用导泻剂防止因梗阻段近端高压导致肠腔破裂穿孔；对完全性肠梗阻者应及时给予留置胃管进行胃肠减压。术前根据患者情况清洁灌肠 1~2 次。

3. 术前检查　术前一般检查同食管支架置入术。影像学检查包括普通 X 线检查和造影检查。

(1) 普通 X 线检查：通过腹部透视或拍腹部立、卧位平片了解肠道梗阻程度和部位，梗阻上段肠道的扩张情况，判断是完全性还是不完全性梗阻，单一部位还是多部位梗阻，单纯性还是绞窄性梗阻。

(2) 造影检查：以水溶性含碘造影剂或小剂量稀钡行气钡灌肠观察梗阻部位、程度和有无结直肠瘘等。忌用大量钡剂灌入狭窄段上端，以免钡剂沉积加重梗阻。

4. 术前用药　同食管支架置入前用药。

四、操作步骤

（一）食管支架置入术

1. 病变部位定位　术前常规吞钡或碘油X线摄片，了解狭窄的长度、形态、部位以及有无瘘管等情况，选择合适的支架（图3-8-3）。一般支架上下缘需超过病变部位上下缘2cm以上。对于需暂时性置入支架的疾病如食管良性狭窄、良性食管瘘（漏）以及食管静脉曲张破裂出血等，可选用挂线或双向记忆镍钛合金全覆膜支架，因其取出更方便，对组织损伤更小。残胃支气管瘘（漏）、吻合口支气管瘘（漏）可用伞状堵漏器。

2. 狭窄部位扩张　对于食管狭窄的患者，支架置入前需常规对狭窄段进行扩张，主要有探条扩张和球囊扩张两种方法（图3-8-4）。置入支架前对狭窄段进行有效地扩张，可以使支架置入后扩张充分，并且避免支架与消化道管壁之间形成沟隙（图3-8-5、图3-8-6）。

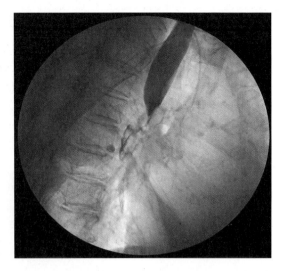

图3-8-3　支架置入前行食管造影示食管狭窄合并上段食管明显扩张

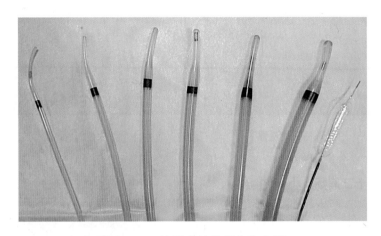

图3-8-4　扩张食管的探条和气囊

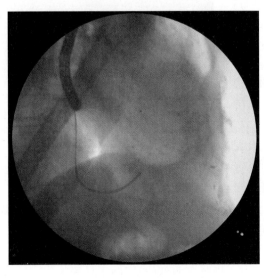

图3-8-5　沿内镜插入导丝

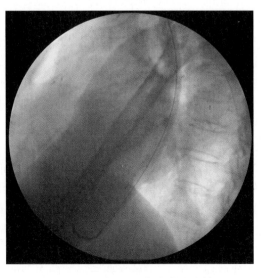

图3-8-6　使用沙氏探条扩张食管

　　常规在内镜直视和X线监视下插入不锈钢导丝并通过狭窄段,根据狭窄的程度确定选用适宜的探条扩张器或球囊;如狭窄严重或狭窄段扭曲成角,普通不锈钢导丝不能通过狭窄段,使用直径为0.035in的超滑导丝或0.038in的斑马导丝通过狭窄段,再沿导丝插入探条或气囊进行扩张。将狭窄段扩张到1.2cm后维持1~2分钟。

　　3. 支架置入　管腔扩张到1.2cm后将导丝留在原位,沿导丝插入支架输送器,在X线引导下正确定位后退出支架外套管释放支架,支架逐步膨胀后拔出支架输送器(图3-8-7~图3-8-9)。再次行内镜检查观察支架膨胀情况、是否有出血,并确定支架位置是否准确,如位置有误,则用支架回收器、活检钳调整或取出重放。行X线透视或摄片确认支架位置和确定有无穿孔。

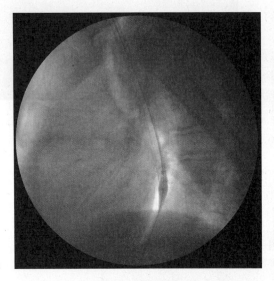

图3-8-7　沿导丝插入输送器

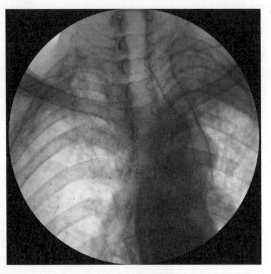

图3-8-8　支架释放完全

(二) 胃流出道、十二指肠及小肠支架置入术

　　1. 病变部位定位　经内镜插入导丝和造影管到达狭窄上口,插入超滑导丝或斑马导丝通过狭窄部。沿导丝插入造影管并注射造影剂,确定导丝位于肠腔内以及明确狭窄部位和长度。根据病情选择合适支架,支架两端均应超过狭窄部位2cm以上。置入十二指肠水平部及以下病变部位支架时,如普通内镜难以到达的可以使用大通道内镜。

　　2. 狭窄部位扩张　对狭窄病变通常采用气囊扩张,按常规扩张食管的方法将狭窄段扩张到1.2cm后维持1~2分钟。

　　3. 支架置入　胃流出道和十二指肠支架置入术大多数采用经内镜(TTS)置入支架。经内镜沿斑马导丝置入支架输送器,在X线监视下准确定位,边退外套管边释放支架,并始终保持支架两端超过病变部位2cm,确保支架位置准确(图3-8-10、图3-8-11)。支架释放后拔出输送器和导丝,行X线透视或摄片确认支架位置和有无穿孔。

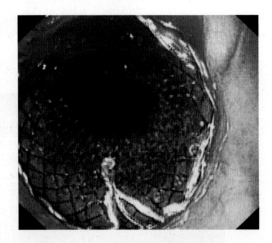

图3-8-9　内镜下确定食管支架位置准确

　　以上方法只能置入无覆膜金属支架,如置入覆膜金属支架,因支架输送器无法通过内镜钳道,则需在X线监视下置入;而输送器质硬不易通过幽门及十二指肠弯曲部位,因此不易置入。

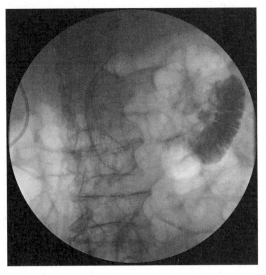

图 3-8-10　支架植入十二指肠降部

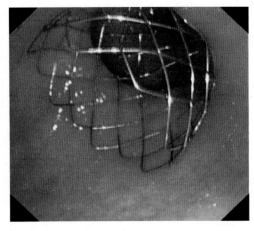

图 3-8-11　内镜下确定十二指肠降部支架位置准确

(三) 结直肠支架置入术

1. 病变部位定位　以水溶性含碘造影剂或小剂量稀钡行气钡灌肠观察梗阻部位、程度和有无结直肠瘘等。结直肠支架一般选择无覆膜支架。覆膜肠道支架近年来也有报道,但其移位发生率较高。

2. 狭窄部位扩张　肠道支架置入术中导丝通过狭窄段是成功置入支架的关键步骤。肠道支架置入前一般不扩张狭窄段,因为有可能增加穿孔的风险。斑马导丝能通过狭窄段的,无需扩张。斑马导丝不能通过的,先用带 0.035in 超滑导丝的造影管通过狭窄段,注射造影剂证实造影管位于肠腔中,再交换插入 0.038in 的斑马导丝。如肠道狭窄扭曲成角,在 X 监视下经内镜沿导丝插入经气囊扩张狭窄段至 1.2cm 并维持 1~2 分钟。

3. 支架置入　结直肠支架置入术大多数采用经内镜(TTS)置入支架。经内镜沿斑马导丝插入支架输送器,在 X 线监视下正确定位,边退外套管边释放支架,并始终保持支架两端超过病变部位 2cm,确保支架位置准确(图 3-8-12、图 3-8-13)。支架释放后拔出输送器和导丝,行 X 线透视或摄片确认支

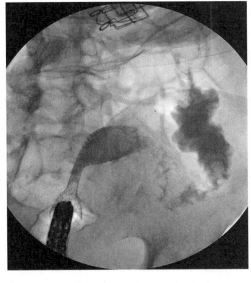

图 3-8-12　乙状结肠支架植入术,支架释放后透视显示支架腰部位于狭窄段

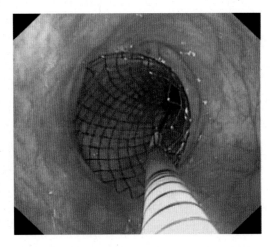

图 3-8-13　内镜下确定乙状结肠支架位置准确

架位置和有无穿孔。

以上方法只能置入无覆膜金属支架,如置入覆膜金属支架,因支架输送器无法通过内镜钳道,则需在X线监视下置入;输送器质硬难以通过肠道弯曲度较大部位,且输送器不易到达右半结肠,因此不易置入。

五、术后处理

(一)食管支架置入术后处理

术后应密切观察患者临床症状,如有疼痛、呕吐等需排除术后并发症并给予及时的处理。对于老年及有基础疾病的患者给予必要的心电监护,密切观察生命体征的变化。

支架术后患者应待支架膨胀固定后才可逐渐开放饮食,并禁止冷水冷饮等,防止记忆合金支架遇冷收缩,移位甚至脱落。患者开放饮食后,应细嚼慢咽,少食多餐,切勿进食黏稠、多纤维素或硬质食物,餐后保持坐位或立位,以防胃食管反流、支架堵塞等并发症。术后定期行上消化道造影或透视观察支架在位情况。

(二)胃流出道、十二指肠及小肠支架置入术后处理

术后需观察有无呕吐、呕血、黑便、腹痛及发热等症状。术后定期行上消化道造影或透视观察支架在位情况。术后24小时进食流质饮食、1周后进食半流质饮食为主,多选择稀软食物。切勿进食黏稠、多纤维素或硬质食物,以防造成支架管腔阻塞。进食后应保持坐位或立位。术后定期行上消化道造影或透视观察支架在位情况。

(三)结直肠支架置入后处理

术后观察有无腹痛、腹胀、黑便、便血、发热等症状。适当补充液体、电解质及抗炎处理,同时密切观察病情,及早发现和及时处理并发症。

患者术后一般于24小时后开放流质饮食,与其他部位支架置入后类似,尤其需要避免粗纤维食物。结直肠支架置入后也应定期复查。

六、术后并发症及处理

虽然大样本文献报道及临床应用证实消化道支架置入后可明显改善患者生存质量,延长患者生存时间,但支架置入后仍可出现一系列并发症。常见的有疼痛及异物感、支架移位、出血、反流及支架再狭窄等。我们应予以充分认识,通过严密的临床观察,积极地处理以预防或早期治疗相关并发症。

(一)食管支架置入术并发症

1. 疼痛及异物感　50%以上的患者术后均会出现疼痛及异物感,表现为胸骨后及上腹疼痛、异物感。原因多为支架张力和支架膨胀后,扩张狭窄段和刺激局部引起,一般可自行缓解,少数无法缓解的患者可考虑使用止痛药物。应术后给予抑酸、止痛等对症治疗。

2. 胃食管反流　尽管目前有防反流支架的应用,但仍然不能完全防止胃内容物的反流。患者应进食后取半卧位,睡眠时抬高床头,避免吸烟和进食刺激性食物,可服用抑酸药物来缓解症状。

3. 出血　分为早期出血和晚期出血,早期出血一般由于操作原因引起,晚期出血可由肿瘤坏死、瘘或支架刺激引起。肿瘤组织本身质脆,易出血;术前大剂量放疗、化疗的患者食管壁变薄、脆,也易发生出血;扩张食管时可出现狭窄处少量渗血。内镜检查无活动性出血时一般无需特殊处理。出现大出血时可内镜下治疗,如局部注射1:10 000肾上腺素或喷洒去甲肾上腺素、止血夹止血等,出现不可控制的大出血且内镜下无法处理时应及时转外科治疗。特别是食管主动脉瘘大出血首先应使用气囊压迫,有条件的可行夹层动脉支架介入治疗。

4. 穿孔　由于食管壁经放疗、化疗后失去弹性或扩张时气囊或探条直径过大导致局部狭窄撕裂甚至穿孔(图3-8-14)。可置入覆膜金属支架封堵穿孔部位。

5. 支架堵塞与再狭窄　早期主要原因是食物堵塞端口,后期主要因为肿瘤生长或肉芽组织增

生。支架置入术后早期应嘱咐患者以软食为主,忌食黏稠、多纤维素或硬质食物。一旦发生吞咽困难应及时就诊,检查梗阻原因并采取内镜检查及疏通。

对于肿瘤患者,肿瘤可通过无覆膜的支架网孔向支架腔内生长,也可过度生长超过支架端口引起再狭窄,因此,肿瘤患者应尽量选用覆膜支架,术后结合放、化疗以控制肿瘤生长,减少肿瘤生长导致的再狭窄。一旦肿瘤向两端生长并引起再狭窄,可再次置入支架或狭窄部位球囊扩张(图 3-8-15)。目前有研究报道新型药物洗脱支架、载放射性粒子支架可抑制肿瘤的生长。

食管在不断蠕动的过程中与支架口发生摩擦刺激局部黏膜增生和肉芽组织的增生也可引起支架口的再狭窄。因此,对于良性狭窄的患者解除梗阻后应尽早取出支架,避免黏膜增生和再狭窄发生。

6. 食管气管瘘　多由肿瘤向纵隔或气管浸润性生长后坏死形成。发生瘘后多采用再次置入覆膜食管支架封堵瘘口的治疗方法(图 3-8-16)。支架引起的高位食管气管瘘可置入主气管覆膜支架封堵瘘口(图 3-8-17)。如食管支架突入气管中,可置入气管覆膜支架通畅气道。

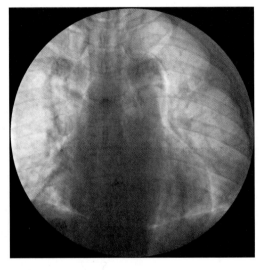

图 3-8-14　气囊扩张术后透视下发现纵隔气体,提示食管穿孔

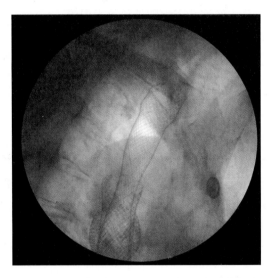

图 3-8-15　支架植入后发生再狭窄,在原支架上方再植入一枚金属支架

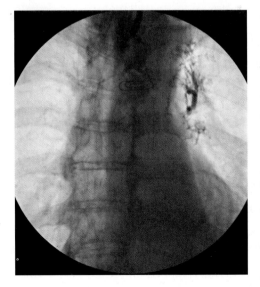

图 3-8-16　食管造影发现食管气管瘘

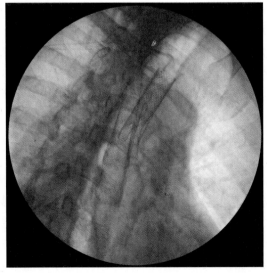

图 3-8-17　患者植入食管支架后植入主气管 Y 形支架封堵瘘口

7. **支架移位**　金属支架移位发生率约为5%,全覆膜支架移位发生率更高。因此,需定期行上消化道造影或透视观察支架的在位情况。一旦发现移位应及时调整,不能调整的应取出重新置入支架。另外,还可发生食管支架移位至气管,可置入气管覆膜支架通畅气道。

8. **心律失常**　置入支架时迷走神经受到刺激、长期不能正常进食导致电解质紊乱或因疼痛及精神紧张刺激均可引起心律失常。因此,术前应完善相关检查排除严重心肺疾病、纠正电解质紊乱,术后给予镇静、镇痛药物,并予以心电监护、密切观察心律变化。

9. **压迫周围脏器**　支架过度膨胀直接挤压或肿瘤浸润导致气道严重狭窄从而引起呼吸困难,此时应立即取出食管支架或置入气管支架解除气道梗阻。

（二）胃流出道、十二指肠及小肠支架置入术并发症

1. **穿孔**　多与支架置入前气囊扩张有关,也有支架相关穿孔的报道。穿孔发生率低,但后果严重。如术后患者出现剧烈腹痛后发热、血象升高应考虑穿孔可能。X线透视及摄片发现膈下游离气体或后腹膜气体即可确诊。一般情况下,小的穿孔通过胃肠减压、禁食以及抗生素使用可得到控制,大的穿孔一经诊断应立即外科手术引流。

2. **出血**　不多见,扩张狭窄段和支架置入后的刺激均可引起管壁出血。少量出血时,口服止血药即可,大量活动性出血需要内镜介入如微波、射频、氩离子凝固等止血措施。

3. **胆管炎、胰腺炎及梗阻性黄疸**　这种情况见于乳头开口被置入的十二指肠金属支架所覆盖,以覆膜支架更多见。已有胆道梗阻或为了避免支架置入后发生胆道梗阻,可在置入十二指肠支架前经ERCP或PTCD放置胆道支架(图3-8-18)。也可在置入十二指肠无覆膜支架后经支架网孔置入胆管支架,但这样会增加第二枚支架置入的困难。

4. **支架移位和脱落**　覆膜支架移位率要高于无覆膜支架。支架移位主要由于狭窄部位扩张过大、狭窄段太短、狭窄部组织受支架压迫坏死脱落导致管腔增大,使原支架失去着力点所致。胃流出道狭窄的患者可根据其胃窦腔形状设计支架口有宽大喇叭口的支架,以防止支架移位。支架部分向下移位可重新置入支架与原支架部分重叠。支架完全移位脱落后,一般可从肛门排出,无需特殊处理,但应密切观察,如有穿孔应及时手术。支架如向上移位,可通过内镜取出重新置入。

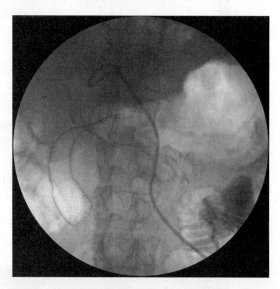

图 3-8-18　十二指肠及胆管梗阻患者植入胆管和十二指肠双支架以及 PTCD 引流管

5. **食物堵塞**　应嘱咐患者以软食为主,忌食黏稠、多纤维素或硬质食物。一旦发生梗阻应及时就诊,检查梗阻原因并采取内镜检查及疏通。

6. **再狭窄**　同食管支架置入术后再狭窄及处理。

（三）结直肠支架置入术并发症

1. **出血**　出血是最常见的并发症,主要由于支架压迫肿瘤组织引起。迟发性出血可见于支架引起的肠黏膜溃疡。大部分可通过保守治疗控制,极少数需输血或外科手术。

2. **疼痛、里急后重感及大便失禁**　疼痛是肠道支架置入术后的常见并发症,一般可在有限的时间内缓解,剧烈疼痛应排除穿孔、支架移位等严重并发症。支架位置距离肛门较近也是剧烈疼痛的重要因素,可伴有里急后重和大便失禁。对于疼痛难以耐受的患者给予适当的止痛药;对于无法耐受疼痛或出现里急后重、大便失禁的患者应及时取出支架。

3. **粪石梗阻**　服用缓泻药可有效地预防粪石引起的梗阻。一旦怀疑粪石梗阻,应行内镜下机械

再通。

4. 菌血症和发热　见于完全性梗阻的患者,有专家推荐支架置入前后应用广谱抗生素。

5. 支架移位　有文献报道,裸支架置入后支架移位发生率为 3%~12%,覆膜支架移位发生率为 30%~50%。支架置入后早期发生移位的,多与支架位置不准有关,因此,放置时应使支架中心部位(腰部)位于狭窄处,且支架上下缘应超过狭窄处 2cm。肠道支架移位后往往很难调整支架位置,需内镜下用圈套器、活检钳等将支架取出。

6. 穿孔　是最严重的并发症。患者如出现腹膜炎症状则应高度怀疑穿孔的发生。透视或 CT 观察到膈下游离气体或后腹膜气体即可确诊(图 3-8-19)。小的穿孔通过禁食以及广谱抗生素使用可得到控制,小穿孔形成局限性脓肿可通过引流联合抗生素保守治疗,大的穿孔一经诊断应立即外科手术治疗。

7. 再梗阻　支架置入术后再梗阻发生率平均 12%(10%~92%),再梗阻大多是因为肿瘤侵袭长入支架内引起。梗阻后可通过再次置入支架术治疗。有文献报道,新型结直肠药物洗脱支架也可有效抑制肿瘤侵袭,正在研发过程中。

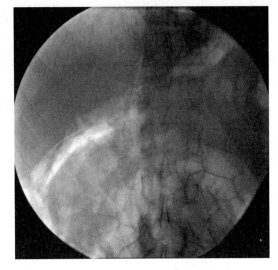

图 3-8-19　透视下可见后腹膜气体及肾影确诊支架植入术后肠道穿孔

(范志宁)

参考文献

1. 范志宁.消化道支架.第 1 版,南京:江苏科学技术出版社,2006.

2. 范志宁,缪林,季国忠,等.记忆合金支架在胃出口和十二指肠恶性梗阻中的应用.中华消化内镜杂志,2007,24:290-291.

3. 何伟,王翔,范志宁,等.新型纳米银/聚氨酯胆道支架表面抗菌涂层的体外抑菌试验.中国组织工程与临床康复,2010,15:453-460.

4. ASGE Technology Committee,Varadarajulu S,Banerjee S,et al.Enteral stents.Gastrointest Endosc,2011,74:455-464.

5. ASGE Technology Committee,Tokar JL,Banerjee S,et al.Drug-eluting/biodegradable stents.Gastrointest Endosc,2011,74:954-958.

6. Conio M,Repici A,Siersema PD.Self-expandable plastic stents in pharyngoesophageal strictures:a word of caution.Gastrointest Endosc,2011,73:642.

7. Hirdes MM,Vleggaar FP,Siersema PD.Stent placement for esophageal strictures:an update.Expert Rev Med Devices,2011,8:733-755.

8. Holster IL,Kuipers EJ,van Buuren HR,et al.Self-expandable metal stents as definitive treatment for esophageal variceal bleeding.Endoscopy,2013,45:485-488.

9. Moon S,Yang SG,Na K.An acetylated polysaccharide-PTFE membrane-covered stent for the delivery of gemcitabine for treatment of gastrointestinal cancer and related stenosis.Biomaterials,2011,32:3603-3610.

10. Zhang F,Amateau SK,Khashab MA,et al.Mid-gut stents.Curr Opin Gastroenterol,2012,28:451-460.

第九章
经皮穿刺内镜下胃、空肠造瘘术

第一节 经皮穿刺内镜下胃造瘘术

一、概述

经皮穿刺内镜下胃、空肠造瘘术(percutaneous endoscopic gastrostomy,PEG 及 percutaneous endoscopic jejunostomy,PEJ)是在内镜引导下,经皮穿刺放置胃、空肠造瘘管,以达到胃肠营养和(或)减压的目的。相对于传统的通过外科手术的胃造瘘及空肠造瘘术,PEG 及 PEJ 技术具有操作简便、安全易行、并发症少的优点,且只需要局部麻醉,从而减少了全身麻醉可能的危险及副作用。为不能经口进食,需要肠道营养支持疗法的患者免除了外科手术造瘘的痛苦,国内外应用已日趋广泛。

二、适应证与禁忌证

(一) 适应证

凡各种原因造成的经口进食困难引起营养不良,而胃肠道功能正常,需要长期营养支持者,均适合行经皮穿刺胃造瘘术。特别适用于下列情况:

1. 各种神经系统疾病及全身性疾病所致的不能吞咽,伴或不伴有吸入性呼吸道感染,均可施行此手术,如脑干炎症、变性或肿瘤所致的咽麻痹,脑血管意外、外伤、肿瘤或脑部手术后意识不清,经口腔或鼻饲补充营养有困难者,各种疾病所致的吞咽困难,以及完全不能进食的神经性厌食及神经性呕吐患者。

2. 长期输液,反复发生感染者。

3. 严重的胆外瘘需将胆汁引回胃肠道者。

(二) 禁忌证

1. 完全性口咽和食管梗阻,不能完成内镜检查。

2. 伴有难以纠正的血液凝固障碍。

3. 大量腹水患者。

4. 严重门脉高压造成腹内静脉曲张,穿刺过程中可能导致大量出血。

5. 器官变异,有碍于胃穿刺者。

6. 胃部疾病,特别是胃前壁癌肿、活动性巨大溃疡等有碍于此手术进行;此外,伴有幽门梗阻,严重的胃食管反流及胃肠瘘不宜行此手术。

7. 胃大部切除术后,残胃位于肋弓之下,无法从上腹部经皮穿刺胃造瘘。

8. 肥胖患者应根据患者具体情况判断,不应笼统列为禁忌证。

三、术前准备

(一)患者准备

1. 术前患者至少禁食 8 小时,静脉或肌注广谱抗生素。

2. 术前 30 分钟肌注地西泮或哌替啶。

3. 口服祛泡剂。用 1% 达可罗宁喷雾麻醉咽部黏膜。

(二)器械准备

前视或前斜视胃镜,内镜用圈套器,小切开手术包,尾部呈锥形蕈状导管或自制胃造瘘管,粗丝线导引钢丝,16 号套管针等。

四、操作步骤

(一)经皮穿刺内镜下胃造瘘术

1. 线拉式置管法

(1)定位:仰卧位,床头抬高 45°,插入内镜并在胃腔注气使其充分扩张,并使胃壁与腹壁贴紧。根据内镜在前腹壁的透光亮点选择穿刺部位,一般在胃角或胃体下部前壁;用手指压迫该处腹壁,在内镜下即可见到胃前壁运动及压迹,此处即为造瘘部位(通常在左上腹肋缘下中线外 3~5cm 处)(图 3-9-1A)。

(2)麻醉:常规消毒,铺洞巾,用 1% 利多卡因局部浸润麻醉。用接 25 号针头的注射器由皮肤垂直刺入胃腔内并抽吸,内镜下能见针头而注射器又能抽出气体,证实穿刺针已刺入胃腔内。于皮肤穿刺点作一小切口,钝性分离直至肌膜下,但勿损伤腹膜(图 3-9-1B)。

(3)穿刺:用 16 号套管针经皮肤小切口在内镜直视下垂直刺入充气的胃腔内,拔出针芯,将长约 150cm 的粗丝线经外套管放入胃内,拔出外套管(图 3-9-1C)。

(4)置管:在内镜直视下用圈套器将胃内线头套紧,并与内镜同时退出口腔外(图 3-9-1D)。将丝线扎紧于 16 号蕈状导管尾部,并在丝线和导管上涂润滑油;牵拉腹腔外的另一端丝线,将蕈状导管经

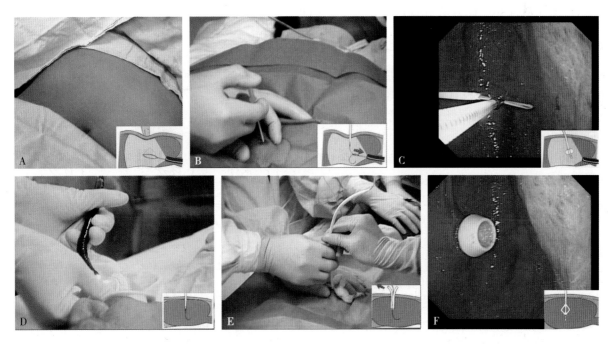

图 3-9-1　内镜下胃造瘘术(PEG)

A. 穿刺部位定位;B. 麻醉与插管技术;C. 放入丝线;D. 拉出丝线捆住导管;E. 拖导管入胃;F. 胃镜观察瘘管情况

口咽、食管和胃逆行拉出腹腔(图3-9-1E)。再次插入胃镜,观察导管头下方橡皮确实紧贴胃黏膜后,再用腹壁外橡皮塞固定导管于腹壁,以保证胃和前腹壁紧贴(图3-9-1F)。

为了达到既能使胃排空又能进行肠道营养的目的,可在原蕈状导管上再附加一空肠喂饲管,待蕈状导管固定后,再用内镜将空肠喂饲管经幽门送入空肠(图3-9-2)。

2. 腹部直接置管法

(1)准备皮肤、穿刺部位同线拉式置管法。胃腔经胃镜注气扩张后,用18号穿刺针垂直刺入胃内,由针管放一导丝至胃腔,然后拔去穿刺针(图3-9-3A、B)。

(2)沿导丝切开皮肤至肌膜,切口大小应根据扩张器的直径而定。一般常用14F或16F特制的扩张器,中间空芯,可穿过导丝,并套有外鞘(图3-9-3C)。

(3)在导丝的引导下,旋转扩张器,使之钻入胃腔内,拔去扩张器内芯,留下外鞘(图3-9-3D、E)。

(4)用12F或14F Foley气囊导管通过外鞘放入胃腔(图3-9-3F),注气或注水,使气囊胀大,向外牵拉导管,使胀大的囊紧贴胃黏膜(图3-9-3G),将导管缝于皮肤上(图3-9-3H)。此法优点为仅需插1次胃镜。

为了达到胃肠减压和肠道营养的目的,并能防止食管反流及吸入性肺部感染,因此最好将饲管置入十二指肠远端。由于导管易在胃内结圈,难以进入十二指肠,因此通常在内镜及导引钢丝辅助下完成。即首先通过PEG管将软导丝在内镜及X线透视监视下插入十二指肠及屈氏韧带远端,然后在导丝引导下插入软细管。拔出导丝。注入造影剂证实在空肠上端后,即完成操作。此方法可置入较粗的24F饲管,更有利于胃肠道营养。

(二)经皮穿刺内镜下空肠造瘘术

经皮穿刺内镜下空肠造瘘术,主要适用于胃大部分切除或胃全部切除及食管空肠吻合术后,因解剖关系,无法行PEG,但需要肠道饲管营养的患者。禁忌证同PEG。

PEJ操作基本相同于PEG,同样插入胃镜、注气,根据腹壁透光亮点穿刺,成功后按PEG操作步骤进行。

PEJ操作成功率低于PEG,主要原因是穿刺不准导致失败,因此PEJ关键是穿刺准确。并发症及处理相同于PEG。

也可采用Macfadyen报告的新方法:常规行PEG后,经PEG管插入一活检钳,并经口插入胃镜,用圈套把活检钳拉出口腔(图3-9-4A、B)。再次插入内镜至十二指肠远端及空肠上段(图3-9-4C),经内镜活检孔道插入一鼻胆管至十二指肠远端及空肠上段(图3-9-4D),在鼻胆管保持位置不变的情况下拔出内镜,并将活检

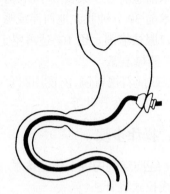

图3-9-2　内镜下空肠造瘘(PEG)

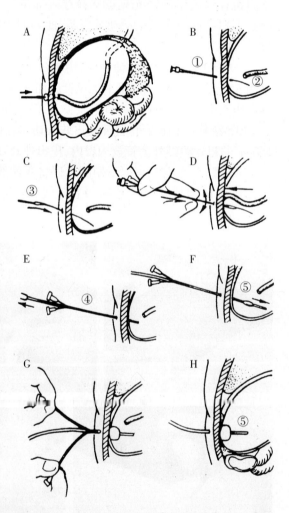

图3-9-3　腹部直接置管法(①穿刺针;②导丝;③扩张器;④外鞘;⑤Foley气囊管)

A.腹壁光点定位;B.插入导管;C.引入扩张器;D.扩张器入胃;E.留外鞘在胃内;F.经外鞘放入气囊导管;G.拔去外鞘;H.固定气囊造瘘管

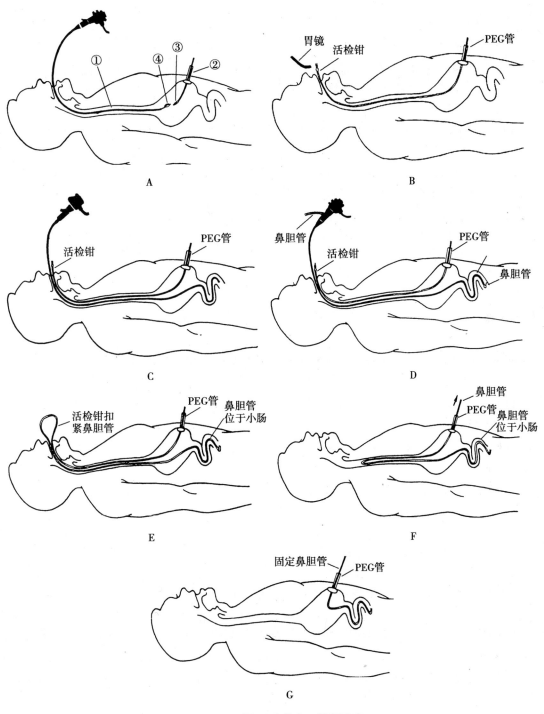

图 3-9-4　经 PEG 作十二指肠造瘘
①内镜；②PEG 管；③活检钳；④圈套

A. 经 PEG 插入活检钳，经口插入胃镜及圈套器；B. 用圈套器将活检钳拉出口腔；C. 再次插入胃镜至十二指肠远端及空肠上段；D. 经胃镜活检孔道，插入鼻胆管至十二指肠远端及空肠上段；E. 拔出胃镜，在口腔外用活检钳夹紧鼻胆管头端；F. 从腹部 PEG 处拉出活检钳及鼻胆管；G. 调整位置及固定饲管钳夹紧鼻胆管头端(图3-9-4E),然后从腹部轻轻拉出活检钳及鼻胆管(图3-9-4F),最后调整位置及固定鼻胆管于患者腹部(图3-9-4G)。

五、术后并发症及处理

(一)造瘘管漏

由于造瘘口大于造瘘管,或由于造瘘管移位,胃内容物及灌入营养品沿管周漏出,称为外漏。也可漏入腹腔内,为内漏。前者可更换造瘘管纠正,后者为一种严重的并发症,应手术处理。

(二)造瘘口周围感染与脓肿形成

病原菌主要来自口腔或胃肠道。轻者仅为管周皮肤红肿,重者有脓肿形成。须应用抗生素和脓腔引流。

(三)坏死性腹膜炎

为一种少见的腹壁严重感染性并发症,死亡率较高。术后3~14天出现高热,腹壁蜂窝组织炎由造瘘管周围迅速发展,甚至产生皮下气肿。应紧急手术切开引流,清除坏死组织。因病原菌来自口腔和上消化道,故对有感染危险因素如严重营养不良和糖尿病的患者,在造瘘期应给予广谱抗生素预防,并用1%新霉素液口腔含漱。

(四)胃结肠瘘

可因穿刺针同时刺入结肠和胃或造瘘管压迫结肠引起坏死,以致胃与结肠相通。较小的瘘在拔除导管后可自愈,大的胃结肠瘘可出现更加严重的营养不良和中毒症状。应手术治疗。

(五)吸入性肺炎

可能与食物反流有关。发生吸入性肺炎后,应积极给予抗感染治疗。同时采取以下措施:逐渐增加每次输注的营养液,不可操之过急;抬高床头,加快胃排空,如服用促胃肠动力药;将造瘘管头端放入空肠,以减少反流。

(六)造瘘管滑脱

由于固定不牢所致。无论何时发生,应立即重新置管。

(七)其他

出血、气腹及腹腔感染。

六、临床应用

自1979年Ponsky等采用经皮穿刺内镜下胃造瘘术以来,在国外已广泛应用,近年国内亦有报道。多年来实践证明:此技术简便、安全、易行,手术成功率高。据文献报道,年龄最小者仅7天,最大者为101岁,置管最长者达2年之久,平均4~7个月。手术胃造瘘并发症发生率和死亡率分别为6%~75%和5%~37%,而经皮穿刺胃造瘘术仅5%~17.5%和9%~15%,并发症和死亡率较手术胃造瘘者显著降低。与静脉高营养相比,它可有效地作为长期营养支持,符合生理要求,且感染机会明显减少。此手术时间短,仅11~27.5分钟即可完成,不需要全身麻醉,可在胃镜室及病房内进行,大大地减轻了患者痛苦。目前,在技术上又有了较大的发展,主张尽可能把饲管放置于十二指肠远端(距幽门40cm),可明显降低食管反流及吸入性肺炎的发生率。Macfadyen等在内镜及X线监视的辅助下为32例PEG患者经PEG管将8F的鼻胆管放入十二指肠远端及空肠,全部成功,明显降低了吸入性肺炎的发生率。以往因胃切除术,食管空肠吻合术及解剖改变而不能行常规PEG,近来又开展了PEJ。Mullert等报道了41例PEJ,全部成功,且没有发生严重的并发症。腹腔镜下胃造瘘术亦有较大的应用潜力,可解决因上消化道梗阻无法插入胃镜行PEG患者的胃造瘘问题。可见,PEG或PEJ是一种较好的胃肠造瘘方法,与外科手术造瘘相比,并发症少,死亡率低;与静脉高营养相比,可长期营养支持,符合生理要求。且手术时间短,不需要全身麻醉。

(王 东)

参考文献

1. Gauderer MWL,Ponsky JL.A simplified technique for constructing a tube feeding gastrostomy.Surg Gynec Obst,1981,152:83.

2. 许国铭.消化系疾病介入治疗.第1版.上海:上海科学技术文献出版社,1991.

3. Miller RE,Winkler WP,Kotter DP.The Russell percutaneous endoscopic gasfrotomy,key technical step.Gastrointestinal Endoscopy,1988,34:339.

4. Ponsky JL,Gauderer MWL,Sfellato TA.Percutaneous endoscopic gastrostomy:Review of 150 cases.Arch Surg,1983,118:913.

5. Mac Fadyen BV,Catalano MR,Raijman I,et al.Percutane ous endoscopic gastrostomy with jejunal extension:a new technique.Am J Gastroenterol,1992,87:725-728.

6. Mullert JK,Fischer H,Grund KE. Direct endoscopic percutaneous jejunostomy(PEJ):an alternative for operative catheter jejunostomy.Gastrointest Endoscopy,1993,39:A254.

7. Raaf JH,Manney M,Okafor R,et al.Laparoscopic place ment of a percutaneous endoscopic gastrostomy(PEG)feeding tube.J Laparoendosc Surg,1993,3:411.

8. Onur OE,Guneysel.Endoscopic gastrostomy,nasojejunal and oral feeding comparison in aspiration pneumonia patients.J Res Med Sci.2013 Dec,18(12):1097-1102.

9. Lee CG,Kang HW.Comparison of complications between endoscopic and percutaneous replacement of percutaneous endoscopic gastrostomy tubes.J Korean Med Sci.2013 Dec,28(12):1781-1787.

10. Ferraro F,Gravina AG.Percutaneous endoscopic gastrostomy for critically ill patients in a general intensive care unit.Acta Gastroenterol Belg. 2013 Sep,76(3):306-310.

第十章

内镜下乳头及胆、胰管括约肌切开术

一、概述

(一)定义

内镜下乳头括约肌切开术(endoscopic sphincterotomy,EST 或 ES)是在 ERCP 中,采用专用器械应用高频电切的方法切开十二指肠乳头及其胆 / 或胰管括约肌,以达到扩大胆 / 胰管开口的目的,是最早开展的 ERCP 治疗技术。内镜下乳头括约肌切开术包括了胆管括约肌切开术(endoscopic biliary sphincterotomy,EBS)和胰管括约肌切开术(endoscopic pancreatic sphincterotomy,EPS),其中胆管括约肌切开应用最多,如无特殊申明,一般 EST 是指胆管括约肌切开。

(二)发展史

1973 年,日本 Kawai 等学者首先采用推式切开刀进行乳头括约肌切开,次年,德国的 Classen 和 Demling 应用拉式弓形刀进行乳头切开,均获得成功,并于 1974 年同时在国际上发表,标志着治疗性 ERCP 技术的诞生。在我国 EST 起步于 20 世纪 70 年代末,1979 年周岱云教授采用自制的切开刀完成了 2 例胆管结石患者的治疗并于次年将结果发表于《上海医学》上,1980 年安戎教授在《中华内科学杂志》上报道了最初的 18 例开展 EST 的结果,这些先驱者的工作带动了各地的消化内镜工作者积极开展此项技术,至 20 世纪 80 年代末,我国年开展胆管结石的内镜下治疗已逾千例。随着 EST 技术的发展和与普及,目前在国内大型医院已成为治疗胆总管结石症第一线的治疗方法,全国每年开展 ERCP 取石近 10 万例。

二、适应证与禁忌证

(一)适应证

1. 清除肝外胆管内异物,可用于治疗以下疾病 胆道结石、胆道蛔虫、胆管内坏死癌栓、胆道内黏液(黏液性肿瘤)、肝移植术后胆栓及胆肠吻合术后胆管盲端综合征等。

2. 解除胆总管末端的梗阻,可用于治疗乳头部炎性狭窄、Oddi 括约肌功能障碍(SOD)、早期壶腹癌等。

3. 急性化脓性胆管炎的减压引流。

4. 胆源性胰腺炎的治疗。

5. 慢性胰腺炎伴主胰管狭窄、结石治疗。

6. 胰腺分裂伴副乳头开口狭窄者可行副乳头切开。

7. 医源性或外伤性胆漏、胰漏的治疗。

8. 用于其他诊疗前的步骤,如置入大口径胆 / 胰管支架、多根支架引流、母子镜检查、腔内超声检查(IDUS)等。

（二）禁忌证

1. ERCP 禁忌者。

2. 严重凝血功能障碍不能纠正者；应用抗血小板或抗凝药物的患者应停药至少 1 周或改用其他短效药物。

3. 安装心脏起搏器者应慎用。

三、术前准备

（一）患者准备

同 ERCP 术前准备，术前需要详细了解患者的凝血机制，凝血异常者需纠正后方可进行乳头切开操作；长期服用阿司匹林、氯吡格雷等抗血小板药物者需停药 1 周以上。服用华法林者，可改用低分子肝素或普通肝素。

（二）器械准备

绝缘导丝；可通导丝的拉式弓形切开刀；内镜手术专用高频电发生器，电切及电凝设置在推荐值范围的下限，将电线与切开刀稳妥连接，回路电极板紧密贴附在患者右侧小腿后方肌肉丰富处；注射针、金属止血夹等。

四、操作步骤

（一）胆管括约肌切开步骤

1. 对于 ERCP 操作中需行胆管括约肌切开者，留置导丝于胆管，循导丝插入切开刀。

2. 将刀丝前 1/3 插入乳头开口内，调整内镜前端的深度及角度，适当增加切开刀的张力，将刀丝稳妥接触乳头，然后在直视下逐步进行乳头切开。

3. 切开过程中不断调整方向，胆管括约肌切开保持切线位于乳头的 11~12 点钟方向（图 3-10-1），切开速度应当缓慢匀速，避免"拉链式"快速切开。

4. 切开的长度根据结石的大小、胆管的粗细及乳头隆起部分的长度综合决定，以"够用"为原则；理论上，乳头整个隆起部均可切开，根据切开的程度分为小、中、大切开（图 3-10-2）；但如结石较小或用于置入支架，一般仅需小切开。

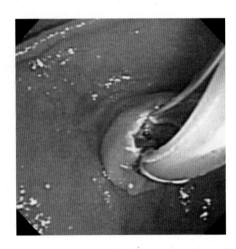

图 3-10-1　内镜下沿胆管方向逐步切开胆管括约肌

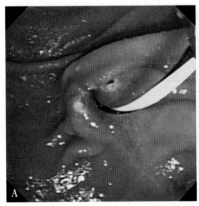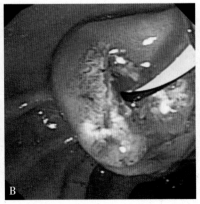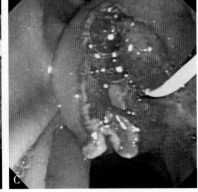

图 3-10-2　乳头括约肌切开
A. 小切开；B. 中切开；C. 大切开

5. 乳头切开后,绷紧刀弓进出试验,了解切口的大小,观察有无活动性出血,胆汁流出是否通畅;如有活动性出血,可用注射针进行黏膜下注射止血或止血夹,应注意避开胰管开口。

（二）胰管括约肌切开步骤

1. 对于 ERCP 操作中需行胰管括约肌切开者,留置导丝于胰管,循导丝插入切开刀。

2. 采用纯切割电流进行胰管括约肌切开,切开方向以 12~1 点钟方向为佳(图 3-10-3)。切开长度视乳头隆起部长度及胰管的宽度而定,一般切开 5~8mm。

3. 在少数胰管选择性插管困难的情况下,可先行胆管括约肌小切开,然后寻找胰管开口,胰管开口多位于切缘下方 5 点钟位置(图 3-10-4)。

4. 切开后一般需置管引流,可放置鼻胰管或胰管支架(图 3-10-5)。

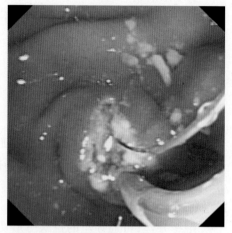

图 3-10-3 沿胰管方向切开胰管括约肌

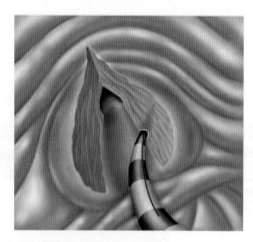

图 3-10-4 胰管开口位于胆管开口下方 5 点钟位置

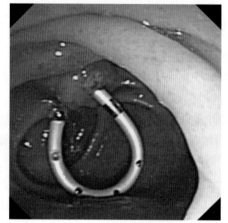

图 3-10-5 留置胰管支架引流

五、术中注意事项

1. 术前应给予患者适量镇静剂,或在静脉麻醉下操作,保证患者在操作中保持安静和充分配合。

2. 切开刀避免进入过深或刀弓张力过大,否则难以切开或难以控制切开速度。

3. 切开时应"先快后慢","先切后凝",即开始时切开速度略快,采用切割电流,在切到顶端时应谨慎小心,并采用电凝电流,可减少出血和术后胰腺炎的风险。

4. 切开过程中避免不必要的动作,避免过多吸引动作,争取一次完成。

六、术后处理

1. 术后禁食、水,必要时可予以止血、抑酸、抑酶、抗炎及补液等处理。

2. 密切监测生命体征、腹部体征及血常规、血淀粉酶变化情况。

3. 放置鼻胆/胰管者,注意观察鼻胆/胰管引流出胆汁的颜色,对于有血性引流液者,应尽早行内镜检查及止血处理。

4. 未放置鼻胆/胰管者,若出现呕血、黑便、血压下降等表现者,应首先维持生命体征稳定,尽早行内镜检查明确出血原因。

七、术后并发症及处理

(一)出血

乳头切开术后出血的发生率约为2%~5%,出血包括术中即时出血和术后延迟出血。常用的止血方法如下:

1. 黏膜下注射止血,对于小的黏膜渗血,可采用注射针在乳头切缘黏膜下(图3-10-6),注射少量去甲肾上腺素冰盐水(1:10 000)、高渗糖水(50%)、硬化剂或生物蛋白胶等,起到压迫止血的目的,注射时注意避开胰管开口。

2. 气囊压迫止血,对于切口内的出血或一时难以确定出血部位的病例,可以插入球型或柱状气囊,充盈后行局部临时压迫止血(图3-10-7),同时寻找出血部位,为进一步处理创造条件。

3. 止血夹止血,是较为常用和可靠的止血方法,但侧视镜下准确施夹有一定难度(图3-10-8)。

4. 热探头/APC止血,可用于较为表浅和明确的出血点(图3-10-9A、9B)。

5. 留置全覆膜金属支架,用于胆管内出血或出血部位较为深在的病例,一般要求胆管无显著扩张者,止血成功率较高,通常1~2周后可拔除支架(图3-10-10)。

6. 血管介入止血,在内镜止血失败后应首先考虑血管介入止血,将导管插入腹腔干内造影,寻找出血的分支,EST出血一般为胰十二指肠后动脉的分支出血,应尽量超选接近出血部位,根据出血量

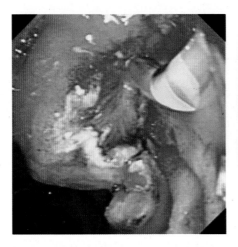

图3-10-6 乳头切缘黏膜下注射止血

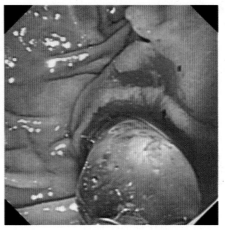

图3-10-7 气囊压迫止血

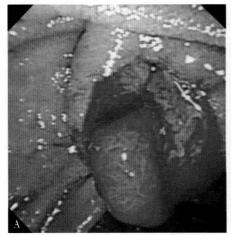

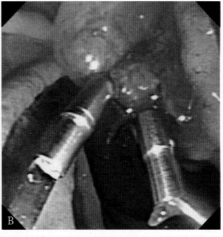

图3-10-8 乳头切缘左下角处出血(A),予以金属夹止血(B)

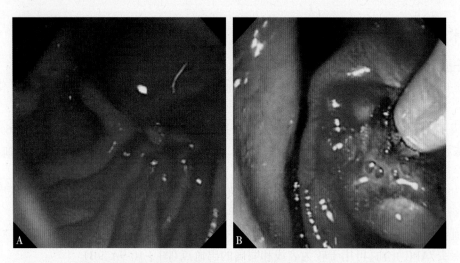

图 3-10-9　乳头切开后出血(A),运用氩气刀(APC)止血(B)

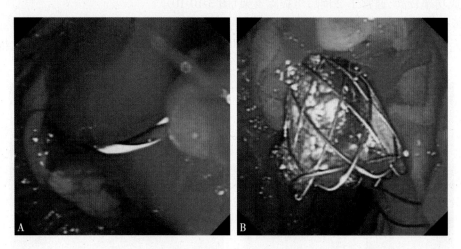

图 3-10-10　乳头切缘内出血(A),留置覆膜金属支架压迫止血(B)

应用适量明胶海绵、碘化油或金属圈等。

　　7. 外科手术止血,出血量较大或其他处理均失败者应尽早手术干预。

　　(二)其他并发症处理见 ERCP 术后处理(详见第二篇第三章)。

(胡 冰　冀 明　吴 军)

参考文献

1. 胡冰 .ERCP 临床诊疗图解 . 第 2 版 . 上海 : 上海科学技术出版社 , 2010.

2. Freeman ML , Nelson DB , ShermanS , et al.Complications of endoscopic biliary sphincterotomy.N Engl J Med 1996 , 335 : 909-918.

3. Kim HJ , Kim MH , Kim DI , et al.Endoscopic hemostasis in sphincterotomy-induced hemorrhage : its efficacy and safety.Endoscopy , 1999 , 31 : 431-436.

4. Cotton PB , Lehman G , Vennes J , et al.Endoscopic sphincterotomy complications and their management : an attempt at consensus.Gastrointest Endosc , 1991 , 37 : 383-393.

5. Wilcox CM , Canakis J , Monkemuller KE , et al.Patterns of bleeding after endoscopic sphincterotomy , the subsequent risk of bleeding , and the role of epinephrine injection.Am J Gastroenterol , 2004 , 99 : 244-248.

6. Sherman S , Hawes R , Nisi R , et al.Endoscopic sphincterotomy induced hemorrhage : treatment with multipolar

electrocoagulation.Gastrointest Endosc,1992,38:123-126.

7. Baron TH,Norton ID,Herman L.Endoscopic hemoclip placement for post-sphincterotomy bleeding.Gastrointest Endosc, 2000,52:662.
8. T. Itoi,I. Yasuda,S.Doi,et al.Endoscopic hemostasis using covered metallic stent placement for uncontrolled post-endoscopic sphincterotomy bleeding.Endoscopy,2011,43:369-372.

第十一章
内镜下乳头括约肌气囊扩张取石术

一、概述

ERCP 技术广泛应用于临床至今已有 50 余年，多年以来内镜下乳头括约肌切开术（EST）一直是 ERCP 取石术的标准方案，尽管 EST 的成功率超过 90%，但 EST 也可引起一些短期并发症，如出血、穿孔及逆行性胆管炎等，有时甚至危及患者生命。另外，从远期来看，EST 还可导致 Oddi 括约肌功能的丧失。因此内镜下乳头括约肌气囊扩张术（endoscopic papillary balloon dilation，EPBD）在 1983 年由 Staritz 教授在 ERCP 时首次采用，此后受到了内镜医师的广泛关注，因为 EPBD 在不破坏 Oddi 括约肌及保持乳头括约肌完整性的前提下，通过气囊导管扩张，放大乳头开口，以便结石能顺利取出，因此其具有保留了乳头括约肌正常生理功能的优点，而引起出血、穿孔等并发症的风险较小。但是早期的研究提示扩张 6~10mm 的扩张球囊并不能有效扩张壶腹部，而且 EPBD 术后发生胰腺炎的几率较 EST 明显增高，因此在一段时间内 EPBD 的开展停滞不前。直到 2003 年，采用大直径球囊（12~20mm）的 EPBD 和 EST 联合处理胆总管结石取得较好疗效，此后在韩国和中国台湾等地区开展了一系列的临床研究，证实 EPBD 联合 EST 或者单纯 EPBD 均安全有效。近年来 EPBD 技术日趋成熟，随着经验的积累及治疗器械的不断改进，治疗方法和技术也更加完善。虽然 EPBD 引起并发症的风险较小，但是有部分报道认为 EPBD 引起 ERCP 术后胰腺炎的风险不可小视，因此内镜医师在进行 EPBD 时仍需严格掌握适应证、避免并发症的发生。

二、适应证与禁忌证

（一）适应证

1. 胆总管结石　结石大小≤20mm，伴与不伴有胆囊并存者，有 EST 高危因素患者或者禁忌证者，年龄较轻需保留 Oddi 括约肌功能者及 Billroth Ⅱ式胃切除术后患者。

2. 非结石性病变　Oddi 括约肌功能不良，乳头及胆管下段炎性及瘢痕性狭窄。

（二）禁忌证

1. 重要脏器功能严重衰竭、有 ERCP 禁忌证者。

2. 胆管结石≥20mm 者。

3. 胆总管下段严重瘢痕性狭窄，结石不能通过者。

三、术前准备

（一）器械准备

1. 十二指肠镜　为通过气囊扩张导管及取石篮，要求用较大孔道的十二指肠镜，如 Olympus JF-1T30、JF-230、JF-240（3.2mm）、TJF-200（4.2mm）。

2. ERCP 造影导管、切开刀及相匹配的 0.035 英寸导丝。

3. 气囊扩张导管 气囊一般长 2~4cm,充分扩张后,外径 6~20mm 可选。下图为 Wilson-Cook 公司扩张气囊(图 3-11-1)。

4. 常规取石网篮、取石球囊及碎石器。

（二）其他准备

基本同 EST,可适量加用松弛十二指肠乳头括约肌药物,如丁基溴化东莨菪碱(解痉灵)等。

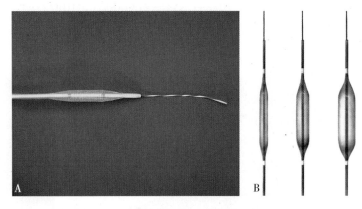

图 3-11-1 扩张气囊

四、操作步骤

1. 按 ERCP 操作方法,胆管造影,了解胆总管宽度及胆管结石部位、大小及个数以决定是否适宜行气囊扩张后取石。

2. 乳头括约肌柱状气囊扩张,造影结束后保留导丝,行或不行 EST,后循导丝插入扩张气囊导管通过乳头括约肌及胆管下端,并在 X 线监视下保持气囊中央部位于乳头括约肌处,向气囊内注气或稀释的造影剂,注意速度不宜过快,待狭窄消失后,维持 30 秒至 2 分钟(图 3-11-2)。

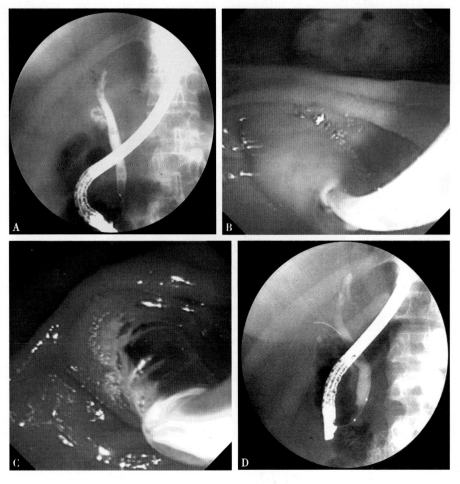

图 3-11-2 乳头括约肌气囊扩张

3. 网篮取石　乳头扩张后,用取石网篮或球囊结石取出器,插入胆管取出结石。若结石略大或乳头扩张不够大,可先用碎石器将结石粉碎后,再用取石网篮或取石球囊将结石取出(图 3-11-3)。

4. 用取石球囊清扫胆管及阻塞造影,证实胆管内无结石后,即结束手术。

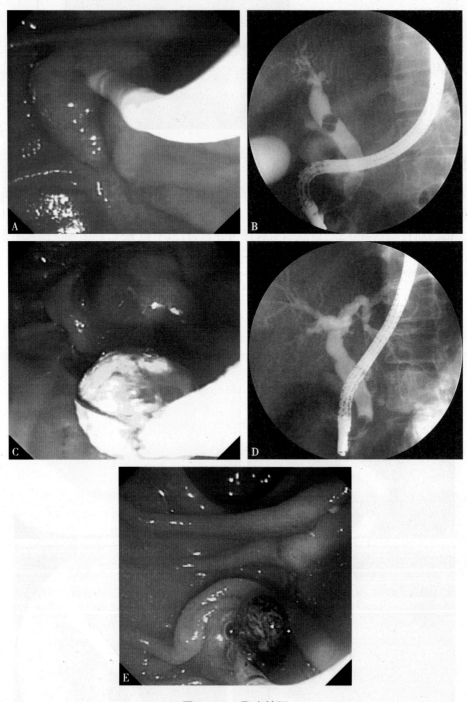

图 3-11-3　取出结石

五、术后处理

同 ERCP 及 EST。

六、术后并发症及处理

内镜下乳头气囊扩张术及取石术并发症少于 EST,故一般情况下极少发生肠穿孔及出血等并发症,但胆道感染及 ERCP 术后胰腺炎发生率不低于 EST,有些报道认为甚至高于 EST。

1. ERCP 术后胰腺炎　主要是扩张气囊反复多次对乳头括约肌及胰管开口部位的机械性刺激及损害,造成胰液引流不畅,发生胰腺炎。因此,术后应采取必要的预防措施及检测手段,如禁食、应用生长抑素及其类似物、解痉药物及制酸剂,以松弛乳头括约肌,减少胰液的分泌,保证引流通畅。最近我国一项多中心随机对照研究显示,在 ERCP 开始前给予 250μg 生长抑素,术后 250μg/h 生长抑素维持 11 小时,可显著减少 ERCP 术后胰腺炎及术后高淀粉酶血症的发生率。

2. 胆道感染　由于乳头括约肌未切开,胆汁引流远不够畅通,加之注入较多的造影剂,胆道压力较高,碎石残留,器械污染等因素,可能发生胆道感染,因此,术后可考虑留置鼻胆管或应用抗生素 1~2 天预防胆管炎。

七、临床评价

内镜下乳头括约肌气囊扩张术近年来开展较多,国外已有不少临床报告。不过需要注意的是,所用扩张气囊的最大扩张直径取决于结石的大小、胆管下端的直径,注意扩张时不能大于胆管下端的直径,以免造成胆管穿孔。在气囊扩张时,注意逐级扩张气囊压力,避免快速加压而撕裂胆管壁。如果扩张时无明显阻力,气囊中央的腰部逐渐消失,则可继续扩张至所需直径。如果气囊扩张时阻力较大,中央的腰部不消失,或者患者在扩张时疼痛明显,则扩张应停止,以防穿孔。另外,EPBD 时气囊的扩张时间一般在 1 分钟左右,一项 RCT 研究比较了气囊扩张 30 秒与扩张 1 分钟的效果,结果发现两组在不良事件发生率上没有明显差异,气囊扩张时间延长并没有增加不良事件的发生率,而气囊扩张时间过短则容易出现出血,这可能与压迫时间较短有关。

Kim 等对 EST+EPBD 与 EST 的效果、远期并发症、结石复发率进行比较,222 例患者中 101 例接受 EST+EPBD 治疗,另外 121 例患者则进行了单纯 EST 治疗,平均随访 25 个月和 13 个月,两组在行 ERCP 次数和使用碎石器比例方面没有明显差异。两组的早期并发症发生率分别是 4% 和 4.1%,远期并发症发生率为 5.9% 和 3.3%,结石复发率为 6.9% 和 5.8%,作者认为 EST+EPBD 取石与 EST 成功率相似,术后并发症发病率无差异。Kook 对 93 例伴有乳头旁憩室的胆总管结石患者采用内镜下大球囊(直径 12~20mm)扩张乳头的方法取石,伴有乳头旁憩室的患者年龄要明显高于无憩室的患者(75.2±8.8 岁 vs69.7±10.9 岁),两组的完全取石率没有明显差异,球囊扩张组使用机械碎石的比例显著降低(3.2%vs11.5%)。作者认为 EPBD 对于伴有乳头旁憩室的胆总管结石患者也是非常安全有效的取石手段。在临床诊疗实践中,常有内镜医师将 EST 和 EPBD 联合使用治疗胆总管结石,但 EST 和 EPBD 联合使用是否会增加并发症尚不清楚,因此 Yang 等对 6 项 RCT 共 835 例患者进行荟萃分析,研究显示与 EST 相比,EST+EPBD 组患者的总体并发症发生率较低(OR=0.53);尤其是穿孔的发生率降低更为明显(OR=0.14)。EST+EPBD 组使用机械碎石的比例,特别是对于直径大于 15mm 的结石采用机械碎石的比例显著下降(OR=0.15)。使用机械碎石技术有一定难度,而且可能导致取石篮嵌顿或者胆道损伤,另外有时可造成难以取出的残余结石,因此减少机械碎石的比例对 ERCP 操作有一定帮助。两组在取石率、术后胰腺炎、出血和胆道感染发生率等方面没有显著差异。

既往的研究认为随着球囊扩张直径的增加,尤其在超过 15mm 后,ERCP 术后胰腺炎的发生率也会显著增加,但是最近的研究发现,胆道括约肌切开术对此后的球囊扩张有方向引导作用,因此胰管括约肌被撕裂的可能性将明显下降;另外,ERCP 术后胰腺炎的发生率还与插管时间和操作时间等因素相关,因此目前认为 EPBD 并不会明显增加 ERCP 术后胰腺炎的发生率。在 EPBD 同时行 EST 或者不行 EST 的不良事件发生率并无明显区别,其中根据国外的大宗报道,EPBD 同时行 EST 的最常见不良事件为出血,发生率为 3.6%;而单纯 EPBD 不行 EST 的最常见不良事件为急性胰腺炎,发生率为 3.9%。而发生不良事件的主要危险因素包括气囊的大小、EST 切开的大小、气囊扩张的时间、胆管狭窄、壶腹周围憩室、消化道外科改道术后以及出血倾向等,因此对这些患者进行 EPBD 时需要格外谨慎。

不过最近也有报道 EPBD 也可以用于消化道外科改道术后的患者,如 Jang 等对 40 例 Billroth Ⅱ 术后患者采用 EPBD 取石,ERCP 时显示胆总管直径平均为 13mm,球囊直径平均为 12mm。所有患者的胆总管结石均顺利取出,有 3 例患者需行 2 次以上的 ERCP 以完全取出结石。术后有 2 例患者出现轻症急性胰腺炎,没有一例患者出现穿孔或出血。

长海医院曾总结 50 例患者的内镜治疗结果,患者在 ERCP 时发现结石共 68 枚,大小为 3~15mm,平均 8mm。采用内镜下乳头括约肌气囊扩张术,气囊扩张最大直径为 15mm,根据结石大小,决定扩张次数、维持时间及气囊压力。扩张后用取石网篮顺利取出结石。术后除 4 例患者有轻微腹痛伴血清淀粉酶升高外,未发生出血及穿孔、胆管炎等并发症。术后 1~2 天全部患者恢复正常后顺利出院。

(柏 愚 邹多武)

参考文献

1. 李兆申,许国铭,孙振兴. 如何提高内镜治疗胆管结石的成功率. 中华消化内镜杂志,1996,13(3):353-355.

2. 李兆申,许国铭,孙振兴.ERCP 时非乳头括约肌切开状态下胆管取石. 第二军医大学学报,1998,19(5):414-416.

3. Kim KY,Han J,Kim HG,et al.Late Complications and Stone Recurrence Rates after Bile Duct Stone Removal by Endoscopic Sphincterotomy and Large Balloon Dilation are Similar to Those after Endoscopic Sphincterotomy Alone.Clin Endosc,2013,46(6):637-642.

4. Kim KH,Kim TN.Endoscopic papillary large balloon dilation in patients with periampullary diverticula.World J Gastroenterol,2013,19(41):7168-7176.

5. Yang XM,Hu B.Endoscopic sphincterotomy plus large-balloon dilation vs endoscopic sphincterotomy for choledocholithiasis:a meta-analysis.World J Gastroenterol.2013,19(48):9453-9460.

6. Kogure H,Tsujino T,Isayama H,et al.Short-and long-term outcomes of endoscopic papillary large balloon dilation with or without sphincterotomy for removal of large bile duct stones.Scand J Gastroenterol. 2014,49(1):121-128.

7. Mabuchi M1,Iwashita T,Yasuda I,et al.Endoscopic papillary large balloon dilation as a salvage procedure for basket impaction during retrieval of common bile duct stones.Dig Dis Sci.2014,59(1):220-223.

8. Yoon HG,Moon JH,Choi HJ,et al.Endoscopic papillary large balloon dilation for the management of recurrent difficult bile duct stones after previous endoscopic sphincterotomy.Dig Endosc.2014,26(2):259-263.

9. Jang HW,Lee KJ,Jung MJ,et al.Endoscopic papillary large balloon dilatation alone is safe and effective for the treatment of difficult choledocholithiasis in cases of Billroth Ⅱ gastrectomy:a single center experience.Dig Dis Sci.2013,58(6):1737-1743.

第十二章
内镜下胆管取石、碎石术

一、概述

ERCP碎石、取石术是通过内镜逆行胆管插管，行十二指肠乳头括约肌切开和（或）球囊扩张后，应用取碎石附件（如取石网篮、机械碎石网篮、取石气囊等）将胆管内结石取出。目前这种治疗发展非常成熟，在国内外均已成为胆管结石微创治疗的首选。

二、适应证与禁忌证

（一）适应证

1. 与ERCP适应证相同。

2. 各种类型肝外胆管结石。

3. 一、二级肝内胆管内结石，不伴有远肝端肝胆管狭窄。

（二）禁忌证

1. 与ERCP禁忌症相同。

2. 有EST或十二指肠乳头扩张术禁忌证患者。

3. 肝内胆管结石伴有远肝端肝内胆管严重狭窄患者。

三、术前准备

（一）器械准备

1. 内镜及X光机与ERCP相同。

2. 取碎石器械及设备　包括取石网篮（图3-12-1）、碎石网篮（图3-12-2、图3-12-3）、取碎石一体式网篮（图3-12-4）、取石气囊导管（图3-12-5）、激光碎石机（图3-12-6）和液电碎石机。

（二）患者准备

与ERCP及EST相同。

术前检查包括常规检查，包括血尿便常规、便

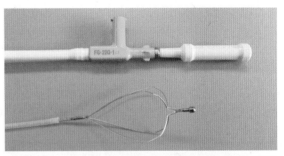
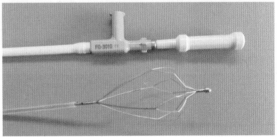
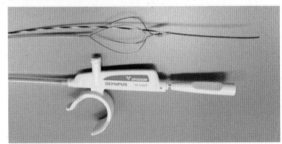
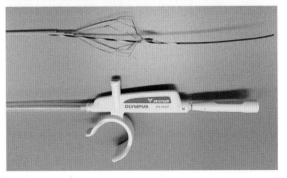

图 3-12-1　取石网篮

415

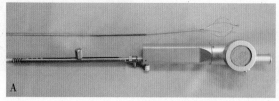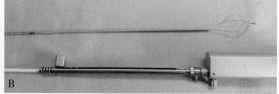

图 3-12-2　BML-3Q/4Q-1 碎石网篮（Olympus 公司）

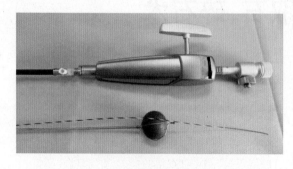

图 3-12-3　BML-V437QR/V442QR-30 碎石网篮
（Olympus 公司）

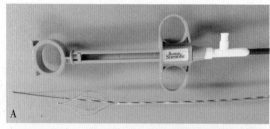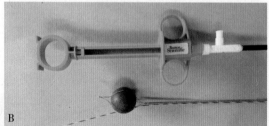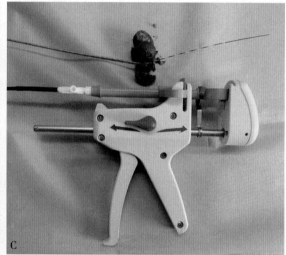

图 3-12-4　取碎石一体式网篮（Boston 科学）

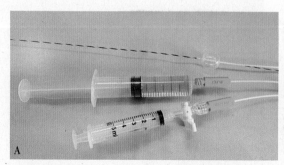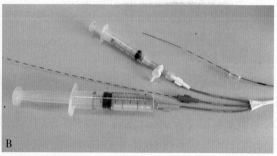

图 3-12-5　三腔取石气囊导管
A. Boston 科学；B. Cook 公司

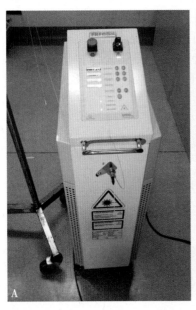
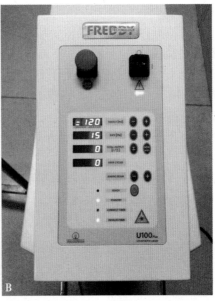

图 3-12-6 激光碎石机（Plus U100+）

潜血、肝肾功能、凝血功能、血尿淀粉酶、血型、心电图、胸片；腹部超声、MRCP 或腹部 CT 等,有必要者行心脏彩超、下肢深静脉彩超、肺功能等检查。

四、操作步骤

预先行 ERC 造影,确定结石的部位、数量及大小。

(一) 网篮取石术

应用取石网篮将胆管内结石套入后取出,取石方法可依结石的部位、大小及胆管扩张程度不同来选择不同的取石篮和取石方法(图 3-12-7)。

1. 结石位于胆总管下段,可于结石下方推出网篮,出网时可将结石推入胆总管中段,套入结石,因胆总管下端有扩约肌,网篮不易张开,结石很难套入,从结石上方出网,套取结石时,易使结石向下移动,可能嵌顿于胆总管下端,造成取石困难。

2. 结石位于胆总管中上段时,网篮在结石旁推出网篮,边出网篮边抖动网篮,保持网篮的中心在结石旁,将结石套入。若于结石上方推出网篮,易将结石带入胆管下端;于结石下方推出网篮,容易将

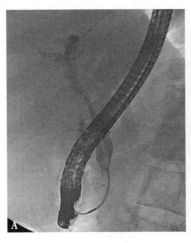
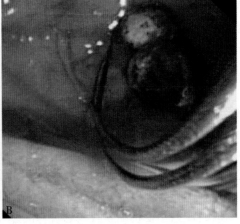

图 3-12-7 网篮取石术

结石顶入肝总管或肝内胆管。

3. 结石于肝总管或肝内胆管时,网篮要超过结石出网,以免将结石顶入更小的胆管内。

4. 套取结石后网篮收紧,拉至胆总管下端,固定网篮并右旋镜身,同时进镜将结石取出。

5. 胆管内多发结石,取石时先从胆管下方结石开始逐一取石,避免多块结石同时套入网篮内,造成取石困难或结石嵌顿于十二指肠乳头壶腹部。

(二) 网篮机械碎石术

经内镜机械碎石网篮是由网篮、塑料外管、金属蛇皮套管及手柄组成,用于胆管内较大结石的取出。

网篮套住结石后,将塑料外管退回至金属套管内,旋转手柄旋钮缓慢收紧网篮,利用网篮与金属套管对结石进行机械切割后取出(图 3-12-8)。

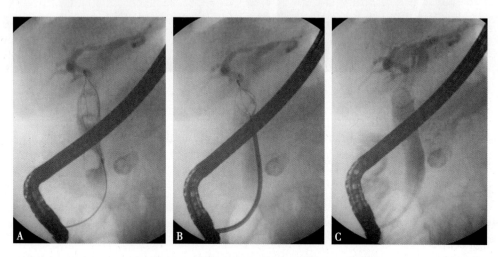

图 3-12-8　网篮机械碎石术,术后放置鼻胆引流管

使用碎石网篮时,先将塑料外套管及网篮伸出,容易插管及套取结石,结石被套入后略收网篮至结石不能逃出,不要收紧,先回退塑料套管至金属外套管中,金属蛇皮管到达结石处时再将结石绞碎。

将结石放在肝外胆管中上部较扩张处碎石,避免在胆总管下段进行碎石,碎石时,缓慢顺时针旋转手柄上旋钮,不要过快,使网篮丝充分切割结石。

应用经导丝取碎石一体式网篮(图 3-12-9),不要沿导丝推入网篮通过十二指肠乳头开口至胆管内,应用常规插管方法插入十二指肠乳头。

(三) 气囊取石术

取石气囊插入胆管并超过结石,将气囊充盈后拉出气囊将结石带出胆管。一般用于胆管小结石或胆管结石碎石取石术后碎石及胆泥的取出。胆管明显扩张时,充气后的气囊直径小于胆管直径,气囊与胆管缝隙较大,结石容易逃逸,取石不易成功,但可清除开口处的碎石和胆泥,使网篮或导管容易插入(图 3-12-10)。

(四) 应急碎石术

应急碎石术:取石网篮套入结石但不能取出,又不能释放结石时,应用应急碎石器将结石破碎后取出。应急碎石器由金属外套管及手柄组成。将取石网篮手柄部分剪掉,退出内镜及网篮塑料套管,将碎石器外套管套入网篮,循网篮将外套管推进至胆管内与结石接触,装上手柄进行碎石(似长镜身状态),碎石时要原位碎石,不要向外拉碎石器,以免造成十二指肠乳头开口撕裂伤或胆管损伤,导致穿孔。推进外套管时注意不要将黏膜嵌入套管与网篮导丝之间,引起黏膜损伤。碎石后,略松网篮,将碎石器和网篮一起取出。重新置入十二指肠镜将碎石取净后置 BD 管或塑料内支架引流(图 3-12-11)。

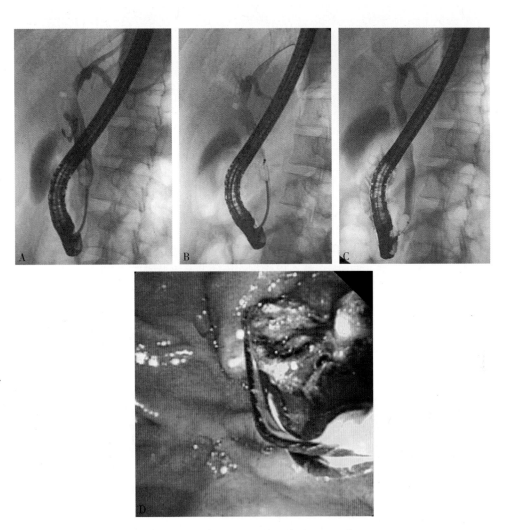

图 3-12-9　取碎石一体网篮碎石取石术

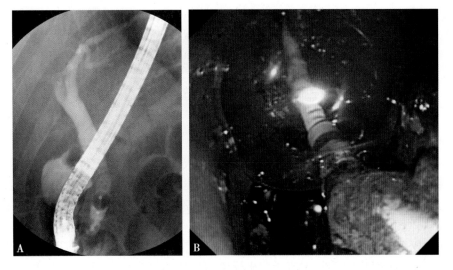

图 3-12-10　气囊导管取石术

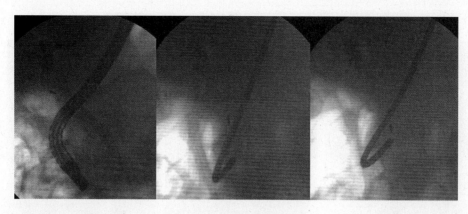

图 3-12-11　应急碎石术

经内镜应急碎石:剪掉取石网篮手柄,将外套塑料管取出后,沿取石网篮篮丝将金属外套管(8.5Fr)自内镜活检孔道插入,经内镜插入胆管内。整个操作可在内镜及X光监视下进行(图 3-12-12、图 3-12-13)。

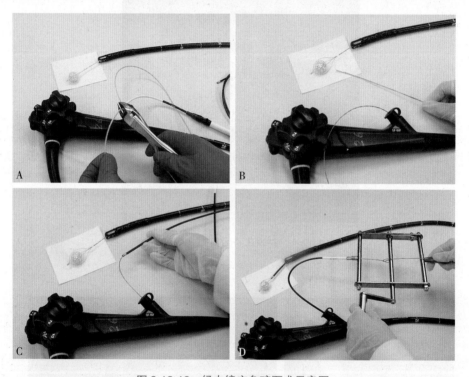

图 3-12-12　经内镜应急碎石术示意图

（五）经口胆道镜液电／激光碎石术

经口胆道镜碎石术:胆管结石很大,碎石网篮不能套入、或结石嵌顿于胆管内网篮不能通过时可应用经口胆道镜碎石术。通过十二指肠镜的活检通道,将胆道镜插入胆管内,经胆道镜活检通道插入液电碎石导线或激光光纤进行液电碎石术(electrohydraulic lithotripsy,EHL)(图 3-12-14)或激光碎石术(laser lithotripsy)(图 3-12-15)。

液电碎石时,要用生理盐水灌注胆道。碎石时,导线先端探出镜身0.5cm以上,对准结石的中央,控制好与结石接触的力度防止滑脱,碎石过程中注意不要接触胆管壁,以免造成胆管壁损伤、出血或穿孔。

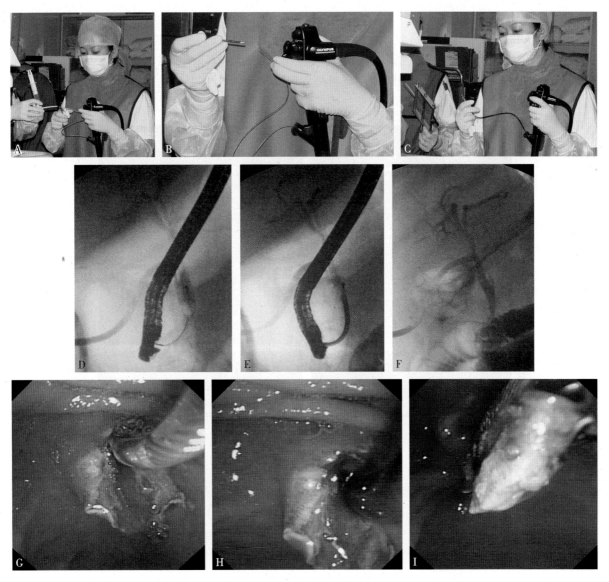

图 3-12-13 经内镜应急碎石术

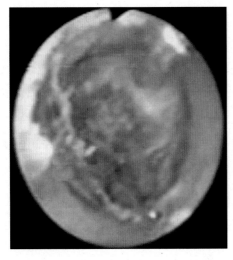

图 3-12-14 经口胆道镜下液电碎石术

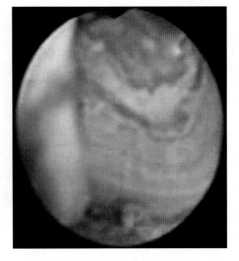

图 3-12-15 经口胆道镜下激光碎石术

（六）壶腹部嵌顿结石的处理

十二指肠乳头壶腹部结石嵌顿导致乳头肿大,于十二指肠乳头可见或不可见结石(图 3-12-16、图 3-12-17),可用针式切开刀行十二指肠乳头括约肌预切开术,将结石取出;如结石较大,应将结石推入胆管内,用机械碎石网篮碎石后取出,避免盲目扩大切口,导致十二指肠穿孔。

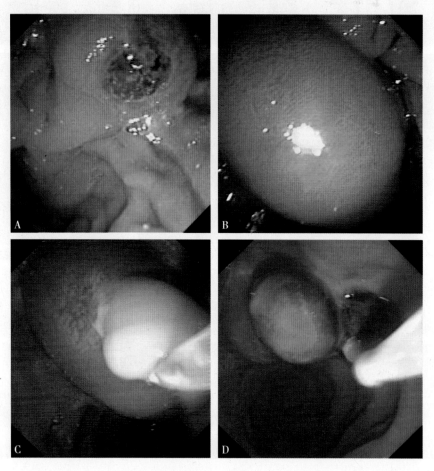

图 3-12-16　十二指肠乳头壶腹部嵌顿结石伴化脓性胆管炎(开口处可见结石)

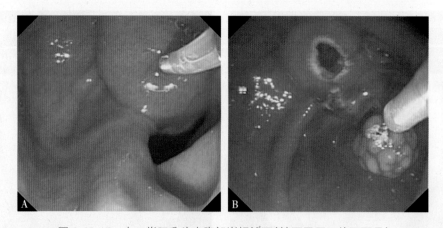

图 3-12-17　十二指肠乳头壶腹部嵌顿结石(结石于开口处不可见)

五、术后并发症预防及处理

1. 结石嵌顿于壶腹部

(1) 胆结石较大，十二指肠乳头开口较小时，避免暴力拉取结石，可应用碎石网篮取石，一旦结石不能取出，即行机械碎石术。

(2) 结石若嵌顿于胆管内，则行应急碎石术。

2. 结石进入肝内胆管 通过导管将导丝超选至结石所在胆管分支内，用取石气囊或经导丝取石网篮将结石取出。

3. 胆管炎 常因碎石或多次取石导致十二指肠乳头水肿、胆管内结石未取净造成胆管梗阻，胆汁排出不畅引起胆管炎。

如出现以下情况，应行胆道引流，ENBD 或 ERBD 术：

(1) 取石、碎石术后十二指肠乳头水肿，胆汁排出不畅。

(2) 不能确定胆管结石已经取干净、碎石取石术后胆道泥沙样结石较多等。

4. 胰腺炎 胰管开口水肿导致胰液排出不畅、污染取石，如有穿孔，则按 EST 术后穿孔处理。碎石网篮插入胰管中，必要时放置胰管支架。

5. 十二指肠穿孔

(1) 十二指肠乳头部穿孔：暴力将结石自胆管内拉出，可导致十二指肠乳头部穿孔，该部位穿孔按 EST 术后穿孔处理。

(2) 十二指肠乳头对侧十二指肠壁穿孔：取石时十二指肠镜操作失误，造成该处穿孔。应避免此类操作；如有穿孔发生，则使用钛夹封闭穿孔位置，钛夹释放困难者，可撤出十二指肠镜，更换胃镜完成钛夹封闭穿孔的操作。

（李　文）

参考文献

1. Koch H,Stolte M,Walz V.Endoscopic lithotripsy in the common bile duct. Endoscopy,1977,9:95.

2. Leung JWC,Chung SSC.Electohydraulic lithotripsy with peroral choledochoscopy.BMJ,1989,299:295.

3. Riemann JF,Dmling L.Lithotripsy of bile duct stones.Endoscopy,1983,15:191.

4. Ell C,Lux G,Hochberger J,et al.Laserlithotripsy of common bile duct stones.Gut,1988,29:746.

5. 李文,范君度,鲁焕章,等．经内镜及外科手术治疗肝外胆管结石的疗效比较．中华消化内镜杂志,1999:16:154.

6. Riemann JF,Seuberth K,Demling L.Mechanical lithotripsy of common bile duct stones.Gastrointest Endosc,1985,31:207.

7. Chung SC,Leung JW,Leong HT,et al.Mechanical lithotripsy of large common bile duct stones using a basket.Br J Surg,1991,78:1448.

8. Leung JW,Banez VP,Chung SC.Precut（needle knife）papillotomy for impacted bile duct stone at the ampulla.Am J Gastroenterol,1990,85:991.

9. Neuhaus H,Hoffmann W,Classen M.Laser lithotripsy of pancratic and biliary stones via 3.4-mm and 3.7-mm miniscopes：First clinical results.Endoscopy, 1992,24:208.

10. Leung JWC,Chung SSC.Electohydrauli lithotripsy with peroral choledochoscopy.BMJ,1989,299:595.

第十三章
消化内镜下胰管取石术

一、概述

胰管结石是慢性胰腺炎(chronic pancreatitis, CP)病程后期常见的病理生理变化,病因、遗传因素及生活习惯(如饮酒、吸烟)等与病程中结石的形成密切相关。胰管结石主要包括主胰管内结石(胰管结石、真性结石)和分支胰管内结石(胰腺钙化、假性结石),胰液中某些蛋白质分泌异常形成微蛋白栓、以及胰液中碳酸钙过饱和析出是胰腺结石形成的两个不可或缺的因素。胰管结石是导致胰液排出受阻、胰管及胰腺实质高压、胰腺腺体结构和功能受损的重要因素,与胰源性疼痛及胰腺内外分泌减退等 CP 的临床症状密切相关。首诊 CP 中大约 50% 的患者存在胰管结石,酒精性 CP 中约有 90% 患者在病程进展中会出现胰管结石。

近年来由于慢性胰腺炎发病率的升高以及影像检查方法的发展,胰腺结石的检出率有明显增加的趋势。在胰管结石的诊断中,X 线、ERCP、超声、CT、MRCP 及 EUS 是主要的检查手段,小的结石或拍 X 线的结石(阴性结石)在一般腹部平片上易被漏诊,超声和 CT 的敏感性较高,已成为首选检查。ERCP 及 MRCP 可以清楚显示出结石的数目、大小、部位及受阻塞胰管形态学改变,因此对确诊和确定治疗方案有重要价值。

传统胰管结石的治疗,症状轻微者,以内科保守、对症处理为主,结石大、症状明显者,则需行外科手术治疗。近年来,随着治疗性 ERCP 的不断发展和广泛应用,经内镜治疗胰管结石的报告逐渐增多,已成为一种主要的治疗手段,收到了较好的临床疗效。胰管结石内镜处理的方法主要有内镜下胰管结石取石术、体外震波碎石及内镜取石术、激光碎石、液电碎石和内镜下胰管内支架置入引流术等。如结石 >5mm,建议先行体外震波碎石,ERCP 联合体外震波碎石的微创治疗,能解决绝大多数患者的胰液引流受阻和胰管高压,进而改善临床症状,延缓胰腺内外分泌功能减退,以期提高患者生活质量。

二、适应证与禁忌证

(一) 适应证

1. 主胰管内非嵌顿性结石,主胰管扩张远端不狭窄者。
2. 副胰管小结石。
3. 胰腺分裂症伴中小结石者。

(二) 禁忌证

1. 有 ERCP 禁忌者。
2. 主副胰管嵌顿性结石。
3. 二级胰管以及胰腺实质的钙化性结石。
4. 胰管尾部较大的结石。

5. 慢性胰腺炎急性发作期患者。

三、术前准备

1. 内镜　常用的纤维及电子十二指肠镜,活检孔道在 3.8cm 以上。

2. 常规用各种类型的造影导管,包括副乳头专用尖头造影导管。

3. 引导钢丝 0.035 英寸、0.018 英寸常规引导钢丝和超滑引导钢丝,长度为 400cm。

4. 胰管支架　包括各种长度的 5.0F、7.0F、8.5F、10F 外径胰管支架。

5. 推送导管和支架取回器　包括外径 5.0F、7.0F、8.5F、10F,长度为 170cm 推送导管。以及 Soehendra 支架取回器。

6. 高频电源　如 Olympus 公司的 PSD-20、BF40 和 UES-20 等。

7. 高频电刀　有拉式和针状切开电刀。

8. 鼻胰引流用器械　包括鼻胰引流管、0.035 英寸和 0.018 英寸引导钢丝,鼻导引管,引流液储存器等。

9. 取石网篮和碎石器　如美国 Boston Scientific 和 Wilson-Cook 公司的专用机械碎石器,可用于胆道和胰管的机械碎石。其中 Wilson-Cook 公司的 Wilson-Cook 微型取石篮直径 5mm,可用于特殊需要。

10. 取石气囊导管　如 Boston Scientific 公司的 Microvasive 系列气囊导管,Wilson-Cook 的 DASH 系列气囊导管,气囊直径有 8.5mm、12mm 和 15mm,导管长度 200mm。

11. 体外震波碎石器　如最早的是 Dornier 公司的 lithotripter HM3 和 lithotripter HM4;目前常见的有 Dornier 公司的 Delta compact Ⅱ,德国 Siemens 公司的 Lithostar;法国 Bron 公司的 Sonolith 3000 以及国产 HB-ESWL-V 型低能量液电式碎石机(图 3-13-1)。

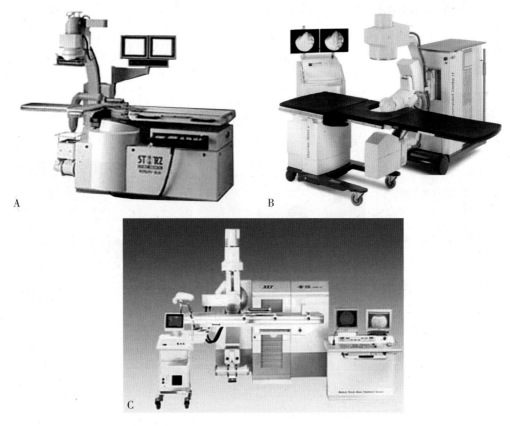

图 3-13-1　目前广泛使用的几种 ESWL 设备

A. 法国 Bron 公司生产的 ESWL 设备 Sonolith 3000;B. Dornier 公司生产的 ESWL 设备;C. 国产的 ESWL 系统(包括 B 超和透视设备)

12. 激光碎石器　如铒 - 钇、铝石榴石激光发生器 supErb；钬 - 钇、铝石榴石激光发生器 Variopulse（图 3-13-2）；铥 - 钇、铝石榴石激光发生器 NEUROTEST；长脉冲染料激光发生器 VASOGNOST；最近德国 Baasel Lasertech 公司生产带有结石识别功能的 Lithognost，（图 3-13-3）能够自动识别结石和组织，安全性较好。

13. 液电碎石器（electrohydraulic lithotripsy，EHL）　常选用 3F 的软铜质 EHL 探头，如 Northgate Technologies 的 Elgin Ill，EMS 公司的 lithoclast 系列（图 3-13-4）。

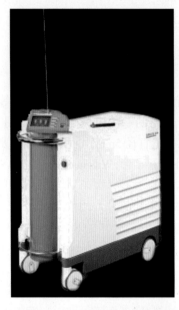
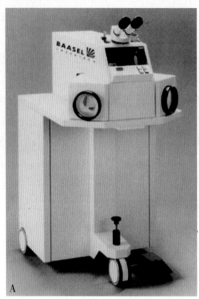
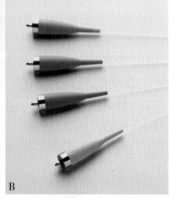

图 3-13-2　钬激光发生器 Variopulse　　图 3-13-3　Baasel Lasertech 公司带结石识别功能的 Lithognost 系统图

A. 主机；B. 激光碎石用光纤

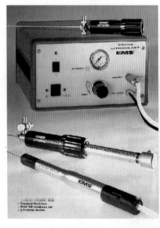
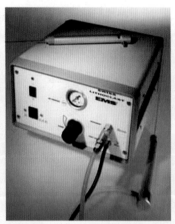
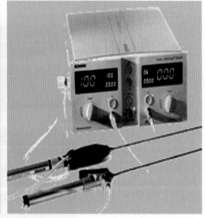

图 3-13-4　EMS 公司的 lithoclast 系列液电碎石设备

四、操作步骤

（一）内镜下网篮或气囊直接取石术

1. 常规经主乳头或副乳头插管行胰管造影术，了解胰管扩张情况、结石大小、部位、数目和活动度，确认是否取石（图 3-13-5A）。

2. 按常规行主乳头或副乳头胰管括约肌切开术（图 3-13-5B）。

3. 插入取石篮或气囊导管,依照胆管取石方法取出结石(图 3-13-5C)。最后用专用胰管气囊阻塞造影,以判断是否有残留结石。

4. 为防止术后胰腺炎发作,可置入鼻胰引流管(图 3-13-5D)。

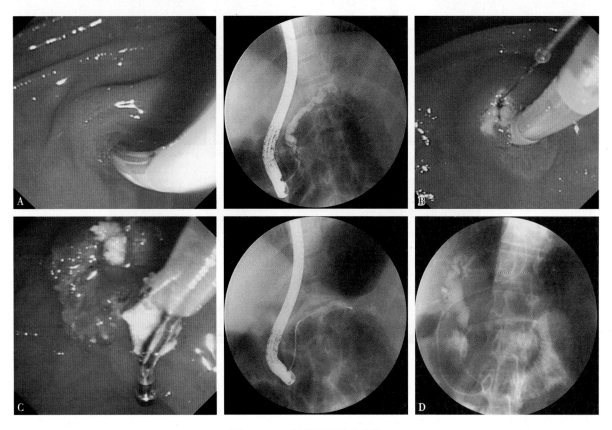

图 3-13-5　网篮取石操作步骤

A. 胰管造影显示胰管内结石;B. 按常规行胰管括约肌切开术;C. 网篮取出胰管结石;D. 放置鼻胰引流管

(二) 内镜下机械碎石取石术

主要适用于结石较大胰管扩张明显患者,ESWL 技术成熟后,本技术在临床应用较少。

1. 胰管造影发现结石体积较大,估计难以用取石篮取出者,可在 EPS 后插入机械碎石器(图 3-13-6),按照胆管结石碎石的操作方法将胰管结石粉碎(图 3-13-7),再用气囊取石网篮分次取出。

2. 用气囊导管清扫胰管内碎石,阻塞造影判断有无残余结石。

3. 最后置入鼻胰引流管,预防术后胰腺炎发作。

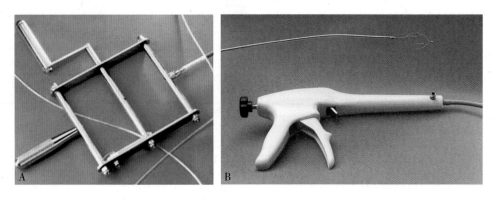

图 3-13-6　缠绕式碎石手柄和 Boston Scientific 的一次性碎石器手柄

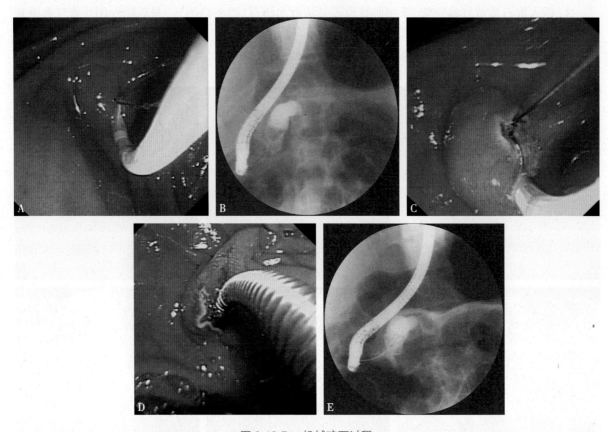

图 3-13-7　机械碎石过程

A.胰管造影；B.显示胰管结石；C.胰管括约肌切开；D、E.网篮碎石

（三）内镜下激光碎石取石术

主要适用于胰管结石巨大、坚硬，机械碎石有困难者。

1. 胰管造影后，行 EPS，插入子镜，在子镜子直视下，插入激光光导纤维探头，对准结石逐步将结石击碎。

2. 用取石篮分次将结石取出，用气囊导管清扫胰管内碎石，阻塞造影判断无残余结石即完成治疗。

3. 置入鼻胰引流管，预防术后胰腺炎发生。

（四）液电碎石与内镜取石联合治疗

液电碎石（electrohydraulic lithotripsy，EHL）主要适用于胰管结石过大、以及嵌顿结石，内镜无法取石者。

当过大或过硬结石伴胰管明显扩张，网篮取石困难时，可采用子镜下 EHL 后再取石（图 3-13-8）。首先经切开的胰管开口插入一根引出体外的冲水导管，导管的远端必须越过结石。然后将母镜插至十二指肠乳头，子镜经切开的胰管开口进入胰管直至结石处，经由子镜活检孔插入放电导丝。冲水导管内冲生理盐水的同时行放电碎石。碎石过程中必须在直视下将放电导丝与结石接触，避免接触导管壁放电，以防损伤胰管壁（图 3-13-9）。碎石后，

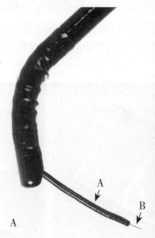
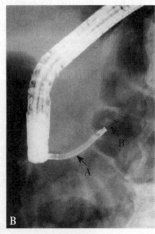

图 3-13-8　子镜下 EHL

A.胰管镜；B.液电碎石探头

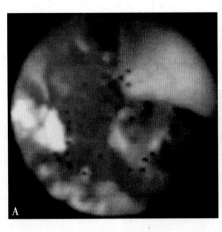
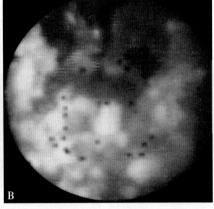

图 3-13-9　EHL 前后胰管镜所见

小块结石可用水冲排出，较大的需要用网篮取出。最后置入鼻胰引流管，预防胰腺炎发生。

（五）体外震波碎石与内镜取石联合治疗

体外震波碎石法（extracorporeal shock-wave lithotripsy，ESWL）是目前治疗 >5mm 结石的一线治疗手段。

根据结石的位置，患者仰卧、俯卧或侧卧于碎石台上（图 3-13-10），在超声和（或）X 线监视下，确定震波探头的位置和方向。每次治疗的震波为 5000plus。一次治疗常进行 60~90 分钟，所用震波强度为 16kV/min。通常需要 2~5 次才能完全将结石粉碎。用 X 线片评价结石是否震碎，大的结石常需数次碎石。碎石后的结石碎片，常只有数毫米大小，一般可用网篮去除（图 3-13-11）。

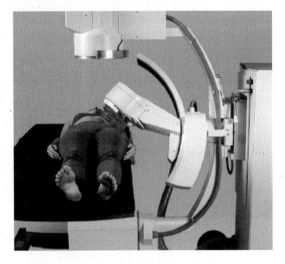

图 3-13-10　患者仰卧于碎石台上

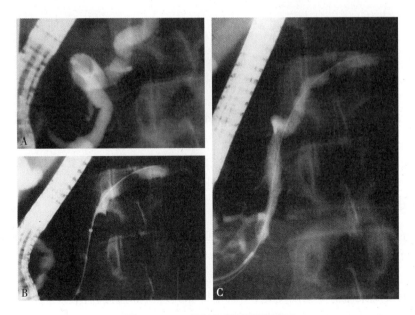

图 3-13-11　ESWL 粉碎胰管结石

A. ERCP 显示胰管内结石；B. 1 次 ESWL 后结石粉碎，以气囊清除；C. 再次造影胰管通畅

(六) 内镜下胰管支架引流术

对于存在胰管狭窄,且伴胰管扩张及腹痛的患者,可以采用胰管内支架引流术治疗,其目的是为了缓解梗阻,以缓解症状(图3-13-12)。

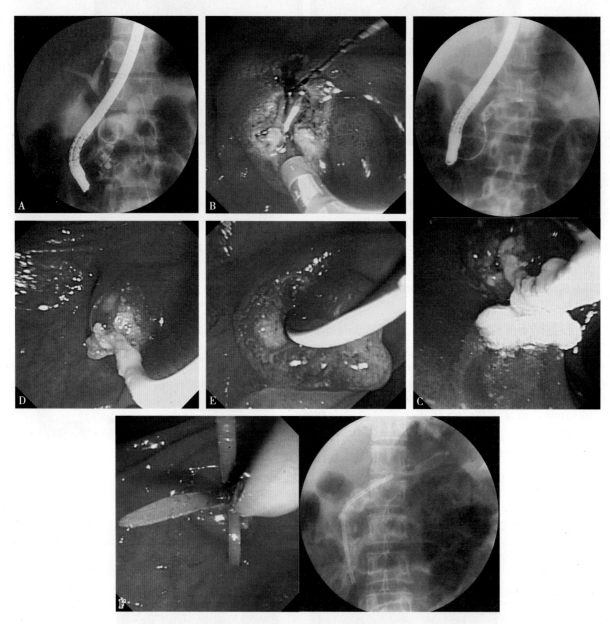

图3-13-12 胰管支架治疗胰管结石过程

A.造影显示胰管结石;B.胰管括约肌切开;C.网篮取石;D.气囊清理术;E.放置导丝;F.胰管支架引流

五、术后处理

1. 术后患者应卧床休息,禁食24小时,如果血清淀粉酶升高及有胰腺炎症状,则延长禁食时间,禁食期间,应注意补液与电解质平衡。

2. EPS术后4~6小时及翌晨抽血检测血清淀粉酶,第2天常规检查白细胞,单纯血清淀粉酶升高而无症状者,可继续观察血清淀粉酶变化,不需要特殊处理。如血淀粉酶以及有剧烈的上腹部疼痛、发热、白细胞升高等现象,则应按急性胰腺炎处理。

3. 密切观察患者呕吐物及大便颜色,以判断有无出血,观察患者腹部体征,了解有无穿孔等并发症发生。

4. 有鼻胰引流的患者,注意观察鼻胰管引流物的颜色,引流量、性状,以及鼻胰管引流是否通畅,注意避免引流管脱落。

六、术中注意事项

胰管结石的处理较胆管结石困难,操作中涉及 ERP、EPS 及 ENBD 等,这些操作的注意事项已在相关章节中作过介绍,均应遵守,此不再赘述。此外,就胰管取石操作尚重复以下几点。

1. 结合本单位的工作条件及仪器设备,严格掌握胰管取石的适应证,且一部分患者通过 ESWL+ERCP 方式取石,少部分患者合并肿块性胰腺炎,胆道狭窄的可通过手术治疗。不必勉强盲目操作,以免引起严重并发症。

2. 正确判断结石的大小、部位、软硬程度,首选体外震波碎石联合取石;机械碎石联合取石,液电、钬激光碎石联合取石作为备选。

3. 治疗中,操作动作轻柔,切勿粗暴,以免引起胰管损伤和胰瘘。

4. 应用液电、钬激光碎石治疗时,需要多人联合操作击碎结石,应准确瞄准结石,避免损伤胰管。

5. 应用体外震波碎石时,需要专人配合,协助正确定位,掌握震波功率和时间。

七、术后并发症和处理

胰腺疾病内镜治疗的并发症约为 7%~10%。

(一) 早期并发症

治疗性 ERCP 早期并发症主要为出血、穿孔及化脓性胆管炎,与操作、黄疸及糖尿病有关。

1. 术后高淀粉酶血症和急性胰腺炎　刘少杰等 ERCP 检查 208 例患者,术后出现血淀粉酶升高 30 例,占 14%,其中并发急性胰腺炎 2 例。作者观察了 117 例胰腺疾病患者 ERCP 术后 4 小时、24 小时血淀粉酶水平分别为 292.4±319.6U/L 及 226.5±262.9U/L,明显高于术前水平(180.7±106.4U/L,$P<0.01$),亦明显高于对照组相同时间水平(252.1±235.2 及 187.8±218.3 U/L,$P<0.05$),其中 10 例患者发生急性胰腺炎(8.5%),亦明显高于对照组(3.5%,$P<0.05$)。

目前比较公认的 ERCP 术后胰腺炎的易患因素包括:年龄 <25 岁,SOD,胰管插管和多次胰管显影。括约肌切开是否增加 ERCP 术后胰腺炎风险尚不明确。日本的 Akashi 比较了 3003 例行乳头切开和 17 602 例未行乳头切开的患者术后胰腺炎的发生率,EPS 后 48 小时胰腺炎发生率 0.09%,未行 EPS 48 小时胰腺炎发生率 0.43%;但重症胰腺炎大多发生于未行 EPS 的患者。

为预防化学性胰腺炎发生,可予以消炎痛栓纳肛。对于有 ERCP 术后胰腺炎史的患者、复发性胰腺炎患者、年龄 <35 岁的患者、Oddi 括约肌功能紊乱患者,其术后急性胰腺炎发生率常达 10%,可考虑使用术前后药物预防 ERCP 术后高淀粉酶血症和急性胰腺炎。

多数认为目前使用的药物,奥曲肽、IL-10、别嘌呤醇、泼尼松龙、生长抑素或甲磺酸加贝酯均无确切预防作用。

2. 出血　不常见,多见于有易出血病史的患者。术中应该采用切割和凝固混合电流进行括约肌切开,避免使用单一切割电流。少量出血来自于毛细血管,往往与乳头部肿瘤与炎性充血有关。轻微的出血不必停止操作。必要时可用乳头切开刀以凝固或混合电流进行烧灼止血,或者局部予以肾上腺素溶液喷洒。大量出血可能与切割了十二指肠后动脉的变异分支有关。出血即刻掩盖视野,可以使用钛夹止血。如果无效应行急诊外科手术或动脉栓塞止血。

3. 结石嵌顿　在使用取石篮取石过程中,如果结石过大,抓取后不能通过切开的乳头,但又不能松解取石网篮,可导致结石嵌顿。此时可以剪断网篮钢丝,推出十二指肠镜,行急诊 ESWL。

4. 胰管损伤　常见于激光碎石、机械碎石、取石篮取石和液电碎石的过程中。因为胰管内径较小,胰管内操作极易损伤胰管,诱发急性胰腺炎。目前,主要是器械方面的改进,例如出现了能自动识别黏膜组织与结石的激光碎石系统,可以较好地避免胰管损伤。

（二）远期并发症

远期并发症尤多见于长期(副)胰管内支架引流患者,如支架阻塞和移位等。绝大多数发生并发症患者可经内镜治疗及内科保守治疗得以痊愈,仅极少数患者需外科手术治疗。

1. 胰管支架阻塞 通常支架放置后6个月内,支架的阻塞率可达50%,阻塞物多为细胞碎屑、碳酸钙结晶、胆红素钙盐以及细菌的混合物,蛋白质附着于支架内面也起到重要的作用。一旦支架发生阻塞,极少数患者可以表现为反复腹痛、胰腺炎或囊肿感染,部分患者不出现明显临床症状。目前多数学者支持待症状复发时再更换支架或1年更换支架。

2. 胰管支架移位 较为少见,早期使用带有4个倒钩的支架移位发生率约为3%,目前广泛使用的改良的双倒钩支架较少发生移位。移位后一般都可以通过内镜取出,方法包括圈套器、取石篮、鼠齿镊等。

3. 胰管支架变形嵌顿 因为胰管支架阻塞2级胰管的开口,常常会在这些胰管汇流入主胰管的部位出现胰管结石,严重者会出现结石压迫支架引起支架变形和嵌顿,内镜下无法取出支架,需要行ESWL或手术治疗。

八、临床评价

慢性胰腺炎胰管结石可引起胰腺组织内压升高、血流灌注减少与缺血,加剧胰腺炎病程。应用内镜介入治疗可清除结石,引流胰液减低胰管内压,经治疗后患者临床症状与胰腺外分泌功能均获改善。ERCP治疗CP胰管梗阻的操作成功率可达80%,治疗后疼痛缓解率达到50%~80%,但仍应严格把握ERCP治疗适应证,对患者进行适当的筛选。对于靠近胰头部的结石或是狭窄病变,内镜治疗的成功率高、疗效好,ERCP应作为首选治疗方式;而对于远离胰头部的结石或狭窄、多发的结石或狭窄,内镜治疗技术难度大、安全性也降低,需慎行ERCP。

（一）体外震波碎石

ERCP取石是结石微创治疗的首选,对于单纯的体积较小的胰管结石,通常能成功完成引流;但单纯ERCP能取出的结石不到半数,对于体积较大的结石和复杂结石(结石嵌顿、胰管狭窄等),取石往往不能成功。欧洲消化内镜(USGE)提出,疼痛性CP患者主胰管>5mm的阳性结石,首选方案为ESWL联合内镜或单纯ESWL治疗。

USGE指南将凝血功能障碍、妊娠、心脏起搏器或除颤器植入以及冲击波传导通路有骨性结构、合并钙化的动脉瘤作为ESWL治疗胰管结石的禁忌证。而一些研究认为,心脏起搏器植入患者在ESWL治疗专家与心血管专家密切合作下,也能安全进行ESWL胰管碎石。此外,我们认为合并有以下情况的胰管结石患者,需评估ESWL风险效益比:胰管全程结石、易导致邻近脏器损伤的胰尾孤立性结石、多发胰管狭窄、性质不明的胰头占位和胰腺脓肿等。

ESWL治疗胰管结石的历史已有20余年,多项大样本研究均证明其安全有效。日本11个中心555例研究数据显示,ESWL碎石成功率为92.4%,结石完全清除达72.6%,有6.3%患者出现ESWL相关并发症,其中一例患者为肝包膜下血肿、急性胆管炎,后发生DIC而死亡,其余均在内镜治疗或保守治疗后好转。该研究平均随访时间为44.3月,3年以上有261例,随访中有122例(22%)患者结石复发,平均结石复发时间为25.1个月,相关因素分析发现主胰管狭窄增加患者结石复发风险。另一项来自印度的研究,1006例患者均为疼痛性CP,其中927例为ICP,79例为ACP,碎石成功率为93%,结石清除失败率6.5%,完全清除率和部分清除率分别为76.2%和17.3%。随访846例患者6个月,疼痛明显改善者为84%(711例),其中326例患者疼痛完全缓解。2002年Kozarek等的研究(平均随访2.4年)显示CP结石患者经过ESWL联合ERCP治疗后,疼痛评分、住院次数以及镇痛药用量均有明显改善。该作者2012年更新了研究结果(平均随访期4.3年):纳入120例ESWL联合内镜治疗患者,治疗前后疼痛评分(7.9vs2.9)和生活质量(评分3.7vs7.3)均明显改善;85%患者疼痛改善,有50%患者疼痛完全缓解;随访时间超过 4 年的患者中,有 29% 的患者再行 ESWL 治疗,84% 的患者行 ERCP 术,16% 患者转外科手术治疗。

目前,胰腺 ESWL 主要通过联合 ERCP 来清除胰管结石,大于 95% 的患者均采用 ESWL 联合 ERCP 的治疗模式,即首先通过数次 ESWL 治疗将结石粉碎,再经 ERCP 取石并清理胰管。但有研究认为胰腺 ESWL 术后一部分患者可自发排石。但对于结石自发排除不明显和有明显胰管狭窄等不利解剖因素的患者,碎石后 ERCP 是必要的,取石清理胰管的同时,可进行狭窄的扩张,必要时行胰管支架植入,使胰管即时引流,缓解症状,同时也可降低结石的复发风险。

(二) 子镜下液电碎石

子镜下液电碎石可用于治疗胰管结石。一般采用 3-Fr 的 EHL 探头,直视下施行,直到所有结石粉碎并被冲排出。在多数病例管腔内结石可以完全清除。Howell 等对 6 例患者行 9 次胰管内子母镜下液电碎石,仅一例胰管结石未能完全清除,未见液电碎石相关的并发症,结石完全清除的 5 例患者 6 个月内未再发腹痛。

(三) 激光碎石

初步研究表明:激光可部分击碎胰管结石,亦可作为治疗胰管结石的手段,少量临床应用未见明显并发症。目前对本方法的研究较少,需要进一步研究确定其疗效和安全性。德国 Baasel Lasertech 公司生产的 Lithognost 激光碎石器带有结石识别功能,探头发射两种不同频率和强度的激光,其中一光束能够自动识别结石和组织,自动指导碎石光束的发射,安全性较好。

(四) 胰管支架术

胰管支架可以降低胰管内压力,因而可缓解临床症状。有研究统计术后短期疼痛消失或缓解率为 62%,中期随访疼痛消失或缓解比例为 67%。胰管支架术后可以观察到多数患者体重增加,患者生活质量改善;取出支架后部分病例效果仍持续。

(胡良皞　李兆申)

参考文献

1. Walsh RM,Slepavicius A.Transduodenal extended sphincteroplasty and removal of ventral duct pancreatic calculi.Am Surg,2002,68(2):130-133.

2. Rubenstein JN,Parsons WG,Kim SC,et al.Extracorporeal shock wave lithotripsy of pancreatic duct stones using the Healthtronics LithoTron lithotriptor and the Dornier HM3 lithotripsy machine.J Urol,2002,167(2 Pt 1):485-487.

3. Hartmann D,Schilling D,Adamek HE,et al.Incarceration of a pancreatic stone fragment in the distal pancreatic duct after ESWL-therapy.Z Gastroenterol,2001,39(10):841-844.

4. Lacey SR,Chak A.Hemosuccus pancreaticus:dorsal pancreatic duct stone and gastroduodenal artery pseudoaneurysm. Gastrointest Endosc,2001,54(3):363.

5. Plaisier PW,Den Hoed PT.Splenic abscess after lithotripsy of pancreatic duct stones.Dig Surg,2001,18(3):231-232.

6. Leifsson BG,Borgstrom A,Ahlgren G.Splenic rupture following ESWL for a pancreatic duct calculus.Dig Surg,2001,18(3):229-230.

7. Ponsky LE,Geisinger MA,Ponsky JL.Contemporary "urologic" intervention in the pancreaticobiliary tree.Urology.2001,57(1):21-25.

8. Puglisi F,Magialetti A,Carriero A,et al.NMR cholangiography in the diagnostic algorithm of candidates to video laparocholecystectomy Minerva Chir.2000,55(9):581-585.

9. Brand B,Kahl M,Sidhu S,et al.Soehendra N.Prospective evaluation of morphology, function, and quality of life after extracorporeal shockwave lithotripsy and endoscopic treatment of chronic calcific pancreatitis.Am J Gastroenterol.2000,95(12):3428-3438.

10. Miyano T,Yamataka A,Li L.Congenital biliary dilatation.Semin Pediatr Surg.2000,9(4):187-195.

11. Scheurer U.Acute pancreatitis—ERCP/endoscopic papillotomy(EPT)yes or no? Swiss Surg.2000,6(5):246-248.

12. Ng WT, Kwok WK, Chung KW.Intraoperative pancreatoscopy for pancreatic duct stone debris distal to the common channel in choledochal cyst.J Pediatr Surg. 2000, 35 (10): 1528-1529.

13. Testoni PA, Caporuscio S, Bagnolo F.Idiopathic recurrent pancreatitis: long-term results after ERCP, endoscopic sphincterotomy, or ursodeoxycholic acid treatment.Am J Gastroenterol.2000, 95 (7): 1702-1707.

14. Brinton M H, Pellegrini C A, Tein S F, et al.Surgical treatment of chronic pancreatitis.Am J Surgery, 1984, 148: 754.

15. Sakorafas GH, Tsiotou AG.Etiology and pathogenesis of acute pancreatitis: current concepts.J Clin Gastroenterol.2000, 30(4): 343-356.

16. Ernst O, Asselah T, El Fakir Y, et al.MR cholangiopancreatography Ann Chir. 1997, 51 (10): 1111-1114.

17. Arendt T, Monig H, Stuber E, et al.Gallstones, the choledochoduodenal junction and initiation of acute pancreatitis: are two stones the culprits rather than one stone? Med Hypotheses.2000, 54 (4): 570-573.

18. Zachariassen G, Saffar DF, Mortensen J.Acute pancreatitis in children caused by gallstones Ugeskr Laeger.1999, 161 (44): 6061-6062.

19. Starkov IuG, Strekalovskii VP, Vishnevskii VA, et al.Diverticuli of duodenal papillar region and their role in development of choledocholithiasis and strictures of bile and pancreatic ducts Khirurgiia (Mosk). 2000, (3): 10-13.

20. Suga T, Kawa S, Horiuchi A, et al.Endoscopic pancreatic sphincter balloon dilation for effective retrieval of pancreatic duct stone.J Gastroenterol Hepatol.2000, 15 (2): 220-224.

21. Matthews K, Correa RJ, Gibbons RP.Extracorporeal shock wave lithotripsy for obstructing pancreatic duct calculi.J Urol, 1997, 158 (2): 522-525.

22. Sherman S, Lehman GA, Hawes RH, et al.Pancreatic duct stones: frequency of successful endoscopic removal and improvement in symptoms.Gastointest Endosc 1991, 37 (5): 511-517.

23. Sarles H, Bernard J, Gullo L.Pathogenesis of chronic pancreatitis.Gut, 1990, 31 (6): 629-632.

24. Wolf J, Nakada S, Aliperti G, et al.Washington University experience with extracorporeal shock-wave lithotripsy of pancreatic duct calculi.Urology, 1995, 46 (5): 638-642.

25. Sackmann M, Delius M, Sauerbruch T, et al.Shock-wave lithotripsy of gallbladder stones: the first 175 patients.N Engl J Med, 1988, 318 (7): 393-397.

26. Wolf J, Stoller M.Application of urologic techniques to nonurinary calculi. Urology, 1990, 36 (5): 383-389.

27. Sauerbruch T, Holl J, Sackmann M, et al.Disintegration of a pancreatic duct stone with extracorporeal shock waves in a patient with chronic pancreatitis.Endoscopy, 1987, 19 (5): 207-208.

28. Kerzel W, Ell C, Schneider T, et al.Extracorporeal piezoelectric of lithotripsy of multiple pancreatic duct stones under ultrasonographic control.Endoscopy, 1989, 21 (5): 229-231.

29. Delhaye M, Vadermeeren A, Baize M, et al.Extracorporeal shock-wave lithotripsy of pancreatic calculi.Gastroenterology, 1992, 102 (2): 610-620.

30. Costamanga G, Gabbrielli A, Mutignani M, et al.Extracorporeal shock wave lithotripsy of pancreatic stones in chronic pancreatitis: immediate and medium-term results.Gastrointest Endosc, 1997, 46 (3): 231-236.

31. Phara H, Hoshino M, Hayakawa T, et al.Single application extracorporeal shock wave lithotripsy is the first choice for patients with pancreatic duct stones.Am J Gastrol, 1996, 91 (7): 1388-1394.

32. Van Der HR, Plaisier P, Jeekel J, et al.Extracorporeal shock-wave lithotripsy of pancreatic duct stones: immediate and long-term results. Endoscopy, 1994, 26 (7): 573-578.

33. Schneider HT, May A, Benninger J, et al.Piezoelectric shock wave lithotripsy of pancreatic duct stones.Am J Gastroeterol, 1994, 89 (11): 2042-2048.

34. Hu LH, Liao Z, Li ZS.Rolling in the Deep: A Quaint Sphere Rolling in the Deep Pancreatic Duct (With Video). Gastroenterology, 2013, 145 (6): e7-8.

35. Li BR, Hu LH, Li ZS.Chronic Pancreatitis and Pancreatic Cancer. Gastroenterology.2014.

36. Hu LH, Du TT, Liao Z, et al.Extracorporeal shock wave lithotripsy as a rescue for a trapped stone Basket in the pancreatic duct.Endoscopy, 2014.

37. Hu LH, Liao Z, Pan X, et al.Chronic pancreatitis and cholangitis caused by absence of duodenal papilla.Endoscopy, 2010, 42: E227-228.

38. Hu LH, Liu MH, Liao Z, et al.Steinstrasse Formation after Extracorporeal Shock Wave Lithotripsy for Pancreatic Stones.Am J Gastroenterol, 2012 Nov, 107 (11): 1762-1764.

39. Hu LH, Liao Z, Li ZS.Spontaneous Clearance of Pancreatic Stone.Clin Gastroenterol H, 2013, 11 (2): e9-e10.

40. Liao Z, Hu LH, Xin L, et al. Endoscopic Retrograde Cholangiopancreatography Service in China: Results from a National Survey. Gastrointestinal Endoscopy, 2013, 77 (1): 39-46.

41. Zou WB, Hu LH, Liao Z, et al. Obscure Hemosuccus Pancreaticus Due to Dorsal Pancreatic Arteriorrhexis (with video). Digestive and Liver Disease, 2013, 45 (4): 346.

42. Liao Z, Hu LH, Li ZS, et al. Multidisciplinary Team Meeting before Therapeutic ERCP: a Prospective Study with 1909 cases. J Interv Gastroenterol, 2011, 1 (2): 64-69.

43. Kozarek RA, Ball TJ, Patterson DJ. Endoscopic approach to pancreatic duct calculi and obstructive pancreatitis. Am J Gastroenterol, 1992, 87: 600-603.

44. Dumonceau JM, Delhaye M, Tringali A, et al. Endoscopic treatment of chronic pancreatitis: European Society of Gastrointestinal Endoscopy (ESGE) Clinical Guideline. Endoscopy, 2012, 44: 784-800.

45. Inui K, Tazuma S, Yamaguchi T, et al. Treatment of pancreatic stones with extracorporeal shock wave lithotripsy-Results of a multicenter survey. Pancreas, 2005, 30: 26-30.

46. Tandan M, Reddy DN, Santosh D, et al. Extracorporeal shock wave lithotripsy and endotherapy for pancreatic calculi-a large single center experience. Indian J Gastroenterol, 2010, 29: 143-148.

47. Ong WC, Tandan M, Reddy V, et al. Multiple main pancreatic duct stones in tropical pancreatitis: safe clearance with extracorporeal shockwave lithotripsy. J Gastroenterol Hepatol, 2006, 21: 1514-1518.

48. Karasawa Y, Kawa S, Aoki Y, et al. Extracorporeal shock wave lithotripsy of pancreatic duct stones and patient factors related to stone disintegration. J Gastroenterol, 2002, 37: 369-375.

49. Seven G, Schreiner MA, Ross AS, et al. Long-term outcomes associated with pancreatic extracorporeal shock wave lithotripsy for chronic calcific pancreatitis. Gastrointest Endosc, 2012, 75: 997-1004.

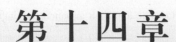

第十四章
内镜下胆管支架置入术

第一节　内镜下胆管塑料支架置入术

一、概述

内镜下胆管塑料支架内引流术(endoscopic retrograde biliary drainage,ERBD)首先由德国 Soehendra 教授报道,近年来,随着治疗性 ERCP 技术不断发展以及塑料材料工艺技术的提高,内镜下胆管塑料支架置入技术已成为肝外梗阻性黄疸内镜治疗的基本技术。1979 年 Soehendra 首先试制了猪尾型支撑架行内镜下胆管内引流术,克服了鼻-胆管引流术造成的体液丢失,酸碱平衡失调和水电解质紊乱的缺点。此后出现了多种胆管内支架,同时为了适应胆管内引流支架的放置,又相继设计出 3.2~4.2mm 工作孔道的十二指肠镜,使十二指肠镜下胆管内、外引流术日臻完善。国内于 20 世纪 90 年代初期开展此技术,目前已在临床上广泛应用,成为治疗胆道良、恶性疾病的主要方法。

二、适应证与禁忌证

(一)适应证

1. 恶性肿瘤(原发性或转移性)　所致的胆道梗阻,既可用于术前准备,也可作为晚期肿瘤患者的姑息性治疗。

2. 胆管结石有以下情况者　①老年或其他手术风险大、不宜手术者;②不宜 EST 或内镜取石不成功者;③预防结石嵌顿或胆管炎发作,可作为术前准备。

3. 良性胆道狭窄,可在内镜胆道扩张后应用。

4. 硬化性胆管炎。

5. 胆瘘。

(二)禁忌证

1. ERCP 禁忌者。

2. 肝门部胆管肿瘤,肝内多级分支胆管受侵,引流范围极为有限者慎用。

三、术前准备

(一)器械准备

1. 治疗性纤维或电子十二指肠镜,活检孔道在 3.2mm 以上。

2. ERCP 造影附件。

3. 胆管专用导丝　0.018 英寸(0.46mm)、0.038 英寸(0.89mm)、0.038 英寸(0.97mm),长 400cm。

4. 胆道扩张探条　长 200cm，外径 6.0Fr 到 11.5Fr 等规格，常用 8.5Fr 或 10Fr 扩张探条。

5. 胆道扩张气囊　导管长度 200cm，气囊长 2.0cm，充气后外径 4~8cm，压力 413.7kPa/405.3kPa（60PSI/4ATM），可通过 0.71~0.89mm（0.028~0.035 英寸）导丝，配专用压力表。

6. 胆管内引流支架，外经 7~12F，有多种形状。

7. 推送器选用与胆管支架配套的，其中 7~8.5Fr 支架推送器仅是相同口径的推送套管，10Fr 以上的支架推送器除备与支架相同口径的推送管外，还需 5~7Fr 内引流管。

（二）患者准备

同 ERCP。

四、操作步骤

（一）支架置入术主要步骤（图 3-14-1）

1. 常规行胆管造影，了解胆道病变部位、范围等（图 3-14-2）。

2. 确定支架引流的部位　塑料支架引流的位置应该选择在狭窄以上的扩张胆管内，狭窄段位于左右肝管汇合部 1cm 以下，则使用单根支架引流，支架顶端位于扩张的肝总管内；狭窄段位于左右肝管汇合部的狭窄，如果左右肝管交通良好，短期内可以选用一根带侧孔的支架，顶端可以放在左右侧任何一支胆管内；狭窄段位于左右肝管汇合部但左右肝管相互不交通的患者，应该选用两支以上的塑料引流管进行引流；对于两处以上狭窄段的患者，应该选择最上面的一个狭窄段进行引流；对于左右肝管单支狭窄的患者，如果没有特殊理由，不进行内引流术。

3. 确定支架长短　塑料支架的长短计量方法是从狭窄段上缘以上 1cm 到十二指肠乳头外 1cm，为所需支架总长，支架所选长度以在实际测量长度为整数的情况下以该整数为支架长度数，如果含有小数，则将小数当作 1cm，如 6.5cm 则选用支架为 6+1=7cm。该处所说支架长度是支架两端的实际长度，不是支架侧翼间的长度。测量方法如下：

（1）导丝测量法，先将含有导丝的造影管头部插过狭窄段，将有标记的导丝头端放置在狭窄段上缘 1cm 处，在内镜活检孔道处标记导丝，造影管不动，缓缓退出导丝使其头部到达乳头外 1cm（内镜下直视下可见导丝），在内镜活检孔道处第二次标记导丝，测量两个标记之间的距离，即为预置支架长度。

（2）用造影管测量长度，方法与上述方法大致相同，只是留置导丝退出导管。另一种方法是用导管先端部（有放射标记的先端部）与不同颜色标记环之间的距离测量长短，方法是将造影管的头部放置在狭窄段以上 1cm 处，在内镜下观察十二指肠乳头处的标记环颜色、宽度，直接测量同类造影管该段的长度可以确定支

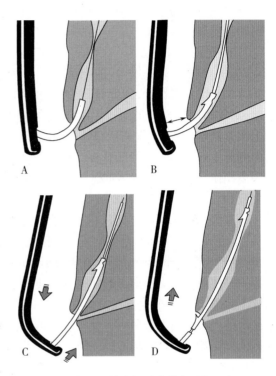

图 3-14-1　胆管支架引流基本过程示意图

A. 通过内镜将导丝插入胆道并使其前端越过胆道狭窄处；B. 通过导丝利用推进管将适当粗细和长短的支架推入胆道；C. 支架通过狭窄处；D. 完成支架置入

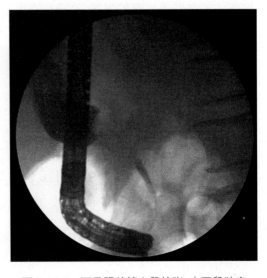

图 3-14-2　可见胆总管上段扩张，中下段狭窄

架的长度。

(3) 在 X-线屏幕上直接测量：①使用放射机器自带的定点测量方法测量狭窄上端 1cm 与内镜镜面之间的距离；②可以使用镜身的在屏幕上的宽度作为标准尺，直接在屏幕上测量狭窄上端 1cm 与内镜镜面之间有多少个镜身的宽度，实际长度为镜身宽度数×镜身的直径，例如：测得的镜身宽度数为 6.5cm，镜身的实际直径为 1.1cm，该支架的长度应该为 6.5×1.1=7.15cm，所以支架可以选择 8cm 长。

4. 支架的直径 支架的直径虽然有多种，一般认为，用于胆总管和肝总管的支架应该在 10Fr，左右肝管的支架应该为 8.5Fr，但所放支架受内镜活检孔道及具体患者狭窄情况的限制，应根据具体情况确定支架直径。

5. 支架置入方法

(1) 单根支架置入术：造影后插入导丝，跨过狭窄段，导丝头部到达肝内胆管，但不宜过深（图 3-14-3）。退出造影管，留置导丝，选用 8.5~12Fr 的探条式扩张器或球囊扩张器，沿导丝送入直达狭窄段，对狭窄段进行扩张，而后保持导丝位置不变，退出扩张器，循导丝插入支架内支撑管，在该支撑管上预置选定的支架，支架后跟随相同直径的推送管，用推送管将支架顶端推送到预定部位，支架末端的侧翼正好顶住十二指肠乳头，用推送器顶住支架，拉出支架内支撑管和导丝，可见胆汁顺利流出，即完成操作，退出内镜，患者仰卧拍肝区平片，以了解支架的位置。

该操作过程中，支架从内镜工作孔道出来，进入乳头，再进入胆管的操作是支架推送最困难的过程，其方法是：轻轻放下抬举器——推送支架 0.5~1cm——抬起抬举器——使内镜先端部向上弯曲——支架进入胆管，再轻轻放下抬举器——推送支架 0.5~1cm——抬起抬举器——使内镜先端部向上弯曲——支架进入胆管，有时需要使用将内镜先端部向左旋转或轻轻回拉镜身，使支架顺利进入胆管（图 3-14-4、图 3-14-5）。

(2) 多根支架置入术：多根支架引流，一般用于肝门部狭窄，多支互不交通的肝内胆管扩张患者。具体操作：造影后插入导丝，跨过狭窄段，导丝头部到达一侧肝内胆管，但不宜过深，退出造影管，留置导丝，选用 8.5~12Fr 的探条式扩张器或球囊扩张器，沿导丝送入直达狭窄段，对

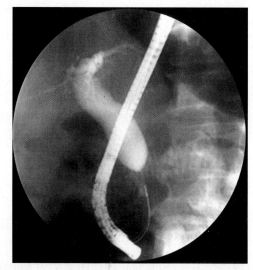

图 3-14-3 引导钢丝通过狭窄

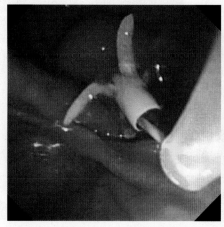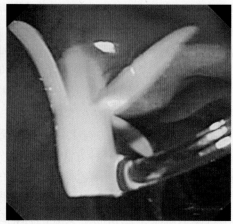

图 3-14-4 支架置入

狭窄段进行扩张,而后保持导丝位置不变,退出扩张器,固定导丝(可标记为一号)。从活检孔道再次插入造影管,达胆管狭窄下方,用导丝超选第二支扩张的肝内胆管,留置导丝,选用 8.5~12Fr 的探条式扩张器或球囊扩张器,沿导丝送入直达狭窄段,对狭窄段进行扩张,而后保持导丝位置不变,退出扩张器,固定导丝(可标记为二号)。先放置右侧肝内胆管的支架,再放置左侧肝内胆管支架,放置方法同上。再根据需要选择第三支、第四支扩张的肝内胆管,放置引流管(图 3-14-6)。

（二）支架取出及置换术

塑料内引流管置入胆管一定时间后若发生阻塞,可通过内镜方法取除或更换引流管,常用的方法有以下几种:

1. 单纯取出法 主要适用于大直径引流管的取除,经内镜工作通道插入网篮或鼠齿钳,内镜直视下圈套或钳抓引流管的十二指肠段,抓牢后连同内镜一同退出。此方法需重复插入内镜后再置管,操作较为繁

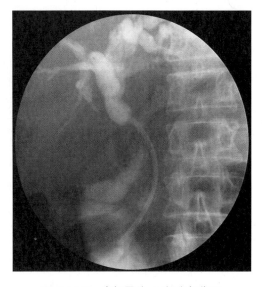

图 3-14-5 腹部平片,了解支架位置

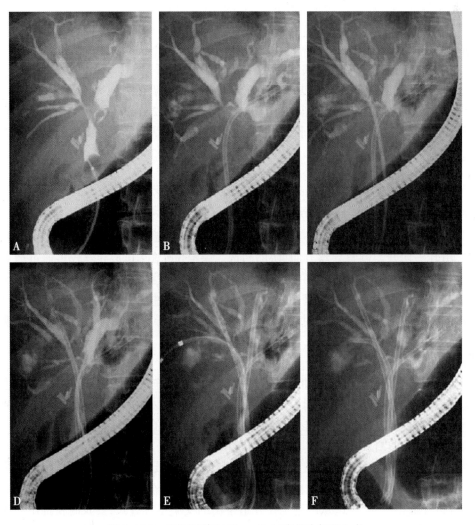

图 3-14-6 肝门部狭窄 Bismuth Ⅳ 多根支架置入术

杂,故仅适用于单纯取出引流管者。

2. 经内镜取出法 此方法适用于小直径引流管的取除,并要求内镜工作通道4.2mm,在内镜直视下用圈套器或鼠齿钳抓牢引流管后,完全打开抬钳器,保持内镜不动,将引流管经内镜工作通道拉出。与单纯取出法相比,避免了反复插入内镜的过程。

3. 经内镜置换法 该方法适应于胆道存在病变狭窄,需保持原胆道通路情况下,完成旧引流管取除及新引流管置入。经ERCP导管对准引流管后端开口插入0.35英寸的导丝,使其越过狭窄达到肝内胆管,保持导丝位置不变,退出ERCP导管,沿导丝插入Soehendra引流管取出器,调节内镜前端,使其前端正好嵌入引流管尾端开口,在X线透视及内镜直视下,助手顺时针捻进置换器手柄,使之前端螺纹嵌紧引流管尾端开口,保留导丝,退出Soehendra引流管取出器与支架,再沿导丝置入新的引流管。

五、操作注意事项

(一) 如何选择支架

胆管塑料支架种类繁多,依其作用部位分左右肝管支架和肝外胆管支架;依其是否含有侧孔,分带侧孔支架与不带侧孔支架;依照其形态又分为线形、尾槽形、单猪尾形、双猪尾形等支架;支架直径从7~12Fr不等。支架选择首先要明确以下几点:

(1) 内镜工作孔道大小;支架直径一定在内镜工作孔道限定范围内。

(2) 支架放置部位,肝外胆管宜选择较粗直径的支架,肝内胆管多支引流时宜选择中等直径的支架。

(3) 所放置胆管的扩张程度,猪尾形支架适宜放置在胆管扩张直径在2cm以上的胆管内,如果患者胆管扩张直径小于2cm,放置猪尾形支架易引起胆管损伤。

(4) 狭窄局部情况,对于无明显狭窄,防止结石嵌顿的患者,可以放置侧翼间距离较大的支架,防止支架自行脱落,对于狭窄段长,且局部狭窄很重的患者,支架有侧翼就可以,支架不易自行滑脱。长期的实践证明,直径10Fr的引流支架对胆管的引流状况与12~14Fr直径的支架无区别;无侧孔支架通畅时间较含侧孔支架的通畅时间长,但如果胆管内含有絮状物或胆泥则任何塑料支架都易发生堵塞。

(二) 导丝如何通过狭窄处

肝外胆管狭窄时其狭窄处的胆管腔并非都是向心性狭窄,部分患者为偏心性狭窄,部分患者的开口可能靠在一侧壁上,因此超选胆管腔并非是件容易的事,需要使用头部较软的直头导丝,不断地变换插入方向,方可插入扩张的胆管,必要时使用气囊导管在气囊注气的情况下,用导丝超选胆管,个别医师喜欢用乳头切开刀调整导丝方向,协助超选。狭窄位于肝门时,导丝较难通过严重的狭窄处或较难通过狭窄处分别进入扩张的肝内胆管。此时,可用带气囊导管行胆管造影,判断狭窄段以上胆管走行情况。选用直头或弯头导丝,超选胆管,一旦导丝通过狭窄段,可以对局部进行扩张,插入多侧孔导管,选择其他扩张胆管。有时用弯曲的导管或带气囊导管可改变导丝头的方向,利于导丝通过狭窄处。

(三) 如何置入10F以上支架

10F以上支架,径粗引流效果佳,但操作有一定难度,首先应选用活检孔道4.2mm以上的十二指肠镜。其次,在置入支架前,应用探条对狭窄处作逐级扩张,若置入10F支架,至少扩张至10F。再其次,应采用引导钢丝,支架引导管及支架推送三层结构,有利于支架的置入。

(四) 如何避免支架置入操作失败

支架置入术中,内镜和导管的位置不妥可导致操作失败。最容易发生的问题是导丝、内支撑管在十二指肠内成襻或支架推出过多堆积在十二指肠腔内。为防止这种情形,应保持镜头尽可能靠近乳头,使支架与胆管轴相顺应,每次从内镜工作孔道推出的支架不宜过长,要及时将推出内镜工作孔道的支架推入胆管。为此有以下几点需要注意:

1. 导丝 直径以0.35英寸为好,导丝头部必须到达预定位置,操作过程中应注意保持导丝位置不变。

2. 内支撑管 内支撑管最少要推送到狭窄段2cm以上,如果条件许可,可以多超出一部分。

3. 助手 开始时助手要始终保持导丝的松紧度,保证在医师推送内支撑管及支架时,导丝位置不变,在内支撑管与外推管连接解除后,轻轻收紧内支撑管,保持内支撑管位置不变。

4. 及时松开外推管,在内支撑管到达指定位置后,松开内支撑管与外推管的连接。

5. 支架头部到达乳头开口时,调整方向在支架头部进入乳头后,再继续推进支架,不可在支架头部没有进入胆管时,过多的推出支架。

6. 内镜镜面不宜与乳头距离过大,以1.5cm左右为宜。

7. 严格按照支架推送方法推进支架。

8. 支架到达指定位置后,用推管顶住支架尾端,助手回拉内支撑管与导丝,此过程中,注意不可将支架直接顶入胆管,在支架要进入胆管时,稍回拉推送管,保持支架尾部在乳头部的位置。

（五）如何处理移位的支架

支架向胆管远侧端移位,可以用鼠齿钳咬住支架,向胆管内推送,如果支架顶端位于狭窄段以下,应取出支架重新放置;支架向近侧端移位较棘手,必须将移位的支架回拉到指定位置,可用导丝穿过移位的支架,插入导管,再用Soehendra支架取出器或切开刀、球囊、取石篮等取出支架(图3-14-7~图3-14-10);如果支架的远端嵌顿在末端胆总管壁,行乳头切开术取出支架。

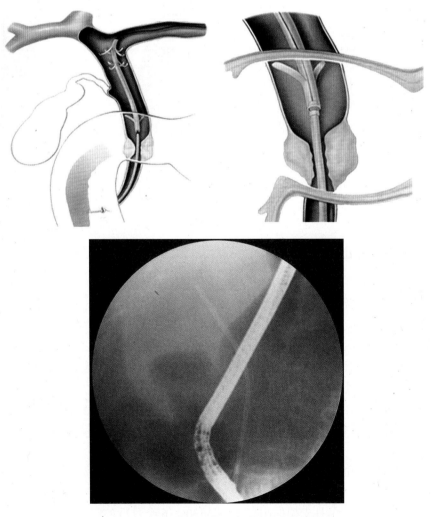

图 3-14-7 用 Soehendra 支架取出器取出支架

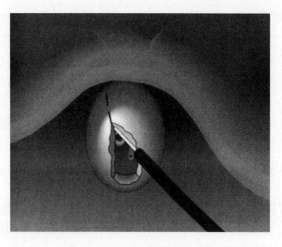

图 3-14-8　乳头切开术取支架

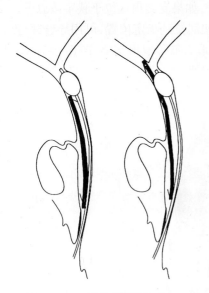

图 3-14-9　用气囊导管取支架

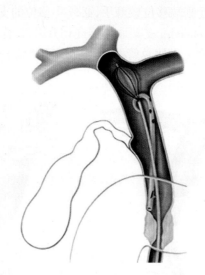
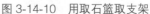

图 3-14-10　用取石篮取支架

六、术中并发症及处理

(一) 早期并发症

1. 支架近期阻塞　阻塞原因常为血块、肿瘤坏死组织、泥沙样结石。发生支架阻塞应及时更换支架,使胆管再通。

2. 胆管炎　发生率约为16%。发生的原因可能是因为内镜钳道难以彻底消毒,由此途径可带细菌入胆管;阻塞的胆管原来就可能有感染,置管操作加重了感染或引流范围小,效果不佳。预防方法主要是避免高压注射造影剂及术前、术后应用抗生素。

3. 胆管穿孔　很少见,主要原因是操作中损伤胆管所致。预防方法主要是避免操作时粗暴用力。一旦发生后,如果能保证良好的胆管内引流,可以进行保守治疗(禁食、持续胃肠减压,抗感染治疗);否则应立即行外科手术。

4. 胰腺炎或高淀粉酶血症　较常见,对症处理后可短期治愈。

(二) 晚期并发症

1. 支架阻塞　置管后3个月支架的阻塞率约为30%,6个月后的阻塞率约为70%。阻塞的原因有肿瘤压迫或阻塞支架,泥沙样胆石阻塞支架。塑料支架阻塞后可以更换新的支架,更换时可用圈套器和(或)支架取出器取出支架,然后再置入新的支架。

2. 支架移位、滑脱 是一种少见的并发症,其发生率为3%。支架发生移位可产生黄疸(31%)、疼痛(6%)和急性胰腺炎(6%),通过内镜检查及ERCP可确诊。发生支架移位后,塑料支架可以取出后重新安放一个新支架,也可以用气囊导管或取石篮使支架复位,还可再安放一个支架以解决胆管狭窄问题。

3. 支架所致的胆道或十二指肠黏膜损伤 十二指肠黏膜的损伤多因弧形支架在十二指肠内露出太多,猪尾型支架很少引起十二指肠损伤。损伤可形成溃疡甚至穿孔。少数发生胆管穿孔,引起胆汁性腹膜炎。小的穿孔因有网膜包绕,可无临床症状,应及时手术。预防方法主要是避免粗暴操作,另外在留置弧形支架时,其尾端注意不要留得太长。

七、临床评价

ERBD由于具有创伤小、安全性高、对患者生理干扰小等优点,其操作成功率在90%以上,与操作有关的并发症在5%左右,在临床已广泛用于中、晚期恶性胆管梗阻的姑息性治疗。

(一) 良性狭窄

胆汁流出不畅是先天性胆总管囊肿发病的主要原因之一,置入胆管支架可以较为有效的缓解临床症状和疾病的进展,特别对于Ⅲ型先天性胆总管囊性扩张症治疗效果较为理想。第二军医大学附属长海医院139例先天性胆总管囊性扩张症患者中,行ERBD的4例,均取得了满意疗效。

原位肝移植术后胆管狭窄治疗应首选ERBD,Morelli等总结了内镜下治疗肝移植术后胆管吻合口狭窄的疗效,其远期疗效优于外科手术治疗,应作为肝移植术后胆管吻合口狭窄的首选治疗方法。一般情况下术后狭窄诊断越早疗效越好,术后3个月以内的狭窄内镜治疗效果较理想。胆管梗阻位置越高ERBD效果越差,肝门部狭窄应首选外科手术。有作者报道尽管手术治疗术后胆管狭窄的成功率和并发症发生率优于内镜治疗,但严重并发症和再狭窄的发生率并无明显差别,此外,内镜治疗的死亡率为0%,而手术治疗的死亡率达8%。术后胆管狭窄内支架应放置12个月以上,由于塑料支架容易阻塞,一般要求每3个月更换一次支架。

慢性胰腺炎引起的胆管狭窄只有10%~30%出现症状,如有胆汁淤积、黄疸或胆管炎等表现而胰腺炎与狭窄的病因本身不需手术治疗,或患者有手术禁忌证,可行ERBD,如狭窄完全缓解,无须手术治疗。文献报道,慢性胰腺炎胰头部有钙化ERBD疗效差,而有急性炎症水肿表现者疗效好。

置入支架治疗原发硬化性胆管炎合并胆总管狭窄总有效率可达77%,但对支架应留置多长时间才使疗效达到最佳水平且出现支架阻塞或胆管炎等并发症最少、气囊扩张是否可代替放置支架以及肝外胆管狭窄是否需要手术治疗等问题仍有争议。

(二) 恶性狭窄

ERBD是恶性胆管梗阻姑息治疗的最佳方法,并发症少,住院时间短。第二军医大学附属长海医院报道ERBD治疗97例胆管恶性梗阻,结果51.7%的患者置入塑料支架后一周内血胆红素水平降至术前的一半,支架平均开放时间为82天。

晚期肝门部肿瘤引起的胆管狭窄及可行内镜下多根胆管支架内引流术。对于Bismuth Ⅱ、Ⅲ、Ⅳ型肝门部肿瘤患者是否置入双支架分别引流左、右肝管目前存在争议。理论上双侧肝管引流更充分,能达到更好的减黄减压效果。由于双侧引流技术操作难度大,并发症发生率高,目前并未被普遍采用。对于Bismuth Ⅳ型肝门部胆管狭窄,由于梗阻位置较高,且有多支胆管狭窄,置入多根支架引流效果较好。Inal等回顾性分析比较单/多根金属支架治疗138例肝门部恶性肿瘤患者效果,结果发现对于Bismuth Ⅰ、Ⅱ、Ⅲ型患者单根支架和多根支架效果相似,而对于Bismuth Ⅳ型者置入多根支架有助延长支架开放时间。

2%~8%肝癌患者黄疸由胆管梗阻引起,由于肝癌在人群中患病率高,所以胆管恶性狭窄的病因中肝癌占很大比例。肝癌患者如有伴近端胆管明显扩张的胆管狭窄,ERBD疗效好,无扩张者疗效差。

第二节　内镜下胆管金属支架内引流术

一、概述

内镜下胆管金属支架引流术(endoscopic metal biliary endoprothesis, EMBE)是近十余年来兴起的内镜下胆管内引流技术,它采用的可膨式金属支架(expandable metal stent, EMS)最早用于冠状血管成形术,1985 年 Carrasco 将其用作胆道支架进行动物实验获得了成功。1989 年起,各种用于胆道的金属支架相继问世,世界各大内镜中心随即开展此项临床应用,国内亦于 20 世纪 90 年代初开始在内镜下放置金属胆道支架,治疗恶性肿瘤所致的胆道梗阻。

金属支架具有可膨胀性,其完全膨胀后的口径可达 10mm(30Fr),是普通塑料支架的数倍,而且支架放置后位置相对固定,不会发生移动,因而引流效果及支架的通畅期明显优于传统的塑料支架。由于 EMS 是相对永久的植入器械,放置后一般不易取出,因而 EMBE 主要用于恶性胆管梗阻的治疗,尤其是无法手术切除的进展期肿瘤患者的姑息性胆道引流。近年来新推出的覆膜金属支架和分叉金属支架,有助于进一步提高胆管引流的效果,分别适用于胆管远端和近端肿瘤的治疗。

二、适应证与禁忌证

(一) 适应证

由于金属支架是相对永久的植入性装置,加之其费用相对较高,因而综合疗效及花费的考虑,EMBE 的适应证一般包括以下几点:

1. 诊断明确的恶性肿瘤所致的胆管梗阻。
2. 无手术指征或无法行根治性切除。
3. 引流胆系丰富(通常要求超过全肝胆系的 40%)、估计引流效果理想。
4. 无其他重要器官功能障碍、预计可存活 3~6 个月以上。
5. 经济条件许可。

(二) 禁忌证

1. ERCP 禁忌者。
2. 病变性质不清的病例。
3. 良性胆道狭窄或梗阻,虽然国内外均有尝试使用金属支架解除良性胆管狭窄的个别报道,但多数学者认为 EMS 不宜用于良性胆道疾患。
4. 肝门部及肝内胆管广泛狭窄、引流胆系十分有限的患者不宜贸然放置金属支架,否则将给进一步治疗带来困难。
5. 腔内生长型肿瘤或合并出血者,往往 EMBE 疗效极差。

三、术前准备

患者准备基本同 ERCP 检查术及塑料支架引流术。应全面检查,了解全身状况,纠正凝血功能异常及水电解质紊乱,术前应预防性给予全身抗生素。患者在接受内镜诊疗前,还应先行腹部 CT、MRI 或 MRCP 检查,对病变的性质、范围及肿瘤浸润的程度有一全面的了解,初步确定有无手术切除的指征;同时对受阻塞胆管的范围及有效的引流区域作到心中有数。

一般采用工作钳道为 3.2mm 内镜,个别支架的输送管≥10Fr,需采用更大口径的内镜。行 EMBE 一般无须预先行乳头括约肌切开,需准备导丝和胆管扩张探条,对于狭窄十分严重或需放置双侧支架的患者,还须准备柱状气囊,以便进行狭窄段更充分的扩张。

操作者及助手应仔细阅读产品说明书,了解支架的性能特点、操作前准备及支架的释放方法。目前临床采用的 EMS 多数具有自膨胀性,被安装在一套双层结构的输送系统中,当支架进入胆管并准确定位后,通过外拉输送器的外鞘,支架借助自身的弹性自行张开,个别支架在释放过程中将缩短(一般将缩短 30% 左右),这在术前选择支架及支架定位时应格外注意(图 3-14-11)。在使用前通常需在支架输送器的内管及外鞘内注射少量无菌生理盐水,以充分润滑导管便于支架的释放。目前采用的 EMS 多数是镍钛合金材料制成,其组织相容性较好,但在 X 线下的可视性较差,尤其是在充满造影剂的管中,故操作前应熟悉支架的定位标记。目前常用的 EMS 规格性能见表 3-14-1。

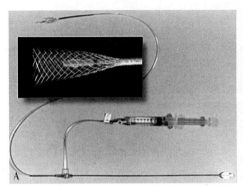
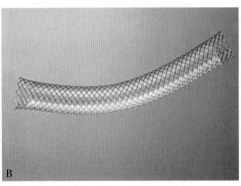

图 3-14-11　最为常用的 Wallstent®(Boston Scientific Co.)金属支架,由 Elgiloy 丝编织而成,被安装在一套双层结构的输送系统中(A),B 为带有 Permalume™ 覆膜的 Wallstent

表 3-14-1　目前常用的金属胆道支架的种类及规格

名称	支架口径(mm)	支架长度(cm)	材料	覆膜	输送器直径(Fr)	生产商
Wallstent	8~10	4~8	Elgiloy	无	7.5	Boston Scientific
	8~10	4~8	Elgiloy	有	8	
Za-stent	10	4~8	镍钛合金	无	8.5	Cook
Zilver	6~10	4~8	镍钛合金	无	7	
Memotherm	7~10	30~100	镍钛合金	无	7	Bard
	7~10	30~80	镍钛合金	有	8	
Sinus	7~10	4~10	镍钛合金	无	7	OptiMed
Niti-S	10	4~10	镍钛合金	无/有	8~10	Taewoong
微创	8~10	4~10	镍钛合金	无	8	微创医疗

四、操作步骤

(一)胆管远端梗阻的支架放置

胆管远端恶性梗阻多见于壶腹癌、胆管下段癌、胰腺癌侵犯胆管及其他转移性胆管癌。通常应将支架的近端置于胆管内梗阻段之上、远段留在乳头开口外的十二指肠腔内,选用覆膜的金属支架可延长支架的通畅期限,操作时以支架远段作为定位的参照。具体步骤如下(图 3-14-12):

1. 首先行胆道插管造影,了解病变性质、部位、范围。

2. 送入导丝通过狭窄段,进入梗阻以上扩张的胆管中,此时应尽量抽出淤滞的胆汁,再注射适量造影剂,以清晰显示病灶范围。

3. 经导丝插入扩张器进行狭窄段扩张,并可利用扩张管的定位标记,准确测量从狭窄段上缘至

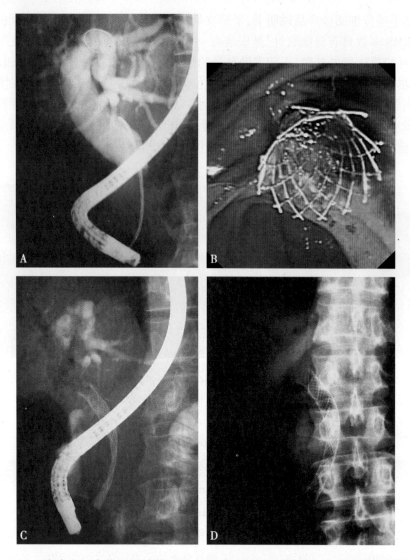

图 3-14-12 胰腺头部癌侵犯胆总管下段,肝内外胆管重度扩张(A),放置金属胆道支架(Wallstent),支架释放后见狭窄段支架尚未完全膨胀(B),支架末段留置在乳头外约6mm(C),胆汁引流通畅(D);术后患者黄疸迅速减退,1周后摄片见支架充分膨胀,胆管内有少量气体

乳头开口的长度,以便选择合适的支架规格,通常支架长度应超过所测距离3~4cm以上。为确保支架在释放过程中显示清晰,此时还可抽出部分造影剂。

4. 将预先冲洗润滑的支架输送系统顺导丝插入胆道,达到梗阻部位,将支架远端留在乳头开口外约1cm左右,确定无误后开始释放支架。应在持续透视和内镜监控下将支架缓缓释放,助手应一手固定输送器的内管,一手缓慢外拉外鞘,操作者此时应同步外拉输送器外鞘,注意内镜下支架在乳头外的长度保持不变,必要时随时调整输送器的深浅,直至支架完全释放。

5. 取出输送器,尽量吸引胆汁及造影剂,在确认支架引流通畅后方可退出内镜。

(二) 胆管近端梗阻的支架放置

胆管近端梗阻多见于胆管中上段癌、胆囊癌侵犯胆管、肝脏肿瘤浸润以及其他转移性肿瘤。此类患者通常伴有肝门部及肝内胆管的广泛侵犯,因而需选择引流区域最大的胆系进行引流;不可使用带膜支架,以免影响侧支引流;支架的远端通常置于胆管内,可以保留乳头括约肌的功能,支架的定位应以病灶作为参照。

操作的步骤类似胆管下段梗阻的支架置入,但应特别注意引流胆管的选择,原则上选择胆管扩张显著、交通分支丰富的肝内胆管,应通过超滑导丝与导管的协调配合仔细超选;也可通过吸引确定引流效果,一般导管插入梗阻的胆管后,如能顺利抽出40ml以上淤滞的胆汁,透视下肝内造影剂基本引出,表明此处的引流是有效的。支架插入后,应将支架的中点置于与病灶的中点,一般病灶两端支架各应超出2cm以上为宜,必须在持续透视下缓慢将支架释放。

(三)双侧支架置入

肝门部肿瘤影响两侧肝内胆管的胆汁流出,引流一侧胆管往往效果不佳,黄疸控制不理想,容易并发胆管炎,因而条件许可情况下,应尽量行双侧胆管引流。同期放置双侧金属支架技术上十分困难,也可采用一侧金属支架、一侧塑料支架的方法进行引流,相对容易。可采用的方法如下:

1. 塑料、金属支架联合引流 应采用大孔道内镜(工作钳道4.2mm),通常需先行乳头括约肌切开,然后插入两根导丝,分别进入左、右两侧肝内胆系中,注意避免导丝之间相互盘绕,并在镜外作好标记。经两侧导丝先后插入扩张器进行狭窄段充分扩张,必要时采用柱状气囊进行扩张。一般选择引流范围大的一侧放置金属支架,对侧放置塑料支架,必须按照"先塑料、后金属"的顺序进行逐一放置(图3-14-13)。

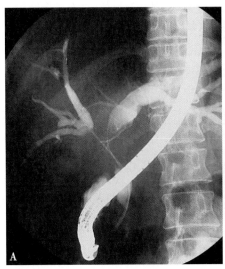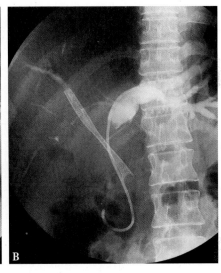

图3-14-13 肝门部胆管癌,左右肝管分叉受到侵犯,肝内胆管重度扩张,分别留置两根导丝于左、右肝内胆管(A);在左肝内胆管内置入一塑料支架,右侧置入一金属支架(B)

有时已预先放置了金属支架,在发现引流效果不佳时,也可尝试通过支架网眼放置对侧胆管的塑料支架,一般仅能置入小口径、无侧翼的塑料支架。方法是插入导管(切开刀)及导丝进入金属支架腔内,在预计对侧胆管开口附近反复试插导丝,可以利用切开刀的弯曲角度与导丝之间的协调配合,将导丝前端经金属支架的侧孔进入对侧胆系;顺导丝插入扩张探条进行狭窄段及支架网眼的扩张,再根据扩张的程度置入相应口径的塑料支架(图3-14-14)。

2. 并排双金属支架的置入 较为困难,需采用超大通道(5.2mm)的内镜。应先行乳头括约肌切开,放置两根导丝至双侧肝内胆管,用气囊进行狭窄段的充分扩张,然后插入两套支架输送系统,同时到位,再逐一释放。

3. "Y"型金属支架的置入 这是一套特制的支架,由两根不同构造的金属支架组成,其中一根支架在中段处网眼十分稀疏,并有显著金属标记。操作时该支架先行置入,将其中段放置在肝门胆管分叉处,然后将导丝及导管经其稀疏的网眼插入到对侧的肝内胆管中,最后插入并释放另一根支架(图3-14-15)。

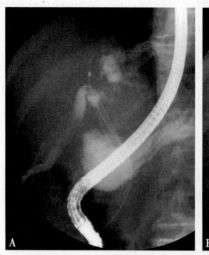
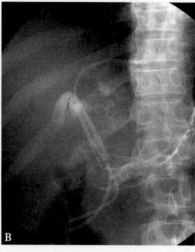
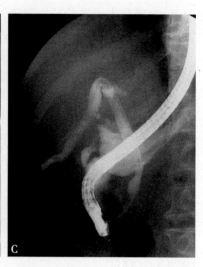

图 3-14-14 肝门部胆管癌患者,EMBE 术后半年,黄疸复发伴发热。A. 造影示金属支架位于右肝内胆管一分支内,支架内见组织影,引流的肝管仍扩张,周围未见侧枝显影;经 B. 金属支架的网眼插管至左肝内胆管,内抽出大量脓性胆汁,造影显示其分支丰富,扩张显著;C. 在左、右肝内胆管内各放置一根塑料支架

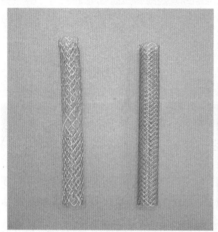
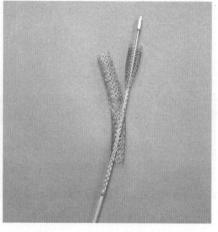

图 3-14-15 "Y"型金属支架,左为特制的金属支架,在其中段处金属网眼稀疏并有显著标记,该支架先行置入,然后通过其网眼将另一支架放置于对侧胆管中

五、注意事项

由于金属支架在置入后一般不能取出,因而应严格掌握放置适应证,诊断不明确或病变范围显示不清时不可盲目放置;对引流疗效无把握时,可先行其他方式引流,如鼻胆管引流,在确认引流效果后再置入金属支架较为稳妥。

应根据病变的部位及范围选择合适的金属支架。支架的长度必须选择适当,部分支架在膨胀过程中会缩短,因而所确定长度应以扩张后的长度为准,同时考虑到肿瘤的继续生长,梗阻段两端的支架长度应在 2cm 以上为宜。覆膜支架只能用于肝外胆管的引流,不能置于肝内胆管,以免影响对侧或分支胆管的引流;还应注意尽量避免其阻塞胆囊管开口,否则术后容易引发胆囊炎。

支架定位必须准确,由于释放过程中整个输送系统只能后拉不能前推,因而释放前可略深一点,释放过程中可不断后拉调整。部分支架(如 Wallstent)在释放不超过 2/3 之前可以回收,因而在释放过程中应缓慢匀速释放,在透视下反复确认支架位置是否合适,必要时回收后重新定位。

六、术后并发症及处理

EMBE一般是安全的,其并发症基本类似ERCP造影术及塑料支架引流术。早期并发症多见于胆道感染、胰腺炎、穿孔等;在后期仍可发生支架阻塞,胆管炎及黄疸复发。

1. 胆道感染或脓毒血症　是最常见的并发症,主要见于引流胆系十分有限或支架定位不佳时。应强调操作中严格掌握适应证,情况不明或估计引流不佳者不可贸然置管,所引流的胆管应仔细选择并精确定位;一旦发生术后感染,单纯使用抗生素往往不能奏效,应积极争取再次内镜探查,可通过支架侧壁网眼放置鼻胆管或塑料支架,也可行PTCD胆道引流。

2. 急性胆囊炎　偶见报道,多见于置入覆膜支架阻塞胆囊管开口所致。在操作中应避免胆囊内注射过多造影剂,尽量避免选用过长的支架影响胆囊管开口,一旦发生胆囊感染,除给予大剂量广谱抗生素外,可在B超引导下进行胆囊穿刺引流治疗。

3. 胰腺炎　发生率类似普通ERCP,有报道指在置入覆膜支架且支架末端留置在乳头外时较容易发生,故建议预先实施小的乳头括约肌切开。

4. 穿孔　十分罕见,偶有金属支架在十二指肠腔内留置过长导致穿孔的报道。

5. 后期支架阻塞　发生率较塑料支架低,且发生周期长。发生的原因主要有三种:①肿瘤组织经支架网眼侵入,造成支架腔阻塞,在肝外胆管采用覆膜支架可以有效避免其发生;②肿瘤向侧方发展,超出了支架端部,故在选择支架长度时应留有余地,一般在支架完全膨胀后,肿瘤两端的支架不宜短于2cm;③胆泥组织阻塞,十分罕见,见于支架放置时间较长时。金属支架发生阻塞时,只要患者身体状况许可,均应争取尽早再次行ERCP检查,可以在金属支架腔内置入塑料支架或另一根金属支架,仍可缓解病情(图3-14-16)。

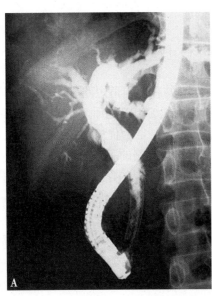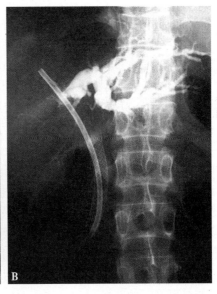

图3-14-16　胰腺癌行EMBE后8个月,患者再次出现黄疸及胆道感染,造影见金属支架腔内见不规则组织影,局部狭窄,考虑肿瘤向腔内生长所致(A);在金属支架腔内再置入一根塑料支架(B)

七、临床评价

金属支架由于其口径大,定位准确,金属材料表面光洁度高、抗黏附性强,因而引流效果好,通畅期限长;完全置于胆管内的支架还保留了乳头括约肌的功能,减少了反流感染的机会。一般金属支架的疗效均优于传统的塑料支架(表3-14-2),平均通畅期在5~13月左右(表3-14-3)。金属支架的疗效

表 3-14-2 3 组临床随机对照研究比较塑料与金属支架的疗效

	Davids		Carr-Locke		Knyrim	
	塑料	金属	塑料	金属	塑料	金属
病例	56	49	78	86	31	31
引流有效(%)	95	96	95	98	100	100
支架阻塞(%)	54	33	13	13	43	22
30 天死亡率(%)	4	14	5	5	9	13
支架通常期(d)	126	273	62	111	—	—

表 3-14-3 EMBE 治疗恶性胆管梗阻的疗效

项目	Hoepffner	Huibregtse	Dertinger	Schöfl	Davids	Barkel	笔者
病例数	110	103	65	52	19	28	167
成功率(%)	95.7	97.1	98.4	92.3	—	100	96.5
并发症(%)	4.2	5.8	7.0	15.4		0	4.8
支架阻塞率(%)	14.4	18.0	21.0	19.2	28.6	48.1	55.1
阻塞发生时间(d)	148	125	<180	—	—	175	231
平均通畅期(d)	—	—	—	291	273	265	390
平均存活期(d)	217	—	157	261	149	—	360

与肿瘤的生物学特性、病变部位、范围及后续治疗有关。一般而言,原发性胆管肿瘤疗效略好,转移性肿瘤较差;低位梗阻疗效好于高位梗阻;肿瘤恶性程度高、向腔内生长或容易出血者,如肝细胞癌侵犯胆管,疗效较差。

几项对照研究将内镜下金属胆道支架引流术与外科姑息性胆道短路手术(By-pass)进行比较,结果显示,在操作成功率、控制黄疸有效率、患者存活期等方面 EMBE 与手术组有类似的结果;而在操作并发症、死亡率、住院天数、医疗费用等方面,内镜引流法有一定的优势;但支架引流组的后期并发症略高;患者后期的胃肠道梗阻常发生于 EMBE 组及未行胃肠短路的手术患者。

近年来,国外学者从"成本 - 效益"的角度分析金属胆道支架的疗效,这些研究均选取无法手术切除的胰腺癌所致的恶性胆管梗阻作为分析对象,根据当地的医疗保险付还比率(medicare reimbursement rates)及文献数据建立相关模型。虽然各自的结果不尽相同,但一致的结论是,与初始采用塑料支架继而频繁更换的情况相比,起初放置金属支架(一旦阻塞再行塑料支架引流)的总体花费、住院天数及人均治疗次数最低,并优于初始使用塑料支架、发生阻塞后再更换为金属支架的情况。对于生存期在 4~6 个月以上的患者,EMBE 是最为经济、患者生活治疗质量的治疗方案;但对生存期不足 3 个月的患者,塑料支架引流是更经济的选择。

覆膜金属支架是新兴的引流材料,一组新近发表的随机对照研究表明,虽然在支架的平均通畅期和患者的平均存活期上并无显著差异,但在支架阻塞率、患者反复治疗次数及医疗总花费上,覆膜支架具有显著的优越性,覆膜支架组未发生肿瘤组织向支架腔内生长的情况,但术后发生胰腺炎及胆囊炎的情况略高(无统计学差异),详见表 3-14-4。

总之,内镜下金属胆道支架引流术,是近年来兴起的新型引流材料在胆道疾病中的运用,主要用于无法根治的恶性胆道梗阻,尤其适合于生存期略长的肿瘤患者,只要病例选择适当,支架定位准确,可长期有效控制梗阻性黄疸及其引发的相关问题,提高患者的生活质量,降低对姑息性手术的需求,为胆胰肿瘤的治疗开辟了新的微创治疗途径。

表 3-14-4 覆膜支架与无覆膜支架的疗效对比

	覆膜支架	无覆膜支架	P
n	57	55	
支架阻塞	8(14%)	21(38%)	<0.001
平均阻塞时间(d)	304	161	<0.05
平均通畅期(d)	225	193	NS
平均存活期(d)	255	237	NS
30d 死亡率(%)	1.8	1.8	NS
平均再治疗次数	0.32	0.72	<0.05
平均花费($)	3901.3	5129.1	<0.05

（郝建宇 令狐恩强 胡 冰）

参考文献

1. 李兆申,许国铭 .ERCP 基本技术与临床应用 . 第 1 版,济南:山东科学技术出版社,2001.

2. Cahen DL,Van Berkel AM,Oskam D,et al.Long-term results of endoscopic drainage of common bile duct strictures in chronic pancreatitis.Eur J Gastroenterol Hepatol,2005,17(1):103-108.

3. Costamagna G,Pandolfi M.Endoscopic stenting for biliary and pancreatic malignancies.J Clin Gastroenterol.2004,38:59-67.

4. Hawes RH.Diagnostic and therapeutic uses of ERCP in pancreatic and biliary tract malignancies.Gastrointest Endosc,2002, 56(6 Suppl):S201-205.

5. Morelli J, Mulcahy HE, Willner IR, et al. Long-term outcomes for patients with post-liver transplant anastomotic biliary strictures treated by endoscopic stent placement.Gastrointest Endosc,2003,58(3):374-379.

6. Arguedas MR,Heudebert GH,Stinnett AA,et al.Biliary stents in malignant obstructive jaundice due to pancreatic carcinoma: a cost-effectiveness analysis.Am J Gastroenterol,2002,97(4):898-904.

7. Isayama H,Komatsu Y,Tsujino T,et al.A prospective randomised study of "covered" versus "uncovered" diamond stents for the management of distal malignant biliary obstruction.Gut,2004,53(5):729-734.

8. Kahl S,Zimmermann S,Glasbrenner B,et al.Treatment of benign biliary strictures in chronic pancreatitis by self-expandable metal stents. Dig Dis,2002,20(2):199-203.

9. Rey JF,Dumas R,Canard JM,et al.Guidelines of the French Society of Digestive Endoscopy:Biliary Stenting.Endsocopy, 2002,34(2):169-173.

10. Santagati A,Ceci V,Donatelli G,et al. Palliative treatment for malignant jaundice:endoscopic vs surgical approach.Eur Rev Med Pharmacol Sci,2003,7(6):175-180.

第十五章

内镜下胰管支架置入术

一、概述

内镜下胰管支架引流术(endoscopic retrograde pancreatic drainage,ERPD)即内镜下胰管内支架置入术。1983年Segel等率先利用内镜在胰管内放置支架治疗慢性胰腺炎胰管狭窄获得成功。近十年来,尽管对胰管支架引流术存在不同的观点及潜在的对胰管细分枝及实质影像的变化,但随着内镜技术的发展,胰管支架引流术在胰腺疾病内镜介入治疗中广泛应用,并因疗效确切,创伤小且安全而日趋受到人们的关注。胰管支架引流术在慢性胰腺炎并有胰管狭窄、EPS后胰液引流、胰腺假性囊肿引流、引导EPS损伤等方面有了较多的报告,且应用日趋广泛。

二、适应证与禁忌证

(一) 适应证

1. 胰管良性狭窄。
2. 慢性胰腺炎胰管结石的辅助治疗。
3. 胰腺分裂症。
4. 胰腺假性囊肿。
5. 外伤性胰管破裂形成内瘘。
6. 胰源性腹水。
7. 壶腹部肿瘤、胰腺癌、胰腺转移性肿瘤、胰管乳头状产黏蛋白肿瘤等引起的胰管狭窄的保守治疗。
8. 慢性胰腺炎止痛治疗。
9. Oddi括约肌紊乱。
10. 胆管括约肌切开术后预防胰腺炎。
11. 引导胰管括约肌切开术及EPS后预防胰腺炎。

(二) 禁忌证
同本篇第十四章。

三、术前准备

(一) 器械准备

1. 内镜　常用的纤维及电子十二指肠镜,活检孔道3.8mm以上。
2. 胰管扩张探条(图3-15-1)。
3. 胰管扩张气囊(图3-15-2)。
4. Soehandra旋转扩张器(图3-15-3)　有单螺纹和双螺纹两种规格(表3-15-1)。

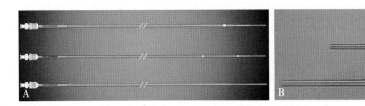

图 3-15-1　胰管扩张探条 (A,B)

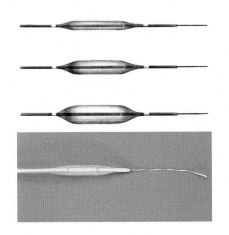

图 3-15-2　胰管扩张气囊

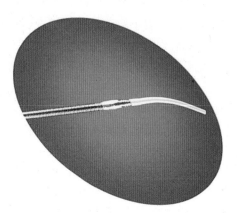

图 3-15-3　Soehandra 旋转扩张器

表 3-15-1　两种旋转扩张器规格 *

型号	扩张器外径	缆外径	可通过的活检孔道	放置螺纹
SRD-2D	8.4F	7.0F	3.2mm	2 个
SRD-4	5.4F	7.0F	2.8mm	1 个

* Wilson-Cook 公司产生

5. 引导钢丝　0.18、0.35、0.38 英寸,长度为 400cm。

6. 胰管支架　常用胰管支架主要有三种:

(1) Zimmon 胰管支架:包括带十二指肠倒钩和不带十二指肠倒钩两种(外径 5.0、7.0F,长 1~12cm,图 3-15-4A)。

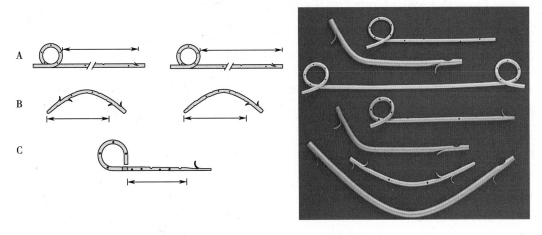

图 3-15-4　常用胰管支架示意图及实物图

（2）Geenen 胰管支架：包括四倒钩和双倒钩两种（外径 5.0、7.0F、8.5F、10F、11.5F，长 3~12cm，图 3-15-4B）。

（3）Sherman 胰管支架（外径 5.0~7.0F，长 2~12cm，图 3-15-4C）。

推送导管（Wilson-Cook 公司，5.0、7.0F/170cm）。

（二）患者准备

同 ENPD。

四、操作方法

（一）常规行 ERCP，以了解胰管狭窄情况，如狭窄部位、长度、内瘘部位、假性囊肿位置，并确定囊肿是否与主胰管相通，对疑为胰腺分裂症患者，须经副乳头插管、造影。

（二）为保证胰管支架置放的成功率，对胰管狭窄明显者可先行气囊或探条扩张术，而后再置入胰管支架。

（三）胰管支架的选择取决于狭窄的严重程度和部位及近端胰管扩张情况，对胰头部狭窄伴胰管扩张者宜先行乳头括约肌切开术再置入支架。狭窄近端扩张明显者，可置入较粗的支架（8.5F、10.0F）；若近端胰管扩张不明显，可选择外径 5.0 F、7.0F 支架。支架的长度一般为支架远端超过狭窄部位 1.0cm，近端以暴露于十二指肠乳头外少许为宜，不宜暴

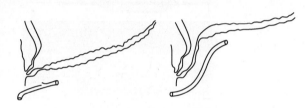

图 3-15-5　支架长度的选择

露在十二指肠腔内的过长，以免损伤对侧十二指肠壁，引起黏膜糜烂、出血（图 3-15-5）。

（四）单纯性主胰管狭窄支架置入

1. 经主乳头插管造影后，确定狭窄部位及长度。

2. 置入引导钢丝，越过狭窄段，沿引导钢丝行狭窄段扩张，确定置入支架长度及外径大小。

3. 在 X 线及内镜直视下按 ERBD 操作技巧，将胰管支架置入。

4. 确认支架在胰管及十二指肠乳头处部位合适后，退出引导钢丝及支架推送器，再退出内镜，让患者仰卧位摄腹部平片，进一步确定支架的部位。操作过程详见图 3-15-6。

5. 若胰管狭窄严重，仅能通过引导钢丝，无法通过气囊及塑料扩张探条，可用 Soehandra 旋转扩张器进行扩张。操作过程为：造影后插入引导钢丝，并通过狭窄处，退出造影导管，维持引导钢丝位置不变，根据内镜活检孔道内径大小，插入 SRD-4-2D 或 SRD-4 Soehandra 旋转扩张器，到达胰管狭窄处后，助手缓慢旋转扩张器即可通过狭窄处。而后再按常规置入胰管支架（图 3-15-7）。

（五）主胰管与假性囊肿相通支架置入

1. 先行 ERCP 检查，确定主胰管与假性囊肿是否相通。

2. 置入引导钢丝并达假性囊肿内。

3. 沿引导钢丝行扩张术。

4. 确定支架长度及外径大小后，沿导丝置入支架，远端达囊肿内，近端位于十二指肠乳头外（图 3-15-8）。若伴有主胰管狭窄，且假性囊肿与主胰管不相通，则须行超声内镜引导下的胃或十二指肠假性囊肿穿刺内引流术和内镜下主胰管支架引流术联合治疗，以提高治疗效果（图 3-15-9）。

（六）伴有胆管狭窄的支架置入

1. 先行 ERCP 了解胆管、胰管狭窄部位及长度。

2. 分别于胆管及胰管置入两根引导钢丝。

3. 确定置入支架的长度及外径大小，再分别置入胆管及胰管支架，为更好地引流，可向胆管内置多根塑料支架（图 3-15-10）。

4. 也可经内镜向胆管内置入金属支架，以达到较好减黄效果（图 3-15-11）。

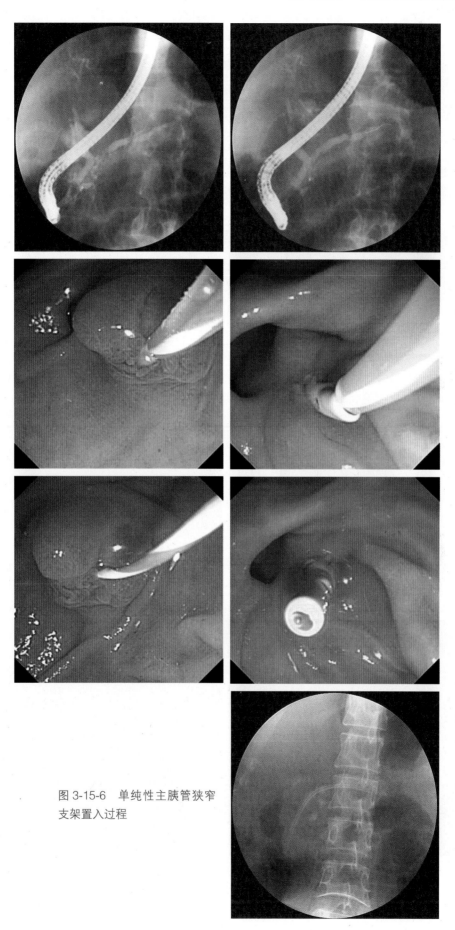

图 3-15-6 单纯性主胰管狭窄
支架置入过程

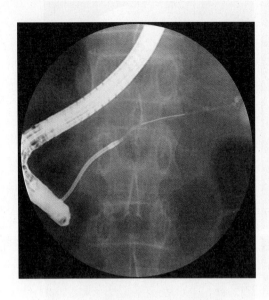

图 3-15-7　采用 Soehandra 旋转扩张器扩张狭窄严重的胰管并置入胰管支架

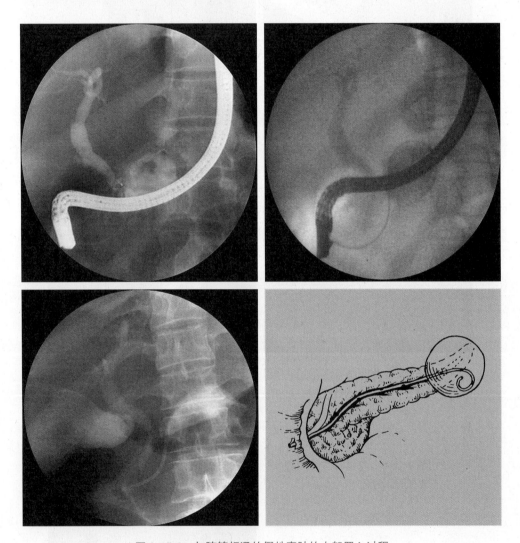

图 3-15-8　与胰管相通的假性囊肿的支架置入过程

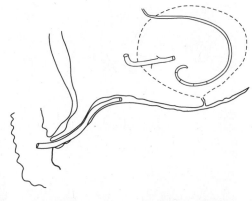

图 3-15-9　超声内镜引导下胃或十二指肠内引流术与支架置入引流术联合治疗示意图

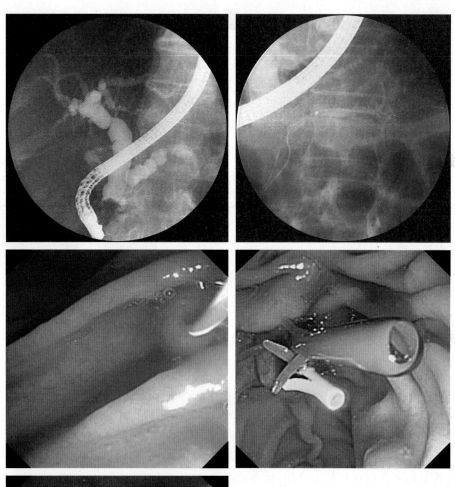

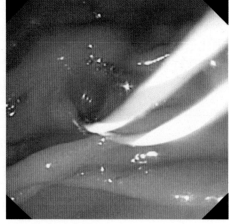

图 3-15-10　胰管及胆管同时置入支架

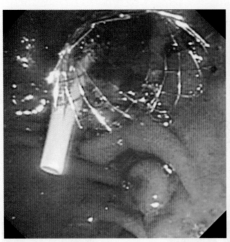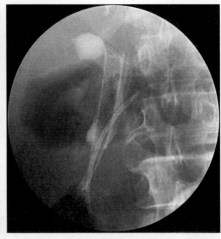

图 3-15-11　胆道金属支架引流,胰管塑料支架引流

5. 如果患者胰管支架置入成功,但胆管支架引流失败,而患者又有极强的胆管引流减黄适应证时,可先经内镜置入胰管支架,后再经 PTC 置入金属胆管支架(图 3-15-12)。

(七) 经副乳头胰管支架置入

经副乳头胰管支架置入术主要适用于胰腺分裂症患者。

1. 经副乳头插管,行胰管造影,了解胰管狭窄情况,置入引导钢丝,必要时行狭窄段扩张。

2. 确定支架长度及外径大小。

3. 沿引导钢丝经副乳头置入支架。

4. 退出引导钢丝、支架推进器及内镜后,患者仰卧摄腹部平片,进一步确认支架位置。详细操作过程见图 3-15-14。

(八) 胰管内支架引流封堵胰瘘

1. 经主乳头胰管造影明确胰瘘管口部位。

2. 置入引导钢丝,越过瘘管开口。

3. 置入胰管内支架,详细操作过程见图 3-15-14。

图 3-15-12　分别经内镜和 PTC 置入胰管及胆管支架

五、术后处理

1. 术后患者应卧床休息,禁食 24h,术后 4~6 小时及翌晨抽血检测血清淀粉酶,正常者第 2 天可少量进食;若有胰腺炎者应延长禁食时间,禁食期间应输液。

2. 术后常规应用广谱抗生素 2~3 天,并发胰腺炎者应按胰腺炎处理。

3. 术后应密切观察患者腹部体征,以了解有无消化道出血及穿孔征象。

4. 同时置入胆管支架引流者,应定期抽血检测血清胆红素水平,以了解黄疸消失情况。

5. 并建立患者随访制度,以便及时发现远期并发症。

六、操作注意事项

1. 严格掌握胰管支架置入的适应证,目前公认的胰管支架引流术适应证包括:慢性胰腺炎并胰管明显狭窄及顽固性腹痛,且不宜行外科手术者,胰腺分裂症、胰腺癌失去手术机会者,胰瘘等。有些疾病如特发性胰腺炎、胰管结石、胰腺假性囊肿、胰腺外伤等存在争议。

2. 操作动作轻柔,切勿粗暴,以免引起胰腺损伤,尤其使用 Soehandra 旋转扩张器时,必须在引导

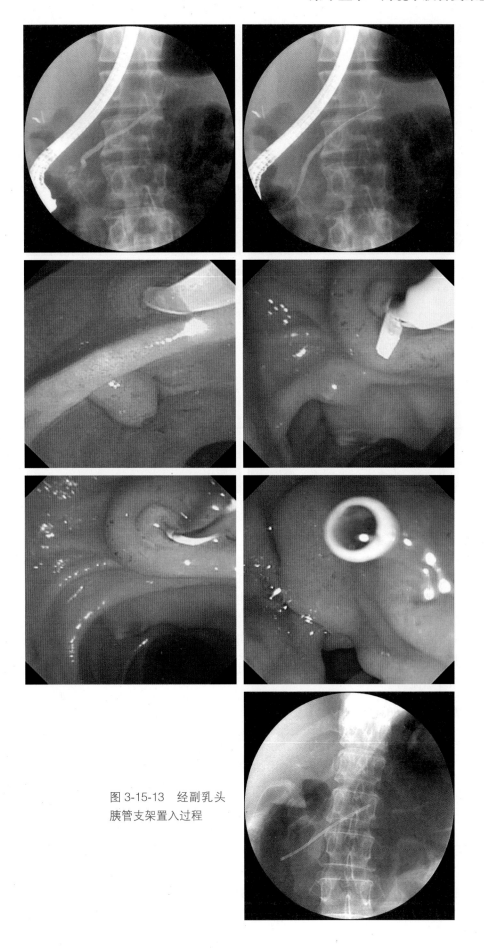

图 3-15-13 经副乳头
胰管支架置入过程

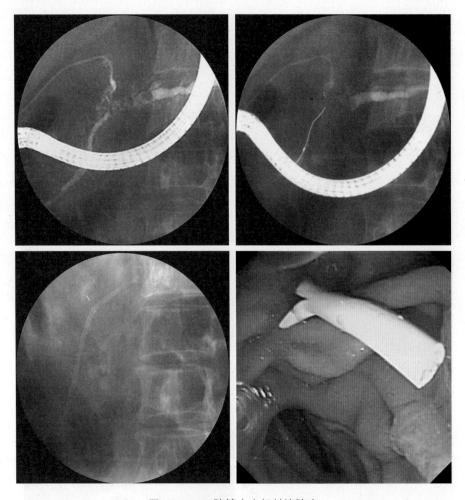

图 3-15-14 胰管内支架封堵胰瘘

钢丝引导下操作。

3. 对于胰尾部胰管狭窄、支架引流效果欠佳,宜行此手术。

4. 正确判断胰管支架长度,一般情况下,近端越过狭窄处 0.5~1cm,远端露出乳头外 0.5cm,不宜过长,以免损伤十二指肠黏膜。

5. 正确判断置入支架的外径大小,有胰管扩张明显者及封填胰瘘者,最好置入 8.5F 以上支架。

6. 利用胰管支架封填胰瘘者,置入胰管支架后,应密切观察瘘管引流量,并试验性夹管,患者无症状后,可拔除外引流管。

七、并发症及处理

(一) 支架移位

较少见。早期带有四个倒钩的支架移位于胰管内的发生率约为 3%,采用改良的双倒钩胰管支架较少发生移位。亦可能与支架的物理特性和胰管的解剖有关。支架移位后患者常有轻、中度持续腹痛,一旦发生须经内镜方法取出,失败者则须手术治疗。向十二指肠内移位,即脱落,对患者无大影响,可随大便排出。

(二) 支架阻塞

10F 胰管支架放置后 6~12 个月内阻塞的发生率可达 50%。5.0~7.0F 支架短期内大多数发生阻塞,阻塞物多为细胞碎屑、钙碳酸盐结晶、钙胆红素盐及细菌等的混合物,蛋白质附着内表面可能起重要作用。目前多认为更换支架较定期(1 年)更换更为恰当,如治疗尚未结束可提前置换支架。支架取

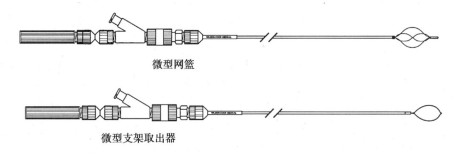

微型网篮

微型支架取出器

图 3-15-15　常用取支架器械

出可用异物钳或 Wilson-Cook 微型网篮(5.0F/200cm)及微型支架取出器(图 3-15-15)。

（三）胰管形态改变

胰管形态改变是胰管内支架独有的并发症,发生率约 80%。长期主(副)胰管内支架引流可导致胰管不规则、变窄、侧支胰管扩张以及胰管周围纤维化、萎缩等形态学改变,EUS 还可显示支架周围实质低回声、囊性变以及回声不均匀,类似慢性胰腺炎。去除支架后多数会恢复正常,其发生机制尚不十分清楚。

（四）十二指肠黏膜损伤,主要原因为胰管支架露出乳头外太长所致。一旦发现应及时更换,以免引起更严重的并发症(图 3-15-16),如溃疡、穿孔等。

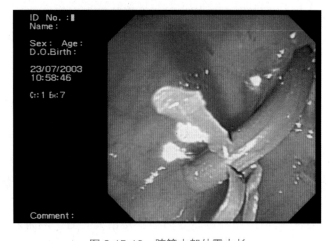

图 3-15-16　胰管支架外露太长

（五）其他

胰管穿孔、感染、结石形成,较少见。

八、临床评价

（一）治疗慢性胰腺炎

胰管狭窄是慢性胰腺炎常见的形态学改变,可引起腹痛,胰腺炎反复发作及胰腺外分泌功能不足。内镜下胰管内引流术已作为胰管狭窄常规治疗手段并取得良好疗效。插管成功率 72%~100%,失败多为胰腺分裂症患者。单纯的扩张治疗短期内往往有再狭窄,放置支架后 70%~95% 患者疼痛可获得缓解。Binmoeller 等经内镜放置主胰管支架引流 93 例慢性胰腺炎腹痛患者,74% 患者 6 个月内疼痛缓解,经长期随访(平均 4.9 年),87% 腹痛无复发,75% 体重增加,全身营养状况改善;49 例平均引流 15.7 个月后取出支架,平均随访 3.8 年,36 例(73%)仍无腹痛发作;大部分患者引流后扩张胰管缩小。

慢性胰腺炎胰管结石伴狭窄患者,宜放置支架以充分引流及减压,提高治疗成功率,改善预后。

近年来有胰管置入金属支架引流的报告,比利时 Eisendrath 等用特殊制造 Wallstent 胰管金属支架治疗 38 例慢性胰腺炎胰管狭窄患者 38 例慢性胰腺炎胰管狭窄患者,均伴顽固性腹痛,其中 20 例采用非带膜金属支架,另外 18 例则用带膜胰管金属支架,金属支架长 5cm,膨胀后外径 6mm。结果非带膜组 20 例患者随访 24~108 个月,所有患者在置入金属支架后,腹痛即可缓解,但仅 3 例患者腹痛缓解长于 2 年,平均腹痛缓解时间为 13 个月,再狭窄的原因可能与上皮经网眼长入有关。带膜组 18 例患者,3 例患者因支架移位而失败,平均随访 21 个月,支架置入后即可腹痛缓解,但 12 例患者在 1~71 个月腹痛复发,平均 8 个月,有 2 例腹痛缓解长达 78 个月和 75 个月。

(二) 治疗胰腺分裂症

胰腺分裂症是较常见的先天性胰腺解剖异常,ERCP 检出率 2%~8%。患者大部分胰液通过一个很小的副乳头排泄,副乳头基础压高于主乳头有助于诊断。胰腺分裂症的内镜治疗主要为放置支架引流,症状缓解率 83%~90%。Lehman 等采用支架引导下针状电刀切开技术治疗胰腺分裂伴急性复发性胰腺炎 17 例,慢性胰腺炎 11 例,术后 10~14 天取出支架,平均随访 1.7 年,症状改善者多为急性复发性胰腺炎患者,慢性胰腺炎及反复腹痛者似乎疗效不佳。而胰腺分裂合并胰腺炎患者,支架置入并发症为 49%,且多为中、重度;对于只有腹痛而 ERCP 正常者,支架疗效不佳而并发症高达 80%。因此胰腺分裂症内镜治疗的长期疗效尚需进一步观察。

(三) 治疗胰腺假性囊肿

胰管支架同样可应用于胰腺假性囊肿的治疗。胰腺假性囊肿症多由急慢性胰腺炎引起,它是由于某支胰管狭窄,胰液引流受阻,久之形成囊肿或胰管破裂、胰液外流被周围组织包裹而形成。Barthet 等报告了 30 例胰腺假性囊肿患者支架治疗效果,其中 28 例因慢性胰腺炎引起,2 例为胆源性胰腺炎引起,所有的假性囊肿都与胰管相通,囊肿平均直径为 50.8mm,经内镜经主、副乳头置入支架后,平均随访 15.3 个月,23 例(76.7%)治愈,7 例治疗失败。作者认为并发于慢性胰腺炎并与胰管相通的假性囊肿是内镜支架治疗的最好指征。Catalono 等报告了相似的研究结果,21 例接受胰管支架治疗的患者中有 16 例(76%)囊肿治愈,只有 1 例出现轻度胰腺炎并发症。

(四) 治疗胰瘘

胰管支架治疗胰瘘患者亦有了初步尝试。慢性胰腺炎或胰腺外伤均可导致胰瘘形成,其诊断通常依据其他器官的并发症。胰瘘的常用治疗方法有两种:一种是生长抑素配合肠外营养,此方案疗程长,且费用高,另一种是外科手术切除部分胰腺,此方法创伤较大。胰管支架治疗能避免上述方法的缺点而取得相同的疗效。Kiil 等用支架治疗了 2 例胰瘘患者,1 例为老年男性,在主胰管内放置 5F 支架后,病情迅速好转,3 个月后胰瘘消失。另 1 例为老年女性,放置第一根支架后症状明显缓解,放置第二根支架后胰瘘迅速闭合,2 个月后取去支架,症状未见复发。可见胰管支架治疗应用方便,价格低廉,该方法经短期观察证实是成功的。持续的胰管皮瘘常继发于胰腺坏死、外伤、外科手术及假性囊肿的穿刺引流。Kozarek 等报告了 8 例胰管皮瘘的患者,放置支架后 7 例患者胰瘘闭合,显然放置支架架桥于破裂胰管能有效地闭合胰管皮瘘。

(五) 治疗胰源性腹水

应用胰管支架治疗胰源性腹水亦有成功的报告。胰源性腹水多因假性囊肿破裂所致,也可因胰管直接破裂引起。传统治疗方法有静脉高营养、腹腔穿刺和生长抑素药物治疗,手术治疗有胰腺切除或囊肿空肠吻合术,死亡率高达 15%~25%。Kozarek 等报告了 4 例胰源性腹水的患者支架治疗效果,年龄 37~58 岁,ERCP 显示有胰管漏和慢性胰腺炎改变,利用内镜将支架置入胰管并超越胰漏口处,并在超声引导下作治疗性腹水穿刺。术后 4~27 天取出支架,随访 12 个月,均未见腹水和假性囊肿复发。此报告病例数虽不多,但足以证实胰管支架能有效治疗胰漏引起的胰源性腹水。

(六) 治疗胰腺恶性肿瘤

胰管支架除了可治疗胰腺的良性疾病,对胰腺的恶性疾病亦有姑息治疗作用。胰腺癌患者往往有严重的腹痛,临床称之为"梗阻性"疼痛,主要原因是主胰管梗阻继发胰管内高压,其特点是与进食相关并向背部放射。Costamagna 等报告了 8 例不能切除的胰头癌伴有胰管扩张和严重梗阻性疼痛的病例,利用内镜于癌肿致胰管狭窄处放置支架进行引流,全部病例操作经过顺利,无 1 例死亡,除 1 例外均在置支架后 48 小时疼痛得到缓解,平均生存时间为 165.5 天,随访中无支架阻塞发生情况。作者认为选择性应用内镜支架引流是控制胰腺癌患者梗阻性腹痛的一种安全有效的疗法。

(七) 其他

胰管支架还能减少胆管括约肌切开术并发症的发生。胰腺炎是胆管括约肌切开术的最常见并发症,若在手术操作中使用胰管支架,则其发生率将明显降低。Sherman 等将 129 例患者分成三组进行对比研究:放置支架后行括约肌切开并留有支架 39 例,先放置后移去支架 41 例,直接作括约肌切开 49 例。三组患者胰腺炎的发生率分别为 0 例(0%)、8 例(19.5%)及 7 例(14.3%),可见留置胰管支架能明显减少括约肌切开术后胰腺炎的发生率。

　　总之,胰管支架是治疗许多胰腺疾病的有效方法,在某种程度上能代替外科手术。但胰管支架治疗还存在诸多并发症,特别是会引起胰腺形态学的改变。因此,在胰管支架治疗成为常规疗法之前,胰管支架治疗技术和支架的材料及设计有待进一步研究提高,以取得更完善的临床疗效。

(胡良皞　李兆申)

参考文献

1. Smits ME,Badiga SM,Rauws EA,et al.Long-term results of pancreatic stents in chronic pancreatitis.Gastrointest Endosc,1995,42(5):461-467.

2. Cremer M,Periere J,Delhaye M,et al.Stenting in severe chronic pancreatitis results of medium-term follow up in seventy-six patients. Endoscopy,1991,23(2):171-176.

3. Coleman SD,Eisen GM,Troughon AB,et al.Endoscopic treament in pancreas divisum.Am Gastroenterol,1994,89(8):1152-1155.

4. McCarthy J,Geenen JE,Hogan WJ.Preliminary experience with endoscopic stent placement in bengin pancreatic disease. Gastrointest Endosc,1988,34(1):16-l8.

5. Barthet M,Saliel J,Bodion-Bertei C,et al.Endoscopic transpapillary drainage of pancreatic psendocysts.Gastrointest Endosc,1995,42(3):208-213.

6. Hu LH,Liao Z,Li ZS.Rolling in the Deep:A Quaint Sphere Rolling in the Deep Pancreatic Duct(With Video).Gastroenterology,2013,145(6):e7-8.

7. Li BR,Hu LH,Li ZS.Chronic Pancreatitis and Pancreatic Cancer. Gastroenterology,2014.

8. Hu LH,Du TT,Liao Z,et al.Extracorporeal shock wave lithotripsy as a rescue for a trapped stone Basket in the pancreatic duct.Endoscopy,2014.

9. Hu LH,Liao Z,Pan X,et al.Chronic pancreatitis and cholangitis caused by absence of duodenal papilla.Endoscopy,2010,42:E227-228.

10. Hu LH,Liu MH,Liao Z,et al.Steinstrasse Formation after Extracorporeal Shock Wave Lithotripsy for Pancreatic Stones.Am J Gastroenterol,2012,Nov;107(11):1762-1764.

11. Hu LH,Liao Z,Li ZS.Spontaneous Clearance of Pancreatic Stone. Clin Gastroenterol H,2013,11(2):e9-e10.

12. Liao Z,Hu LH,Xin L,et al.Endoscopic Retrograde Cholangiopancreatography Service in China:Results from a National Survey.Gastrointestinal Endoscopy,2013,77(1):39-46.

13. Zou WB,Hu LH,Liao Z,et al.Obscure Hemosuccus Pancreaticus Due to Dorsal Pancreatic Arteriorrhexis(with video). Digestive and Liver Disease,2013,45(4):346.

14. Liao Z,Hu LH,Li ZS,et al.Multidisciplinary Team Meeting before Therapeutic ERCP:a Prospective Study with 1909 cases. J Interv Gastroenterol,2011,1(2):64-69.

15. Kiil J,Ronning H.Pancreatic fistula cured by an endoprothesis in the pancreatic duct.Br J Surg,1993,80(10):1316-1317.

16. Kozarek RA,Jiranek GC,Traverso LW. Endoscopic treament of pancreatic ascites.Am J Surg,1994,168(3):223-226.

17. Costamagna G,Gabbrielli A,Mutignani M,et al.Treament of "obstructive" pain by endoscopic drainage in patients with pancreatic head carcinoma.Gastrointest Endosc,1993,39(6):774-777.

18. Smith MT,Sherman S,Ikenbery SO,et al.Alterations in pancreatic ductal morphology following polyethylene pancreatic stent therapy. Gastrointest Endosc,1996,44(3):268-275.

19. Sherman S,Hawes RH,Savides TJ,et al.Stentinduced pancreatic ductal and parenchymal changes:correlation of endoscopic ultrasound with ERCP. Gastrointest Endosc,1996,44(3):276-282.

20. 李兆申. 胰腺疾病的内镜治疗. 中华消化杂志,1999,19(3):152-153.

21. Neuhaus H.Therapeutic pancreatic Endoscopy.Endoscopy,2000,32(3):217-225.

22. Barkin J,O'phelan CA.Advanced therapeutic Endoscopy:2ⁿᵈ ed,Lippincott-Raven publishers,1996:389-399.

23. Eisendrath pand deviere J expandable montal stents for benign pancreatic duct obstruction.Gastreintes Endosc Clin N.Ame, 1999,9(3):547-554.

24. 李兆申,许国铭,孙振兴,等.胆胰管良恶性梗阻的双支架联合引流.中华消化内镜杂志,2002:19(1):15-18.

25. Carr-Locke DL.Endoscopic therapy of chronic pancrentitis. Gastrointestinal Endoscopy,1999,49(3):part2,S77-S80.

26. Ertan A.Long-term results often endoscopic stent placement without nancreatic papillotomy in acute pancreatitis clue to pancreas dirisum. Gastrointestinal Endoscopy,2000,52(1):9-14.

27. Khandekar S,Disario J. Endoscopic therapy for stenosis of the billary and pancrentic duct orifices.Gastrointestinal Endoscopy, 2000,52(4):500-505.

第十六章

内镜下胆管扩张术

一、概述

胆管狭窄或梗阻常发生于十二指肠乳头部炎症、壶腹部肿瘤、胆管肿瘤、胆管外伤及手术损伤、肝移植术后、慢性胰腺炎、胰腺假性囊肿等病变。胆管狭窄及梗阻可引起黄疸，严重时可致胆道感染。传统的外科手术治疗存在创伤大、费用高、住院时间长、并发症多等缺点，近年来随着内镜技术应用，尤其是治疗性 ERCP 的开展，内镜技术为胆管狭窄及梗阻的治疗开辟了一条新的途径，与外科手术相比，其具有患者痛苦小、并发症少、费用低等优点，在国外已广泛应用，国内也已逐步开展。内镜下胆管扩张术是用专用气囊或扩张探条对胆管狭窄、梗阻进行扩张治疗，通常胆管支架置入前需行胆管扩张术。

二、探条扩张术

(一) 适应证与禁忌证

1. 适应证

(1) 乳头及壶腹部炎性狭窄、恶性梗阻。

(2) 肝胰壶腹括约肌功能紊乱。

(3) 胆管良、恶性狭窄。

(4) 胆总管支架置入准备。

2. 禁忌证　禁忌证同 ERCP。

(二) 术前准备

1. 患者准备

(1) 化验：血常规、传染病四项、凝血功能、血液生化、动脉血气分析。

(2) 检查：胸片、心电图、心脏彩色超声、MRCP（或肝脏 CT）。

(3) 禁食、水 12 小时。

(4) 局部咽喉表面麻醉（如盐酸丁卡因胶浆 5g），术前 15 分钟肌注解痉剂（如溴化东莨菪碱 20mg）。

(5) 外周静脉置管，桡动脉穿刺置管（有创血压监测）。

(6) 术中全身静脉麻醉，生命体征监护及吸氧。

2. 器械准备

(1) 内镜：电子十二指肠镜、活检孔道直径 2.8mm 以上。

(2) ERCP 造影附件。

(3) 专用胆道扩张探条：长 200cm，外径 6.0F、7.0F、8.5F、9.0F、10.0F 及 11.5F 等规格（图 3-16-1），可通过 0.089cm（0.035 英寸）导丝。

(4) 导丝：长度 400cm，直径 0.046~0.089cm（0.018~0.035 英寸）（图 3-16-2）。

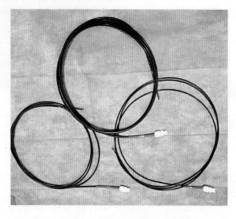

图 3-16-1　胆道专用扩张探条

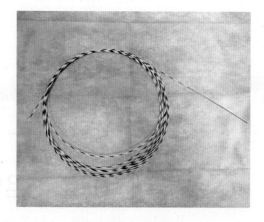

图 3-16-2　引导导丝

（三）手术步骤

先常规行 ERCP，明确胆管狭窄部位、长度及程度。

1. 插入导丝越过狭窄段，X 线监视下留置导丝并退出造影导管。

2. 利用扩张探条，依据狭窄程度选择合适的探条，从较细型号开始逐渐增大型号。

沿导丝插入扩张探条，X 线透视下观察探条透光标记越过狭窄段即可，在狭窄处停留片刻（图 3-16-3）。

3. 扩张后，可重复造影，以了解扩张治疗效果。

三、气囊扩张术

（一）适应证与禁忌证

同探条扩张术。

（二）术前准备

1. 患者准备　同探条扩张术。

2. 器械准备

（1）内镜：电子十二指肠镜、活检孔道直径 2.8mm 以上。

（2）ERCP 造影附件。

（3）专用胆道扩张气囊：导管长度 200cm，气囊长 2.0cm，充气后外径 4~10mm，压力 3~9ATM（304~912KPa），可通过导丝，配专用压力表（图 3-16-4）。

（4）导丝：同探条扩张术。

（三）手术步骤

1. 常规行 ERCP，明确胆管狭窄部位、长度及程度。

2. 插入导丝越过狭窄段，X 线监视下留置导丝并退出造影导管。

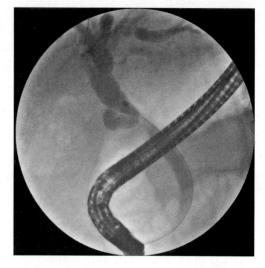

图 3-16-3　胆管狭窄探条扩张（肝移植术后吻合口狭窄）

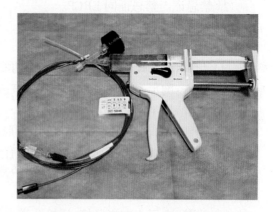

图 3-16-4　胆管扩张气囊及测压表

3. 依据狭窄处邻近胆管的直径选择合适的气囊。沿导丝插入扩张气囊达狭窄部位中央，注气或注入造影剂充盈气囊，逐渐增加压力，X 线透视下观察气囊"腰部"消失或改善后停止加压，持续 1~2 分钟，可反复 2~3 次，每次间隔数分钟。注意观察扩张效果，气囊充盈过程中，若患者疼痛较重，可中止扩张(图 3-16-5)。

4. 扩张后,可重复造影,以了解扩张治疗效果。

四、Soehendra 螺旋器扩张

Soehendra 螺旋扩张器(Wilson Cook)的顶端带有线状螺纹金属头,最初是为支架更换而设计的。当顺时针旋转时,螺旋器靠其螺纹向前移动。

(一) 适应证与禁忌证

1. 适应证 对高度狭窄的胆管,用普通探条扩张器或气囊扩张器常不能成功,用 Soehendra 螺旋器扩张可取得良好的扩张效果。

2. 禁忌证 禁忌证同 ERCP。

(二) 术前准备

1. 患者准备 同探条扩张术。

2. 器械准备

(1) ERCP 所用的全套器械。

(2) Soehendra 螺旋扩张器(图 3-16-6)。

(3) 专用导丝。

(三) 手术步骤

1. 规 ERCP 检查,明确胆管狭窄部位、长度、及程度(图 3-16-7A)。

2. 选择性胆管插管,X 线透视下证实选择性胆管插管成功后,插入导丝至狭窄远端,退出造影导管并保持导丝不移位。

3. 在 X 线监视下,取出器循导丝靠近狭窄部位,顺时针旋转并向前推送取出器(图 3-16-7B)。

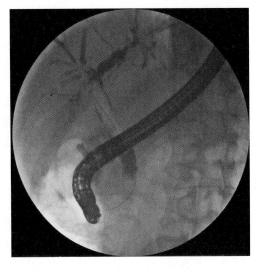

图 3-16-5 胆管狭窄气囊扩张

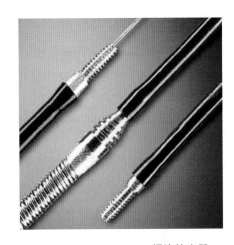

图 3-16-6 Soehendra 螺旋扩张器

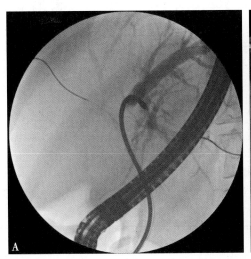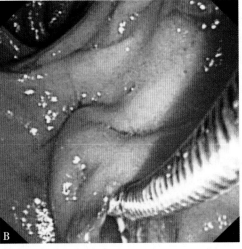

图 3-16-7 胆管狭窄 Soehendra 螺旋扩张器扩张

A. ERCP 显示胆管狭窄的部位;B. 胆管狭窄处行 Soehendra 螺旋扩张器扩张

五、术中注意事项

1. 胆管插管后深插导丝越过狭窄段,胆管造影证实导丝位于肝内胆管后留置导丝,再进行胆管扩张术。

2. 根据狭窄部位、狭窄时间、狭窄程度等因素选择合适的扩张方法和型号。

3. 对于探条扩张不成功的少数重度胆管狭窄的患者,可以尝试先用 Soehendra 取架器顺时针方向旋转越过狭窄段,反复数次后再更换探条或气囊进一步扩张。

六、术后处理

1. 常规禁食 24 小时。
2. 常规应用广谱抗生素 48 小时,应用抑制胰液分泌的药物及制酸剂。
3. 术后 2 小时、12 小时及 48 小时检查血清淀粉酶。
4. 注意观察患者腹痛症状及腹部体征。
5. 有血清淀粉酶高及胰腺炎者按急性胰腺炎处理。

七、术后并发症及处理

1. 高淀粉酶血症及急性胰腺炎　一般较轻,除禁食外,可适量给予抑制胰腺分泌的药物。
2. 胆管感染　多发于胆管引流不充分的患者或术中胆道内注入过多造影剂、胆管内压力过大者,通常抗炎治疗有效。
3. 胆道出血　极少见,易发生于凝血功能障碍的病例。术前禁服阿司匹林等药物 1 周,纠正凝血功能障碍。
4. 胆管损伤　鼻胆管外引流或手术。

八、临床评价

目前常用的内镜下胆管扩张术包括两种方法:内镜下气囊扩张术和内镜下探条扩张术。内镜下气囊扩张术是指经 ERCP 途经,引入带气囊导管,对良性胆管狭窄处进行充气扩张。一般情况下,需多次扩张才能达到减轻黄疸、缓解临床症状的目的。气囊扩张术后,狭窄的胆管容易形成瘢痕,形成再次狭窄。对于大胆管狭窄更是如此,如果此时置入支架,则可使瘢痕挛缩得以抑制,待组织修复后,拔除支架,则胆管狭窄的再发生率大大减少。

内镜下探条扩张术常作为恶性胆道梗阻病例行胆管支架置入术前的胆道准备及重度胆管狭窄的主要扩张技术,该方法操作简便,成功率高,并发症少。

(麻树人)

参考文献

1. 许国铭,李兆申.上消化道内镜学.上海:上海科学技术出版社,2003.

2. Brand B,Thonke F,Obytz S,et al. Stent retriever for dilation of pancreatic and bile duct strictures. Endoscopy,1999,31(2):142-145.

3. Freeman ML,Cass OW,Dailey J. Dilation of high-grade pancreatic and biliary ductal strictures with small-caliber angioplasty balloons.Gastrointest Endosc,2001,54(1):89-92.

4. Guelrud M,Mendoza S,Gelrud A. A tapered balloon with hydrophilic coating to dilate difficult hilar biliary strictures. Gastrointest Endosc,1995,41(3):246-249.

5. Jamidar P,Hawes R,Lehman G. Use of an ERCP stabilizing balloon to achieve catheter placement and dilation of high-grade biliary strictures. Gastrointest Endosc,1994,40(3):354-356.

第十七章
内镜下胰管扩张术

一、概述

胰管狭窄或梗阻常发生于十二指肠乳头部炎症、壶腹部肿瘤、慢性胰腺炎、胰腺假性囊肿、胰腺分裂症、胰腺外伤及手术损伤等病变。由于胰管狭窄及梗阻后，胰液不能顺利地经胰管开口引流到十二指肠，可出现上腹部疼痛，血尿淀粉酶反复升高，复发性胰腺炎症状，脂肪泻及吸收不良等胰腺外分泌功能不良表现。传统治疗为内科缓解症状及补充胰酶替代疗法和外科手术治疗，存在着疗效差、费用高、并发症多等缺点，故胰管狭窄及梗阻的治疗一直为医学研究的重要课题。近年来随着内镜技术应用，尤其是治疗性 ERCP 的开展，内镜下胰管扩张术操作比较简便，对胰管狭窄、梗阻进行扩张治疗，很快能解除胰管狭窄或梗阻，治疗成功率较高，近期疗效尚好，与外科手术相比，其具有患者痛苦小、并发症少、费用低等优点，在国内外已广泛应用此技术，但远期疗效不够理想，因此，此技术多用于暂时性治疗，支架或鼻胰管置入前的处理。

本节就内镜下胰管扩张术的几种方法作一介绍。

二、探条扩张术

(一) 适应证与禁忌证

适应用于乳头及胰管括约肌慢性炎症、水肿、慢性胰腺炎、外伤、手术损伤、胰腺分裂症等病变所致的胰管狭窄。

禁忌证同 ERCP。

(二) 术前准备

1. 器械准备

(1) ERCP 所用的全套器械。

(2) 胰管扩张探条(wilson-cook 公司产品，外径 3.0~7.0F)(图 3-17-1、图 3-17-2)。

(3) 专用引导钢丝(图 3-17-3)、Oddi 括约肌切开刀。

2. 患者准备　基本同 ERCP。术前作碘过敏试验，查出、凝血时间、血小板计数，术前至少空腹 6 小时以上。为有效控制肠蠕动，利于操作，术前可静注解痉灵 20mg、地西泮 5~10mg 或哌替啶

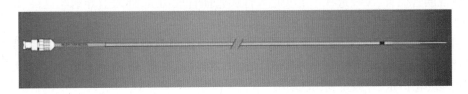

图 3-17-1　胰管扩张探条

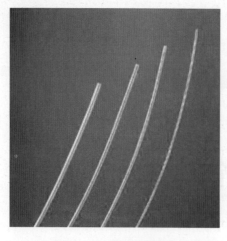
图 3-17-2　胰管扩张探条

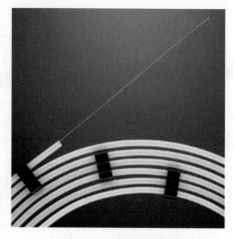
图 3-17-3　胰管扩张导丝

25~50mg。

（三）操作步骤

（1）常规 ERCP 检查，了解胆管情况及胰管狭窄的部位、长度、有无胰管结石、假性囊肿等病变（图 3-17-4A）。

（2）选择性胰管插管，X 线透视下证实选择性胰管插管成功后，插入 0.46mm（0.018 英寸）或 0.89mm（0.035 英寸）引导钢丝至狭窄远端，退出造影导管并保持引导钢丝不移位（图 3-17-4B）。

（3）沿引导钢丝插入扩张探条，一般情况下，从 3F 较细探条开始，逐渐增粗至 7F，每次至狭窄处可短暂停留 1 分钟 左右（图 3-17-4C）。操作过程均在 X 线监视下完成。

（4）若为胰腺分裂症患者，则须经副乳头插管造影，扩张部位为副乳头开口处，扩张探条不可插入过深，以免造成不必要的损伤。

（5）扩张治疗后，可重复造影，以了解扩张治疗效果。

三、气囊扩张术

（一）适应证与禁忌证

同探条扩张术。

（二）术前准备

1. 器械准备

（1）ERCP 所用的全套器械。

（2）胰管扩张气囊及测压表（wilson-cook 公司产品，8F×8mm×2.0cm，压力 200~400kPa）（图 3-17-5）。

（3）专用引导钢丝、Oddi 括约肌切开刀。

2. 患者准备　同探条扩张术。

（三）操作步骤

（1）同探条扩张术：常规 ERCP 检查，了解胆管情况及胰管狭窄的情况（图 3-17-6A）。

（2）选择性胰管插管，X 线透视下证实选择性胰管插管成功后，插入引导钢丝至狭窄远端，退出造影导管并保持引导钢丝不移位（图 3-17-6B）。

（3）沿引导钢丝插入胰管扩张气囊，气囊中间应位于狭窄中央部位，在 X 线监视下缓慢注气或注造影剂观察扩张情况（图 3-17-6C）。气囊压力保持在 200kPa，维持 30 秒至 1 分钟，若患者疼痛剧烈无法忍受，应立即终止扩张，一般重复两次。

（4）扩张治疗后，可重复造影，以了解扩张治疗效果。

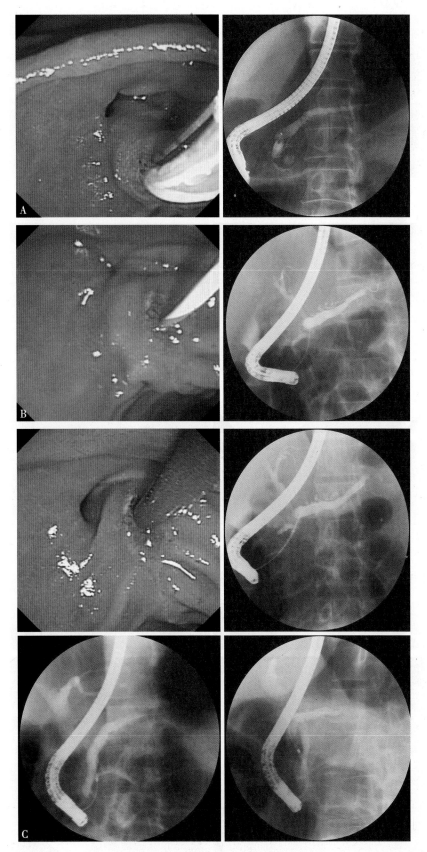

图 3-17-4 胰管狭窄探条扩张过程

A. ERCP 显示胰管狭窄的部位及长度;B. 引导钢丝至狭窄部远端;C. 探条逐级
扩张狭窄胰管

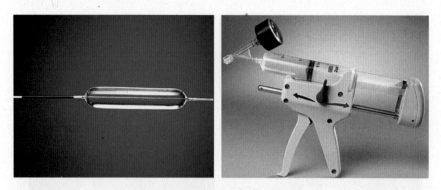

图 3-17-5　胰管扩张气囊及测压表

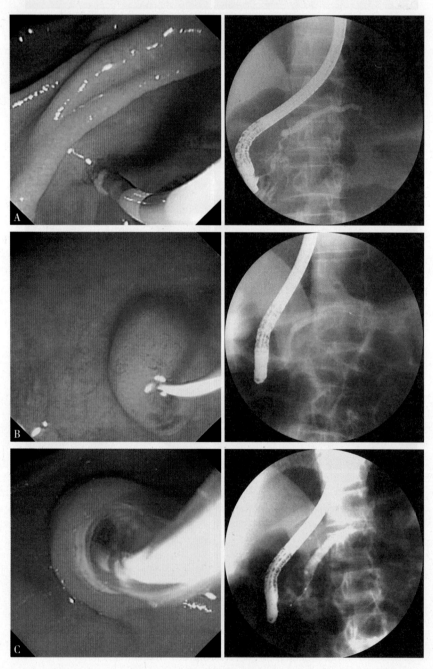

图 3-17-6　胰管狭窄气囊扩张过程
A. ERCP 显示胰管狭窄的部位及长度；B. 置入导丝；C. 胰管狭窄处行气囊扩张

四、Soehendra 螺旋器扩张

(一) 适应证与禁忌证

Soehendra 螺旋扩张器(Wilson Cook)是顶端带有线状的螺纹金属头,最初是为支架更换而设计的。当顺时针旋转时,螺旋扩张器靠其螺纹向前移动。对高度狭窄的胰管,用普通探条扩张器或气囊扩张器常不能成功,用 Soehendra 螺旋器扩张可取得良好的扩张效果。

禁忌证同 ERCP。

(二) 术前准备

1. 器械准备

(1) ERCP 所用的全套器械。

(2) Soehendra 螺旋扩张器(图 3-17-7)。

(3) 专用引导钢丝。

2. 患者准备　同探条扩张术。

(三) 操作步骤

(1) 常规 ERCP 检查,了解胆管情况及胰管狭窄情况(图 3-17-8A)。

(2) 选择性胰管插管,X 线透视下证实选择性胰管插管成功后,插入引导钢丝至狭窄远端,退出造影导管并保持引导钢丝不移位(图 3-17-8B)。

(3) 在 X 线监视下,取出器寻导丝靠近狭窄部位,顺时针旋

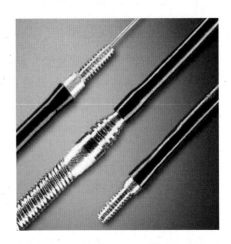

图 3-17-7　Soehendra 螺旋扩张器

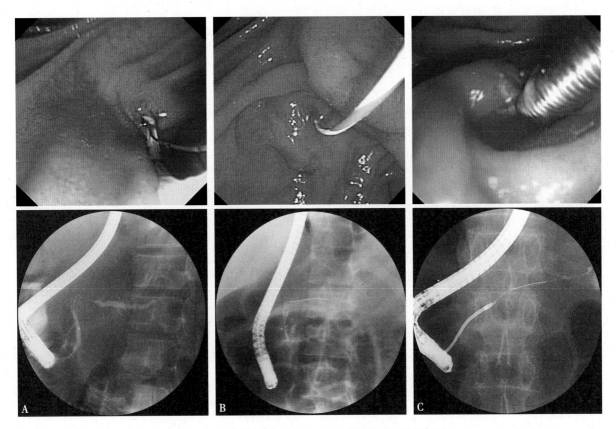

图 3-17-8　胰管狭窄 Soehendra 螺旋扩张器扩张过程

A. ERCP 及长显示胰管狭窄的部位度;B. 置入导丝;C. 胰管狭窄处行 Soehendra 螺旋扩张器扩张

转并向前推送螺旋扩张器(图 3-17-8C)。

五、术后处理

1. 常规禁食 24 小时。
2. 常规应用广谱抗生素 48 小时,抑制胰液分泌的药物及制酸剂。
3. 术后 3 小时、8 小时、24 小时检查血清淀粉酶。
4. 注意观察患者腹痛症状及腹部体征。
5. 有血清淀粉酶高及胰腺炎者按急性胰腺炎处理。

六、并发症及处理

胰管狭窄扩张后最常见的并发症为高淀粉酶血症及 ERCP 术后胰腺炎,系造影剂过度充盈胰管,机械性损伤胰管或腺泡,过量造影剂或气泡进入胰腺实质所致。所以在术中要尽量减少造影剂过量充盈,避免胰管反复显影。导丝、扩张器容易引起创伤性胰腺炎,故使用这些附件时要轻柔,切忌暴力。在透视下密切监视附件在胰管内的位置,以避免机械损伤。

高淀粉酶血症及 ERCP 术后胰腺炎一般症状都较轻,3~4 天后可自行恢复,少数患者可发生重症胰腺炎,需要紧急抢救处理。

其他并发症同 ERCP。

七、临床评价

胰管扩张治疗短期疗效较好,多项研究显示扩张治疗后腹痛临床症状明显缓解,成功率达90.0%~95.0%,但随访 2~13 个月,大多数患者(75%~85%)症状复发。可见单纯胰管扩张术短期内就易出现胰管再狭窄,因此常作为胰腺内放置支架前的治疗措施。

(张筱凤)

参考文献

1. 李兆申,许国铭.胰腺疾病内镜诊断与治疗学.上海:第二军医大学出版社,2004.
2. 智发朝,麻树人.胆胰疾病内镜治疗学.北京:科学出版社,2012.
3. 杨建锋,张啸,张筱凤,等.十二指肠镜治疗慢性胰腺炎.中国微创外科杂志,2008,8(1):49-51.
4. Geenen JE.Benign pancreatic duct strictures:medical and endoscopic therapy.Can J Gastroenterol,2000,14(2):127-129.
5. Costamagna G,Bulajic M,Tringali A,et al.Multiple stenting of refractory pancreatic duct strictures in severe chronic pancreatitis:long-term results.Endoscopy,2006,38(3):254-259.

第十八章
超声内镜下放射粒子置入术

放射性粒子定向植入近距离治疗肿瘤是近20年来发展起来的新技术,20世纪80年代后期,随着计算机技术的发展和对放射性核素的深入了解,尤其是新型、低能、安全、易防护的 ^{125}I(碘)和 ^{103}Pd(钯)粒子的研究成功,以及计算机三维治疗计划系统的出现,为放射性粒子近距离、内照射治疗肿瘤开拓了广阔的应用前景。

放射性粒子组织间永久种植治疗属于近距离放射治疗范畴,指通过影像技术引导,将放射性粒子植入肿瘤或肿瘤浸润组织,通过其衰变释放出持续低能量 γ 射线,使肿瘤或肿瘤浸润组织受到最大程度的毁灭性损伤,而正常组织不受损伤或仅轻微受损。该技术的核心在于根据体积放射性剂量学原理,参照肿瘤的形态、大小制定三维立体治疗计划,清晰地显示所需要植入粒子的数量和位置,使粒子植入定位精确,治疗剂量均匀合理,可适用于多种原发性实体肿瘤、复发性肿瘤和转移性肿瘤的治疗。

在超声内镜引导的介入治疗尚未广泛开展之前,放射性粒子内植入治疗肿瘤主要有三种途径:①模板种植;②体表B超和CT等引导下种植;③术中种植。2000年后,随着内镜超声检查术(EUS)技术的日趋成熟,EUS引导下的细针穿刺抽吸术(FNA)逐步成为诊断腹腔内实体肿瘤尤其是胰腺占位性病变的有效手段。基于超声内镜和细针穿刺为载体,使经EUS的细针穿刺植入粒子理论上成为可能。由于超声内镜引导下穿刺技术具有定位准确、创伤小、穿刺距离短等优点,目前临床应用已较为成熟,因此可借助超声内镜引导下进行放射性粒子的肿瘤内植入治疗。其方法是根据患者术前CT成像的瘤灶形态、大小、周围重要器官和组织范围及放射性粒子表面活性、处方剂量等,应用计算机治疗计划系统计算出放射性粒子在瘤灶区的分布和数量,然后按治疗计划实施。因此通过超声内镜引导下穿刺技术可在瘤体内、亚肿瘤区域以及可能转移的淋巴途径永久埋入放射性粒子,进行持续的放射治疗,为腹腔实体肿瘤的治疗开辟了新的手段。

第一节 放射性粒子植入疗法的基础理论

(一) 放射性粒子的应用现状

放射性粒子组织间种植治疗肿瘤已有近百年的历史。近年来,粒子源研究进展较快,易于防护且半衰期相对较长的放射性核素,尤其是人工 ^{125}I 粒子源更受关注。目前,国外 ^{125}I 粒子植入技术的应用范围已相当广泛,主要包括以下领域:

1. 累及重要功能组织或重要脏器肿瘤的治疗 如前列腺癌、头颈部肿瘤。
2. 某些局部晚期肿瘤 如甲状腺癌、子宫内膜癌和子宫颈癌姑息性手术治疗。
3. 已失去手术机会的原发性肿瘤 如鼻咽癌、胰腺癌。

4. 转移性肿瘤的治疗。

5. 预防肿瘤的局部或区域性扩散,增强根治效果。

2001年11月,我国首例前列腺癌放射性粒子植入术在北京大学第三医院成功进行。2005年7月,第二军医大学附属长海医院消化内科成功进行超声内镜引导下植入放射性 ^{125}I 粒子治疗胰腺癌。目前国内已有多家单位开展了这项工作。

(二) 放射性粒子的类型和参数

放射性粒子是指钛合金外壳封装放射性核素制成短杆状固体放射源,目前常用的粒子有 ^{125}I (碘)、^{192}Ir (铱)、^{103}Pd (钯)粒子等。粒子的钛合金外壳隔绝了放射元素与人体内环境的接触,避免了放射源的丢失以及对环境的放射性污染,因而能精确控制放射源的治疗剂量。不同的放射性粒子,其特性有明显的区别,以下对常用的粒子特性作简单介绍。在 EUS 引导下胰腺癌的粒子种植中多采用 ^{125}I。

1. ^{125}I (碘)　半衰期 59.6 天,粒子平均能量 30KeV,组织穿透能力 1.7cm,临床常用粒子长度 4.5mm,直径 0.8mm。目前多用吸附在银棒上的 ^{125}I,外壳为钛,加用银棒可以更好地了解粒子种植的情况。其初始剂量率为 7.7cGy/hr,生物相对效应(RBE)为 1.4,铅半减弱层厚度为 0.025mm,所以 0.25mm 铅片可屏蔽 99% 以上的射线。

2. ^{192}Ir (铱)　半衰期为 70 天,平均能量为 380keV,临床应用形式有丝状和籽状。丝状种子源有大、小两种,直径分别为 0.5mm 和 0.3mm。小号可以按临床要求切成任意长度和形态,大号可以在核活化前按临床应用需要做成发夹或者大头针形。籽状种子源长 3~6mm,外壳为不锈钢,直径为 0.15mm,主要用于腔内治疗,具有能量相对较弱、易于防护、可塑性强的特点,临床使用方便。

3. ^{103}Pd (钯)　半衰期为 16.79 天,平均能量为 21keV~23keV。^{103}Pd 在体内稳定,铅半减弱层厚度为 0.008mm。^{103}Pd 是目前国外首选的用于介入治疗的放射性核素。

放射性粒子的活度,是粒子具有的放射性强度,一般粒子的活度为 0.4~0.7mCi,1mCi 相当于 182Gy(戈瑞)。

(三) 放射性粒子植入疗法的作用机制

放射性粒子植入体内后可以持续发出低能量的 γ 射线,可以直接抑制肿瘤的有丝分裂,使肿瘤细胞因辐射效应受到最大程度的杀伤,同时低剂量照射可使乏氧细胞再氧化,增加肿瘤细胞对射线的敏感性,从而达到治疗的目的。肿瘤生长过程中,仅有小部分细胞处于增殖状态,而这些活跃期细胞只有在 DNA 合成后期和有丝分裂期对放射线有高敏感性,少量 γ 射线(3cGy)即能破坏肿瘤细胞核的 DNA,使肿瘤细胞失去繁殖能力,其他阶段的肿瘤细胞,对 γ 射线的敏感度较差,静止期的肿瘤细胞对 γ 射线相对不敏感。

放射性粒子植入疗法优于短时照射的外放疗之处在于,后者只能对部分肿瘤细胞作用,照射间歇期其他细胞很快恢复增殖能力,而且这样可致更多的静止期细胞转化为活跃期细胞,且使细胞倍增时间缩短,严重影响治疗效果。而放射粒子虽产生 γ 射线能量低,但是可持续不断杀死肿瘤干细胞。另外,调整放射性粒子的插值距离,是 γ 射线重叠有效覆盖肿瘤细胞以及肿瘤边缘"正常组织"内的亚临床区域,可以产生最大的放疗效应。

(四) 植入粒子的基本原则

放射性粒子植入的基本原则是:

1. 巴黎系统原则　粒子植入按直线相互平行排列,各粒子源之间等距。所有放射源的线比释动能率必须相等。放射源断面排列为正方形或等边三角形。

2. 植入粒子数量 =(肿瘤的长 cm+ 宽 cm+ 高 cm)/3×5/ 单粒子的活度(mCi),如肿瘤不规则可增加 10% 的粒子数。

3. 粒子的分布原则　应周围密集、中央稀少,以免出现中心高剂量区而产生并发症。

4. 禁止使用单针植入粒子。

第二节　适应证和禁忌证

超声内镜引导下定向种植放射性粒子治疗腹腔肿瘤的适应证包括：

1. 未经治疗的原发肿瘤　如胰腺癌、肝左叶癌、腹膜后肿瘤等。
2. 患者不愿意进行根治或无法手术的腹腔肿瘤。
3. 转移性肿瘤病灶或术后孤立性肿瘤转移灶。
4. 外照射效果不佳或失败的腹腔肿瘤。

存在超声内镜引导下穿刺禁忌证及恶性肿瘤广泛转移的患者原则上不应行超声内镜引导下放射性粒子植入治疗。

第三节　术前准备

一、患者准备

术前应禁食 12 小时以上，检查血常规及出、凝血时间。治疗前 20~30 分钟服用祛泡剂和咽部麻醉剂，并肌内注射或静脉注射地西泮和解痉药物。

二、器械准备

(一) 穿刺超声内镜

临床上使用的穿刺用超声内镜主要有 OlympusUCT-2000、PANTAX EG-3270UK、富士能 SU-7000 等。

(二) 穿刺针

应选用相对较粗的 19G 或 18G 穿刺针。常见放射性粒子的产品直径约 0.8mm，建议通过 19G 穿刺针穿刺植入。

(三) 放射性粒子源(^{125}I)

常用放射性粒子的微观结构包括放射源、钛壳和封装尾端三部分。大体观呈短棒状，在移取过程中需要非常小心，多采用尖细的镊子进行(图 3-18-1)。在粒子的运送过程中需要置入一定厚度的铅质容器内，以保证安全(图 3-18-2)。

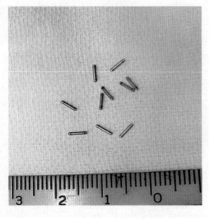
图 3-18-1　放射性 ^{125}I 粒子源实物

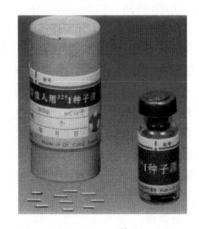
图 3-18-2　放射性 ^{125}I 粒子源容器(上海欣科公司)

（四）放射性粒子的释放装置

由于超声内镜下粒子植入是在FNA基础上进行,因而多采用超声内镜19G专用穿刺针,其粒子的放置唯一途径是经过其末端可与注射空针连接的接口,手工放入粒子困难,因此多采用半自动的粒子释放器(图3-18-3)完成。事先将粒子顺序放入释放器内的弹仓,通过控制外部的按钮逐个释放,经释放器的背面尖嘴进入穿刺针孔道,具有简便、快速、计数准确的优点,尤其是可以屏蔽粒子的射线,减轻操作者的风险。

（五）放射性粒子的消毒

对于粒子的消毒不是要求非常严格,因为粒子本身的放射性决定了微生物污染的可能性较小,但是在有条件时可以采用高压消毒或戊二醛浸泡消毒。消毒的重点应放在粒子释放器上。

（六）确定肿瘤周边匹配剂量（matched peripheral dose, MPD）

利用螺旋CT对肿瘤进行扫描,层厚3mm~5mm。将图像文件传送到计算机三维治疗计划系统,行放射性粒子种植治疗计划,确定肿瘤靶区剂量、粒子数量和粒子空间排列(图3-18-4)。90%等剂量曲线包括90%肿瘤靶体积。根据治疗计划订购粒子,约增加10%。MPD 90Gy~110Gy。根据计算所得放射性粒子的数量和分布,在超声内镜引导下进行种植治疗。

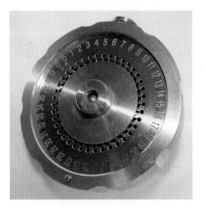
图 3-18-3　半自动放射性粒子释放器

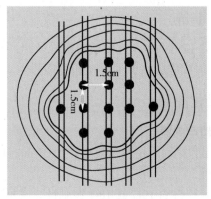
图 3-18-4　治疗靶区以及粒子位置分布

第四节　操作方法

首先进行超声扫描判断腹腔肿瘤(如胰腺癌)的部位、大小及内部血供情况(图3-18-5),结合CT或MRI影像,确定最佳穿刺位置,确定进针深度。然后根据超声穿刺引导标志插入穿刺针,按先深后浅、间隔合理原则种植^{125}I粒子(图3-18-6、图3-18-7)。根据巴黎系统原则,放射性粒子彼此间距最佳为1cm,每排间距保持1cm,同时需要避开血管、胰管和周围重要器官。于术后第2天常规行腹部X线平片检查,判定放射性粒子位置,同时观察放射性粒子是否发生移位。术后定期的随访也需要进行腹部X线平片和CT检查。

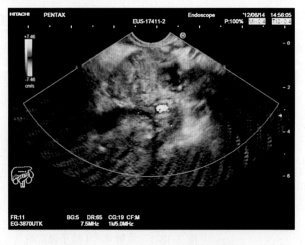
图 3-18-5　超声内镜下显示胰腺癌

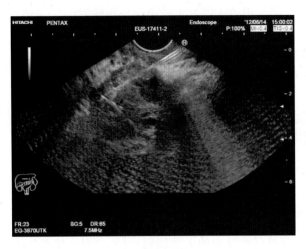

图 3-18-6　确定穿刺平面,插入穿刺针

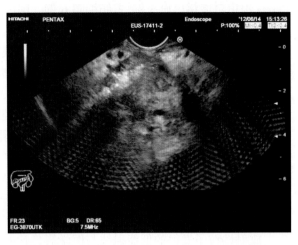

图 3-18-7　EUS 示强回声 ^{125}I 粒子种植入低回声胰腺癌内

第五节　并发症及处理

一、放射性粒子的丢失

放射性粒子植入体内后,其放射性活度随时间的推移而逐渐衰减直至消失,同时放射性粒子近距离治疗时常有粒子丢失现象发生,结果有可能出现与治疗前计划相比肿瘤局部照射剂量不足和剂量分布不均匀,治疗效果可能会受到影响。

粒子种植后丢失有一定的时间和途径,即有一定的规律可循。按照粒子丢失的时间顺序可以分为两个阶段:一是放射性粒子在种植术中的丢失;二是放射性粒子在种植术后的丢失。

二、放射性粒子的迁移

放射性粒子在体内移位或迁移会对所到器官或组织产生影响。1991 年 Steinfeld 曾报道用粒子治疗前列腺癌时发生肺栓塞,其根本原因尚不清楚,推测有可能是粒子进入较大血管,随着血液流动所致。虽然尚未见胰腺癌治疗中粒子引起肺栓塞的报道,但也存在这种潜在可能。王俊杰等报道 13 例无法切除的胰腺癌行 ^{125}I 粒子植入治疗,术后 3 例发现粒子迁移至肝脏,但肝功能无明显改变,推测原因也可能是粒子进入血管后移位到肝内所致。少数粒子移动不会引起肿瘤放疗剂量降低。

三、对正常组织的损伤

放射性粒子植入体内不可避免的会产生放射性反应,周围组织会发生放射性坏死,并形成放射性溃疡和窦道。同时由于金属异物的植入以及手术操作会对人体造成一定损伤。

(一) 胰瘘

胰瘘是胰腺癌粒子植入治疗最常见的并发症,1998 年 Peretz 用 ^{125}I 粒子植入治疗 98 例胰腺癌,术后 1 例死于胰瘘并发脓毒血症,8 例出现了胰瘘。EUS 引导粒子植入应避开胰管,避免胰瘘的发生。胰瘘发生后应采用保守疗法,应用抑制胰腺分泌的药物。但胰腺粒子植入对胰腺是一种损伤,腹腔引流液中淀粉酶可能增高,不需经特殊处理,1 周左右即可恢复正常。

(二) 胃肠道并发症

因植入的粒子与胃及十二指肠较近,引起胃十二指肠放射性炎症,而出现不同程度的胃肠道症状,如恶心、呕吐和纳差等。因粒子植入可造成胃十二指肠应激性溃疡,出现消化道出血。1998 年

Peretz 报道胃溃疡出血 3 例,胃肠梗阻 6 例。国内吕孝鹏等报道 1 例发生种植后小肠梗阻。

（三）感染和腹腔内脓肿

Basil hilaris 等报道术中种植 ^{125}I 治疗 108 例胰腺癌,13 例术后死于感染、脓毒血症,4 例出现胆瘘,4 例出现腹腔脓肿,脓毒血症 5 例,血栓性深静脉炎 4 例。

（四）乳糜瘘

植入针穿刺过深或植入粒子时植入针未能控制好伤及淋巴管,可造成淋巴液外漏。王俊杰等报道 13 例胰腺癌患者行 ^{125}I 内植入治疗,术后发生乳糜瘘 1 例。

第六节　放射性粒子近距离治疗的安全性评估

放射性粒子发射的低能射线与医学影像诊断检查及自然界中的天然辐射一样,会对人体产生一定的辐射损伤。可以采用以下三种方式减少个人的辐照剂量:①时间防护:在保证治疗任务的前提下尽量缩短与射线接触的时间。②距离防护:人体离放射源越远,受到照射的剂量越小。因此,应当在不影响工作的前提下尽可能远离放射源,有效使用镊子、机械手等辅助工具操作。③屏蔽防护:人体接受照射的面积越大,受照射剂量越高,可以在人体与放射源之间设置屏蔽。

目前国际上应用希沃特(Sv)作为射线作用于人体的剂量单位。我国的放射卫生防护标准规定,人体每年接受射线的限值剂量为 1mSv,放射工作员的限制剂量为 50mSv。国防科工委放射性剂量一级站测试结果表明,^{125}I 粒子植入治疗对医生及患者家属造成的辐射损伤远远低于国家的防护标准。

第七节　临 床 评 价

一、胰腺癌治疗中的应用

放射性粒子组织间种植治疗胰腺癌已有近 30 年历史,取得了较好疗效。Hilaris 首先报道了用放射性 ^{125}I 粒子组织间治疗胰腺癌。在 98 例病例中,只有 1 例患者术后死亡,还有 1 例患者因多次胰腺穿刺活检而发生胰瘘。术后 4 例患者并发脓肿,4 例患者出现胆瘘,3 例患者胃肠道出血,4 例患者深静脉血栓形成,5 例患者出现败血症,9 例患者在治疗过程中出现肝转移。与同中心同期手术切除的胰腺癌患者相比,两种治疗方法的生存时间没有明显差别。平均生存时间为 7 个月,1 例患者生存了 5 年,且高达 65% 的患者疼痛得到了有效控制。

Shipley 等比较 12 例 ^{125}I 粒子内植入治疗的无法切除的胰腺癌患者和 9 例 Whipple 手术以及 1 例全胰切除患者的生存情况,12 例胰腺癌均已通过穿刺活检证实,局限的胰腺癌的大小直径小于 7cm 而且不适合手术治疗。12 例患者术后接受体外放疗,有 3 例患者进行化疗。手术切除治疗的 10 例胰腺癌患者,术中也进行了 ^{125}I 粒子植入治疗,以及在残余的胰尾予以 40~45Gy 的体外放疗。比较结果如下:12 例内植入的患者中,有 5 例出现术后并发症,分别是外分泌性胰腺功能不全 4 例,胃出血 2 例,胰瘘 2 例和十二指肠梗阻 1 例,有些患者出现多种并发症。3 例术前疼痛的患者,术后疼痛完全缓解。进行近距离治疗后患者的生存质量同所对照的手术切除的胰腺癌患者相似,而且没有因手术引起的死亡,平均生存时间为 11 个月。

放射性粒子的植入也可经 CT 或体表超声引导,Holm 等人报道了经超声引导下经皮植入 ^{125}I 粒子的方法,共 7 例患者通过这种方法植入放射性粒子,无一例发生并发症。

Thomas Jefferson 大学报道对 81 例局限但手术不可切除的胰腺癌患者行放射性 ^{125}I 粒子组织间植入,治疗的剂量为 120Gy,辅助以 50~55Gy 体外放疗,以及 5-FU 化疗。肿瘤局部控制率为 71%,早期致死率为 34%,晚期并发症发生率为 32%,平均生存时间为 12 个月,2 年和 5 年生存率分别为 21% 和 7%。北京大学第三医院对 13 例无法切除的胰腺癌患者进行了 ^{125}I 粒子植入治疗,术后患者的生活质量改善,近期效果明显,其中 1 例患者生存期最长达 18 个月,没有任何复发转移征象,2 个月 CT 检查肿瘤全部消失。吕孝鹏等对 16 例经病理证实不能切除的胰腺癌患者施行 ^{125}I 粒子植入,经随访 11 例疼痛患者中 10 例症状明显减轻,3 例肿瘤缩小,1 例肿瘤增大,4 例 I 期患者生存期均在 20 个月以上。有研究表明,对于 $T_1N_0M_0$ 患者粒子种植后合理配合化学治疗,短期内肿瘤体积减少 30% 以上者,中位生存期明显提高。

目前为止,关于超声内镜引导下放射性粒子植入的两个临床报道均来自中国,入选的患者均为中晚期无法手术的胰腺癌患者。孙思予等报道 15 例患者,平均每例患者植入 22 粒放射性粒子,平均生存时间为 10.6 个月,其中 27% 的患者达到了局部缓解的治疗效果。仅有 3 名患者出现轻微胰腺炎和假性囊肿,没有发现严重并发症。第二军医大学附属长海医院消化内科金震东等报道了一项前瞻性单中心的随机对照研究,发现放射性粒子植入和吉西他滨化疗相结合后,患者的生存时间为 9 个月,与单纯吉西他滨化疗相比,并没有有效的延长患者的生存时间。局部的缓解率仅为 13.6%。但是,该研究发现,放射性粒子植入治疗后,可以有效地缓解患者的疼痛评分,有效时间可持续 1 个月。

受该研究启发,第二军医大学附属长海医院消化内科王凯旋等报道在 EUS 引导下,将放射性粒子植入腹腔神经节,从而达到有效缓解疼痛的治疗目的。将 0.7mCi 的放射性粒子植入 23 例患者的腹腔神经节,与药物治疗组相比较,在短期疼痛缓解方面,两者并无显著差异。在疼痛的长期缓解率方面,前者明显优于后者。

^{125}I 粒子是最适合的放射性粒子植入材料,主要因为其较低的放射能量,从而使肿瘤周围的重要正常组织的损伤降到最低。然后 ^{125}I 粒子也有其不利因素,^{125}I 粒子的半衰期较长,剂量率较低,难以控制倍增时间较短的肿瘤。目前推荐粒子治疗后 1 个月建议加外放疗,剂量 35~50Gy。由于术中和术后病理重新分期,建议放疗后加全身化疗,化疗方案可采用吉西他滨加顺铂,共 4~6 个周期。

二、肝癌治疗中的应用

对于原发性肝癌 ^{125}I 粒子植入的报道不多。王俊杰等对肝癌合并门静脉癌栓者实施粒子植入治疗。B 超引导下,经肝脏穿刺放置导管于门静脉癌栓部位,抽出导丝放置粒子,间距 1cm,粒子数 6~12 颗,匹配周边剂量 60~110Gy,术后随访 2~8 个月,术后 1 个月内门静脉血流通畅,其中 1 例 2 个月后死于上消化道出血。

对于恶性肿瘤转移至肝脏者,Martinze 等对于 56 例结直肠癌肝转移患者进行 ^{125}I 粒子植入,5 年的随访结果显示,1 年、3 年和 5 年肝脏转移病灶的控制率分别为 41%、23% 和 25%,而且单发转移的 5 年控制率为 39%,高于多发转移的 9%;1 年、3 年和 5 年的生存率分别为 71%、25% 和 8%,中位生存时间为 20 个月(17~23 个月)。术后并发症较少,仅 3 例患者转氨酶一过性升高。毛文源等研究 32 例结直肠癌肝转移后行转移灶切除加 ^{125}I 粒子植入,随访 3~4 年,32 例中 11 例死亡,平均存活 29.6 个月,其余 21 例仍存活,3 年生存率达 75%(24/32),4 年生存率为 65.2%(21/32),其中转移灶为 1~3 个占 24 例,生存 4 年者均属其中,4 个以上者 8 例,最多为 6 个转移灶,生存期均较短,说明发生肝转移时要获得长期存活,转移灶数目是最重要的影响因素。可见,彻底切除结合 ^{125}I 粒子植入放疗是对结直肠癌肝转移的最有效方法,但应注意选择具体放射剂量和手术方式。

三、胃癌治疗中的应用

胃癌为中度放射敏感的肿瘤,由于正常胃和小肠等腹腔器官放射耐受低的限制,使临床上难以给予根治剂量。而 ^{125}I 放射性粒子剂量低,应用定位准确,副作用小,因而对肿瘤病灶可起到进一步治疗的作用。毛文源等将 ^{125}I 粒子永久植入治疗 II~IV 期胃癌患者 13 例,粒子植入量为 30~50 颗,植入部位分别在肿瘤组织、可疑侵犯部位和转移途径,12 例患者无 1 例发生严重并发症及死亡,5 例已存活

27个月,4例14个月,2例12个月,1例6个月。侯文浩等也有报道应用^{125}I粒子种植治疗晚期胃肿瘤,有效率达75%,平均缓解期为4个月,中位生存期为40个月。

第八节 超声内镜专用的治疗计划系统

在传统的放射性粒子植入治疗中,计算机辅助的治疗计划系统是不可或缺的。通过计算机程序,可以确定放射性粒子的数量,植入位置和植入剂量,并据此推算出肿瘤区域的剂量分布情况,从而达到最佳的治疗效果,传统的治疗计划系统都是依据CT或MRI的影像学资料进行设计计算的,并没有EUS专用的治疗计划系统。

由于EUS扫查的特点,在EUS引导下植入的放射性粒子,其在空间的排布很难达到均匀分布的特点。这就为计算肿瘤区域的剂量分布造成了很大的困难,并严重影响了EUS引导下粒子种植的治疗效果。因此,开发EUS专用的放射治疗计划系统,在开展EUS引导下种植治疗的过程中是非常重要的。

第二军医大学附属长海医院消化内科刘岩等开发出一种基于EUS图像的放射治疗计划系统,通过计算机模拟放射性粒子在EUS图像上的分布,计算出EUS图像上肿瘤区域内任意一点的剂量。并对EUS引导下放射性粒子植入后15个患者进行了回顾性分析,通过计算,发现当肿瘤边缘剂量大于90Gy时,肿瘤指标CA19-9、肿瘤体积和生存时间都有很大改善,值得在临床引用中进一步推广。

第九节 前 景 展 望

综上所述,放射性粒子内植入治疗的出现,弥补了化疗和常规外放疗的不足,提高的肿瘤治疗效果,以其微创的方式为难以治疗的恶性肿瘤和晚期肿瘤患者提供了新的治疗方法,提高了生活质量。随着粒子植入技术的完善和影像技术的发展使靶区确定更加准确,计算机控制放疗剂量更加优化,使靶区剂量分布更加满意,放射性粒子植入疗法将出现更加广阔的前景。

超声内镜引导下种植放射性粒子治疗腹部肿瘤有如下优势:①可以避开血管、胰管等重要结构;②粒子空间分布更均匀;③并发症发生率低;④便于一般情况差无法手术患者的治疗。超声可显示术中进针位置,术中实时显示粒子分布。虽然超声内镜引导下种植放射性粒子治疗腹部肿瘤已有初步进展,但仍存在一些亟待解决的问题:①仍属于局部治疗,需联合外科、外放疗和化学治疗等其他治疗手段,以求达到最佳治疗效果;②各种腹部肿瘤治疗计划实施和最佳剂量仍不明确,有待多学科协作探讨、研究;③不同增殖数率的肿瘤如何选择不同放射性核素,以获得最大的杀伤效应。

(金震东 王凯旋)

参考文献

1. 谈瑞生,朱永强,施富强,等. CT引导下^{125}I放射性粒子植入治疗恶性肿瘤19例分析. 重庆医学,2014,43(1):106-109.
2. 吕孝鹏,孙新臣,孙临飞,等. 术中放射性^{125}I粒子植入在不可切除的胰腺癌中的应用. 肿瘤防治杂志,2004,11(12):1312-1314.
3. 王婧,张剑,姚志清. 超声介导放射性粒子^{125}I植入近距离治疗恶性肿瘤的临床应用研究. 中国医药,2013,8(3):365-366.
4. 金震东,李兆申,刘岩,等. 超声内镜引导下定向植入放射性^{125}I粒子治疗胰腺癌的临床研究. 中华消化内镜杂志,2006,23(1):15-18.
5. 李建刚.^{125}I粒子组织间植入治疗消化道恶性肿瘤的效果评价. 中华核医学与分子影像杂志,2013,33(4):252-253.

6. Xu W,Liu Y,Lu Z,et al.A new endoscopic ultrasonography image processing method to evaluate the prognosis for pancreatic cancer treated with interstitial brachytherapy.World J Gastroenterol.2013 Oct 14,19(38):6479-6847.

7. Rodrigues G,Yao X,Loblaw DA,et al.Low-dose rate brachytherapy for patients with low- or intermediate-risk prostate cancer:A systematic review.Can Urol Assoc J.2013 Nov,7(11-12):463-470.

8. Du Y,Jin Z,Meng H,et al.Long-term effect of gemcitabine-combined endoscopic ultrasonography-guided brachytherapy in pancreatic cancer. J Interv Gastroenterol.2013 Jan,3(1):18-24.

9. Jin Z,Chang KJ.Endoscopic ultrasound-guided fiducial markers and brachytherapy.Gastrointest Endosc Clin N Am.2012 Apr,22(2):325-331.

10. Du YQ,Li ZS,Jin ZD.Endoscope-assisted brachytherapy for pancreatic cancer:From tumor killing to pain relief and drainage.J Interv Gastroenterol,2011 Jan,1(1):23-27.

11. Jin Z, Du Y,Li Z,et al.Endoscopic ultrasonography-guided interstitial implantation of iodine 125-seeds combined with chemotherapy in the treatment of unresectable pancreatic carcinoma:a prospective pilot study.Endoscopy,2008 Apr,40(4):314-320.

12. Wang KX,Jin ZD,Du YQ,et al.EUS-guided celiac ganglion irradiation with iodine-125 seeds for pain control in pancreatic carcinoma:a prospective pilot study.Gastrointest Endosc,2012 Nov,76(5):945-952.

第十九章

超声内镜引导下胰腺假性囊肿和
包裹性坏死的穿刺引流

第一节 引 言

一、胰腺假性囊肿和包裹性坏死的几个相关概念

胰腺及胰周积聚继发于胰管系统局部断裂致使胰液漏出或胰腺坏死物质的液化,其病因多为急性胰腺炎、慢性胰腺炎、手术或外伤。2012 年亚特兰大分类将胰腺及胰周积聚分为:急性胰周液体积聚(acute peripancreatic fluid collection,APFC),胰腺假性囊肿,急性坏死性积聚(acute necrotic collection,ANC)和包裹性坏死(walled-off necrosis,WON)。

胰腺假性囊肿多发生于间质水肿性胰腺炎 4 周后,由主胰管或分支胰管的破裂所致,由囊壁包裹,不含任何胰腺实质或胰腺周围组织的坏死。而包裹性坏死通常在坏死性胰腺炎发病 4 周后出现,由胰腺和(或)胰周的坏死物质被成熟完整的炎性囊壁包裹形成。

少数胰腺假性囊肿和包裹性坏死无症状,仅在 B 超或 CT 等影像学检查时发现,大多数患者临床症状系由囊肿压迫邻近脏器和组织(如消化道、胆道系统等)所致。约 80%~90% 的患者出现腹痛,疼痛大多位于上腹部,常向背部放射。除了压迫所引起的恶心、呕吐、食欲下降、黄疸等症状外,还可并发严重的致命性的囊肿感染、囊肿破裂、出血等。

目前,胰腺假性囊肿和包裹性坏死可通过保守治疗,也可经皮穿刺引流、直接内镜下穿刺引流、超声内镜(endoscopic ultrasound,EUS)引导下穿刺引流和外科手术等方法进行治疗。EUS 引导下穿刺引流中 EUS 的作用在于:EUS 可以鉴别其他相似的病变,如囊性肿瘤、胆囊、囊状淋巴管瘤、真性囊肿和假性动脉瘤;EUS 可以区别胰腺假性囊肿与包裹性坏死,便于进一步内镜下治疗;EUS 可以明确穿刺针插入过程中是否有大血管存在,并避开血管进行穿刺,以降低出血风险;EUS 可明确囊壁与消化道管壁之间的距离,降低囊肿破裂的发生;EUS 可以完成非膨出性囊肿的引流。

二、历史

1975 年,Rogers 等最先报道了经胃壁胰腺假性囊肿内镜下治疗,而真正第一次成功完成的内镜下胰腺假性囊肿穿刺引流术则由 Kozarek 等在 1985 年报道。此后几年内,内镜下胰腺假性囊肿治疗技术逐步发展,其主要治疗方式有内镜下经乳头囊肿引流术和内镜下胰腺假性囊肿胃肠道置管引流术。随着超声内镜技术的发展,国内外学者开始将超声内镜应用于胰腺假性囊肿的治疗。1989 年 Gremer 等首先在胰腺假性囊肿内镜引流中使用超声内镜。1992 年 Grimm 等借助线阵型超声内镜成功地完成了胰腺假性囊肿胃置管引流术,创造了治疗型超声内镜发展史上重要的里程碑之一。随后,

Wiersema 等在 1996 年报道了首例完全在超声内镜引导下的胰腺假性囊肿穿刺引流术。Vilmann 等在 1998 年报道了"一步法"超声内镜引导下假性囊肿穿刺引流术。在这些技术的基础上,2000 年,Seifert 等报道了内镜下治疗型超声内镜通过胃壁途径进入腹膜后空间,行坏死物清除术。2005 年,Seewald 等报道了一种新型的内镜下清创治疗方法,即内镜直接进入囊肿腔内进行坏死物质清除术,并用生理盐水灌洗。2008 年 Jayant P. Talreja 等报道了全覆膜自膨式金属支架用于假性囊肿引流。多年来,超声内镜引导下胰腺假性囊肿穿刺引流术在国内外受到广泛关注与推广,正逐步取代传统引流术及外科手术,成为治疗胰腺假性囊肿和包裹性坏死的主要方法。

三、国内外现状

近些年,EUS 引导下穿刺引流术,因与其他治疗方式相比,具有治愈率高、并发症少、死亡率低、花费少等优势,正逐步被国内外医师接受,成为治疗有症状的胰腺假性囊肿的一线治疗方案。

Varadarajulu S 等对比了 EUS 引导下穿刺引流与外科胃囊肿吻合术治疗胰腺假性囊肿,10 例患者行外科胃囊肿吻合术,20 例患者行 EUS 引导下穿刺引流,发现行 EUS 引导下穿刺引流的患者术后住院时间和住院总费用明显低于外科手术组。Park DH 等人对比了 EUS 引导下假性囊肿引流与传统的内镜下引流,31 例患者行 EUS 引导下穿刺引流,29 例患者行传统的内镜下引流,治疗成功率分别为94% 与 72%,而传统治疗失败的患者进一步行 EUS 引导下引流,均引流成功,得出结论 EUS 引导下穿刺引流术对非膨出性囊肿的引流更具有优势。

2012 年发表的一篇文章报道 40 例患者行 EUS 引导下胰腺假性囊肿穿刺引流术联合置入鼻囊肿引流管,其中 32 例为非感染的假性囊肿,8 例为感染的假性囊肿,技术成功率达 100%,39 例患者完全恢复,1 例因为大量出血而进一步手术治疗,结论为这一方法安全、成功率高。

传统的 EUS 引导下胰腺假性囊肿穿刺引流术多使用塑料支架进行引流,由于管腔小、易堵塞,现有研究表明其引流包裹性坏死的成功率明显低于单纯的胰腺假性囊肿。近年来有较多的国内外专家针对伴有感染的假性囊肿和包裹性坏死主张内镜进入囊肿,进行清创,取出坏死组织。全覆膜自膨式金属支架是一种新型选择,正开始逐渐应用于胰腺假性囊肿和包裹性坏死的引流。现有的几个研究结果表明,它提供了较大的瘘道直径用于引流囊液,增加了治疗成功率,减少囊肿消除时间,同时,降低了术后晚期并发症,例如塑料支架堵塞后经常发生的腹膜后渗漏或感染。金属支架的出现,有望提高超声内镜引导下包裹性坏死引流的成功率,减少其术后并发症的发生,但目前尚无大样本随机对照实验证明其有效性。

第二节 内镜超声引导下穿刺引流的适应证与禁忌证

一、适应证

(一)胰腺假性囊肿或包裹性坏死,有明显症状(如腹痛、胃肠道或胆道系统压迫症状),并且保守治疗迁延不能吸收的。

(二)胰腺假性囊肿或包裹性坏死感染出现败血症

而囊肿的直径不建议作为独立的治疗指征。

以上两种情况行超声内镜引导下引流术还应具备以下条件:

1. 超声下应能显示较为清晰的囊壁。

2. 假性囊肿与胃肠道壁之间无大血管阻隔,距离不超过 2cm,推荐囊肿壁与消化道壁粘连,即 EUS 显示囊肿壁与胃壁共壁,患者深呼吸囊壁与消化道同步运动。

二、禁忌证

（一）假性囊肿形成的早期，囊肿壁薄，形态不规则，囊腔分室较多。

（二）囊肿病变性质不明，无法除外囊性肿瘤。

（三）囊肿和胃肠道壁之间有大血管，无法避开。

（四）存在假性动脉瘤，并与之关系密切的囊肿。

（五）有凝血功能障碍者。

（六）常规内镜检查的禁忌证。

第三节 内镜超声引导下穿刺引流的术前准备

一、器械准备

（一）EUS 设备

纵轴切面超声内镜，推荐彩色多普勒线阵式超声内镜，拥有 3.7mm 或 3.8mm 的工作管道，可以通过 10Fr 的塑料支架（图 3-19-1、图 3-19-2）。

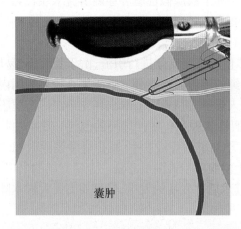

图 3-19-1 治疗型超声内镜

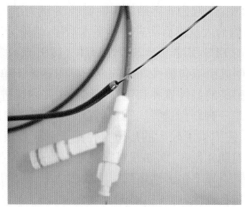

图 3-19-2 去除内部针刀的囊肿切开刀与导丝

（二）穿刺针

与 EUS 胰胆管引流要求相似，需要用 19G 穿刺针，可通过 0.025 inch 或以上直径的导丝，最好采用治疗型 19G 穿刺针，可以通过 0.035 inch 的导丝。普通的针型切开刀或针型的囊肿切开刀是做引流治疗的备用器材，最好是可以通过导丝的针刀，也可采用专用的穿刺针。

（三）导丝

主要采用 ERCP 用导丝，长度不小于 4500mm，0.035 inch（如果 19G 穿刺针可通过）或 0.025 inch。

（四）扩张器

7-10Fr 胆道扩张探条，6~10mm 直径的球囊扩张器，或者采用去除内部针刀的囊肿切开刀，后者在导丝和 EUS 的引导下通过高频电钻孔将组织针道扩大。

（五）引流支架

一般采用 8.5Fr 以上的内引流支架，禁用直型引流管，当假性囊肿得到充分引流后会明显缩小，直型引流管可能会刺破肠壁或囊肿壁造成穿孔。建议采用双猪尾管，推荐采用硅胶的双猪尾管，质地较软。如果需要做鼻囊肿外引流的,一般使用鼻胆管引流管(图3-19-3)。

二、患者准备

完善相关检查,明确无手术禁忌证后,术前签署治疗知情同意书,了解内镜超声引导下胰周积液穿刺引流术的目的、并发症等情况。患者术前应禁食 12 小时,禁水 6 小时,预防性静脉滴注抗生素,术前 5 分钟含服利多卡因胶浆。

可以镇静麻醉,推荐气管插管麻醉下进行。

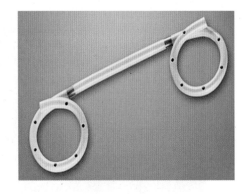

图 3-19-3 双猪尾支架

第四节 内镜超声引导下穿刺引流操作步骤

EUS 引导下胰腺假性囊肿的穿刺引流,采用不同设备的操作步骤和方法略有区别,但基本的原理是相同的,即在 EUS 引导下在消化道将穿刺针刺入囊肿内,扩大组织针道,在导丝的引导下将引流支架置入囊肿和消化道之间。一般的操作方法如下(图 3-19-4)。

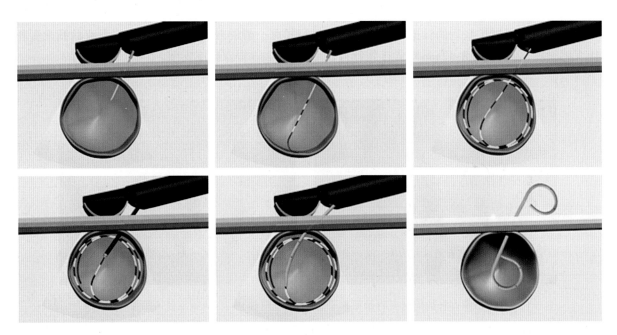

图 3-19-4 EUS 引导下胰腺假性囊肿穿刺引流全过程示意图

一、患者取侧卧位,插入治疗型超声内镜,显示囊肿位置,用多普勒超声扫描囊壁,排除假性动脉瘤同时显示邻近的血管结构。选择胃壁与囊肿紧邻、穿刺路径中未见明显血流信号处为穿刺点。

二、将穿刺针缩入外鞘内,插入超声内镜管道,然后伸出针尖,在超声影像上识别针尖的位置。

三、在超声影像的指导下将针刺入囊肿腔内,当有明显落空感时,表明穿刺针进入了囊肿。如果穿刺有困难,有经验的医师也可以采用针型切开刀接高频电切机,通电切电流进行(图 3-19-5、图 3-19-6)。

四、使用注射器在负压下抽取少量液体,送生化及细胞学检查,但是如果囊肿不大,不能抽太多囊液,以防囊肿迅速缩小给支架置入增加困难。可向囊内注入造影剂或盐水,使之显影,注射时在彩

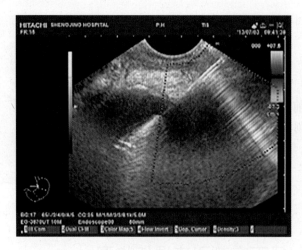

图 3-19-5　EUS 引导下将针刺入囊肿腔

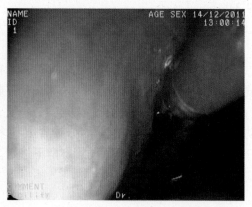

图 3-19-6　囊肿切开刀行高频电切造瘘

色血流图上可以见到针尖处的彩色信号。

五、经针腔置入导丝,使导丝在囊肿内盘曲 2~3 周。拔出穿刺针的同时将导丝留置于囊肿内(图 3-19-7),沿导丝将扩张探条插入,扩张组织针道至能顺利植入引流管(图 3-19-8),经胃做囊肿引流或者囊肿壁较厚,探条往往很难插入,可采取囊肿切开刀通电切电流扩大针道,也可以采用三腔针型切开刀扩张针道。通过扩张后的针道再用柱状气囊进行扩张。囊肿较大(直径 >10cm)、囊液黏稠或囊肿伴有感染者,必须采用 8~12mm 球囊扩张针道,继而植入 2~3 根双猪尾支架。

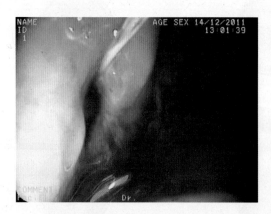

图 3-19-7　拔出穿刺针的同时将导丝留置于囊肿内

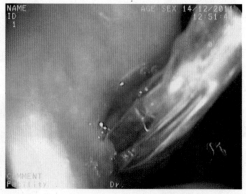

图 3-19-8　内镜下显示球囊扩张针道

六、在导丝的引导下置入内引流支架(图 3-19-9、图 3-19-10),应用治疗型超声内镜的情况下,工作管道可通过 10Fr 的内引流支架。根据囊液性质选择适当数量的引流支架,如囊液较稀薄可选用 1 根支架,如囊液稠厚或伴有感染,可选用多根支架,或同时沿导丝置入鼻 - 囊肿引流管。如果欲置入多根引流管,可以在扩张瘘管后先用造影管插管,在囊肿内先送入多根导丝,再分别沿导丝置入内引流管。但如果采用硅胶双猪尾支架时,由于 3.8mm 工作管道限制,不能预留多根导丝。如果采用细工作管道超声内镜,穿刺针进入囊肿内需留置导丝,退出超声内镜,沿导丝换入大工作管道内镜,如治疗型胃镜或治疗型十二指肠镜,再在大工作管道内镜下进行扩张针道和置入引流管的操作。

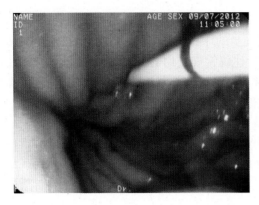
图 3-19-9　沿导丝置入 1 根内引流支架

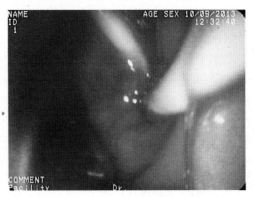
图 3-19-10　沿导丝置入 2 根内引流支架

第五节　超声内镜引导下穿刺引流的术后处理

一、术后患者禁食 1~2 天后,逐渐进流食、软食,少食多餐。注意休息,避免剧烈运动,应用抗生素预防感染,给予补液,应用抑酶、抑酸、胃黏膜保护剂等药物治疗,并密切观察有无出血、感染等情况发生。

二、置入鼻 - 囊肿引流管者,持续生理盐水及抗生素冲洗,保留 1 周,假性囊肿或包裹性坏死无明显感染时可以将其拔出。

三、术后 3~6 个月定期复查腹部 CT 或 B 超,若胰腺假性囊肿或包裹性坏死基本消失(仅余支架空间),可内镜下拔除引流支架,否则需进一步治疗。高张力的胰腺假性囊肿通常一周至数周后可明显缩小或消失;包裹性坏死和有些陈旧的囊肿伴有明显机化的,往往引流缓慢,消退时间长,有时要数月后才能消失。期间应复查内镜,观察支架在消化道内状态。

四、如发现胰腺假性囊肿或包裹性坏死无明显变化时可复查胃镜,检查支架管有无脱落及阻塞,必要时进行支架更换。

第六节　内镜超声引导下穿刺引流的并发症及处理

一、并发症发生率及类型

Naree Panamonta 等人的 Meta 分析显示超声内镜引导下胰腺假性囊肿穿刺引流术的术后并发症发生率低于传统的内镜下穿刺引流术,但内镜下治疗,并发症仍难以避免。超声内镜引导下胰腺假性囊肿穿刺引流术术后并发症包括出血,感染,支架移位,气腹和囊肿破裂,其中最常见并发症为出血与感染,出血发生率为 2.18%,而感染的发生率为 5.11%。Carlo Fabbri 等人汇总了 1992~2011 年所有关于胰腺假性囊肿引流的报道,在多于 10 个患者的病例研究中,相关的并发症主要有感染,出血和囊肿破裂,报道的并发症发生率在 0%~52% 之间,平均 15%,2011 年发表的一篇文章报道 7 年间共 148 例患者行超声内镜引导下胰腺假性囊肿穿刺引流术的并发症,2 例(1.3%)囊肿破裂,位于透壁引流处,1例(0.67%)出血,1 例(0.67%)支架移位,4 例(2.7%)囊肿感染,4 例患者(2.7%)需要后续手术治疗,包括 2 例囊肿破裂和 2 例囊肿感染,其中 1 例囊肿感染的患者死亡(0.67%)。

二、并发症的处理

(一) 囊肿破裂

囊肿破裂为超声内镜引导下治疗胰腺假性囊肿的主要并发症之一,多在囊肿腔同消化道管壁间有较大距离时发生。术前须反复阅片,确保囊肿壁已成熟可承受穿刺,且距离胃肠腔小于 2cm,超声内镜下仔细观察,选择最佳穿刺点进行穿刺引流。逐步的球囊扩张囊肿 - 胃吻合口,避免向囊腔内过度注气。当术中发生囊肿破裂,立即改用 CO_2 注气(建议常规使用 CO_2 供气),术后给予禁食、胃肠减压等保守治疗,并进一步观察病情变化,较小破裂多可自愈。液体漏出较多,病情较重者,可腹腔穿刺留置引流,无效需考虑开腹探查,修补破裂处,并注意抗感染治疗。

(二) 气腹

气腹为囊壁与胃壁粘连不好所致,可给予禁食水、胃肠减压等保守治疗,少量气腹多可自行吸收;若出现大量气腹,则可通过注射器于积气明显处穿刺抽气,若同时伴有大量液体漏入腹腔,可置入腹腔引流管以引流腹腔积液。

(三) 感染

感染多是引流不通畅所致,包囊性坏死更容易发生,对于囊肿引流术后并发感染,应当积极加强引流,可内镜下球囊扩张瘘管,再次置入多根引流支架,可应用鼻囊肿引流管冲洗、引流,辅以应用广谱、高效抗生素,并根据囊液细菌培养结果选择针对性抗生素控制感染,对于效果不理想的包囊性坏死,可以通过内镜行坏死清除术进行治疗,可反复进行多次治疗,直至坏死完全清除,感染控制。若保守治疗及内镜下治疗无效,也可考虑外科手术治疗。

(四) 出血

出血多由于针刀、球囊扩张针道等直接损伤胃壁和囊壁血管所致,尤其是伴有胰源性门静脉高压的患者往往伴有胃底静脉曲张,也可以因为囊壁上的假性动脉瘤出血引起,少量渗血可以在内镜下行局部注射止血,内镜下对瘘管电凝止血或球囊等压迫止血。对于内镜下止血困难,出血量较大的病例,应及时进行血管造影栓塞或手术治疗。

(五) 支架移位

支架移位至胃内,多可随粪便排出;若支架移位至囊肿内,如果囊肿仍存在,可以内镜下扩张瘘管(没有瘘管可以重新穿刺),不成功需转入外科手术治疗取出支架。支架过早移位,囊肿未消退,需再次进行引流,再次置入内引流支架治疗。

(孙思予)

参考文献

1. Baron TH.Endoscopic drainage of pancreatic fluid collections and pancreatic necrosis. Gastrointest. Endosc.Clin. N. Am.2003,13:743-764.

2. Yusuf TE,Baron TH.Endoscopic transmural drainage of pancreatic pseudocysts:results of a national and an international survey of ASGE members.Gastrointest.Endosc.2006,63:223-227.

3. Druke TB.The pathogenesis of parathyroid gland hyperplasia in chronic renal failure.Kidney Int,1995,48(1):259-272.

4. Cremer M,Deviere J,Engelholm L.Endoscpic management of cysts and pseudocysts in chronic pancreatitis:long-term follow-up after 7 years of experience Gastrointest Endosc,1989,35(1):1-9.

5. Wiersema MJ.Endosonography-guided cystoduodenostomy with a therapeutic ultrasound endoscope.Gastrointest Endosc,1996,44(5):613-617.

6. Grimm H,Binmoeller KF,Soehendra.Endosonograohy-guided drainage of pancreatic pseudocyst.Gastrointest Endosc,1992,38(2):169-170.

7. Varadarajulu S,Christein JD,Tamhane A,et al. Prospective randomized trial comparing EUS and EGD for transmural drainage of pancreatic pseudocysts(with videos).Gastrointest.Endosc.2008,68:1102-1111.

8. Park DH,Lee SS,Moon SH,et al.Endoscopic ultrasound-guided versus conventional transmural drainage for pancreatic pseudocysts:a prospective randomized trial.Endoscopy,2009,41:842-848.

9. Andrew L,Samuelson,Raj J,et al.Endoscopic Management of Pancreatic Pseudocysts.Gastroenterol Clin N Am,41(2012):47-62.

10. Varadarajulu S,Phadnis MA,Christein JD,et al.Multiple transluminal gateway technique for EUS-guided drainage of symptomatic walled-off pancreatic necrosis.Gastrointest Endosc,2011,74:74-80.

11. Gardner TB,Coelho-Prabhun N,Gordon SR,et al.Direct endoscopic necrosectomy for the treatment of walled-off pancreatic necrosis: results from a multicenter U.S.series.Gastrointest Endosc,2011,73:718-726.

12. Voermans RP,Veldkamp MC,Rauws EA,et al.Endoscopic transmural debride-ment of symptomatic organized pancreatic necrosis.Gastrointest Endosc,2007,66:909-916.

13. Naree Panamonta,Saowanee Ngamruengphong,Kunut Kijsirichareanchai,et al.Endoscopic ultrasound-guided versus conventional transmural techniques have comparable treatment outcomes in draining pancreatic pseudocysts. Gastroenterology & Hepatology,2012,24:1355-1362.

14. Baron TH,Harewood GC, Morgan DE,et al.Outcome differences after endoscopic drainage of pancreatic necrosis, acute pancreatic pseudocysts,and chronic pancreatic pseudocysts.Gastrointest.Endosc.2002,56:7-17.

15. Takao Itoi,Kenneth F,Binmoeller,et al.Clinical evaluation of a novel lumen-apposing metal stent for endosonography-guided pancreatic pseudocyst and gallbladder drainage.Gastrointest Endosc, 2012,75(4):870-876.

16. D. Eli Penn,Peter V,Draganov,et al.Prospective evaluation of the use of fully covered self-expanding metal stents for EUS-guided transmural drainage of pancreatic pseudocysts.Gastrointest Endosc,2012,76(3):679-684.

17. Talreja JP,Shami VM,Ku J,et al. Transenteric drainage of pancreatic-fluid collections with fully covered self-expanding metallic stents(with video). Gastrointest Endosc,2008,68:1199-1203.

18. Michael G,Peter A,Thomas L,et al.The new revised classification of acute pancreatitis 2012.Surg Clin North Am,2012,93 (3):549-562.

第二十章
超声内镜引导下胆管引流术

一、概述

ERCP 下胆管引流是目前临床上治疗胆道梗阻的标准方法,经验丰富的内镜医生,ERCP 胆管引流的成功率约 90%~95%,仍有部分患者不能顺利经 ERCP 胆管引流术以解除胆道梗阻。其主要原因包括:胃肠道手术后消化道重建肠腔改道、本身解剖结构异常、各种原因的胃肠道梗阻造成的狭窄及乳头插管困难等情况。对于恶性梗阻性黄疸,经 ERCP 胆道引流失败后通常采用经皮经肝胆管引流(percutaneous transhepatic biliary drainage,PTBD)。但是 PTBD 并发症可高达 15%(包括腹膜炎、败血症和胆管炎),病死率可达 5%,PTBD 尚需经胸腹壁等周边结构、穿过肝脏进入胆道,术中和术后并发疼痛,胆汁被引流至体外,以致生活质量降低。外科手术也是 ERCP 失败后的选择之一,但外科手术的死亡率和并发症发生率更高,现在已很少选择外科手术进行胆道引流。

EUS 能提供清晰的肝左叶及肝外胆管的影像,能用于胆道疾病的诊断和介入性治疗。EUS 引导下胆管穿刺引流(endoscopic ultrasonography-guided biliary drainage,EUS-BD),给胆管疾病治疗提供了新方向。1996 年 Wiersema 等首次报道了 EUS 引导下经十二指肠胆管穿刺造影术用于 ERCP 失败的病例,此后,2001 年 Giovannini 等报道 EUS 引导下经十二指肠穿刺胆管置管引流术治疗梗阻性黄疸。随着 EUS 仪器设备和操作技术逐渐发展,EUS 引导下的介入治疗技术也逐渐趋于成熟。国内外都已逐渐开展对于 ERCP 治疗失败患者行 EUS-BD 治疗梗阻性黄疸的先进技术,结果显示疗效佳,并取得了一定的经验。

二、适应证和禁忌证

目前 EUS-BD 不是行胆管减压引流的常规方法,适用于经 ERCP 胆管减压引流不成功的病例。包括选择性胆管造影及乳头插管不成功患者,胃肠道改道手术后胆道梗阻者。

绝对禁忌证极少,包括已知或者怀疑内脏器官穿孔者;相对禁忌:明显出凝血障碍行穿刺有出血风险者,心肺功能不全,食管重度狭窄者。

三、操作步骤

(一) 技术及设备

1. 放射科机房,患者全身麻醉,吸氧。

2. 线阵式扫描超声内镜,其扫描方向与内镜长轴平行,可直视穿刺针道,具有彩色多普勒功能,能够显示扫描区血管及血流情况,以利于穿刺时避开血管,以增加穿刺的安全性,活检孔道直径 3.7mm 或以上,并配备有抬钳器,可通过大部分内镜附件,方便进行治疗操作。

3. 19G 超声内镜专用穿刺针,可通过 0.035 导丝,扩张探条或扩张球囊,胆道塑料或金属支架。

注射针内可预先抽满造影剂,导丝经侧孔 Y 连接器连上以使随后造影剂注射方便。

（二）操作步骤

EUS-BD 可经贲门或胃体上部小弯胃壁进行左肝内胆管穿刺引流即肝内途径（图 3-20-1）,也可经十二指肠壁或者胃窦壁行胆总管穿刺引流即肝外途径。EUS 实时引导下胆管穿刺成功后插入导丝,这时可有两个选择,一是留置导丝,退出超声内镜,插入十二指肠镜,进行对接操作并置入胆管支架;二是超声内镜直接置入胆管支架。

先进行 EUS 扫查,显示扩张的胆管,彩色多普勒显示周围血管,避开血管后明确穿刺部位（图 3-20-2）,在 EUS 实时监测下将 19G 穿刺针刺入扩张的胆管（图 3-20-3）,穿刺后注入造影剂进行胆管造影,循着穿刺针将导丝置入胆管（图 3-20-4）,留置导丝并退出穿刺针,随后用探条扩张通道或者先用针状刀扩大穿刺通道再行扩张（图 3-20-5）,经导丝在 X 线透视下置入胆管支架（图 3-20-6、图 3-20-7）,最后拍片确定支架位置良好（图 3-20-8、图 3-20-9）。

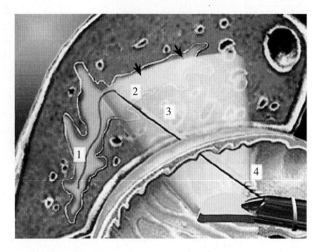

图 3-20-1　EUS-CD 示意图

1. 导丝;2. 穿刺针;3. 支架放入左肝管（箭头）;4. 引入推送器

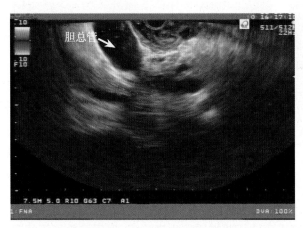

图 3-20-2　EUS 示扩张的胆总管

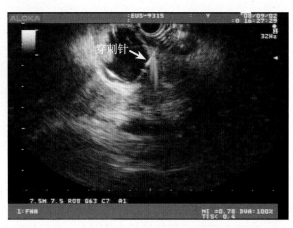

图 3-20-3　EUS 实时引导下将 19G 穿刺针刺入胆总管

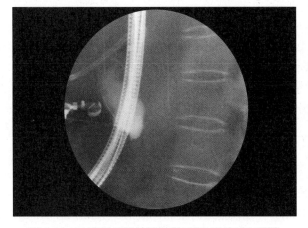

图 3-20-4　造影后胆总管显影,并将导丝置入胆管

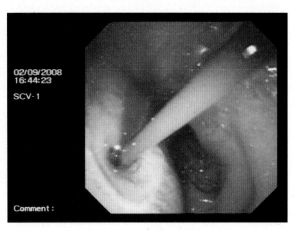

图 3-20-5　探条扩张瘘口

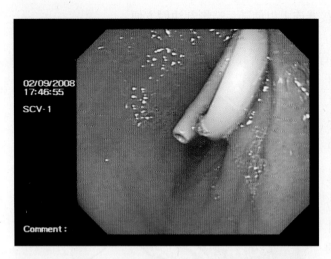

图 3-20-6 十二指肠腔内显示双猪尾胆道支架

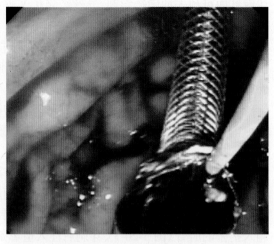

图 3-20-7 胃腔内示胆道覆膜金属支架

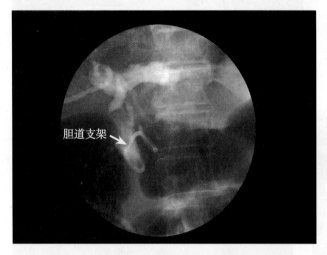

图 3-20-8 X线显示胆总管塑料支架位置良好

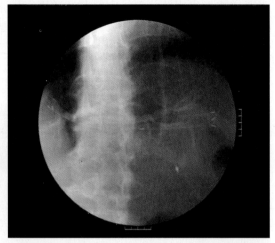

图 3-20-9 X线显示左侧肝内胆管金属支架位置良好

(三) 患者处理

患者术前接受预防性抗生素治疗,术后住院观察生命体征并加用抗生素治疗,根据淀粉酶等情况看是否需要使用生长抑素。

四、术后并发症及处理

目前报道 EUS-BD 并发症的发生率约为 14%,包括胆汁性腹膜炎、胆管炎、出血等。EUS-BD 的主要风险可能为胆汁腹膜炎,尤其对支架放置失败的病例。虽然至今为止没有 EUS-BD 发生严重甚至致死的并发症,但是所有的报道都是以个案或者少量的病例,因此认为这类技术的并发症风险较小尚为时过早。随着 EUS 引导下胆管引流术的进一步开展,也许这样的并发症的报道也会随之增加。

五、临床评价

EUS 技术在近 20 年内取得了很大进展,特别是线阵超声内镜的出现使得 EUS 由单纯诊断转变成了集诊断与介入治疗为一体的新技术。EUS 引导下的 FNA 是各种介入性治疗的基础,在此基础上逐渐发展了 EUS 引导下胰腺假性囊肿内引流术、腹腔神经丛阻滞止痛术、肿瘤内药物注射、肿瘤放射粒子植入术等介入性 EUS 技术。近年来 EUS 引导下胆管引流术也开始逐渐在临床中应用,并取得了良好的效果（表 3-20-1）。1996 年 Wiersema 等最先报道了 7 例 ERCP 失败的患者，在 EUS 引导下经十二指肠壁穿刺胆管行胆管造影，其中 5 例获得成功。此后，Giovannini、Burmester 等学者相继报道了 EUS 引导下胆管穿刺造影，并成功置入胆管支架，术后患者黄疸减退。此后又有多名学者报道了该技术的应用情况，但多为少数病例的报道。但是关于 EUS-BD 尚无临床指南。

表 3-20-1 EUS 引导下胆管穿刺引流治疗梗阻性黄疸

作者	年份	例数	穿刺针	支架	成功率	并发症
Giovannini	2001	1	针状刀	10F 塑料	100%	无
Burmester	2003	2	针状刀	8.5F 塑料	50%	胆汁性腹膜炎 1 例
Puspok	2005	5	针状刀	7-10F 塑料	80%	无
Kahaleh	2006	1	19G FNA 针	金属支架	100%	气腹 1 例
Ang	2007	2	19G 针状刀	7F 塑料	100%	气腹 1 例
Yamao	2006	5	19G 针状刀	7~8.5F 塑料	100%	气腹 1 例
Fujita	2007	1	19G FNA 针	塑料	100%	无
Tarantino	2008	4	19G/22G FNA 刀	塑料	100%	无
Itoi	2008	4	19G FNA 针	7F 塑料，鼻胆管	100%	胆汁性腹膜炎 1 例

若用 19G 穿刺针进入胆道后即用探条扩张瘘口有时候会非常困难，此时可以先用过导丝的针状刀接混合电流扩大穿刺点后再使用探条扩张瘘口，就比较容易了，也可使用囊肿切开刀。也有报道 EUS 引导下直接使用针状刀穿刺胆管，针状刀外套管沿针芯进入胆道，然后拔出针芯，并沿着外套置入导丝。穿刺针穿刺的优势在于在 EUS 或 X 线下，都显示很清晰，而且能很好地用力，缺点是穿刺针较硬，容易成角。针状刀的优势在于导丝和针芯可以快速交换。目前对使用何种穿刺针或者针状刀进行穿刺并无明确规定，可以根据操作者的经验和对穿刺针的熟悉程度选择相应的穿刺针。

在胆管穿刺成功支架置入前，通常需要进行扩张形成瘘口。由于十二指肠和胆管之间的瘘口为人为造成，无明显狭窄段，有支架移位的风险，理论上讲双猪尾支架似乎可减少支架移位的风险，而直头支架在支架回收或者更换时较容易，金属覆膜支架也有支架移位风险，而且覆膜可能覆盖另外的一个管腔，如胆囊管或者一支肝内胆管，而金属非覆膜支架只用于塑料支架更换时，此时窦道已经完全形成。理论上金属支架的通畅期要长于塑料支架，但是经十二指肠壁放置金属支架需谨慎，因为金属支架张开后瘘口会扩大，且金属支架有网眼，有导致胆汁性腹膜炎的风险。支架放置后短期效果良好，长期疗效如何尚需进一步研究。Yamao 等报道 5 例胆管恶性梗阻患者行 EUS 引导下经十二指肠胆管置管引流术，均成功放置塑料支架，塑料支架的通畅期为 211.8 天。支架通畅期与经乳头放置相似。

至今为止，EUS-BD 尚无形成临床指南。对于 EUS-BD 经十二指肠穿刺行肝外引流还是经胃壁穿刺肝内胆管肝外引流，穿刺成功后留置导丝直接放置支架还是退出超声内镜换十二指肠镜进行对接手术，放置塑料支架还是金属支架进行引流目前尚无定论，尚需要更多的病例进行对照研究。

总之，EUS 引导下胆管引流术在国内外刚刚开展，对于 ERCP 进行胆管引流失败的病例是个较好的选择，具有良好的应用前景。然而该技术的开展需在具有大量治疗性 EUS 经验的医疗机构，需要有丰富经验 EUS 专家和 ERCP 专家进行才能提高其成功率，更好避免并发症的发生。

（徐 灿 刘 枫 金震东）

参考文献

1. Ang TL,Teo EK,Fock KM.EUS-guided transduodenal biliary drainage in unresectable pancreatic cancer with obstructive jaundice. JOP 2007,9:438-443.

2. Larghi M.C, Petrone D, Galasso, et al.Endoscopic ultrasound in the evaluation of pancreaticobiliary disorders.Digestive and Liver Disease, 2010, 42:6-15.

3. Burmester E, Niehaus J, Leineweber T, et al.EUS-cholangio-drainage of the bile duct: report of 4 cases.Gastrointest Endosc, 2003, 57:246-251.

4. Fujita N, Noda Y, Kobayashi G, et al.Histological changes at an endosonography-guided biliary drainage site:a case report. World J Gastroenterol, 2007, 7:5512-5515.

5. Kahaleh M, Hernandez AJ, Tokar J, et al.Interventional EUS-guided cholangiography:evaluation of a technique in evolution. Gastrointest Endosc, 2006, 64:52-59.

6. Larry H, Lai, Francis K.L, et al.EUS-guided transduodenal biliary drainage Gastrointestinal.Endoscopy, 2010, 72:186-187.

7. Puspok A, Lomoschitz F, Dejaco C, et al.Endoscopic ultrasound guided therapy of benign and malignant biliary obstraction:a case series. Am J Gastroenterol, 2005, 100:1743-1747.

8. Se Hui Noh, Do Hyun Park, Yi Rang Kim, et al.EUS-guided drainage of hepatic abscesses not accessible to percutaneous drainage.Gastrointestinal Endoscopy, 2010, 71:1314-1319.

9. Tarantino I, Barresi L, Repici A, et al.EUS-guided biliary drainage:a case series.Endoscopy, 2008, 40:336-339.

10. Kahaleh M, Artifon EL, Perez-Miranda M, et al.Endoscopic ultrasonography guided biliary drainage:summary of consortium meeting, May 7th, 2011, Chicago. World J Gastroentero, 2013, 19:1372-1379.

第二十一章
超声内镜引导下胰管穿刺引流术

一、概述

ERCP下胰管支架植入术是目前解除胰管内高压和胰腺实质压力增高而导致的腹痛的常规治疗方法。胰管的狭窄,胰管内结石及胰管中断是造成慢性胰腺炎胰管梗阻至胰管内高压的三大主要原因。另外,胰腺术后胰肠吻合口狭窄也可导致胰管梗阻引发腹痛的一个原因。经ERCP胰管减压引流可使60%~80%患者的症状达到完全或部分缓解。以往,对于ERCP失败或无法行ERCP治疗的患者来说,只能行外科手术或保守治疗。而EUS能清晰显示胰腺实质、胰管及胰腺周围血管的影像。近年来,随着EUS操作技术及EUS相关设备的发展,EUS引导下的胰腺介入治疗技术也逐渐趋于成熟。国内外最近发展了一项EUS介入治疗技术即超声内镜引导下胰管穿刺引流术(EUS-guided pancreatic duct drainage),被用于ERCP失败患者的胰管梗阻的解除。

二、适应证与禁忌证

(一)适应证

由于ERCP治疗失败或者胰肠吻合术后不能行ERCP者,包括胰管梗阻造成胰管高压或者复发性胰腺炎。

(二)禁忌证

无绝对的禁忌证。

1. 有出血性疾病或凝血功能障碍者或正在行抗凝治疗的患者。

2. 全身状况差及不能耐受麻醉者。

3. 食管狭窄不能通过内镜者。

4. 穿刺路径有大血管而无法避开。

5. 胃肠道壁和主胰管之间的距离较远。

6. 多节段性胰管狭窄。

7. EUS下胰管显示不清楚。

三、术前准备

(一)患者准备

术前常规禁食禁水12小时以上。术前常规一次静脉用预防性抗生素。治疗前20~30分钟服用祛泡剂和咽部麻醉剂,必要时解痉药物,需使用静脉全身麻醉。

(二)器械准备

1. 内镜　超声内镜为线阵扫描穿刺超声内镜,可以清楚显示穿刺针道,活检孔道直径3.7mm或

3.8mm,可通过10F支架,具有彩色多普勒功能,可显示穿刺区域血管及血流情况。若使用对接技术,EUS穿刺胰管导丝置入后后需要使用治疗性十二指肠镜或者肠镜或者单气囊或双气囊小肠镜。

2. 附件　导丝:0.032,0.025,0.020,0.018inch导丝;用于消化道壁切开装置,如针状切开刀或囊肿切开刀,便于支架的置入;扩张球囊;猪尾或直头塑料支架或者覆膜金属支架;高频电发生器等。

四、操作方法

超声内镜引导下胰管穿刺引流术可以分为两种:顺行性法:EUS穿刺成功进入主胰管后造影并留置导丝,经胃直接放置胰管支架;逆行性或者对接法:EUS穿刺成功胰管造影并留置导丝后(导丝需出十二指肠乳头或者胰肠吻合口),退出超声内镜,换成十二指肠镜进行对接,逆行性通过十二指肠镜经十二指肠乳头放置支架入胰管。

(一) 超声内镜引导下胰管穿刺引流术(顺行法)

使用线阵扫描型穿刺超声内镜对胰腺进行扫描,避开穿刺路径的血管,选择距离主胰管最近路径的位置,确定穿刺部位(图3-21-1)。在EUS引导下将19G或22G超声内镜穿刺针穿刺入主胰管(图3-21-2),进行胰管造影(图3-21-3),并将导丝经穿刺针留置于主胰管内,尽量将导丝顺行通过十二指肠乳头入十二指肠(此时,导丝不易滑脱出胰管),若该方向不能完成,则导丝将逆行进入胰尾部(图3-21-4)。用小口径探针,4.5F顶端锥形的ERCP套管或电热导管以扩张经腔管道。然后使用4mm或6mm球囊扩张器进一步扩张,再将合适长度的猪尾支架或直头塑料支架经胃壁或十二指肠壁置入主胰管,X拍片显示支架定位良好(图3-21-5)。

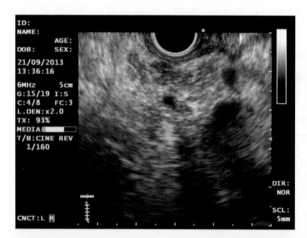

图 3-21-1　EUS下扩张的胰管

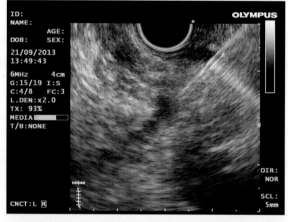

图 3-21-2　EUS下19G穿刺针穿刺主胰管

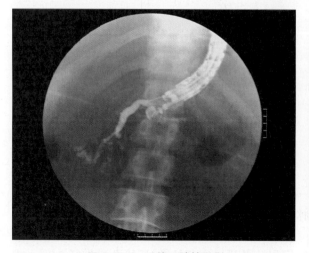

图 3-21-3　X线下胰管显影

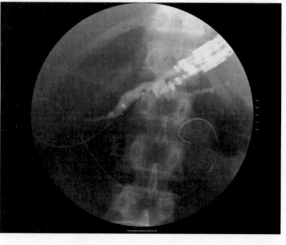

图 3-21-4　X线下经穿刺针道留置导丝并入十二指肠

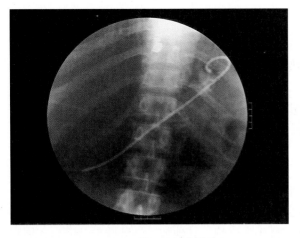

图 3-21-5　X 线下支架定位良好

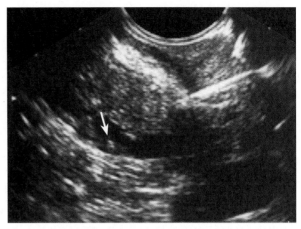

图 3-21-6　EUS 穿刺入主胰管

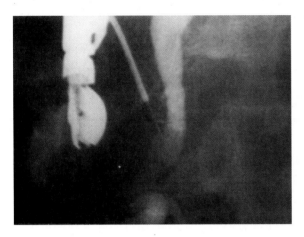

图 3-21-7　X 线下胰管显影,显示扩张的主胰管

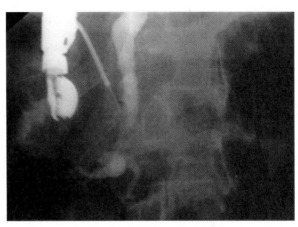

图 3-21-8　留置导丝入主胰管

（二）超声内镜引导下经十二指肠乳头对接引流术（对接法或逆行法）

首先 EUS 扫描胰腺和胰管及周围血管,明确穿刺部位。EUS 引导下穿刺主胰管（图 3-21-6）,对胰管进行造影,X 线下显示扩张的胰管（图 3-21-7）,将导丝顺行通过十二指肠乳头或已行胰十二指肠切除术后患者的胰肠吻合口（图 3-21-8）,插入肠腔,此后退出 EUS 镜子,采用十二指肠镜或者结肠镜对接,经十二指肠镜或结肠镜找到导丝,将导丝通过圈套器拉入镜子的活检孔道完成对接（图 3-21-9）,或者沿着出乳头的导丝插入第二根导丝进入主胰管,此后操作同 ERCP。由于只是要将导丝入主胰管并通过十二指肠乳头开口或手术吻合口进入肠腔为目的,所以可以不使用大通道的超声内镜。

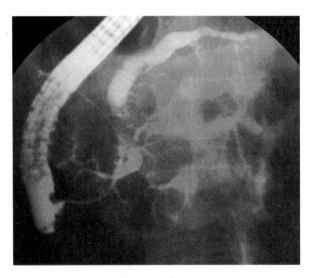

图 3-21-9　X 线显示,圈套器将导丝拉出十二指肠镜活检孔

五、术后处理

术后处理基本同 EUS 引导下穿刺及 ERCP 术后处理。

（一）术后常规禁食 24 小时。无出血、腹痛、发热等异常，可逐步进流食、半流食及普食。

（二）术后常规抑制胰酶、抑酸、抗炎治疗 3 天。

（三）检查术后 3 小时血淀粉酶及 24 小时血淀粉酶、血常规。

（四）术后密切观察患者有无腹痛、腰背部剧烈疼痛、呕血、发热等情况。

六、术后并发症及处理

EUS 引导下胰管穿刺引流术的并发症发生率较低，约 5.8%。最常见的并发症是术后短暂的腹痛，一般可逐渐缓解。另外，可有出血，少量渗血在术中常见，可使用止血药物或行内镜下止血，大量活动性出血，必要行血管造影和栓塞治疗，无效者应考虑外科手术治疗。其他如急性胰腺炎、胰漏、胰周脓肿，应作相应的对症处理，必要时 EUS 下引流。也有出现支架移位，理论上双猪尾支架移位风险更小，推荐选择双猪尾支架，若出现移位或者支架堵塞，建议放多个支架，但是多个支架的放置可能增加胰漏的风险。

七、临床评价

EUS 已经从单纯的诊断性技术逐渐步入介入治疗的时代。越来越多的 EUS 引导下的介入治疗被逐渐应用于临床中。而其中 EUS 引导下的胰管穿刺引流似乎是所有的 EUS 介入治疗中难度最大的，最难获得成功的。目前，EUS 引导下的胰管穿刺引流术在国内外刚刚起步，尚无形成治疗的共识或者指南。

1995 年第一次报道了联合应用 EUS 引导下穿刺并造影和 ERCP 对一例胰胆吻合术后患者主胰管结石进行取石术。此后有关 EUS 引导下胰管穿刺引流的手术逐渐增多，主要用于 ERCP 失败的患者。最新的来自 Mayo clinic 的最多病例数（43 例）的研究显示，EUS 引导下的胰管穿刺引流手术成功率 73%，83% 的患者支架位置良好并且症状完全消失，非常有趣的是即便在 EUS 引导下穿刺造影胰管没有明显梗阻或者扩张的患者都能通过支架置入使得患者症状完全消失。虽然 EUS 引导下的胰管穿刺造影成功率为 98%，但仍有 11 例患者最终未能成功置入支架，原因包括导丝未能置入主胰管或通过乳头或者胰肠吻合口，未能顺利扩张消化道腔壁；在之后的对接后 ERCP 中导丝滑脱。置入的直头或者猪尾支架大部分是 7F，也有 5F、10F 和 3F 的，平均长度 9cm，也有 1 例 10mm 直径 8cm 长的覆膜金属支架。中重度并发症发生率 5.8%，包括 1 例急性胰腺炎，住院 11 天后痊愈；1 例胃壁扩张周围的胰周脓肿，EUS 引导下穿刺引流后痊愈；1 例有 3cm 长的导丝的外层在导丝退出过程中被针刀刮下并遗留在后腹膜，但是无明显的后遗症。第二军医大学附属长海医院于 2009 年在国内率先对 1 例 Whipple 术后胰管扩张伴腹痛、脂肪泻的患者行 EUS 引导下经胃壁胰管穿刺引流术，置入长 5cm 直径 7F 的双猪尾支架。术后随访 1 年，患者腹痛消失，体重增加 10kg，CT 复查示胰管扩张较术前明显好转（图 3-21-10）。

迄今为止，EUS 引导下胰管穿刺引流术在国内外刚起步，对于具体使用顺行性还是对接的方式，使用哪种支架等尚需进一步的研究。由于该技术对术者要求较高，同时具有一定的并发症发生，主要选择性用于胰管梗阻而 ERCP 手术失败的患者，有广阔的前景，但这项技术的开展，需要在较大的内镜中心，同时具有丰富 EUS 和 ERCP 经验的专家来进行，这样才能提高手术成功率，减少并发症的发生。

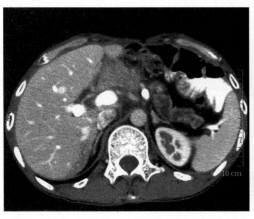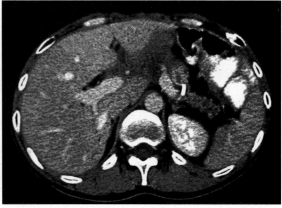

图 3-21-10　CT 显示 EUS 引导下胰管穿刺引流术后主胰管扩张明显好转

（徐　灿　金震东）

参考文献

1. Harada N,Kouzu T,Arima M,et al.Endoscopic ultrasound-guided pancreatography:a case report.Endoscopy,1995,27:612-615.

2. Angels Gines,Shyam Varadarajulu,Bertrand Napoleon.EUS 2008 Working Group document:evaluation of EUS-guided pancreatic-duct drainage. Gastrointest Endosc,2009,69:s43-s48.

3. Kahaleh M,Hernandez AJ,Tokar J,et al.EUS-guided pancreaticogastrostomy:analysis of its efficacy to drain inaccessible pancreatic ducts. Gastrointest Endosc,2007,65:224-230.

4. Will U,Fueldner F,Thieme A-K,et al.Transgastric pancreatography and EUS-guided drainage of the pancreatic duct.J Hepatobiliary Pancreat Surg,2007,14:377-382.

5. Fujii LL,Topazian MD,Abu Dayyeh BK,et al.EUS-guided pancreatic duct intervention:outcomes of a single tertiary-care referral center experience.Gastrointest Endosc,2013,78:854-864.

6. Ergun M,Aouattah T,Gillain C,et al.Endoscopic ultrasound-guided transluminal drainage of pancreatic duct obstruction: long-term outcome. Endoscopy,2011,43:518-525.

7. Itoi T, Yasuda I,Kurihara T,et al.Technique of endoscopic ultrasonography-guided pancreatic duct intervention（with videos）.J Hepatobiliary Pancreat Sci.2014,21:E4-9.

8. Widmer J,Sharaiha RZ,Kahaleh M,et al.Endoscopic ultrasonography-guided drainage of the pancreatic duct.Gastrointest Endosc Clin N Am,2013,23:847-861.

9. Itoi T,Kasuya K,Sofuni A,et al.Endoscopic ultrasonography-guided pancreatic duct access: techniques and literature review of pancreatography,transmural drainage and rendezvous techniques.Dig Endosc,2013,25:241-252.

第二十二章

经皮经肝胆道镜下治疗

一、概述

(一) 定义

经皮经肝胆道镜(percutaneous transhepatic cholangioscopy,PTCS)是指胆道镜通过建立的经皮经肝通路插入胆管,用于检查或治疗胆管疾病。PTCS 是在经皮经肝胆管引流(PTBD)基础上发展起来的微创技术,需要扩张 PTBD 窦道,与胆道手术后经 T 管窦道胆道镜不同。PTCS 直视下激光碎石(LL)或液电碎石(EHL)治疗胆管结石称为经皮经肝胆道镜下碎石术(PTCSL)。

(二) PTCS 发展史

1962 年 Mondet 等通过经皮途径治疗胆管结石,1963 年报道第 1 例术中胆道镜。1972 年铃木、高田等首先报道利用 PTBD 窦道进行胆道镜检查,1974 年 Takada 等报道对 8 例胆道恶性肿瘤尝试 PTCS,4 例观察到肿瘤。1978 年以后有报道通过 PTCS 取胆总管或肝内胆管结石(IHS),1981 年 Nimura 将这种方法命名为 PTCS,并首先开展胆管内碎石。20 世纪 80 年代中期,EHL 和 LL 相继用于胆管系统,使 PTCS 治疗胆管结石有了进展。过去,PTCS 作为对胆管疾病诊断和治疗的方法,明确了许多胆管疾病,例如胆管癌表层进展,黏液产生性肝内胆管癌,Mirizzi 综合征,IHS 胆管狭窄,肝内胆固醇结石等疾病的病态;治疗了多种胆管疾病,例如胆管肿瘤、结石、良恶性狭窄以及胆肠吻合口狭窄,直至今日仍有许多胆管疾病适合 PTCS 治疗。

PTCS 使用的纤维胆道镜主要为奥林巴斯公司 CHF-4B、CHF-P20Q 和 CHF-P20 以及宾得公司 FCN-15X 等型号,上述这些胆道镜外径 5mm 左右,工作管道≥2mm,便于治疗操作。CHF10、CHF-T20、CHF-B3R 型较粗(外径 5.7~6.7mm),需要窦道扩张至 20Fr 以上方能插入。UR-FP2 型较细,工作管道 3Fr,也有用于做 EHL 和取石。近年来,电子胆道镜应用于临床,影像清晰,例如富士能公司 ED-270F 型(外径 4.9mm,工作管道 2.0mm)和宾得公司 ECN-1530 型(外径 5.3mm,工作管道 2.0mm)。

(三) 国内外概况

PTCS 诊断胆管良恶性疾病有很高的敏感性和特异性,对胆管恶性狭窄,直视下活检敏感性 78%,特异性 100%;诊断胆管癌的敏感性 81%,特异性 96%。然而,PTCS 由于有一定的创伤性,建立 PTCS 通路需要时间,患者带引流管不适,并发症相对高;特别是近年来经口胆管镜(POCS)器械和技术有了新的进展,电子子母胆管镜和 SpyGlass 胆管镜相继应用;POCS 安全、无创伤,使 PTCS 单纯用于诊断受到限制。在治疗方面 PTCS 与 POCS 作用互补,仍发挥重要的作用,在我国开展 PTCS 的医院尚较少。

IHS 分为原发和继发两种类型,原发 IHS 东南亚国家是高发地区,在胆石症中占 1.7%~53.5%,中国台湾、韩国及日本发病率高,欧美国家发病率低。IHS 胆管狭窄发生率 42.3%~95.8%,胆管癌发生率 5%~10%。IHS 有肝萎缩或合并胆管癌首选肝切除治疗,无肝萎缩,无论有无胆管狭窄均可选择 PTCS 治疗。PTCSL 治疗 IHS 具有以下优点:①有胆管扩张者胆道镜可达肝内三级以上分支胆管,结石清除率高;②通路建立之后可反复取石、碎石;③可发现胆管癌;④不受消化道重建和肝肠吻合术的限制。

　　PTCS下LL和EHL成功率80%~100%,结石清除率80%~85%,结石和(或)胆管炎复发率35%~63%,狭窄复发率17%~45%。狭窄是结石残余和结石及胆管炎复发的主要原因,用气囊或留置引流管扩张治疗能缓解肝内胆管狭窄,并能提高结石清除率,降低复发率。在狭窄部位留置支架3个月,随访43个月,结石复发率降低(8%)。推荐有继发性胆汁性肝硬化、多发肝内胆管长段狭窄、反复胆道手术史者留置支架≥6个月。

　　1982年首先报道光动力治疗(PDT)早期支气管肺癌有效,以后广泛应用于消化道,并且对食管癌、Barrett食管和胆管癌成为标准性治疗方法。2000年较早的非对照试验PDT治疗不能手术切除的胆管癌,观察到能获得临床改善和生存期延长,以后的2个随机对照研究,PTD与单纯支架引流治疗对比亦延长生存期。

二、适应证和禁忌证

(一)适应证

　　1. ERCP包括经口胆管镜不能清除的IHS(图3-22-1)或胆总管结石。

　　2. 消化道重建术后Roux-en-Y吻合、Billroth Ⅱ式胃大部切除(结肠前胃空肠吻合)等胆管结石。

　　3. 肝肠吻合术后吻合口狭窄和(或)合并胆管结石(图3-22-2)。

　　4. IHS患者不能耐受和(或)拒绝手术,手术后复发、残余结石以及左右肝内胆管多发结石(图3-22-3)。

　　5. 不能手术切除的胆管癌PTCS下胆管腔内照射治疗,如PDT、射频等。

　　6. 胆管狭窄ERCP途径引流不成功,经皮引流导丝不能通过狭窄,无法行狭窄扩张术或经皮支架者,用超细胆道镜辅助插导丝越过狭窄。

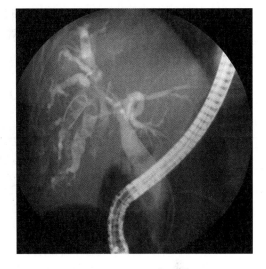

图3-22-1　IHS(R型)

(二)禁忌证

　　无绝对禁忌证,适合PTBD的患者均可进行PTCS。PDT禁忌证为有卟啉过敏史,卟啉病、严重肝肾功能损害、血红细胞≤$2.5×10^{12}$/L、血小板<$50×10^{9}$/L。

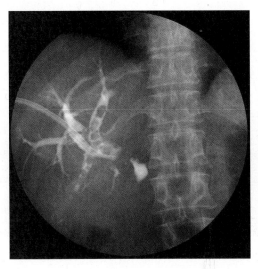

图3-22-2　肝肠吻合狭窄合并IHS

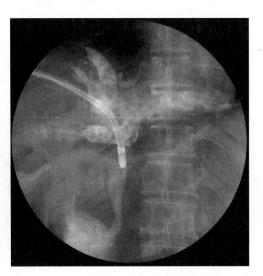

图3-22-3　IHS(LR型)

三、术前准备

(一) 患者准备

1. 签署 PTBD、建立 PTCS 通路及 PTCS 知情同意书。

2. 术前必要的腹部 US、CT 或 MRCP 检查及常规实验室检查,包括凝血功能检查,凝血功能异常者给予纠正。

3. PTBD 前做碘过敏试验,PTBD、扩张窦道和 PTCS 取石前至少禁食水 6 小时。

4. PTBD 和 PTCS 前根据情况给予镇痛或镇静剂。器械扩张窦道时,可采用无痛方法由麻醉专科医师给予静脉麻醉,监护生命体征、血氧饱和度和吸氧。

5. 做 PDT 患者预先光敏剂划痕试验,阴性者 PTCS 前 48 小时注射光敏剂,之后患者要避光。术前静脉给予广谱抗生素预防感染。

(二) 器械准备

1. PTBD

(1) 18G 或 19G 穿刺套管针,0.89mm 超滑和加硬导丝,PTBD 引流管(图 3-22-4)。

(2) US 装置及引导穿刺用附件(图 3-22-5)或穿刺探头。

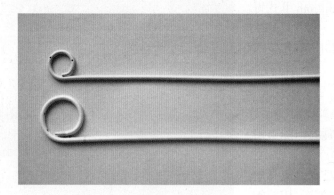

图 3-22-4 PTBD 引流管(7Fr、8.5Fr)

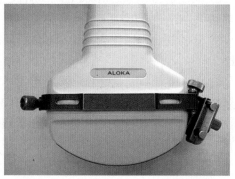

图 3-22-5 超声探头及引导穿刺附件

(3) 消毒用络合碘、局麻药 2% 利多卡因等,手术刀、造影剂、生理盐水、10~20ml 注射器和引流袋等。

2. 扩张窦道或通路 加硬导丝,9F~18Fr 扩张探条,9Fr~20Fr 引流管(图 3-22-6),16Fr~18Fr 外鞘管。

3. PTCS

(1) 胆道镜和光源等配套装置

纤维胆道镜:奥林巴斯公司 CHF-P20,外径 4.9mm,工作管道 2.2mm;宾得公司 FCN-15X,外径

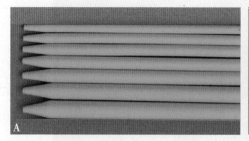

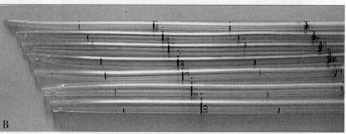

图 3-22-6
A. 扩张探条;B. 大口径经皮引流管

5.0mm,工作管道 2.0mm。

电子胆道镜:富士能公司 EO-270F,外径 4.9mm,工作管道 2.0mm(图 3-22-7)。

(2) 专用活检钳。

(3) 取石网篮(图 3-22-8),柱状气囊扩张导管(直径 6~12mm)和加压装置。

(4) LL 或 EHL 装置,如 U100 Plus 双频激光(图 3-22-9)、钬激光(Ho:YAG)。双频激光不损伤组织或损伤很小。

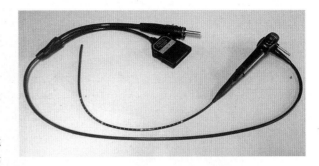

图 3-22-7 富士能 EO-270F 电子胆道镜

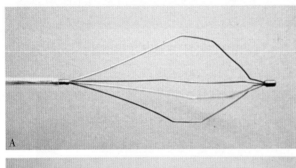

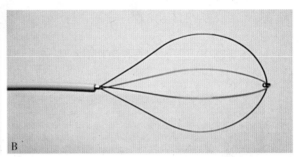

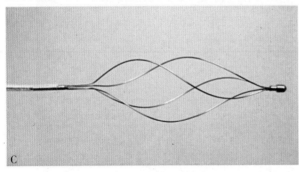

图 3-22-8 取石网篮
A. 取石网篮(Olympus);B. 圆形取石网篮(Cook);C. 螺旋形取石网篮

(5) 引流管、造影剂、生理盐水和注射器等。

(6) PDT 需要准备光动力设备及激光导线。

以上所有非一次性器械均需经严格灭菌处理。

四、手术步骤

(一) PTBD

1. 患者平卧在 X 线操作台上,常规消毒,US 检查选择靶胆管。入路有经上腹部或经右季肋区穿刺两种途径(图 3-22-10),根据胆管扩张情况及结石存在部位选择。左侧入路选择穿刺左外侧前支或左肝管,右侧入路选择右前上支或右肝管。

2. 在 US 定位穿刺点局部浸润麻醉,切开皮肤 5mm,分离皮下组织。

3. US 引导穿刺针进入胆管后(图 3-22-11),拔出内芯针,胆汁流出或抽吸胆汁后注入造影剂,观察清楚胆管走行,插入超滑导丝至胆管,向胆管深部推入塑料外套管,更换加硬导丝(图 3-22-12)。

4. 沿导丝插入引流管(图 3-22-13),皮肤固定,连接引流袋。

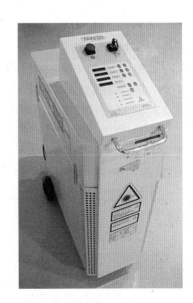

图 3-22-9 U100 Plus 双频激光仪

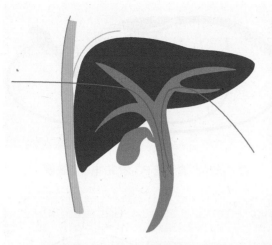

图 3-22-10　PTBD　两种穿刺途径

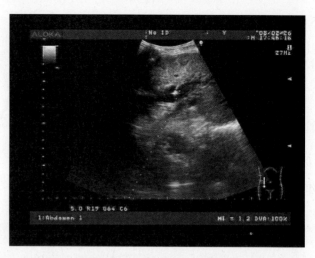

图 3-22-11　穿刺针进入胆管内

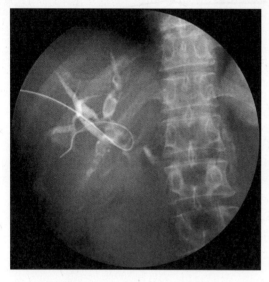

图 3-22-12　插入加硬导丝

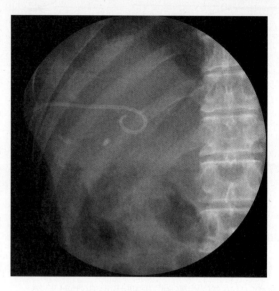

图 3-22-13　留置 7Fr 引流管

（二）扩张 PTCS 通路

Ⅰ法（窦道扩张法）：PTBD 1 周，经引流管胆管造影，透视下插入加硬导丝，退出引流管，插入探条从 9Fr 起始逐级交换扩张窦道。窦道扩张至 18Fr~20Fr，通常 2~3 次完成。首次扩张 2~3 天后，进行第 2 次扩张，每次扩张后留置相应外径的引流管（图 3-22-14）。

Ⅱ法（留置外鞘管法）：PTBD 完成后，直接或几天内一次性逐级扩张通路至 18Fr，留置 18Fr 外鞘管（图 3-22-15），其前端进入肝内胆管 1~2cm，当时或几天后经外鞘管行 PTCS（图 3-22-16）。非当时 PTCS 者，经外鞘管留置引流管。

Ⅱ法不需等待窦道建立，缩短建立通路所需时间，但扩张窦道难度大，难以一次完成，有时尚可引起胆道出血等并发症，应用较少。

（三）PTCS

1. Ⅰ法 PTBD 2 周后行 PTCS。首次 PTCS 时，胆道镜沿导丝插入或留置导丝并行插入（图 3-22-17），镜下证实窦道建立良好可拔出导丝。

2. 胆道镜操作时持续滴入生理盐水，保持视野清晰。

3. 检查顺序根据疾病或病变部位而定，通常先观察肝总管、胆总管及壶腹括约肌，然后观察左或

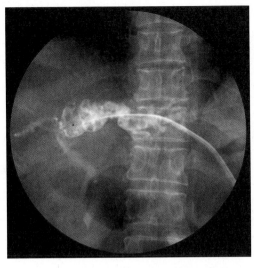

图 3-22-14　窦道扩张后留置引流管

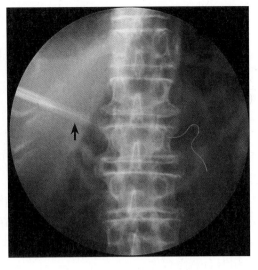

图 3-22-15　留置 18Fr 外鞘管

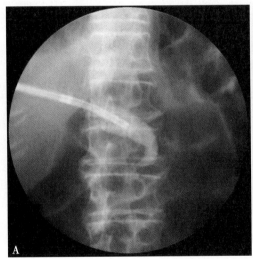

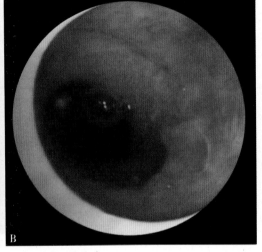

图 3-22-16　经外鞘管插入胆道镜

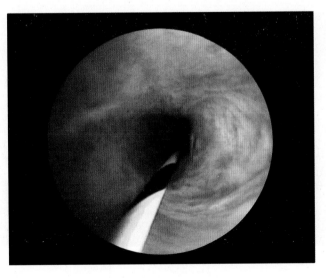

图 3-22-17　窦道内见留置的导丝

右肝管及肝内分支胆管。

4. 胆道镜下胆管造影了解胆管整体情况。

5. 病变部位直视下活检,肝内胆管活检最好同时 X 线摄片确定活检钳位置,使活检部位判定更准确(图 3-22-18)。

(四) PTCS 治疗

1. 胆管系统结石

(1)取石:观察到胆管结石后,经胆道镜工作管道插入取石篮,对 6~7mm 大小结石,直视下套住结石,向回拉取石篮(不用收紧网篮)至胆道镜前端并固定(图 3-22-19),胆道镜与结石一并退出,如此反复操作。

(2)PTCSL:大结石需要 LL 或 EHL,碎石时结石周围要有充分的液体,保持视野清晰,碎石导线与结石接触后,间断通电进行碎石(图 3-22-20)。PTCSL 后的块状结石用网篮取出(图 3-22-21),无法套住的小的碎结石、胆砂、胆泥,可通过冲洗胆管或留置大侧孔引流管清除。相对小的质软的结石取石困难,可用取石篮碎石。

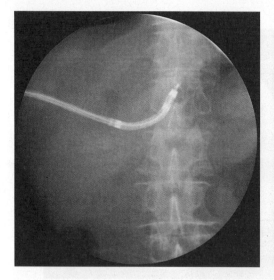

图 3-22-18 X 线摄片确定活检钳位置

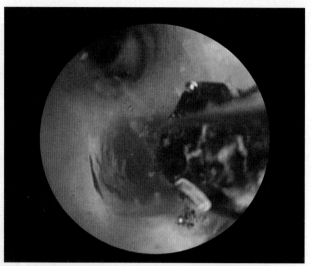

图 3-22-19 套住结石拉紧取石网篮

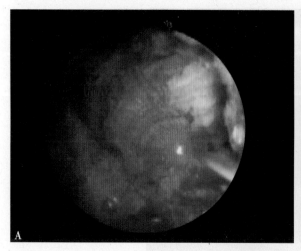

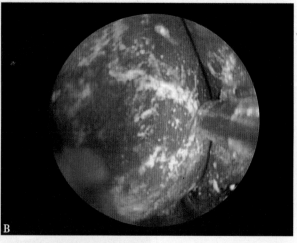

图 3-22-20

A. LL 导线接触结石;B.EHL 导线接触结石

（3）结石清除后，胆管镜要逐支进入肝内分支胆管检查，在每支近末梢胆管处吸引，有结石或胆沙会被吸出而发现结石（图3-22-22）。

（4）扩张狭窄：肝内胆管狭窄远端有结石，胆道镜不能通过狭窄进入胆管取石者，先将导丝越过狭窄并经导管造影（图3-22-23），了解结石和胆管扩张情况后行器械扩张狭窄，扩张后胆道镜进入胆管碎石或取石。如果造影显示胆管有角度，导丝要尽量深插入，防止插入扩张器械时导丝脱出。扩张狭窄要退出胆道镜，保留导丝，根据具体情况用探条或柱状气囊扩张狭窄，最好使用有X线标记的气囊，便于准确定位（图3-22-24）。PTCS治疗每间隔2~3天一次，直至结石完全清除。

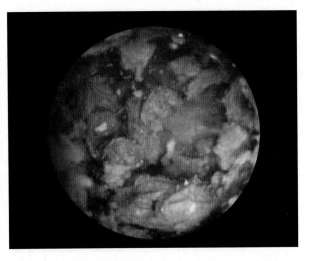

图 3-22-21　碎石后

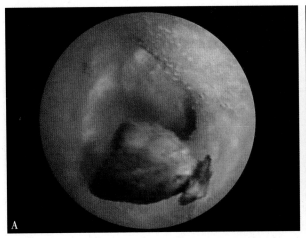

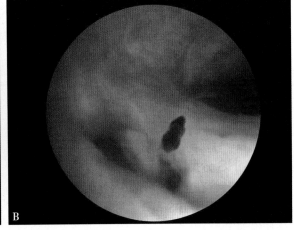

图 3-22-22　吸引发现结石

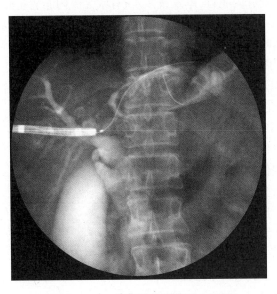

图 3-22-23　经导管造影见巨大结石

509

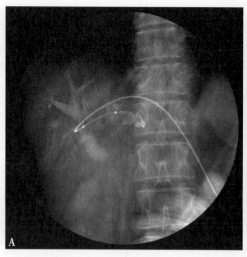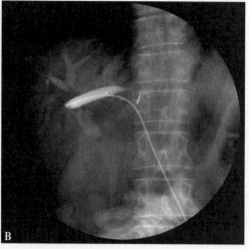

图 3-22-24

A.狭窄处 X 线标记气囊;B.气囊膨开扩张狭窄

(5) 经皮乳头气囊扩张或 EST:肝内外型多发、充满型结石 PTCSL 后,形成大量小结石,反复经窦道取出操作烦琐、费时。经皮十二指肠乳头气囊扩张后,乳头口开大、松弛,冲洗胆管可使小结石及泥沙结石进入十二指肠,或用胆道镜将结石推入十二指肠(图 3-22-25);亦可 EST,用取石篮或碎石篮清除肝外胆管结石,加快清除结石速度。

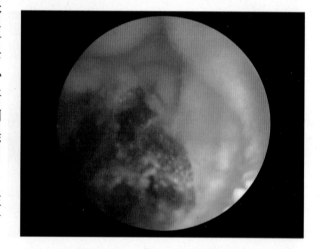

图 3-22-25 推入十二指肠的结石

附:IHS 分型

左右肝管在解剖学上为肝外胆管,但位于左右肝管的结石属 IHS 范畴。IHS 分型较多,以下分型供参考。

(1) 根据肝内结石和狭窄部位分型:

A 型:结石位于左或右叶肝内胆管,单发或多发,有或无肝内胆管扩张和狭窄(如有肝内胆管狭窄,位于结石侧)。

B 型:结石位于左右两叶肝内胆管,伴一侧肝内胆管狭窄。

C 型:左右两叶肝内胆管多发结石伴两侧肝内胆管狭窄。

(2) 结石位于肝内外胆管分型(日本):

肝内型(I 型):结石仅在肝内胆管。

肝内外型(IE 型):结石在肝内和肝外胆管。

肝内肝外型:结石主要位于肝内胆管,肝外结石少。

肝外肝内型:结石主要位于肝外胆管,肝内结石少。

(3) 结石位于肝内胆管分型(日本):

左叶型(L 型):结石位于左肝内胆管。

右叶型(R 型):结石位于右肝内胆管。

两叶型(LR 型):结石位于左右肝内胆管。

尾状叶型(C 型):结石位于尾状叶胆管。

另记肝内结石、胆管狭窄、扩张的区域(肝段胆管)。

2. 肝肠吻合口狭窄合并结石

（1）寻找吻合口及插入导丝通过狭窄：胆道镜进入胆管后，先清除吻合口处结石。结石清除后冲洗胆管内胆泥和絮状物，用活检钳清理附着管壁的黏液，通常可见到狭窄的吻合口（图 3-22-26）。注入造影剂观察狭窄长度并插入导丝，准备扩张术。因狭窄角度影响，导丝难以通过吻合口时，借助 ERCP 造影导管插导丝。严重狭窄者吻合口难以发现（图 3-22-27A），注造影剂也不能排进肠道时，可通过造影导管用 0.89mm 安全导丝在疑似狭窄口处试插，导丝无阻力通过提示越过狭窄（图 3-22-27B），导管在狭窄口造影，远端肠管显影确定插导丝成功。

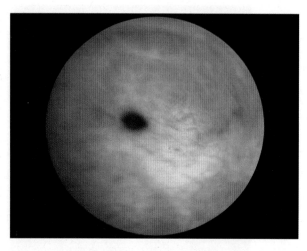

图 3-22-26　狭窄的吻合口

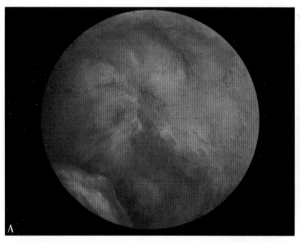

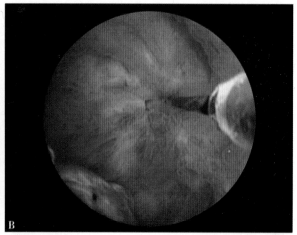

图 3-22-27
A. 吻合口重度狭窄难以辨认；B. 试插导丝无阻力通过吻合口狭窄

（2）扩张吻合口狭窄：ERCP 导管能通过狭窄者，首选气囊逐级扩张（图 3-22-28）。选用 6~8mm 和 10~12mm 直径柱状气囊，根据胆管直径、狭窄程度、气囊腰部膨开情况决定选择气囊直径。扩张后胆道镜观察损伤情况和狭窄远端并进入空肠，确定狭窄长度及有无病变，择日狭窄处活检。狭窄严重 ERCP 导管不能通过者，先用细探条扩张，然后再行气囊扩张，必要时分次治疗，降低穿孔并发症。恶性狭窄不能手术切除者，可行经皮金属支架术。

3. 胆管癌 PTCS 下 PDT

（1）先行胆道镜观察，未获得组织学诊断者，需要直视下活检（图 3-22-29），病理学进一步确定其诊断。

（2）光敏剂无过敏反应者静脉滴注光敏剂，常用卟吩姆钠，剂量 2mg/kg，给药后患者需要避光，PTCS 下 PDT 在注射光敏剂 48~72 小时内进行。

（3）经胆道镜工作管道插入 PDT 激光导线，在病变部位进行照射（图 3-22-30），激光波长 630nm，每个部位照射 15~20 分钟。使用侧向激光发射导管适合细长管腔内照射。

（4）照射后留置引流管。

（5）第 2 天复查胆道镜，照射不充分的部位给予追加照射。

（6）第 2 周胆道镜和造影判定 PDT 效果，留置金属支架（图 3-22-31），拔 PTBD 引流管。

4. 其他　对于消化道重建术或 ERCP 引流不成功的胆管梗阻，采用 PTBD 治疗，X 线下导丝不

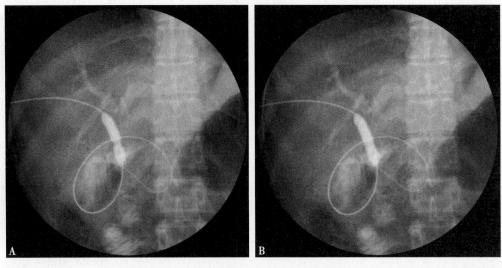

图 3-22-28
A. 10mm 直径气囊扩张吻合口狭窄;B. 气囊腰部完全膨开

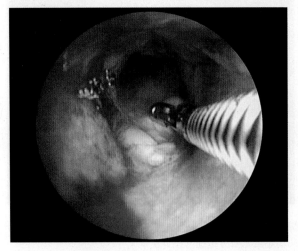

图 3-22-29　胆道镜下活检

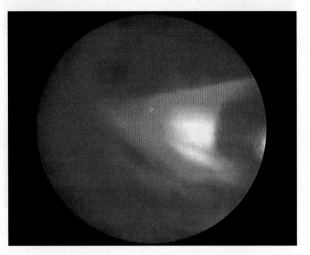

图 3-22-30　激光导线在病变部位准备照射

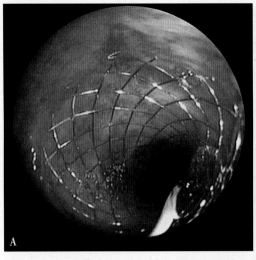

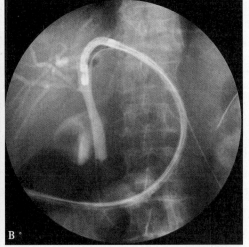

图 3-22-31
A.留置金属支架;B.金属支架后胆道镜下造影

能通过狭窄,无法进一步做 PTBD 内外引流或扩张狭窄和经皮支架者,使用超细胆道镜辅助插导丝。胆道镜直视下经狭窄口插入导丝越过狭窄,根据需要行胆管支架术或狭窄扩张术。对乳头狭窄可行 PTCS 下乳头括约肌切开。

五、注意事项

1. 扩张窦道后注意呼吸和身体活动幅度不要过大,防止引流管脱出。

2. 窦道未充分建立,时间不足 2 周,未使用外鞘管的情况下不要行 PTCS。每次插入胆道镜要在无明显阻力状况下边观察窦道边插镜,窦道直径小,胆道镜通过有阻力时,不能粗暴插入。

3. PTCS 时因持续滴入生理盐水,注意随时吸引液体,避免胆道压力升高。

4. 胆管严重狭窄伴结石阻塞时,往往胆道镜难以发现其部位,术中造影非常重要,造影时某区域肝内胆管不显影,提示狭窄或结石阻塞(图 3-22-32)。此时镜下要仔细寻找狭窄口,避免造成残余结石(图 3-22-33)。

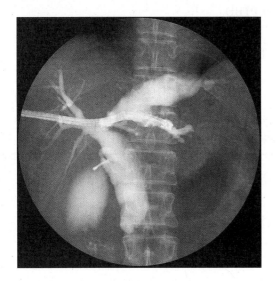

图 3-22-32　左侧 IHS 清除后右肝 B6 和 B7 未显影　　图 3-22-33　胆道镜分别进入 B6 和 B7 清除结石

5. 有肝内胆管狭窄者结石清除后,经皮留置大口径引流管持续扩张狭窄至少 3 个月。左右肝管狭窄亦可采用 ERCP 下留置多根胆管塑料支架,替代经皮方法。肝肠吻合口狭窄扩张治疗后,根据狭窄程度留置大口径引流管(18~20F)维持 3~12 个月,留置期间必要时再次气囊扩张,降低狭窄复发率。

6. IHS 5%~10% 合并胆管癌,取石过程要注意胆管有无恶性所见,特别是狭窄部位,可疑处活检。

7. IHS 患者肝内胆管常有狭窄或变异,容易有残余结石,仅根据胆道镜和造影观察判定结石完全清除并非可靠,因此治疗结束前还需要有 US 和 CT 检查均证实无残余结石所见,方可结束 PTCS 治疗。

8. 肝门部胆管癌 PDT 之前,要分别扩张左、右肝管狭窄,特别是扩张对侧胆管狭窄,便于导管通过并达到充分照射效果。PDT 1 周内,照射部位由于水肿,凝固坏死变化可引起暂时性梗阻,照射后要充分引流。

六、术后处理

1. PTBD 后当日患者卧床休息,减少活动,注意腹痛、血压和体温等,禁食 4 小时。

2. 注意观察引流管胆汁流量,流量突然减少或不流胆汁可能为引流管脱出或碎结石阻塞侧孔,应立即透视观察引流管位置。引流管部分脱出可将导丝沿引流管插入胆管,根据情况调整或更换引流管,如果引流管完全脱出,往往需要重新做 PTBD。

3. PTBD 扩张窦道和 PTCS 后酌情给予抗生素。

4. 如发生胆道感染,采用调整引流管位置、侧孔的引流范围,注入抗生素或冲洗引流管等处置。

5. 行 PDT 者术后给予抗生素 1~2 日,通常避光 3~4 周。

6. PTCS 治疗结束后,以无菌纱布敷盖,窦道通常 1 日内闭合。

七、并发症及处理

(一) PTBD 和建立 PTCS 通路并发症

1. 气胸、胸腔积液(穿刺针道经过膈肋角所致)。

2. 胆道或腹腔出血 胆道出血主要是穿刺针道经过血管,扩张窦道后出血,未扩张窦道前出血通常是引流管侧孔与血管交通。常见出血来自门静脉(肿瘤有时可出血),少量出血不需要处置。出血量大,更换比原管粗的引流管,可压迫止血,至少 2 周后再行窦道扩张术。穿刺针道避开血管可避免大出血的发生,大量出血者,给予补液、输血,极少数病例反复出血需要手术或血管介入处理。穿刺针经过肝内血管,PTBD 又未成功或多针道穿刺,未封堵针道或保留穿刺针外鞘管以及操作引起肝裂伤等可导致腹腔出血。

3. 引流管移位或脱出 调整引流管位置或重新 PTBD。

4. 胆汁性腹膜炎 穿刺针刺入胆管,导丝或引流管未进入胆管,未处理针道,或早期引流管流出,造成胆汁漏出至腹腔,多为局限性腹膜炎,弥漫性腹膜炎则需手术处置。

(二) PTCS 治疗并发症

1. 胆道感染或菌血症 有肝内胆管狭窄,PTCS 时使用过量生理盐水或造影剂,术后狭窄侧未充分引流导致胆管逆行感染或生理盐水灌流压力过高(压力 >30cmH$_2$O)引起胆管静脉逆流,出现寒战、高热。碎石后引流管阻塞,引流不畅可引起胆道感染。胆道感染给予广谱抗生素,调整引流管及侧孔位置,使其充分引流。

2. 胆道出血 PTCS 下 EHL 时,损伤胆管壁引起出血。碎石时,保持视野清晰可避免损伤。通常出血可自然停止,不需特殊处置。

3. 窦道损伤 发生率低,主要是窦道直径小或形成不充分,插入胆道镜或取石损伤窦道,发生胆汁漏。及时发现,继续留置引流管数天后可闭合。

(任 旭)

参考文献

1. 任旭,唐秀芬,司丽娟,等. 经皮经肝胆道镜治疗肝内外胆管结石的探讨. 中华消化内镜杂志,2004,21(1):13-16.

2. 李兆申. 胆道疾病内镜诊断与治疗学. 第 1 版. 上海:第二军医大学出版社,2006.

3. Yasuda I,Itoi T.Recent advances in endoscopic management of difficult bile duct stones.Digestive Endoscopy,2013,25(4):376-385.

4. Cheon YK,Cho YD,Moon JH,et al.Evaluation of long-term results and recurrent factors after opetative and nonoperative treatment for hepatolithiasis.Surgery,2009,146:843-853.

5. Cheung MT,Wai SH,Kwok PCH,et al.Percutaneous transhepatic cholangioscopic removal of intrahepatic stones.Br J Surg,2003,90:1409-1415.

6. Huang MH,Chen CH,Yang JC,et al.Long-term outcome of percutaneous transhepatic cholangioscopic lithotomy for hepatolithiasis.Am J Gastroenrol,2003,98(12):2655-2662.

7. Chen CH,Huang MH,Yang JC,et al.Thetreatment of isolated left-sided hepatolithiasis.Hepato-Gastroenterology,2008,55:600-604.

8. Cheon YK,Cho YD,Moon JH,et al.Evaluation of long-term results and recurrent factors after operative and nonoperative treatment for hepatolithiasis.Surgery,2009,146(5):843-853.

9. Kow AWC,Wang B,Wong D,et al.Using percutaneous transhepatic cholangioscopic lithotripsy for intrahepatic calculus in hostile abdomen. The surgeon,2011,9:88-94.

10. Cheon.The role of photodynamic therapy for hilar cholangiocarcinoma. Korean J Intern Med,2010,25(4):345-352.

11. Gerhundt T,Rings DHblinger A,et al.Combination of bilateral metal stenting and trans-stent photodynamic therapy for palliative treatment of hilar cholangiocarcinoma.Z Gastroenterol,2010,48(1):28-32.

附录一

国家卫生计生委办公厅关于印发《内镜诊疗技术临床应用管理暂行规定》和普通外科等 10 个专业内镜诊疗技术管理规范的通知

各省、自治区、直辖市卫生计生委（卫生厅局），新疆生产建设兵团卫生局：

为加强内镜诊疗技术临床应用管理，规范内镜诊疗技术临床应用行为，促进内镜诊疗适宜技术的普及与推广，保障医疗质量和医疗安全，根据《医疗技术临床应用管理办法》、《医疗机构医疗机构手术分级管理办法（试行）》，我委组织制定了《内镜诊疗技术临床应用管理暂行规定》（以下简称《暂行规定》）和普通外科、泌尿外科、胸外科、骨科、消化内科、小儿外科、儿科和耳鼻咽喉科 8 个专业内镜诊疗技术管理规范，对已经下发的妇科和呼吸内科 2 个专业内镜诊疗技术管理规范进行了修订，并制定了各专业四级内镜诊疗技术目录和三级内镜诊疗技术参考目录。现一并印发给你们（可在国家卫生计生委网站医政医管栏目下载），请遵照执行。

请各省级卫生计生行政部门按照《暂行规定》和各专业管理规范有关要求，组织开展本行政区域三、四级相关专业内镜诊疗技术准入管理工作，并于 2014 年 5 月 31 日前，将本行政区域准予开展三、四级相关专业内镜诊疗技术的医疗机构名单报我委医政医管局备案。我委将适时组织对各地准入管理工作开展情况的抽查工作。

2009 年印发的《妇科内镜诊疗技术管理规范》和 2012 年印发的《呼吸内镜诊疗技术管理规范（2012 年版）》同时废止。

联系人：医政医管局医疗质量处　李亚、马旭东

联系电话：010-68791875、68791876

国家卫生计生委办公厅

2013 年 12 月 27 日

（信息公开形式：主动公开）

附录二

《内镜诊疗技术临床应用管理暂行规定》

第一章 总 则

第一条 为加强内镜诊疗技术临床应用管理,规范内镜诊疗技术临床应用行为,促进内镜诊疗适宜技术的普及与推广,保障医疗质量和医疗安全,根据《医疗技术临床应用管理办法》、《医疗机构手术分级管理办法(试行)》,制定本规定。

第二条 本规定所称内镜诊疗技术,是指医疗机构及其医务人员通过人体正常腔道或人工建立的通道,使用内镜器械在直视下或辅助设备支持下,对局部病灶进行观察、组织取材、止血、切除、引流、修补或重建通道等,以明确诊断、治愈疾病、缓解症状、改善功能等为目的的诊断、治疗措施。

第三条 内镜诊疗技术临床应用实行分级管理。

第四条 本规定适用于各级各类医疗机构内镜诊疗技术临床应用管理工作。

第五条 医疗机构开展内镜诊疗技术应当与其功能、任务相适应。

第六条 国家卫生计生委负责全国医疗机构内镜诊疗技术临床应用的监督管理。

县级以上地方卫生计生行政部门负责本行政区域内医疗机构内镜诊疗技术临床应用的监督管理。

第二章 分 级 管 理

第七条 按照《医疗机构手术分级管理办法(试行)》,根据风险性和难易程度不同,内镜诊疗技术分四级管理。三、四级内镜诊疗技术按照第二类医疗技术由省级卫生计生行政部门进行管理。

第八条 国家卫生计生委负责制订和发布各专业四级内镜诊疗技术管理目录和三级内镜诊疗技术管理参考目录,并根据内镜诊疗技术管理实际需要适时修订。

第九条 各省级卫生计生行政部门负责制订发布本行政区域各专业三级及以下内镜诊疗技术管理目录,可以根据本行政区域实际,增补三级内镜诊疗技术管理目录。

第十条 未经国家卫生计生委同意,各省级卫生计生行政部门不得向下调整三、四级内镜诊疗技术的管理级别。

第十一条 国家卫生计生委负责制订发布各专业内镜诊疗技术管理规范并组织实施。

第十二条 各省级卫生计生行政部门应当按照《医疗技术临床应用管理办法》和相关内镜诊疗技术管理规范要求,对本行政区域内开展相关内镜诊疗技术的医疗机构和相关人员实施准入管理。

第十三条 各省级卫生计生行政部门应当将本行政区域准予开展三、四级内镜诊疗技术的医疗机构名单按照要求向国家卫生计生委备案。

第十四条 医疗机构应当建立健全内镜诊疗技术分级管理工作制度,指定具体部门负责日常管理工作。

第三章 临床应用管理

第十五条 医疗机构开展内镜诊疗技术,应当具备以下条件:

（一）具有卫生计生行政部门核准登记的与开展相关专业内镜诊疗技术相适应的诊疗科目；

（二）具有与开展相关专业内镜诊疗技术相适应的辅助科室、设备和设施；

（三）具有相关专业内镜诊疗技术临床应用能力的执业医师；

（四）具有经过相关专业内镜诊疗相关知识和技能培训的、与开展内镜诊疗技术相适应的其他专业技术人员；

（五）具有内镜消毒灭菌设施和医院感染管理系统，并严格执行内镜清洗消毒技术相关操作规范和标准；

（六）经过卫生计生行政部门审核取得内镜诊疗技术临床应用资质；

（七）符合相关专业内镜诊疗技术管理规范规定的其他要求；

（八）具有与医疗机构级别相适应的制度管理和质量控制体系；

（九）符合省级以上卫生计生行政部门规定的其他条件。

第十六条　新建的二级以上医院或者新设置与开展相关专业内镜诊疗技术相适应诊疗科目的二级以上医院，拟开展四级内镜诊疗技术的，在符合相关专业内镜诊疗技术管理规范相关的人员、科室、设备、设施等条件的基础上，向省级卫生计生行政部门提出申请，由省级卫生计生行政部门组织临床应用能力评估通过后，可以试运行 1 年；试运行期满后 3 个月内，由省级卫生计生行政部门组织复核，复核通过后，方可继续开展相关诊疗工作。复核未通过，不允许开展相关诊疗工作，且 2 年内不得再次向省级卫生计生行政部门提出试运行申请。

第十七条　医疗机构与开展内镜诊疗技术相关的主要专业技术人员或者关键设备、设施及其他辅助条件发生变化，应当停止相应内镜诊疗技术临床应用，并向核发其《医疗机构执业许可证》的卫生计生行政部门报告。同时向准予其开展相应内镜诊疗技术的卫生计生行政部门申请重新审核，审核通过后方可继续开展。

第十八条　医疗机构应当严格遵守相关专业疾病诊疗规范、内镜诊疗技术操作规范和诊疗指南，严格掌握手术适应证和禁忌证。

第十九条　开展内镜诊疗技术应当由具有相应资质的本院在职医师决定，术者由符合管理规范要求的医师担任。

第二十条　开展内镜诊疗技术前，应当向患者或其法定监护人、代理人告知手术目的、手术风险、术后注意事项、可能发生的并发症及预防措施等，并签署知情同意书。

第二十一条　开展内镜诊疗技术前，应当确定手术方案和预防并发症的措施。术后制订合理的治疗与管理方案。

第二十二条　医疗机构应当建立内镜诊疗器材使用登记制度，器材使用应当符合国家相关规定。

第二十三条　医疗机构应当加强内镜诊疗质量管理，建立健全内镜诊疗后随访制度，并按照规定进行随访、记录。

第二十四条　县级以上地方卫生计生行政部门应当定期组织对行政区域内已经获得开展相关专业内镜诊疗技术资质的医疗机构和医师进行评估，包括病例选择、严重并发症发生率、死亡病例、疗效情况、医疗事故发生情况、术后病人管理、平均住院日、病人生存质量、病人满意度、随访情况和病历质量等。评估不合格的医疗机构或医师，暂停相关技术临床应用资质并责令整改，整改期不少于 6 个月。整改后评估符合条件者方可继续开展相关技术临床应用；整改不合格或连续 2 次评估不合格的医疗机构和医师，取消相关专业内镜诊疗技术临床应用资质。

第二十五条　省级卫生计生行政部门应当建立内镜诊疗技术临床应用质量管理与控制制度，依托相关专业质控中心开展质控工作，定期向医疗机构反馈质控结果。

第二十六条　鼓励利用信息化手段加强内镜诊疗技术临床应用质量管理与控制。

第四章　培 训 考 核

第二十七条　拟从事内镜诊疗工作的医师应当接受系统培训并考核合格。

第二十八条 国家卫生计生委负责四级内镜诊疗技术培训工作。指定或组建各专业四级内镜诊疗技术培训基地,统一编制培训大纲和教材,对拟开展四级内镜诊疗技术的医师进行培训。

第二十九条 各省级卫生计生行政部门负责三级内镜诊疗技术培训工作。指定或组建本辖区各专业三级内镜诊疗技术培训基地,按照各专业内镜诊疗技术管理规范要求和本省(区、市)统一编制的培训大纲、培训教材,对拟开展三级内镜诊疗技术的医师进行培训。

第三十条 二级及以下内镜诊疗技术培训工作由各省级卫生计生行政部门自行决定组织方式。

第三十一条 各级内镜诊疗技术培训基地应当制订培训计划,保证接受培训的医师在规定的时间内完成规定培训内容。

第三十二条 各级内镜诊疗技术培训基地应当按照要求对接受培训医师的理论知识掌握水平、实践能力操作水平进行定期测试、评估,保证培训效果。培训期满未能达到临床应用能力要求的,应当延长培训时间。

第三十三条 培训期满的医师应当按照规定参加考核,考核合格的方可申请从事内镜诊疗工作。

第三十四条 各级内镜诊疗技术培训基地应当为每位接受培训的医师建立培训及考核档案。

第三十五条 各省级卫生计生行政部门应当加强对地市级和县级医疗机构医师的培训,促进内镜诊疗适宜技术向基层普及与推广。

第五章 监督管理

第三十六条 县级以上地方卫生计生行政部门应当加强对本行政区域内医疗机构内镜诊疗技术临床应用情况的监督检查。

第三十七条 县级以上地方卫生计生行政部门应当建立医疗机构内镜诊疗技术临床应用安全评估制度,对于存在安全风险的医疗机构,应当立即责令其停止开展。

第三十八条 医疗机构在申请相应级别内镜诊疗技术临床应用过程中弄虚作假的,卫生计生行政部门不得准予其开展相应级别内镜诊疗技术;已经准予开展的,应当立即责令其停止开展。

第三十九条 医疗机构不得擅自开展卫生计生行政部门废除或者禁止开展的内镜诊疗技术,以及应当经卫生计生行政部门批准方能开展的内镜诊疗技术。对于擅自开展的医疗机构,卫生行政部门应当立即责令其改正;造成严重后果的,依法追究医疗机构主要负责人和直接责任人责任。

第六章 附 则

第四十条 本规定由国家卫生计生委负责解释。

第四十一条 本规定自印发之日起施行。

抄送:国家中医药管理局,总后勤部卫生部,国家卫生计生委有关直属单位,委管医院,中华医学会,中国医院协会,中国医师协会,中华护理学会,中华口腔医学会,有关大学医院管理部门。

国家卫生计生委办公厅 2013 年 12 月 31 日印发

校对:马旭东

附录三

《内镜诊疗技术临床应用管理暂行规定》解读

近期,国家卫生计生委办公厅印发《内镜诊疗技术临床应用管理暂行规定》(以下简称《暂行规定》)和普通外科等10个专业内镜诊疗技术管理规范。现对《暂行规定》和相关管理规范有关要点解读如下:

一、背景情况

以内镜为代表的微创诊疗技术的出现,有效缓解了外科领域出血、疼痛和感染问题,现已成为我国医疗机构众多临床专业日常诊疗工作中不可或缺的重要技术手段,为保障人民群众身体健康和生命安全发挥了重要作用。但内镜诊疗技术涉及到临床诸多专业领域,部分技术专业性很强,操作复杂,风险高、难度大,各地在内镜诊疗技术临床应用水平、内镜医师培养等方面发展不均衡,这给内镜诊疗技术的临床应用和推广带来一定程度上的安全隐患。

为加强内镜诊疗技术临床应用管理,规范内镜诊疗技术临床应用行为,促进内镜诊疗适宜技术的普及与推广,保障医疗质量和医疗安全,我委组织制定了《内镜诊疗技术临床应用管理暂行规定》和普通外科、泌尿外科、胸外科、骨科、消化内科、小儿外科、儿科和耳鼻咽喉科8个专业内镜诊疗技术管理规范,对已下发的妇科和呼吸内科2个专业内镜诊疗技术管理规范进行了修订,并制定了各专业四级内镜诊疗技术目录和三级内镜诊疗技术参考目录。

二、主要内容

《暂行规定》全文6章41条,包括总则、分级管理、临床应用管理、培训考核、监督管理和附则。重点规定了以下内容:

(一)将内镜诊疗技术实施分级管理。文件要求,内镜诊疗技术分四级管理,三、四级内镜诊疗技术按照第二类医疗技术由省级卫生计生行政部门进行管理。国家卫生计生委负责制订和发布各专业四级内镜诊疗技术管理目录和三级内镜诊疗技术管理参考目录,并根据内镜诊疗技术管理实际需要适时修订;负责制订和发布各专业内镜诊疗技术管理规范并组织实施。各省级卫生计生行政部门负责制订发布本行政区域各专业三级及以下内镜诊疗技术管理目录,可以根据本行政区域实际,增补三级内镜诊疗技术管理目录。

(二)建立健全内镜诊疗技术准入管理体系。文件明确了拟开展内镜诊疗技术的医疗机构诊疗科目、科室设备、人员、消毒灭菌、质量控制等相关准入条件。各省级卫生计生行政部门应当将本行政区域准予开展三、四级内镜诊疗技术的医疗机构名单按照要求向国家卫生计生委备案。新建的二级以上医院或者新设置与开展相关专业内镜诊疗技术相适应诊疗科目的二级以上医院,拟开展四级内镜诊疗技术的,需向省级卫生计生行政部门提出申请,通过临床应用能力评估和复核方可正式开展相关诊疗工作。

（三）建立完善内镜诊疗技术培训体系。文件要求，拟从事内镜诊疗工作的医师应当接受系统培训并考核合格。国家卫生计生委负责四级内镜诊疗技术培训工作，指定或组建各专业四级内镜诊疗技术培训基地，统一编制培训大纲和教材，对拟开展四级内镜诊疗技术的医师进行培训。各省级卫生计生行政部门负责三级内镜诊疗技术培训工作。二级及以下内镜诊疗技术培训工作由各省级卫生计生行政部门自行决定组织方式。

（四）建立内镜诊疗技术临床应用质量控制体系。省级卫生计生行政部门应当建立内镜诊疗技术临床应用质量管理与控制制度，依托相关专业质控中心开展质控工作，定期向医疗机构反馈质控结果。鼓励利用信息化手段加强内镜诊疗技术临床应用质量管理与控制。

一同印发的管理规范覆盖10个专业、13种类型的内镜诊疗技术，基本涵盖了目前应用内镜诊疗技术的专业领域，在《暂行规定》的基础上，对各专业各类型的内镜诊疗技术管理提出了明确要求。

《暂行规定》和相关管理规范的出台，将对进一步规范内镜诊疗技术临床应用行为，促进内镜诊疗适宜技术的普及与推广发挥重要作用。

附录四

《消化内镜诊疗技术管理规范》(2013年版)

为加强消化内镜诊疗技术临床应用与管理,规范消化内镜临床诊疗行为,保证医疗质量和医疗安全,根据《医疗技术临床应用管理办法》,制定本规范。本规范为医疗机构及其医师开展消化内镜诊疗技术的基本要求。

本规范所称的消化内镜诊疗技术包括胃镜技术、结肠镜技术、十二指肠镜技术、小肠镜技术、超声内镜技术、胶囊内镜技术、腹腔镜技术、子母镜技术、胆道镜技术等诊疗技术。

消化科涉及腹腔镜和胆道镜等普通外科内镜诊疗技术参照《普通外科内镜诊疗技术管理规范》执行。

一、医疗机构基本要求

(一) 医疗机构开展消化内镜诊疗技术应当与其功能、任务相适应。

(二) 具有卫生计生行政部门核准登记的与开展消化内镜诊疗技术相适应的诊疗科目,有与开展消化内镜诊疗技术相关的辅助科室和设备,并满足下列要求:

1. 临床科室。

(1) 三级医院设有消化内科或者普通外科。

(2) 其他医疗机构应具备与从事消化内镜诊疗相适应的临床科室或协作转诊机制。

2. 消化内镜诊疗室。

(1) 包括术前准备室、内镜诊疗室和术后观察室。

(2) 有满足消化内镜诊疗工作需要的内镜设备和相关器械、耗材。

(3) 配备心电监护仪(含血氧饱和度监测功能)、除颤仪、简易呼吸器等急救设备和急救药品。

(三) 有经过消化内镜诊疗技术相关知识和技能培训具备消化内镜诊疗技术临床应用能力的执业医师和其他专业技术人员。

(四) 有单独的消化内镜清洗消毒房间、内镜清洗消毒灭菌设施,医院感染管理符合要求。

(五) 拟开展风险高、过程复杂、难度大,按照四级手术管理的消化内镜诊疗技术(附件1)的医疗机构,在满足以上基本条件的情况下,还应满足以下要求:

1. 二级及以上医院,开展消化系统疾病诊疗工作不少于10年,同时具有消化内科和普通外科或具备与从事消化内镜诊疗相适应的临床科室,近5年累计完成消化内镜诊疗病例不少于5000例,其中,累计完成按照四级手术管理的消化内镜诊疗病例不少于500例或累计完成按照三级手术管理的消化内镜诊疗技术(附件2)病例不少于1000例,技术水平在本地区处于领先地位。

2. 具备满足危重患者救治要求的重症监护室。

3. 具备满足实施按照四级手术管理的消化内镜诊疗技术需求的临床辅助科室、设备和技术能力。

4. 开展消化系统肿瘤相关消化内镜诊疗技术的医疗机构,还应当具备卫生计生行政部门核准登记的肿瘤科与放射治疗科的诊疗科目。

二、人员基本要求

(一) 医师

1. 开展消化内镜手术的医师,应当同时具备以下条件:

(1)取得《医师执业证书》,执业范围为与开展消化内镜诊疗工作相适应的临床专业。

(2)有5年以上消化系统疾病诊疗工作经验,目前从事消化系统疾病诊疗工作,累计参与完成消化内镜诊疗病例不少于200例。

(3)经过消化内镜诊疗技术系统培训并考核合格。

2. 拟独立开展按照四级手术管理的消化内镜诊疗技术的医师,在满足上述条件的基础上,还应满足以下条件:

(1)开展消化系统疾病诊疗工作不少于8年,取得主治医师专业技术职务任职资格3年以上。累计独立完成消化内镜诊疗操作不少于500例;其中完成按照三级手术管理的消化内镜诊疗病例不少于300例。

(2)经国家卫生计生委指定的四级消化内镜诊疗技术培训基地系统培训并考核合格。

3. 本规范实施前,符合省级卫生计生行政部门确定的相关条件和标准的医师,可以不经过培训,但须经消化内镜诊疗技术临床应用能力审核而开展按照三级及以下手术管理的消化内镜诊疗工作。

4. 本规范实施前,具备下列条件的医师,可以不经过培训,但须经消化内镜诊疗技术临床应用能力审核而开展按照四级手术管理的消化内镜诊疗工作。

(1)具有良好的职业道德,同行专家评议专业技术水平较高,并获得2名以上本专业主任医师书面推荐,其中至少1名为外院医师。

(2)在二级甲等及以上医院从事消化内镜诊疗工作不少于8年,取得主治医师专业技术职务任职资格3年以上。

(3)近5年累计完成消化内镜诊疗操作不少于2000例,其中每年独立完成按照四级手术管理的消化内镜诊疗操作不少于50例。

(4)消化内镜诊疗技术的适应证选择符合要求。近3年内未发生过二级以上与开展消化内镜诊疗相关的负主要责任的医疗事故。

(二) 其他相关卫生专业技术人员

应当经过消化内镜诊疗技术相关专业系统培训并考核合格。

三、技术管理基本要求

(一) 严格遵守消化系统疾病诊疗行业标准、规范、消化内镜诊疗技术行业标准、操作规范和诊疗指南,严格掌握消化内镜诊疗技术的适应证和禁忌证。

(二) 消化内镜诊疗技术开展由具有消化内镜诊疗技术临床应用能力的、具有主治医师以上专业技术职务任职资格的本院在职医师决定,实施按照四级手术管理的消化内镜诊疗技术由取得主治医师专业技术职务任职资格3年以上的本院在职医师决定,术者由符合本规范要求的医师担任。术前应当确定手术方案和预防并发症的措施,术后制订合理的治疗与管理方案。

(三) 实施消化内镜诊疗操作前,应当向患者或其法定监护人、代理人告知诊疗目的、诊疗风险、术后注意事项、可能发生的并发症及预防措施等,并签署知情同意书。

(四) 加强消化内镜诊疗质量管理,建立健全消化内镜诊疗术后随访制度,并按规定进行随访、记录。

(五) 各省级卫生计生行政部门应当将准予开展按照四级手术管理的消化内镜诊疗技术的医疗机

构报国家卫生计生委备案。

四、培训

拟从事消化内镜诊疗工作的医师应当接受系统培训并考核合格。其中从事按照三、四级手术管理的消化内镜诊疗工作的医师应当分别接受不少于 6 个月的系统培训。

(一) 培训基地

国家卫生计生委指定四级消化内镜诊疗技术培训基地,各省级卫生计生行政部门指定本辖区三级消化内镜诊疗技术培训基地,并组织开展相应培训工作。

四级消化内镜诊疗技术培训基地应当具备以下条件:

1. 三级甲等医院。

2. 开展消化系统疾病诊疗工作不少于 10 年,具备按照四级手术管理的消化内镜诊疗技术临床应用能力。同时具有消化内科和普通外科,合计开放床位不少于 100 张。

3. 近 5 年内累计收治消化系统疾病患者不少于 10 000 例,每年完成按照四级手术管理的消化内镜诊疗操作不少于 700 例。

4. 有不少于 4 名具备按照四级手术管理的消化内镜诊疗临床应用能力的指导医师,其中至少 2 名具有主任医师专业技术职务任职资格。

5. 有与开展消化内镜诊疗技术培训工作相适应的人员、技术、设备和设施等条件。

6. 近 3 年举办过全国性消化内镜诊疗技术相关专业学术会议或承担消化内镜诊疗技术相关的国家级继续医学教育项目。

(二) 按照四级手术管理的消化内镜诊疗技术医师培训要求

1. 在指导医师指导下,参与完成按照四级手术管理的消化内镜诊疗操作不少于 50 例,并经考核合格。

2. 在指导医师的指导下,接受培训的医师应参与对患者全过程的管理,包括术前评价、诊断性检查结果解释、与其他学科共同会诊、消化内镜诊疗操作、操作过程记录、围术期处理、重症监护治疗和术后随访等。

在境外接受消化内镜诊疗技术培训 6 个月以上,有境外培训机构的培训证明,并经国家卫生计生委指定培训基地考核合格后,可以认定为达到规定的培训要求。

附件:1. 四级消化内镜诊疗技术目录
　　　2. 三级消化内镜诊疗技术参考目录

附件 1

四级消化内镜诊疗技术目录

一、胃镜诊疗技术

(一)胃镜下食管黏膜剥离术

(二)胃镜下胃粘膜剥离术

二、结肠镜诊疗技术

结肠镜下结肠黏膜剥离术

三、十二指肠镜诊疗技术

(一)内镜逆行胰胆管造影术

(二)内镜下乳头括约肌切开术

(三)内镜下胆管括约肌切开术

(四)内镜下胰管括约肌切开术

(五)内镜下壶腹气囊成型术

(六)内镜下胆管结石取石术

(七)内镜下胰管结石取石术

(八)内镜下胆管结石机械碎石术

(九)内镜下胆管结石激光碎石术

(十)内镜下胆管结石液电碎石术

(十一)内镜下胆管扩张术

(十二)内镜下胰管扩张术

(十三)内镜下胆管支架植入术

(十四)内镜下胰管支架植入术

(十五)内镜下副乳头括约肌切开术

(十六)内镜下副乳头支架植入术

(十七)内镜下鼻胆管引流术

(十八)内镜下胆管内超声检查术

(十九)内镜下胰管内超声检查术

(二十)内镜下胆管射频消融术

(二十一)内镜下胰管射频消融术

(二十二)内镜下十二指肠乳头腺瘤内镜切除术

(二十三)内镜下鼻胰管引流术

(二十四)胆管镜下光动力或氩气治疗术

(二十五)胆管镜下电切治疗术

四、超声内镜诊疗技术

(一)超声内镜细针穿刺术

(二)超声内镜下放射粒子植入术

(三)超声内镜下肿瘤标记术

(四)超声内镜下放射免疫治疗术

(五)超声内镜下肿瘤注射治疗术

(六)超声内镜下射频消融术

(七)超声内镜下血管栓塞术

（八）超声内镜下假性囊肿引流术

（九）超声内镜下胆管穿刺引流术

（十）超声内镜下胰管穿刺引流术

（十一）超声内镜下脓肿穿刺引流术

（十二）超声内镜下光动力治疗术

（十三）超声内镜辅助胰胆管造影术

五、经口经隧道消化内镜诊疗技术

（一）经口经隧道内镜下贲门括约肌切断术

（二）经口经隧道内镜下间质瘤摘除术

六、胆道镜诊疗技术

（一）经皮胆道镜参照四级普通外科内镜手术目录

（二）经口胆道镜下胆管结石激光碎石术

（三）经口胆道镜下胆管结石液电碎石术

（四）经口胆道镜下胆管活检术

七、胰管镜诊疗技术

（一）经口胰管镜检查和治疗术

（二）经口胰管镜下活检术

八、经自然腔道内镜诊疗技术

（一）经胃腹腔探查术

（二）经胃腹膜活检术

（三）经胃腹腔淋巴结活检术

（四）经胃肝囊肿开窗术

（五）经阴道胆囊切除术

九、腹腔镜诊疗技术

参照四级普通外科内镜手术目录

十、小肠镜诊疗技术

小肠镜下治疗术

附件 2

三级消化内镜诊疗技术参考目录

一、胃镜诊疗技术

(一) 胃镜下食管黏膜切除术

(二) 胃镜下胃粘膜切除术

(三) 胃镜下食管狭窄扩张术

(四) 胃镜下食管支架置入术

(五) 胃镜下食管静脉曲张硬化剂套扎治疗术

(六) 胃镜下胃底静脉曲张组织胶注射治疗术

(七) 胃镜下食管射频消融术

(八) 胃镜下光动力治疗术

(九) 胃镜下经皮胃、空肠造瘘术

(十) 胃镜下异物取出术

(十一) 胃镜下止血治疗术

二、结肠镜诊疗技术

(一) 结肠镜下结肠黏膜切除术

(二) 结肠镜下结肠支架治疗术

(三) 结肠镜下异物取出术

(四) 结肠镜下止血治疗术

三、十二指肠镜诊疗技术

(一) 内镜下十二指肠息肉切除术

(二) 内镜下十二指肠支架置入术

(三) 十二指肠镜下止血治疗术

四、超声内镜诊疗技术

环扫及扇扫超声内镜检查术

五、小肠镜诊疗技术

小肠镜检查术

附录五

《医疗质量管理办法》（第 10 号）

中华人民共和国国家卫生和计划生育委员会令第 10 号

《医疗质量管理办法》已于 2016 年 7 月 26 日经国家卫生计生委委主任会议讨论通过，现予公布，自 2016 年 11 月 1 日起施行。

主任：李斌

2016 年 9 月 25 日

医疗质量管理办法

第一章　总　　则

第一条　为加强医疗质量管理，规范医疗服务行为，保障医疗安全，根据有关法律法规，制定本办法。

第二条　本办法适用于各级卫生计生行政部门以及各级各类医疗机构医疗质量管理工作。

第三条　国家卫生计生委负责全国医疗机构医疗质量管理工作。

县级以上地方卫生计生行政部门负责本行政区域内医疗机构医疗质量管理工作。

国家中医药管理局和军队卫生主管部门分别在职责范围内负责中医和军队医疗机构医疗质量管理工作。

第四条　医疗质量管理是医疗管理的核心，各级各类医疗机构是医疗质量管理的第一责任主体，应当全面加强医疗质量管理，持续改进医疗质量，保障医疗安全。

第五条　医疗质量管理应当充分发挥卫生行业组织的作用，各级卫生计生行政部门应当为卫生行业组织参与医疗质量管理创造条件。

第二章　组织机构和职责

第六条　国家卫生计生委负责组织或者委托专业机构、行业组织（以下称专业机构）制订医疗质量管理相关制度、规范、标准和指南，指导地方各级卫生计生行政部门和医疗机构开展医疗质量管理与控制工作。省级卫生计生行政部门可以根据本地区实际，制订行政区域医疗质量管理相关制度、规范和具体实施方案。

县级以上地方卫生计生行政部门在职责范围内负责监督、指导医疗机构落实医疗质量管理有关规章制度。

第七条　国家卫生计生委建立国家医疗质量管理与控制体系，完善医疗质量控制与持续改进的制度和工作机制。

各级卫生计生行政部门组建或者指定各级、各专业医疗质量控制组织（以下称质控组织）落实医疗质量管理与控制的有关工作要求。

第八条　国家级各专业质控组织在国家卫生计生委指导下，负责制订全国统一的质控指标、标准和质量管理要求,收集、分析医疗质量数据,定期发布质控信息。

省级和有条件的地市级卫生计生行政部门组建相应级别、专业的质控组织,开展医疗质量管理与控制工作。

第九条 医疗机构医疗质量管理实行院、科两级责任制。

医疗机构主要负责人是本机构医疗质量管理的第一责任人;临床科室以及药学、护理、医技等部门(以下称业务科室)主要负责人是本科室医疗质量管理的第一责任人。

第十条 医疗机构应当成立医疗质量管理专门部门,负责本机构的医疗质量管理工作。

二级以上的医院、妇幼保健院以及专科疾病防治机构(以下称二级以上医院)应当设立医疗质量管理委员会。医疗质量管理委员会主任由医疗机构主要负责人担任,委员由医疗管理、质量控制、护理、医院感染管理、医学工程、信息、后勤等相关职能部门负责人以及相关临床、药学、医技等科室负责人组成,指定或者成立专门部门具体负责日常管理工作。其他医疗机构应当设立医疗质量管理工作小组或者指定专(兼)职人员,负责医疗质量具体管理工作。

第十一条 医疗机构医疗质量管理委员会的主要职责是:

(一) 按照国家医疗质量管理的有关要求,制订本机构医疗质量管理制度并组织实施;

(二) 组织开展本机构医疗质量监测、预警、分析、考核、评估以及反馈工作,定期发布本机构质量管理信息;

(三) 制订本机构医疗质量持续改进计划、实施方案并组织实施;

(四) 制订本机构临床新技术引进和医疗技术临床应用管理相关工作制度并组织实施;

(五) 建立本机构医务人员医疗质量管理相关法律、法规、规章制度、技术规范的培训制度,制订培训计划并监督实施;

(六) 落实省级以上卫生计生行政部门规定的其他内容。

第十二条 二级以上医院各业务科室应当成立本科室医疗质量管理工作小组,组长由科室主要负责人担任,指定专人负责日常具体工作。医疗质量管理工作小组主要职责是:

(一) 贯彻执行医疗质量管理相关的法律、法规、规章、规范性文件和本科室医疗质量管理制度;

(二) 制订本科室年度质量控制实施方案,组织开展科室医疗质量管理与控制工作;

(三) 制订本科室医疗质量持续改进计划和具体落实措施;

(四) 定期对科室医疗质量进行分析和评估,对医疗质量薄弱环节提出整改措施并组织实施;

(五) 对本科室医务人员进行医疗质量管理相关法律、法规、规章制度、技术规范、标准、诊疗常规及指南的培训和宣传教育;

(六) 按照有关要求报送本科室医疗质量管理相关信息。

第十三条 各级卫生计生行政部门和医疗机构应当建立健全医疗质量管理人员的培养和考核制度,充分发挥专业人员在医疗质量管理工作中的作用。

第三章 医疗质量保障

第十四条 医疗机构应当加强医务人员职业道德教育,发扬救死扶伤的人道主义精神,坚持"以患者为中心",尊重患者权利,履行防病治病、救死扶伤、保护人民健康的神圣职责。

第十五条 医务人员应当恪守职业道德,认真遵守医疗质量管理相关法律法规、规范、标准和本机构医疗质量管理制度的规定,规范临床诊疗行为,保障医疗质量和医疗安全。

第十六条 医疗机构应当按照核准登记的诊疗科目执业。卫生技术人员开展诊疗活动应当依法取得执业资质,医疗机构人力资源配备应当满足临床工作需要。

医疗机构应当按照有关法律法规、规范、标准要求,使用经批准的药品、医疗器械、耗材开展诊疗活动。

医疗机构开展医疗技术应当与其功能任务和技术能力相适应,按照国家关于医疗技术和手术管理有关规定,加强医疗技术临床应用管理。

第十七条 医疗机构及其医务人员应当遵循临床诊疗指南、临床技术操作规范、行业标准和临床路径等有关要求开展诊疗工作,严格遵守医疗质量安全核心制度,做到合理检查、合理用药、合理治疗。

第十八条 医疗机构应当加强药学部门建设和药事质量管理,提升临床药学服务能力,推行临床药师制,发挥药师在处方审核、处方点评、药学监护等合理用药管理方面的作用。临床诊断、预防和治疗疾病用药应当遵循安全、有效、经济的合理用药原则,尊重患者对药品使用的知情权。

第十九条 医疗机构应当加强护理质量管理,完善并实施护理相关工作制度、技术规范和护理指南;加强护理队伍建设,创新管理方法,持续改善护理质量。

第二十条 医疗机构应当加强医技科室的质量管理,建立覆盖检查、检验全过程的质量管理制度,加强室内质量控制,配合做好室间质量评价工作,促进临床检查检验结果互认。

第二十一条 医疗机构应当完善门急诊管理制度,规范门急诊质量管理,加强门急诊专业人员和技术力量配备,优化门急诊服务流程,保证门急诊医疗质量和医疗安全,并把门急诊工作质量作为考核科室和医务人员的重要内容。

第二十二条 医疗机构应当加强医院感染管理,严格执行消毒隔离、手卫生、抗菌药物合理使用和医院感染监测等规定,建立医院感染的风险监测、预警以及多部门协同干预机制,开展医院感染防控知识的培训和教育,严格执行医院感染暴发报告制度。

第二十三条 医疗机构应当加强病历质量管理,建立并实施病历质量管理制度,保障病历书写客观、真实、准确、及时、完整、规范。

第二十四条 医疗机构及其医务人员开展诊疗活动,应当遵循患者知情同意原则,尊重患者的自主选择权和隐私权,并对患者的隐私保密。

第二十五条 医疗机构开展中医医疗服务,应当符合国家关于中医诊疗、技术、药事等管理的有关规定,加强中医医疗质量管理。

第四章 医疗质量持续改进

第二十六条 医疗机构应当建立本机构全员参与、覆盖临床诊疗服务全过程的医疗质量管理与控制工作制度。医疗机构应当严格按照卫生计生行政部门和质控组织关于医疗质量管理控制工作的有关要求,积极配合质控组织开展工作,促进医疗质量持续改进。

医疗机构应当按照有关要求,向卫生计生行政部门或者质控组织及时、准确地报送本机构医疗质量安全相关数据信息。

医疗机构应当熟练运用医疗质量管理工具开展医疗质量管理与自我评价,根据卫生计生行政部门或者质控组织发布的质控指标和标准完善本机构医疗质量管理相关指标体系,及时收集相关信息,形成本机构医疗质量基础数据。

第二十七条 医疗机构应当加强临床专科服务能力建设,重视专科协同发展,制订专科建设发展规划并组织实施,推行"以患者为中心、以疾病为链条"的多学科诊疗模式。加强继续医学教育,重视人才培养、临床技术创新性研究和成果转化,提高专科临床服务能力与水平。

第二十八条 医疗机构应当加强单病种质量管理与控制工作,建立本机构单病种管理的指标体系,制订单病种医疗质量参考标准,促进医疗质量精细化管理。

第二十九条 医疗机构应当制订满意度监测指标并不断完善,定期开展患者和员工满意度监测,努力改善患者就医体验和员工执业感受。

第三十条 医疗机构应当开展全过程成本精确管理,加强成本核算、过程控制、细节管理和量化分析,不断优化投入产出比,努力提高医疗资源利用效率。

第三十一条 医疗机构应当对各科室医疗质量管理情况进行现场检查和抽查,建立本机构医疗质量内部公示制度,对各科室医疗质量关键指标的完成情况予以内部公示。

医疗机构应当定期对医疗卫生技术人员开展医疗卫生管理法律法规、医院管理制度、医疗质量管理与控制方法、专业技术规范等相关内容的培训和考核。

医疗机构应当将科室医疗质量管理情况作为科室负责人综合目标考核以及聘任、晋升、评先评优的重要指标。

医疗机构应当将科室和医务人员医疗质量管理情况作为医师定期考核、晋升以及科室和医务人员绩效考核的重要依据。

第三十二条 医疗机构应当强化基于电子病历的医院信息平台建设,提高医院信息化工作的规范化水平,使信息化工作满足医疗质量管理与控制需要,充分利用信息化手段开展医疗质量管理与控制。建立完善医疗机构信息管理制度,保障信息安全。

第三十三条 医疗机构应当对本机构医疗质量管理要求执行情况进行评估,对收集的医疗质量信息进行及时分析和反馈,对医疗质量问题和医疗安全风险进行预警,对存在的问题及时采取有效干预措施,并评估干预效果,促进医疗质量的持续改进。

第五章 医疗安全风险防范

第三十四条 国家建立医疗质量(安全)不良事件报告制度,鼓励医疗机构和医务人员主动上报临床诊疗过程中的不良事件,促进信息共享和持续改进。

医疗机构应当建立医疗质量(安全)不良事件信息采集、记录和报告相关制度,并作为医疗机构持续改进医疗质量的重要基础工作。

第三十五条 医疗机构应当建立药品不良反应、药品损害事件和医疗器械不良事件监测报告制度,并按照国家有关规定向相关部门报告。

第三十六条 医疗机构应当提高医疗安全意识,建立医疗安全与风险管理体系,完善医疗安全管理相关工作制度、应急预案和工作流程,加强医疗质量重点部门和关键环节的安全与风险管理,落实患者安全目标。医疗机构应当提高风险防范意识,建立完善相关制度,利用医疗责任保险、医疗意外保险等风险分担形式,保障医患双方合法权益。制订防范、处理医疗纠纷的预案,预防、减少医疗纠纷的发生。完善投诉管理,及时化解和妥善处理医疗纠纷。

第六章 监督管理

第三十七条 县级以上地方卫生计生行政部门负责对本行政区域医疗机构医疗质量管理情况的监督检查。医疗机构应当予以配合,不得拒绝、阻碍或者隐瞒有关情况。

第三十八条 县级以上地方卫生计生行政部门应当建立医疗机构医疗质量管理评估制度,可以根据当地实际情况,组织或者委托专业机构,利用信息化手段开展第三方评估工作,定期在行业内发布评估结果。

县级以上地方卫生计生行政部门和各级质控组织应当重点加强对县级医院、基层医疗机构和民营医疗机构的医疗质量管理和监督。

第三十九条 国家卫生计生委依托国家级人口健康信息平台建立全国医疗质量管理与控制信息系统,对全国医疗质量管理的主要指标信息进行收集、分析和反馈。

省级卫生计生行政部门应当依托区域人口健康信息平台,建立本行政区域的医疗质量管理与控制信息系统,对本行政区域医疗机构医疗质量管理相关信息进行收集、分析和反馈,对医疗机构医疗质量进行评价,并实现与全国医疗质量管理与控制信息系统互连互通。

第四十条 各级卫生计生行政部门应当建立医疗机构医疗质量管理激励机制,采取适当形式对医疗质量管理先进的医疗机构和管理人员予以表扬和鼓励,积极推广先进经验和做法。

第四十一条 县级以上地方卫生计生行政部门应当建立医疗机构医疗质量管理情况约谈制度。对发生重大或者特大医疗质量安全事件、存在严重医疗质量安全隐患,或者未按要求整改的各级各类医疗机构负责人进行约谈;对造成严重后果的,予以通报,依法处理,同时报上级卫生计生行政部门备案。

第四十二条 各级卫生计生行政部门应当将医疗机构医疗质量管理情况和监督检查结果纳入医疗机构及其主要负责人考核的关键指标,并与医疗机构校验、医院评审、评价以及个人业绩考核相结合。考核不合格的,视情况对医疗机构及其主要负责人进行处理。

第七章 法 律 责 任

第四十三条 医疗机构开展诊疗活动超出登记范围、使用非卫生技术人员从事诊疗工作、违规开展禁止或者限制临床应用的医疗技术、使用不合格或者未经批准的药品、医疗器械、耗材等开展诊疗活动的,由县级以上地方卫生计生行政部门依据国家有关法律法规进行处理。

第四十四条 医疗机构有下列情形之一的,由县级以上卫生计生行政部门责令限期改正;逾期不改的,给予警告,并处三万元以下罚款;对公立医疗机构负有责任的主管人员和其他直接责任人员,依法给予处分:

(一) 未建立医疗质量管理部门或者未指定专(兼)职人员负责医疗质量管理工作的;

(二) 未建立医疗质量管理相关规章制度的;

(三) 医疗质量管理制度不落实或者落实不到位,导致医疗质量管理混乱的;

(四) 发生重大医疗质量安全事件隐匿不报的;

(五) 未按照规定报送医疗质量安全相关信息的;

(六) 其他违反本办法规定的行为。

第四十五条 医疗机构执业的医师、护士在执业活动中,有下列行为之一的,由县级以上地方卫生计生行政部门依据《执业医师法》、《护士条例》等有关法律法规的规定进行处理;构成犯罪的,依法追究刑事责任:

(一) 违反卫生法律、法规、规章制度或者技术操作规范,造成严重后果的;

(二) 由于不负责任延误急危患者抢救和诊治,造成严重后果的;

(三) 未经亲自诊查,出具检查结果和相关医学文书的;

(四) 泄露患者隐私,造成严重后果的;

(五) 开展医疗活动未遵守知情同意原则的;

(六) 违规开展禁止或者限制临床应用的医疗技术、不合格或者未经批准的药品、医疗器械、耗材等开展诊疗活动的;

(七) 其他违反本办法规定的行为。

其他卫生技术人员违反本办法规定的,根据有关法律、法规的规定予以处理。

第四十六条 县级以上地方卫生计生行政部门未按照本办法规定履行监管职责,造成严重后果的,对直接负责的主管人员和其他直接责任人员依法给予行政处分。

第八章 附 则

第四十七条 本办法下列用语的含义:

(一) 医疗质量:指在现有医疗技术水平及能力、条件下,医疗机构及其医务人员在临床诊断及治疗过程中,按照职业道德及诊疗规范要求,给予患者医疗照顾的程度。

(二) 医疗质量管理:指按照医疗质量形成的规律和有关法律、法规要求,运用现代科学管理方法,对医疗服务要素、过程和结果进行管理与控制,以实现医疗质量系统改进、持续改进的过程。

(三) 医疗质量安全核心制度:指医疗机构及其医务人员在诊疗活动中应当严格遵守的相关制度,主要包括:首诊负责制度、三级查房制度、会诊制度、分级护理制度、值班和交接班制度、疑难病例讨论制度、急危重患者抢救制度、术前讨论制度、死亡病例讨论制度、查对制度、手术安全核查制度、手术分级管理制度、新技术和新项目准入制度、危急值报告制度、病历管理制度、抗菌药物分级管理制度、临床用血审核制度、信息安全管理制度等。

(四) 医疗质量管理工具:指为实现医疗质量管理目标和持续改进所采用的措施、方法和手段,如全面质量管理(TQC)、质量环(PDCA循环)、品管圈(QCC)、疾病诊断相关组(DRGs)绩效评价、单病种管理、临床路径管理等。

第四十八条 本办法自2016年11月1日起施行。

附录六

《医疗质量管理办法》解读

一、为什么要制定《医疗质量管理办法》?

医疗质量直接关系到人民群众的健康权益和对医疗服务的切身感受。持续改进质量,保障医疗安全,是卫生事业改革和发展的重要内容和基础,对当前构建分级诊疗体系等改革措施的落实和医改目标的实现具有重要意义。

多年来,在党中央、国务院的坚强领导下,在各级卫生计生行政部门和医疗机构的共同努力下,我国医疗质量和医疗安全水平呈现逐年稳步提升的态势。但是,医疗质量管理工作作为一项长期工作任务,需要从制度层面进一步加强保障和约束,实现全行业的统一管理和战线全覆盖。《办法》旨在通过顶层制度设计,进一步建立完善医疗质量管理长效工作机制,创新医疗质量持续改进方法,充分发挥信息化管理的积极作用,不断提升医疗质量管理的科学化、精细化水平,提高不同地区、不同层级、不同类别医疗机构间医疗服务同质化程度,更好地保障广大人民群众的身体健康和生命安全。

为进一步规范医疗服务行为,更好地维护人民群众健康权益,保障医疗质量和医疗安全,我委组织制定了《医疗质量管理办法》,并于 2016 年 7 月 26 日经国家卫生计生委委主任会议讨论通过颁布,自 2016 年 11 月 1 日起施行。

二、《医疗质量管理办法》主要内容是什么?

《办法》共分 8 章 48 条。在高度凝练总结我国改革开放以来医疗质量管理工作经验的基础上,充分借鉴国际先进做法,重点进行了以下制度设计:

(一)建立国家医疗质量管理相关制度。

一是建立国家医疗质量管理与控制制度。确定各级卫生计生行政部门依托专业组织开展医疗质量管控的工作机制,充分发挥信息化手段在医疗质量管理领域的重要作用。二是建立医疗机构医疗质量管理评估制度。完善评估机制和方法,将医疗质量管理情况纳入医疗机构考核指标体系。三是建立医疗机构医疗安全与风险管理制度。鼓励医疗机构和医务人员主动上报医疗质量(安全)不良事件,促进信息共享和持续改进。四是建立医疗质量安全核心制度体系。总结提炼了 18 项医疗质量安全核心制度,要求医疗机构及其医务人员在临床诊疗工作中严格执行。

(二)明确医疗质量管理的责任主体、组织形式、工作机制和重点环节。明确医疗机构是医疗质量的责任主体,医疗机构主要负责人是医疗质量管理第一责任人。要求医疗机构医疗质量管理实行院、科两级责任制,理顺工作机制。对门诊、急诊、药学、医技等重点部门和医疗技术、医院感染等重点环节的医疗质量管理提出明确要求。

(三)强化监督管理和法律责任。进一步明确各级卫生计生行政部门的医疗质量监管责任,提出医疗质量信息化监管的机制与方法。同时,在鼓励地方建立医疗质量管理激励机制的前提下,明确了医疗机构及其医务人员涉及医疗质量问题的法律责任。

三、18 项医疗质量安全核心制度分别是什么？ 医疗质量管理工具包括哪些?

医疗质量安全核心制度是指医疗机构及其医务人员在诊疗活动中应当严格遵守的相关制度,主要包括:首诊负责制度、三级查房制度、会诊制度、分级护理制度、值班和交接班制度、疑难病例讨论制度、急危重患者抢救制度、术前讨论制度、死亡病例讨论制度、查对制度、手术安全核查制度、手术分级管理制度、新技术和新项目准入制度、危急值报告制度、病历管理制度、抗菌药物分级管理制度、临床用血审核制度、信息安全管理制度等。

医疗质量管理工具是指为实现医疗质量管理目标和持续改进所采用的措施、方法和手段,如全面质量管理(TQC)、质量环(PDCA 循环)、品管圈(QCC)、疾病诊断相关组(DRGs)绩效评价、单病种管理、临床路径管理等。